SHIYONG XIAOHUA JIBING ZHENZHI
YU NEIJING YINGYONG

实用消化疾病诊治与内镜应用

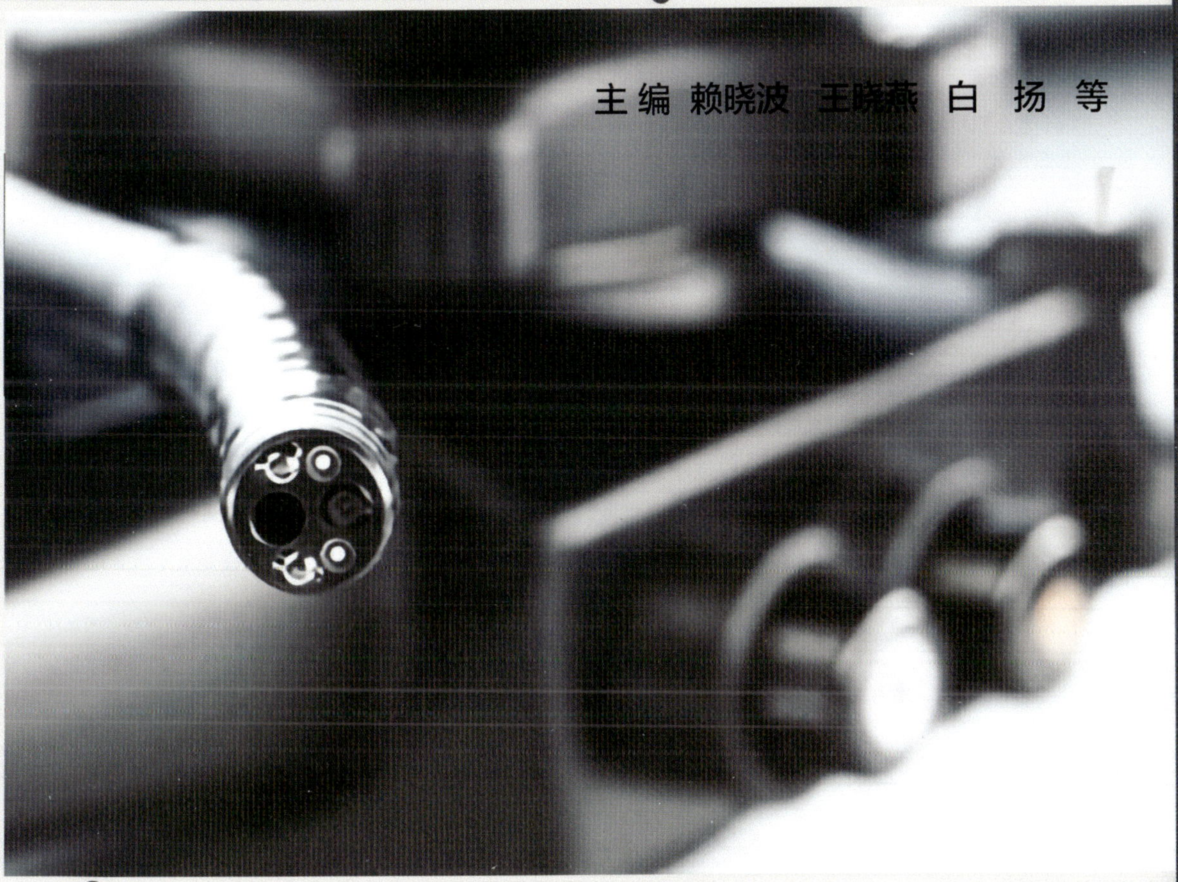

主编 赖晓波 王晓燕 白 扬 等

河南大学出版社
HENAN UNIVERSITY PRESS
·郑州·

图书在版编目（CIP）数据

实用消化疾病诊治与内镜应用 / 赖晓波等主编 . — 郑州 : 河南大学出版社 , 2019.10
ISBN 978-7-5649-3958-8

Ⅰ . ①实… Ⅱ . ①赖… Ⅲ . ①消化系统疾病 – 诊疗②消化系统疾病 – 内窥镜检 Ⅳ . ① R57

中国版本图书馆 CIP 数据核字 (2019) 第 219828 号

责任编辑： 阮林要
责任校对： 聂会佳
封面设计： 卓弘文化

出版发行： 河南大学出版社
地址：郑州市郑东新区商务外环中华大厦 2401 号
邮编：450046
电话：0371–86059750（高等教育与职业教育出版分社）
0371–86059701（营销部）
网址：www.hupress.com
印　　刷： 北京虎彩文化传播有限公司
版　　次： 2019 年 10 月第 1 版
印　　次： 2019 年 10 月第 1 次印刷
开　　本： 880 mm × 1230 mm　1/16
印　　张： 15
字　　数： 486 千字
定　　价： 88.00 元

编 委 会

主　编　赖晓波　王晓燕　白　扬

谢建军　陆　飞

副主编　魏小娟　王鹏立　李立夫

李文金　刘之枫　李承幸

编　委　（按姓氏笔画排序）

王晓燕　　宿迁市第一人民医院

王鹏立　　新乡市中心医院

白　扬　　北京大学深圳医院

刘之枫　　江汉大学附属湖北省第三人民医院

李文金　　江汉大学附属湖北省第三人民医院

李立夫　　南方医科大学第三附属医院

李承幸　　南阳医专第三附属医院

陆　飞　　南通市第一人民医院

武　杰　　吉林市中心医院

谢建军　　深圳市宝安区中医院

赖晓波　　广州市第一人民医院

魏小娟　　新乡市中心医院

目录

第一章　消化系统疾病总论......1
第一节　消化系统结构功能特点与疾病的关系......1
第二节　分类......2
第三节　诊断与鉴别诊断......3
第四节　进展和展望......6
第二章　消化系统疾病的诊断方法......7
第一节　消化道压力测定......7
第二节　食管、胃腔内 pH 动态监测......15
第三节　胃电图......18
第四节　B 超胃排空检查......20
第三章　消化系统症状学......22
第一节　吞咽困难......22
第二节　烧心......25
第三节　反食......27
第四节　胸痛......29
第五节　恶心与呕吐......30
第四章　食管疾病......33
第一节　食管裂孔疝......33
第二节　胃食管反流病......34
第三节　贲门失弛缓症......42
第五章　感染性腹膜炎......45
第一节　自发性细菌性腹膜炎......45
第二节　继发性腹膜炎......50
第三节　结核性腹膜炎......53
第四节　真菌性腹膜炎......55
第六章　胃部疾病......57
第一节　胃、十二指肠的解剖与功能......57
第二节　幽门螺杆菌感染的诊治......69
第三节　急性胃炎......74
第七章　小肠疾病......77
第一节　小肠吸收不良综合征......77
第二节　小肠动力障碍性疾病......81
第三节　水肠菌群紊乱......85
第八章　大肠疾病......88

第一节　克罗恩病 88
第二节　菌群失调性腹泻 106
第三节　假膜性肠炎 111
第九章　功能性胃肠病 115
第一节　功能性胃灼热 115
第二节　食管源性功能性胸痛 118
第三节　功能性吞咽困难 121
第四节　癔球症 124
第五节　功能性消化不良 127
第六节　嗳气症 134
第七节　恶心与呕吐 138
第八节　反刍综合征 142
第九节　肠易激综合征 145
第十节　功能性腹胀 152
第十章　肝脏疾病 155
第一节　甲型病毒性肝炎 155
第二节　乙型病毒性肝炎 158
第三节　戊型病毒性肝炎 165
第四节　脂肪肝 168
第五节　肝硬化 173
第十一章　胆囊疾病 179
第一节　急性胆囊炎 179
第二节　慢性胆囊炎 188
第十二章　消化道内镜治疗 190
第一节　消化道狭窄扩张及支架置入术 190
第二节　上消化道异物取出术 194
第三节　贲门失弛缓症的内镜治疗 196
第四节　上消化道黏膜下肿瘤的内镜治疗 199
第五节　早期食管癌的内镜治疗 203
第六节　早期胃癌的内镜治疗 208
第七节　食管胃静脉曲张出血的内镜下治疗 213
第八节　非静脉曲张性上消化道出血的内镜诊治 218
第九节　经皮内镜下胃造瘘术及经皮内镜下小肠造瘘术 220
第十节　早期大肠病变的内镜治疗 228
参考文献 234

第一章

消化系统疾病总论

第一节 消化系统结构功能特点与疾病的关系

胃肠道的主要生理功能是摄取、转运和消化食物，吸收营养和排泄废物。食物在胃肠道内经过一系列复杂的消化分解过程，成为小分子物质，被肠道吸收，肝加工，变为体内物质，供全身组织利用；其余未被吸收和无营养价值的残渣构成粪便，被排出体外。食物成分在胃肠道内的消化分解需要依靠胰腺、胃肠腺分泌的水解酶、肝分泌的胆汁以及肠菌酶等的酶促反应参与，而已消化的营养成分的吸收则必须要有结构和功能完整的肠黏膜上皮细胞。肠黏膜上皮吸收功能不全和平滑肌收缩功能异常是引起胃肠道疾病的主要病理过程。先天性和后天性酶缺乏、肠黏膜炎性和肿瘤性病变、小肠内细菌生长（盲袢综合征）使胆盐分解而失去消化脂肪的作用，肠段切除过多（短肠综合征）丧失大量黏膜吸收面积等是造成消化和吸收不良的主要原因。

消化道的活动受自主神经支配，交感兴奋可导致胃肠动力的变化。迷走神经受损可引起胃十二指肠对扩张的异常敏感性。丘脑下部是自主神经的皮质下中枢，也是联络大脑与低位中枢的重要环节。消化道并不只是一条有上皮内衬的肌肉管道，它具有肠神经系统（enteric nervous system，ENS），可以不依赖中枢神经系统独立行使功能，被称为“肠之脑”。ENS 可直接接受胃肠道腔内各种信号，被激活后分泌的神经递质为多肽分子，如 P 物质、阿片类多肽、生长抑素、肠血管活性肽（vasoactive intestinal peptides，VIP）等。ENS 有许多反射经路，同时也受中枢神经的调节（脑－肠轴），它在调控胃肠道的运动、分泌、血液和水及电解质转运上都有重要作用。中枢神经系统、自主神经系统和 ENS 的完整性以及它们之间的协调对于胃肠道动力的调节起重要作用。

各种精神因素，尤其是长期高度紧张可以干扰高级神经的正常活动，造成脑－肠轴的紊乱，引起内脏感觉过敏，进而引起胃肠道功能的紊乱。

胃肠道激素（来源于胃肠道内分泌细胞和神经细胞的小分子活性物质和多肽，作为神经信息的传递物质，被称为脑肠肽）对于维持消化道正常生理功能是不可缺少的，胃肠激素相互之间、胃肠激素与胃肠各种细胞、组织、器官之间相互协调才能维持生理功能，一旦这种平衡被打破，就可以引起疾病。例如胃泌素分泌过多可产生卓－艾综合征；VIP 分泌过多可造成“胰性霍乱”，胃动素能强烈刺激上消化道电活动和机械活动，主要影响消化间期的胃肠运动，可能与胃结肠反射的调节有关。因此胃肠道的神经分泌的失衡有可能是导致一些症状综合征，如肠易激综合征、功能性消化不良等功能性疾病的病因。此外，肠免疫系统可能在系统性自身免疫性疾病和免疫耐受的发展中起重要作用，胃肠道相关淋巴组织是常见的黏膜相关淋巴组织的一部分，可识别进入胃肠道的抗原，鉴别哪些抗原应忽视（如营养物质和共生菌落的蛋白），哪些会引起免疫反应（如致病菌的蛋白）。由于消化道直接开口于体外，接纳体外的各种物质，其黏膜接触病原体、致癌物质、毒性物质的机会较多，在免疫及其他防御功能减弱的情况下，容易发生感染、炎症、损伤。消化系统肿瘤的发病率较高也可能与此有关。胃癌、食管癌、肝癌、结肠癌、胰腺癌均是常见的恶性肿瘤，在全身恶性肿瘤中占很大的比例。胃肠道与肝含有大量单核巨噬细胞，构成消化道的免疫保护屏障，保护胃肠道不受外来致病因子的侵袭，当这种功能受损时即出现相应的疾病。胃肠道微生态环境的正常对维持人的健康状况、抵御外来微生物的侵害、防止疾病的发生具有重要的意义。

肝是体内碳水化合物、蛋白质、脂质、维生素合成代谢的重要器官，通过各种复杂的酶促反应而运转，一旦肝细胞受损停止工作或由于酶的缺乏均可引起疾病。例如肝通过糖原分解及异生供给葡萄糖，又通过糖酵解、糖原合成、贮藏摄取葡萄糖，在调节血糖浓度、维持其稳态中起重要作用，如其功能被干扰，例如酒精中毒，就可产生低血糖；肝细胞坏死或肝储备功能下降时，蛋白合成功能障碍，可出现凝血酶原时间延长以及低蛋白血症。中性脂肪的合成、释放，胆固醇的合成、磷脂脂蛋白合成以及脂肪运输，都在肝内进行。病理情况如肝缺少 α_1- 抗胰蛋白酶时，可发生肺气肿和肝硬化；缺乏铜蓝蛋白时可出现肝豆状核变性。酒精性肝病、糖尿病患者脂质在肝内积聚形成脂肪肝均是影响肝脂质代谢的结果。

肝又是体内主要的解毒器官，肝摄取、结合、转运、分泌、排泄胆红素，任何一环的障碍均可引起黄疸。肝是胆汁生成的场所，各种原因引起胆汁酸合成、转运、分泌、排泄的障碍均可引起胆汁淤积性肝病和脂溶性维生素缺乏。药物在肝内的代谢主要是通过肝细胞光面内质网上的微粒体内以细胞色素 P450 为主的一系列药酶作用。肝在药物药代动力学中起重要作用。反过来药物及其代谢产物也可引起肝损害，导致药物性肝病。

第二节　分类

按病变器官分类，常见病种及其主要临床表现有以下几个方面。

一、食管疾病

常见病种有胃食管反流病、食管癌、食管贲门失弛缓症。主要临床表现为咽下困难、胸骨后烧灼感、食管反流。

二、胃、十二指肠疾病

常见病种有胃炎、消化性溃疡、胃癌、十二指肠炎等。主要症状为上腹部不适、疼痛、厌食、恶心、呕吐、嗳气、反酸等。

三、小肠疾病

常见病种有急性肠炎（包括病毒性肠炎）、肠结核、急性出血性坏死性肠炎、克罗恩（Crohn）病、吸收不良综合征等。主要表现有脐周腹痛、腹胀和腹泻，粪便呈糊状或水样，当发生消化或吸收障碍时，则含消化不完全的食物成分，可伴有全身性营养缺乏的表现。

四、结肠疾病

常见病种有痢疾和各种结肠炎、肠易激综合征、溃疡性结肠炎、结肠癌、直肠癌等。主要症状有下腹部一侧或双侧疼痛，腹泻或便秘，黏液、脓血便，累及直肠时有里急后重。

五、肝疾病

常见病种有病毒性肝炎、非酒精性脂肪性肝病、酒精性肝病、自身免疫性肝病、遗传性肝病、药物性肝病、肝脓肿、各种病因引起的肝硬化、原发性和继发性肝癌等。主要临床表现为肝区不适或疼痛、乏力，体征为肝大、肝区压痛、黄疸、门静脉高压征和营养代谢障碍等。

六、胆道疾病

常见病种有胆石症、胆囊炎、胆管炎、胆道蛔虫症等。主要临床表现有右上腹疼痛（胆绞痛）和黄疸。

七、胰腺疾病

常见病种有急、慢性胰腺炎和胰腺癌。主要临床表现有上腹部疼痛（可向腰背部放射）和胰腺分泌障碍所引起的小肠吸收不良和代谢紊乱。

八、腹膜、肠系膜疾病

腹膜与消化器官有紧密的关系。脏腹膜形成一些消化器官的浆膜层。常见病种有各种急、慢性腹膜炎，肠系膜淋巴结结核，腹膜转移癌等。腹膜疾病的主要表现为腹痛与压痛、腹部抵抗感和腹水等。

第三节　诊断与鉴别诊断

任何诊断的确立都应包括以下四方面：①疾病的诊断（病名）；②估计疾病的严重度（轻、中、重）；③疾病的分期（早 / 晚期、急性 / 慢性）；④明确基础病变或病因。

消化系统疾病的主要临床表现是消化系统症状，但许多表现如恶心、呕吐、腹痛、腹块等也见于其他系统疾病。因此，正确的诊断必须建立在认真收集临床资料包括病史、体征、常规化验及其他特殊检查结果，并进行全面与综合分析的基础上，而医生须有较广博的临床基础知识，包括生化、免疫、内镜、影像诊断等方面的知识和技能。

一、病史

病史是诊断疾病的基本资料，在诊断消化系统疾病中往往是诊断的主要依据，例如消化性溃疡常能根据病史做出正确的诊断。完整病史的采集对于肝病的诊断尤为重要，包括家族史、用药史、饮酒史、毒品接触史、月经史、性接触史、职业环境因素、旅游史、过去手术史（包括麻醉记录）、输血史等。

二、症状

典型的消化系统疾病多有消化系统的症状但也有病变在消化系统，而症状却是全身性的或属于其他系统的。询问症状时应了解症状的演变情况。

1. 厌食或食欲缺乏　多见于消化系统疾病如胃癌、胰腺癌、慢性胃炎、病毒性肝炎等，但也常见于全身性感染和其他系统疾病如肺结核、尿毒症、精神神经障碍等。厌食与惧食必须分辨清楚：厌食是没有进食的欲望，患者往往对以前喜欢吃的食物都不想吃；惧食是害怕进食后产生不适，如疼痛、呕吐等而不敢进食，多见于胆囊炎、胰腺炎等疾病。

2. 恶心与呕吐　两者可单独发生，但在多数情况下相继出现，先恶心后呕吐。胃部器质性病变如胃癌、胃炎、幽门痉挛与梗阻，最易引起恶心与呕吐。其他消化器官包括肝、胆囊、胆管、胰腺、腹膜的急性炎症均可引起恶心与呕吐，而炎症合并梗阻的管腔疾病如胆总管炎、肠梗阻几乎无例外地发生呕吐。在其他系统疾病中，必须鉴别心因性呕吐、颅内压增高、迷路炎、尿毒症、酮症酸中毒、心力衰竭、早期妊娠等易致呕吐的情况。

3. 嗳气　是进入胃内的空气过多而自口腔溢出的现象。频繁嗳气多因精神因素、饮食习惯不良（如进食、饮水过急）、吞咽动作过多（如口涎过多或过少时）等引起，也可由于消化道特别是胃、十二指肠、胆道疾病所致。

4. 咽下困难多　见于咽、食管或食管周围的器质性疾病，如咽部脓肿、食管炎、食管癌、食管裂孔疝、纵隔肿瘤、主动脉瘤等，也可由于食管运动功能障碍所引起（如贲门失弛缓症）。

5. 灼热感或胃灼热（heartburn）　是一种胸骨和剑突后的烧灼感，主要由于炎症或化学刺激物作用于食管黏膜而引起，有时伴有酸性胃液反流至口腔。常见于胃食管反流病。

6. 腹胀　腹胀的原因有胃肠积气、积食或积粪、腹腔积液、腹内肿物和胃肠运动功能失调等。

7. 腹痛　腹痛是胃肠道功能性疾病较常见的症状，可表现为不同性质的疼痛和不适感，由各种疾病所致，要深入了解腹痛的诱因、发作时间、持续性或阵发性、疼痛的部位、性质和程度、是否放射至其他部位、有无伴随症状以及加重或缓解因素等。

8. 腹块　要了解患者最初觉察腹块的日期，当时的感觉，腹块出现后发展情况，是经常还是偶尔存在，出现和消失的时间和条件和有无伴随症状。

9. 腹泻　腹泻是由于肠蠕动加速、肠分泌增多和吸收障碍所致，见于肠道疾病，亦可由精神因素和其他器官疾病所引起。腹泻伴水样或糊状粪便提示小肠病变。结肠有炎症、溃疡或肿瘤病变时，粪便可含脓、血和黏液。

10. 里急后重　里急后重是直肠激惹症状，多因炎症或直肠癌引起。

11. 便秘　多数反映结肠平滑肌、腹肌、膈肌及肛提肌张力减低、肠梗阻和直肠反射减弱或消失，也可由于结肠缺乏驱动性蠕动或出口梗阻所致。常见于全身性疾病、身体虚弱、不良排便习惯、功能性便秘等情况，以及结肠、直肠、肛门疾病。

12. 呕血、黑粪和便血　呕血和黑粪提示上消化道包括食管、胃、十二指肠和胆道系统出血。每日出血量超过 60mL 才会产生黑粪。上消化道出血量过大且胃肠排空加速时，也可排出鲜血，此时常伴有血容量不足的全身表现。便血来源于消化下道包括小肠、结肠等，往往呈暗红色，出血部位越近肛门，便出血液越新鲜。当下消化道出血量少、血液停留在肠道内时间较长时，也可表现为黑粪。

13. 黄疸　黄疸的鉴别很重要。肝细胞性黄疸和阻塞性黄疸主要见于消化系统疾病，如肝炎、肝硬化、胆道阻塞，亦可由于先天性胆红素代谢异常引起。溶血性黄疸见于各种原因引起的溶血，属于血液系统疾病。

三、体征

全面系统的体格检查对于消化系统疾病的诊断和鉴别诊断非常重要，肝大腹腔积液的患者不一定由肝硬化引起，如有奇脉和颈静脉扩张，则提示腹腔积液由缩窄性心包炎所致。观察面部表情常能测定疼痛是否存在及其严重性。慢性萎缩性胃炎、肠吸收不良等症常伴有舌炎。口腔小溃疡和大关节炎常提示炎症性肠病。皮肤表现是诊断肝病的重要线索，蜘蛛痣、肝掌、肝病面容、黄疸、腹壁静脉曲张都是存在慢性肝病的标志。腹部检查对消化系统疾病的诊断尤为重要。检查时应注意腹部的轮廓、蠕动波、腹壁静脉曲张及其分布与血流方向、压痛点（固定压痛点更有意义）、反跳痛、腹肌强直、移动性浊音、振水音、鼓音、肠鸣音、肝脾肿大等。急性腹痛时应判断有无外科情况，疝出口的检查可排除嵌顿疝，对于急腹症患者是必要的。当触到腹块时，应了解其部位、深浅、大小、形状和表面情况、硬度、有无移动性、压痛和搏动等，以判断病变的性质和所累及的器官。在有便秘、慢性腹泻、便血、下腹痛的病例，直肠指检是必要的常规检查，常可及时地诊断或排除直肠癌等重要病变，决不可省略。发现体征还应注意其动态变化。

四、实验室和辅助检查

1. 化验检查　粪便检查对胃肠道疾病是一种简便易行的诊断手段，对肠道感染、寄生虫病、腹泻、便秘和消化道出血尤其重要，必要时还须作细菌检查或培养。粪便的肉眼观察、隐血试验、镜检红白细胞、找脂肪滴及虫卵往往可提供有诊断性的第一手资料，不可忽视。血清胆红素、尿液胆红素和尿胆原、肝功能试验包括反映肝胆细胞损伤的血清酶学测定和反映肝细胞合成功能的指标，如血清白蛋白（A）、凝血酶原时间（PT）测定对于黄疸和肝胆疾病的诊断和病情严重程度的确定有价值。血清、胸腹腔积液淀粉酶测定对急性胰腺炎有诊断价值，胰液泌素和胰酶泌素刺激，以及苯甲酰－酪氨酰－对氨基苯甲酸（BT-PABA）试验、粪脂肪和粪糜蛋白酶量可反映胰腺外分泌功能；脂肪平衡试验、木糖试验、维生素 B_{12} 吸收试验、氢呼吸试验等可测定小肠吸收功能，对慢性胰腺炎和吸收不良综合征有诊断和鉴别诊断价值，后两种尚可用于测定小肠细菌过度生长。腹腔积液检查对鉴别腹腔结核、癌瘤、肝硬化等有实用价值。乙型及丙型肝炎病毒抗原和抗体检测对乙型丙型肝炎、自身抗体测定对自身免疫性疾病、甲胎蛋白、癌胚抗原、CA1-9 等肿瘤标志对于原发性肝癌、结肠癌和胰腺癌是辅助诊断、估计疗效和预后的有价值的方法。放射免疫测定（RIA）、酶联免疫测定（EIA）、聚合酶链反应（PCR）等已广泛应用于各种抗原、抗体、病毒等的检测。基因芯片的应用有助于对某些疾病的诊断。

2. 超声显像 是消化系统疾病诊断上首选的非创伤性检查。可显示肝、脾、胆囊的大小和轮廓，对肝病特别是肝癌、肝脓肿的诊断帮助较大，对梗阻性黄疸患者可以迅速鉴别是由于肝内还是肝外原因引起，并能测定梗阻部位（在肝门区、胰头还是胆总管）和梗阻性质（肿瘤或结石）。对腹腔积液和腹腔内实质性肿块的诊断也有一定价值。实时灰阶B型超声显像，显著地提高了诊断胆囊结石、胆总管扩张、门静脉扩张、胰腺肿大、肝胰占位性病变的正确性，并能监视或导引各种经皮穿刺，例如穿刺肝脓肿抽脓，穿刺肝或胰腺肿瘤进行活组织检查等。

3. 影像学检查

（1）X线检查：腹部平片对于诊断胃肠穿孔、胃肠梗阻、不透X线的胆结石等有帮助。X线钡餐检查适应于怀疑有食管至回肠的消化道疾病或胰腺癌的病例，而可疑的结肠器质性病变则进行钡剂灌肠检查。消化道X线双重造影技术能更清楚地显示黏膜表面的细小结构，提高胃、肠溃疡或癌瘤的确诊率，对炎症性肠病的诊断也很有帮助。小肠插管注钡造影有助于小肠疾病的诊断。标准试餐加服固体小钡条可在X线下进行胃排空试验。数字减影血管造影术有助于评价血管的解剖和病变；选择性腹腔动脉、肠系膜动脉造影对于消化道出血的定位诊断很有帮助。经皮肝穿刺或经动脉、静脉导管门静脉造影术则有助于判断门静脉阻塞的部位、侧支开放的程度、外科门腔分流术和肝移植的术前评估。借助X线进行介入如血管成形术、支架成为治疗动、静脉和胆道阻塞重要手段。

（2）X线计算机化断层显像（CT）和磁共振成像（MRI）检查：尤其是CT在消化系统疾病的诊断上越来越显重要。CT对腹内脏器病变，尤其是肝、胰、胆占位性病变如囊肿、脓肿、肿瘤、结石等的诊断有重要作用，也是诊断急性重型胰腺炎最可靠的方法。对弥漫性病变如脂肪肝、肝硬化、胰腺炎的诊断也有重要价值。CT和MRI能够显示消化系统肿瘤边缘及周围组织的病变，进行肿瘤术前TNM分期。应用螺旋CT导航三维腔内成像的图像后处理还能进行仿真式胃镜、小肠镜、结肠镜的检查。近期开展的磁共振胰胆管造影术（MRCP）是诊断胆道、胰腺疾病的一项很有前途的无创伤性检查。磁共振血管造影术（MRA）可以清楚地显示门静脉及其分支和腹腔内动脉血管情况，在诊断上可取代上述创伤性血管造影。

4. 内镜检查 消化内镜包括食管镜、胃镜、十二指肠镜、胆道镜、小肠镜、结肠镜、腹腔镜。应用内镜可以直接观察消化道腔内病变和拍照录像记录，急诊胃镜检查对急性上消化道出血原因及部位的诊断起确诊作用。通过十二指肠镜镜身的活检道将导管插入十二指肠乳头，进行逆行胆管和胰管X线造影（encoscopic retrograde cholangio-pancreatography，ERCP）已成为诊断胰腺、胆道疾病的重要手段。结肠镜可插过回盲部，观察回肠末端和整个结肠。双气囊推进式小肠镜可到达小肠任何部位，是大多数小肠疾病最理想的诊断手段。胶囊内镜可以无创展现小肠全貌，对于小肠出血有较高诊断价值。某些困难病例还可作术中内镜检查。

超声内镜对于胃肠道隆起性病变的性质与起源，尤其是黏膜下病变诊断有很大帮助，还可了解病变侵犯管壁深度。配合经超声内镜细针穿刺，行病变部位活组织检查有确诊作用。可用于诊断食管癌、胃癌、壶腹癌（定位和分期）。对胰腺癌的诊断和能否切除的评价以及胰腺内分泌肿瘤的术前定位很有帮助。

微型腹腔镜检查创伤小，安全性高，对了解腹腔块物的性质，确定腹腔积液的病因，尤其是对肝胆疾病、结核性腹膜炎及腹膜间皮瘤的诊断与鉴别诊断有一定帮助。超声腹腔镜（laparoscopic ultrasonography）的应用，可以更清楚地观察腹膜、肝及血管结构，对于消化系统恶性肿瘤的分级起到重要作用。带有多普勒超声的腹腔镜可以看到肿瘤对于血管的浸润程度。

5. 活组织检查 肝穿刺活组织检查是确诊慢性肝病最有价值的方法之一。用于建立肝病的临床诊断；确定已知肝病的活动性、严重性或目前状况；评价肝病治疗的效果；对异常的肝功能进行评价；对不明原因发热、黄疸、肝大进行鉴别。凝血功能障碍者可行经颈静脉肝活检。此外，在内镜直视下，可用活检针、钳或刷，采取食管、胃或结直肠黏膜病变组织做病理检查；在超声或CT导引下，用细针经皮穿刺实质性肿块，取活组织做细胞学检查；经腹腔镜肝或腹膜活检；经口插入活检管取小肠黏膜检查；还可通过外科手术进行活组织检查。

6. 脱落细胞检查 冲洗或刷擦消化管腔黏膜（特别是在内镜直视下操作），收集脱落细胞做病理检查，有助于癌瘤的诊断，对食管癌和胃癌的确诊率较高。通过内镜胰腺插管收集胰腺脱落细胞对胰腺癌诊断的阳性率较高。

7. 胃肠动力学检查　测定食管腔 24 小时 pH 和食管下端括约肌水平的腔内压力，对诊断胃食管反流病很有价值，而了解食管各段的活动力，对诊断和鉴别食管运动障碍性疾病如食管痉挛、食管贲门失弛缓症等有帮助。胃 pH、胃排空时间、胃张力测定及胃电图等可了解胃的功能变化。结肠动力测定可用于诊断或随访肠易激惹综合征等。肛门直肠测压、直肠电和盆底肌电描记、排便流速测定等检查方法有助于诊断功能性排便异常。

8. 放射性核素检查临床上应用静脉注射核素标记的红细胞对于不明原因的下消化道出血的诊断有一定的价值；经由直肠给予 ^{99m}Tc-MIBI 或 $^{99m}TcO_4$ 进行直肠－门静脉显像，并以心肝放射比值（H/L）或分流指数（SI）来判断有无门静脉高压及其程度，有助于门脉高压的诊断和疗效考核；消化道动力学检测如食管通过、食管反流，胃排空、十二指肠－胃反流测定，胃黏膜异位显像，尿素呼气试验、脂肪酸呼气试验等等，也均是核医学在消化系统疾病中应用的重要方面。单克隆抗体在靶特异性影像方法的发展中起重要作用。如同位素标记的单克隆抗体 ^{111m}In CyT103 在临床上已用于结直肠癌的成像诊断。

9. 正电子射线断层检查（positron emission computed tomography，PET）　能反映生理功能而非解剖结构，有助于阐明体内器官正常功能及功能失调，将生理过程形象化和数量化，以及对肿瘤进行分级。由于其定位能力较差，因此现在将 CT 与其放在同一机架，增加其定位能力，形成 PET-CT。近年来 PET-CT 已广泛用于结直肠、肝、胰腺、神经内分泌系统的诊断和预后评估。

第四节　进展和展望

1. 消化系统疾病谱的变化　随着我国经济发展，生活水平提高和生活方式的改变，一些原来在西方国家的常见病如胃食管反流病、功能性胃肠病、炎症性肠病、酒精性和非酒精性肝病在我国发病率逐年增高。消化系统恶性肿瘤如肝癌、胃癌发病率依然居高不下，结肠癌和胰腺癌又不断增加。随着检测技术的提高，早期肿瘤检出率虽然增加，但仍缺乏能进行早期诊断的特异性生物指标和有效的根治方法。这些都是应深入研究的新热点。

2. 消化道内镜的进展　内镜的诊断和治疗已经做到无腔不入，广泛应用于食管、胃肠、胆胰疾病的诊断和治疗。超声内镜、色素内镜、放大内镜和激光扫描内镜使消化系统疾病的诊断水平明显提高。微小病变的诊断以及在内镜下的治疗都达到了较高水平。内镜诊治在消化系统已没有盲区。而治疗内镜的开展又使得既往需外科治疗的疾病可改用创伤较小的内镜治疗。

3. 消化系统疾病的治疗进展　幽门螺杆菌的发现使不断复发的溃疡病成为可治愈的疾病，甚至对胃癌发病率的降低都有可期望的价值。随着乙肝疫苗的广泛应用，儿童中乙肝的感染率正明显下降。随着乙肝抗病毒治疗的开展，有望使下几个 10 年后乙肝所致的肝硬化、肝癌发病率和死亡率下降。肝移植的广泛开展，使肝硬化成为可以治愈的疾病。肝干细胞移植开始在肝衰竭治疗中展现了诱人的前景。单克隆抗体的应用改变了克罗恩病的自然病程。肿瘤的分子靶向治疗也具有广阔的前景。

第二章

消化系统疾病的诊断方法

第一节　消化道压力测定

一、食管压力测定

（一）原理

正常时食管腔内有一定的压力，利用压力泵以恒定的速度向置于食管腔内的测压导管注水，水必须克服食管腔内压才能从导管末端或侧孔逸出，通过压力传感器将该机械信号转换成电信号，由多导生理仪记录下来，输入计算机进行数据处理、分析，即为食管压力。

（二）适应证

（1）协助诊断食管动力障碍疾病：对存在吞咽困难、胸骨后疼痛、烧心等症状，检查未发现食管器质性病变及心肺疾病的患者进行食管测压，从而评价吞咽困难患者食管功能紊乱情况：①原发性食管动力障碍：贲门失弛缓症、弥漫性食管痉挛、胡桃夹食管、原发性 LES 高压、非特异性食管动力障碍；②继发性食管动力障碍：硬皮病、糖尿病、慢性特发性假性小肠梗阻等。

（2）胃 - 食管反流性疾病患者的诊断：①辅助诊断非典型及复杂病例；②正规药物治疗无效者原因探究；③协助 pH 电极定位；④抗反流手术前除外食管动力障碍性疾病。

（3）评价药物及手术疗效：贲门失弛缓症的药物、扩张以及手术治疗的疗效；胃食管反流病的各种抗反流治疗的疗效。

（4）对怀疑食管源性胸痛时，可以结合食管测压进行胸痛的诱发试验。

（5）研究食管运动生理和病理生理。

（三）禁忌证

（1）存在经鼻插管禁忌者：①鼻咽部或上食管梗阻；②严重而未能控制的凝血性疾病；③严重的上颌部外伤和 / 或颅底骨折；④食管黏膜的大疱性疾病。

（2）严重心脏疾病未能稳定者，或对迷走刺激耐受差的患者。

（3）有精神病等不能合作的患者。

（4）以下情况应慎重：近期做过胃手术者；食管肿瘤或溃疡；严重食管静脉曲张。

（四）主要仪器设备

1. 连续液体灌注导管系统　多采用液气压毛细管灌注系统（pneumohydraulic capillary infusion system），包括灌注泵、多通道水灌注式测压导管（每通道相距 5cm）、压力传感器、多导记录系统和计算机分析系统。通常灌注速度为 0.5mL/min。如在测压导管远端装上袖套结构（sleeve），可使压力感受面积大大增加，并可更为准确地定位于食管括约肌区域内。

2. 腔内微型传感器导管测压系统　测压导管及与之相连的电磁压力传感器或半导体微型压力传感器。

（五）术前准备

停用可影响食管运动的药物 3 日以上，如 H_2 受体阻滞剂、促胃肠动力药、抗精神病药、止痛药、麻醉药等。检查前 24h 停服所有药物。检查前禁食 6 ~ 8h。如有明显吞咽困难者，检查前一天进流食，检查前禁食 12h 以上。连接测压设备，校正测压仪和传感器，排净传感器内的气泡。

（六）方法

临床上常用食管测压方法有三种：液体灌注导管体外传感器法、腔内微型传感器法和气囊法。食管测压内容包括下食管括约肌（LES）、食管体部、上食管括约肌（UES）的压力测定。

1. 插入测压导管　患者坐位，经鼻孔插入测压导管，直至导管所有通道均进入胃内（距鼻孔约 60cm），嘱患者卧位，休息 5 ~ 10min。逐步外拉导管分别进行胃压力基线、LES、食管体部、UES 压力测定。

2. 胃压力基线测定　描记到平稳的胃压力基线，将其设为参考基线。胃内基线图形式，压力随呼吸有小幅度波动，吸气时波形向上（即压力升高），咽水后并不引起收缩。

3. LES 压力测定　可采用快速牵拉法（rapid pullthrough technique，RPT）或定点牵拉法（stationary pull-through technique，SPT）。现多采用定点牵拉法。

（1）LES 静息压及 LES 总长度：①测压导管插至胃内后，按每次 0.5cm 或 1cm 外拉导管，每次停留 10 ~ 20s，记录图形，每点检测至少 10 个呼吸波动。测压通道一旦进入 LES 高压带即可见该通道压力波基底部上升，此点即为 LES 起点，当测压通道离开 LES 时，即见压力降至基线以下，此点即为 LES 终点，据此即可算出 LES 功能区长度（LESL），并可算出其平均压力；② LES 呼吸反转点（RIP）：腹段 LES 在吸气时压力轻度升高，胸段 LES 在吸气时压力明显下降，记录图形可显示 LES 从腹段的吸气向上波变为胸段的吸气向下波，该分界点即 LES 呼吸反转点，其常位于 LES 中央。通常在反转点下方可测到一个稳定的 LES 高压区，故常取此段的平均值计算 LES 压力。

（2）LES 松弛能力：主要检测吞咽运动与 LES 松弛的协调性及 LES 松弛后残余压力，计算 LES 松弛率。测压导管进入 LES 高压带后，每外拉 0.5cm，记录 1 ~ 2min 的静息压，并嘱患者咽水数次（如 10 次），每次 5 ~ 10mL，两次咽水应间隔至少 20 ~ 30s，咽水时记录的压力即为 LES 松弛压。

4. 食管体部压力测定　①外拉测压导管直至所有测压通道均位于食管体部（导管远端通道离开 LES 3 ~ 5cm 后）；②嘱受试者干咽或咽水 5mL，重复 10 次，每次吞咽间隔 30 ~ 60s（两次吞咽间保持安静），每次吞咽后记录食管体部蠕动波的幅度、间期、传播方向和速度，取其平均值。

5. UES 压力测定　①完成 LES 和食管体部测压后，继续外拉导管。一旦测压通道进入 UES 区域后（距鼻孔约 15 ~ 20cm），压力曲线上升，可测得一高压带，为静息 UES 压力（UESP）；②继续外拉导管，每次拉出 0.5 ~ 1cm，间隔 15 ~ 30s，并嘱患者咽水 5mL 或干咽 3 ~ 5 次，此时 UES 松弛，UESP 下降至食管内压力水平。继续外拉导管，当测压通道离开 UES 时，压力降低至咽部基线水平；③依据上述压力测定结果可计算 UES 的长度（UESL）及松弛率。

（七）结果判断

1. 参数计算方法及测定值　如下所述。

（1）LES 总长度（LESL）：LES 起点至终点的距离，一般为 2.5 ~ 5.5cm。

（2）LES 静息压（LESP）：存在较大个体差异，国内报道正常人 LES 静息压为 13.6 ~ 20.81mmHg，通常液体灌注法比腔内微型传感器法记录到的 LESP 要低。

（3）LES 松弛率（lower esophageal sphincter relaxtion rate，LESRR）：

①运动与 LES 松弛具有协调性。

② LES 松弛后残余压，即 LES 松弛后，连续 3s 以上的 LES 最低压与胃内压基线的压力差。

③计算 LES 松弛率：（静息压 - 残余压）/ 静息压 ×100%。正常 LESRR>80% ~ 90%，LES 松弛时限为 3 ~ 8s。

④ LES 完全松弛的定义为，松弛率 >90%，残余压 <5mmHg。

（4）食管体部压力测定：主要检测食管收缩的力量与持续时间。正常吞咽后，食管体部的蠕动从上向下逐渐加强，湿咽较干咽蠕动幅度大，传播速度慢。

①食管内压：由于胸腔负压的关系，食管内压比胃内压低2～5mmHg。微型压力传感器测定为2～8mmHg。

②食管收缩的波幅（amplitude）和时限（duration）：咽水后，食管体部收缩波峰值与基线（呼气末食管内压力）的压力差即为波幅。颈段食管的收缩波幅最高，可达165mmHg，而时限最短；主动脉弓水平的收缩波幅最低，平均55mmHg。若收缩波幅超过180mmHg，即为高压性收缩。收缩时限为收缩波的起点至终点的时间，正常范围为3～7s。

③蠕动速度（peristaltic velocity，PV）：为蠕动波传播一定的距离所需的时间。干咽比咽水引起的蠕动速度快。干咽为2.3cm/s±1.0cm/s至4.5cm/s±2.1cm/s，湿咽为1.7cm/s±0.5cm/s至3.3cm/s±2.2cm/s。

④食管收缩传播方式：可分为传导性、同步性、中断性或脱落性。

（5）UES：

①UESL：3～4cm。

②UES静息压（UESP）：为UES相对食管腔内压力基线的压力，个体差异较大，通常较LESP高得多，50～55mmHg。吞咽时UESP变化迅速，腔内微型传感器更能准确记录UESP。

③UES松弛率（UESRR）：计算方法同LESRR，为100%。如松弛不全则为异常。

2. 疾病的食管测压结果　如下所述。

（1）贲门失弛缓症：常累及食管远端2/3。食管测压特征性表现为：①LESP常>45mmHg；②吞咽时LES松弛不全，残余压>5mmHg；③吞咽时食管下2/3段推进性运动消失，收缩波振幅变低；④吞咽后食管体部基础压升高，超过胃内压；⑤UES及食管上段蠕动功能正常。

（2）弥漫性食管痉挛（DES）：累及食管中下段平滑肌。食管压力测定表现为：①食管体部同步性（非传导性）收缩增加，可夹杂传导性收缩；②伴随出现多峰或重复收缩；③收缩波幅可以升高（>180mmHg），持续时间延长（>6s）；④非吞咽运动时可出现自发性收缩，吞咽时存在正常蠕动波；⑤原发性蠕动中止；⑥LES可正常。

（3）胡桃夹食管（nutcracker esophagus）：累及食管中下段，主要表现为吞咽蠕动过强。食管压力显示：①食管中下段高波幅收缩波，平均高于180mmHg，常可高于300mmHg；②收缩时限延长（>6s），可伴有LES压力升高；③蠕动传播速度及方式正常。

（4）特发性LES高压症：①LESP>45mmHg；②吞咽时LES多松弛不全，松弛压中度升高，残余压多>7mmHg；③食管体部吞咽蠕动功能正常。

（5）特发性LES功能不全（idopathic hypotensive LES）：其测压特点为：①LESP低下或消失，继发食管裂孔疝者可检出双峰LESP；②吞咽后LES松弛时间延长；③UESP及其松弛功能正常。

（6）非特异性食管运动功能紊乱（NEMDs）：主要表现为胸痛和吞咽困难，无食管或其他系统器质性病变。食管测压可有以下任何表现之一：①孤立性LES功能不全，如松弛不全（松弛率<90%，残余压>5mmHg）；②食管体部多峰或重复性收缩增加（大于20%），常出现三峰蠕动、逆行蠕动；③食管体部同步性（非传导性）收缩；④食管体部收缩幅度过低，平均<35mmHg；⑤食管体部蠕动间期延长（平均>6s）。

（7）胃食管反流病（GERD）：食管压力测定表现为：①LES功能区缩短；②LESP<10mmHg；③腹压增加时，LESP/胃内压≤1；④食管炎症明显时可见食管体部蠕动减弱、不规则；⑤短暂性LES松弛（TLESR），即非吞咽时LES一过性松弛，并常伴有食管腔内pH下降。

（8）硬皮病：主要累及食管下2/3，食管测压表现为：①LESP降低致胃食管反流，但LES松弛正常；②食管下段蠕动收缩波幅减低，自发性收缩、三峰收缩和多峰收缩增加，部分患者可出现波幅升高，收缩间期延长；③食管吞咽蠕动减弱或消失；④食管上段及UES功能正常。

（八）注意事项

（1）连接设备时，注意传感器位置与食管水平一致。

（2）在检测LESP、LESRR及UESP、UESRR时，至少要重复3～6次，取其平均值。

（3）以下因素可能影响测压结果，应建立相应正常对照值：①生理因素：如括约肌的不对称性、胃消化间期的不同阶段、呼吸、体位变化等；②方法学因素：不同仪器（灌注系统、测压系统）、不同方法、不同的测压技术、吞咽的方式（干咽或湿咽）、咽水量和咽水间隔以及资料分析方法等均能影响结果。

二、胃窦、幽门、十二指肠压力测定

（一）原理

胃窦、幽门、十二指肠的运动均会产生局部压力变化，利用液体灌注导管体外传感器和腔内微型压力传感器进行多点、长时间监测，可将局部压力变化转换成电信号而记录下来，经计算机软件分析处理，从而获得胃、十二指肠运动情况。

（二）适应证

（1）有消化不良、梗阻症状，但经内镜或 X 线检查无器质性病变的患者。

（2）疑为慢性假性小肠梗阻（CIP）。

（3）CIP 患者拟行小肠移植前进行术前评价。

（4）了解某些系统性疾病（如糖尿病、进行性系统硬化症等）的小肠受累情况。

（5）协助诊断病毒感染后，胃轻瘫及动力异常综合征。

（6）代谢、黏膜损害和机械性梗阻后疑有胃动力异常者。

（7）确定病变的性质，如是肌源性还是神经源性。

（8）有助于确定病变部位。

（9）监测病程和对治疗的反应（如使用促动力药后），指导治疗。

（10）确定肠道营养供给的最佳途径（经口、胃或空肠）。

（三）禁忌证

同食管测压。

（四）主要仪器设备

连续液体灌注导管测压系统和腔内微型传感器导管测压系统（同食管测压）。

（五）术前准备

同食管测压。

（六）方法

（1）插入测压导管：在 X 线透视下将测压导管经鼻孔插入胃和十二指肠，并确定导管或腔内传感器位置，同步测定胃、十二指肠压力变化。

（2）测压过程：受试者卧位或半卧位，用连续灌注导管测压系统进行监测，监测空腹压力变化 3h（消化间期），标准餐（固体或半固体）后压力变化 2h（消化期），以全面了解消化间期与消化期胃运动功能。便携式微型换能器固态导管测压系统，可连续监测 24h，记录昼夜移行性运动复合波（MMC）的总次数，Ⅰ相、Ⅱ相、Ⅲ相所占的时间，平均 MMC 周期的时间等。

（3）检测指标：①消化间期指标：主要检测 MMC 的Ⅰ相、Ⅱ相、Ⅲ相的时限（Ⅰ相是静止期，无胃肠道运动；Ⅱ相是不规则收缩期，出现间断性蠕动收缩；Ⅲ相是持续收缩期，胃发生强有力的推进性收缩）及所占的比例，Ⅱ相的收缩波幅度、频率，计算胃窦运动指数 [log（Ⅱ相收缩幅度总和 × 收缩波频率 +1）]，Ⅲ相起源、频率、持续时间、传导方向、波幅及推进速率；②消化期指标：主要是收缩次数、收缩幅度和运动指数。

（4）记录检查过程中的症状或活动情况。

（5）将数据输入计算机进行处理。

（七）结果判断

1. 胃内压力测定　胃内压力测定，特别是 24h 测压已成为评估胃运动功能的重要方法。

（1）正常人Ⅰ相、Ⅱ相约持续 45min，Ⅲ相约 7min，整个 MMC 为 80 ~ 110min。

（2）50%MMC Ⅲ相起源于胃窦，移行速度为 7 ~ 12cm/min，一般空腹 3h 能记录到 1 次或 1 次以上的 MMC Ⅲ相。

（3）餐后胃窦运动指数、胃窦收缩幅度、频率，在正常人分别为9.7mmHg±0.28mmHg、60mmHg±9mmHg、81次/h+13次/h。如餐后胃窦收缩频率低于50次/h，平均波幅低于30mmHg/h，即为动力降低。

（4）餐后2h动力指数<（13～15），也提示动力异常。

（5）餐后如有早期出现空腹MMC变化（90min内）也为异常。

2. 可以反映胃窦幽门十二指肠协调收缩情况　如下所述。

（1）胃窦、幽门、十二指肠协调收缩：胃窦、幽门和十二指肠的收缩波依次出现，相邻侧孔间收缩波出现时间在1～5s。

（2）幽门十二指肠协调收缩：收缩波发自幽门，胃窦部无收缩。

（3）单纯胃窦收缩：收缩波只出现在远端胃窦。

（4）单纯十二指肠收缩：收缩波只出现在十二指肠。

3. 餐后MMC的运动形式　通常餐后MMC的运动立即变为餐后形式，其持续时间与试餐的热量和成分有关，通常为2～5h。

（1）远端胃出现蠕动性收缩，向幽门方向传播，频率为3次/min。

（2）幽门出现波幅高大的规律性收缩波，频率同胃窦为3次/min，其波幅远远大于胃窦和十二指肠。

（3）餐后十二指肠出现不规则的散在的收缩。

4. 消化间期和消化期胃肠动力异常形式　如下所述。

（I）消化间期异常：①阵发性的时相性收缩时限异常（>2min）；②波幅异常和频率异常；③持续不协调的时相性收缩（>30min）局限于一个或多个肠段；④MMC Ⅲ期缺如、不完整或逆蠕动，传导距离>30cm；⑤MMC Ⅲ期时基础压上升>30mmHg。

（2）消化期动力异常：①餐后持续出现消化间期动力形式；②胃窦和十二指肠的压力波幅减低；③出现阵发性不传导的时相性收缩；④餐后90min内MMC周期提前出现；⑤分钟节律。

5. 胃窦、幽门、十二指肠测压临床意义　如下所述。

（1）区分肌源性还是内源性或外源性神经病变：①病变累及神经者：如慢性假性小肠梗阻、多发性硬化、糖尿病、帕金森病、脑干疾病、病毒感染等常可损害肠神经系统、植物神经系统或中枢神经系统，而引起胃窦十二指肠动力异常，常表现有MMC的形式和推进异常，以及不能将消化间期动力形式转换为消化期动力形式，如清醒状态下MMC增多或MMC中断、餐后动力低下、进餐后很快即进入MMC运动；②病变累及肌肉者：如肌源性假性肠梗阻、淀粉样变性、胶原病、肌营养不良等，可有正常的动力形式，亦可出现病变部位收缩力减低。

（2）协助诊断胃轻瘫：患者常有胃窦动力低下，测压表现为胃窦部不出现Ⅲ期，最常见为餐后胃窦的收缩波幅和频率均低。

（3）协助诊断小肠机械性梗阻：该类患者测压表现有，长时间同步性收缩、微小的簇状暴发性收缩波，中间隔有静止期（如餐后30min仍出现上述表现则有重要意义）。

（4）协助诊断放射性肠炎：可出现测压的异常，如局灶性不协调的高振幅或低振幅的收缩波、胃窦动力低下等。

（八）注意事项

（1）测试前进行压力校正，灌注速度应恒定。

（2）插管本身引起的应激反应会抑制胃窦的收缩，增加小肠的丛集性收缩和使MMC间期延长。

（3）监测过程中，受检者活动力求接近日常习惯，避免人为影响因素。

（4）测压过程中密切观察测压图形的变化，判断导管的位置，注意导管有滑入十二指肠的可能。

（5）检查前和结束后均要校正仪器。

（6）24h携带式测定一定要教会受试者掌握各键功能。

三、肠道压力测定

（一）小肠压力测定

小肠测压法是检测小肠收缩后发生的腔内压力变化的一种方法。目前常应用导管灌注法、微型压力传感器及无线电遥测术来记录肠腔内压的变化。

1. 原理　如下所述。

（1）末端开放导管灌注法：将末端开口的多腔测压管插入小肠中，通过毛细管灌注系统，以恒定的速度将水注入测压管中，水自导管流出道流出所需克服的阻力即为小肠腔内压力。这种压力可通过压力转换器记录下来。

（2）微型压力传感器法：在测压管上安装微型末端压力传感器，可将小肠微小紧张性收缩变化记录在体外便携式记录仪上。

（3）无线电遥测法：遥测胶囊内有压力感受器及无线电转换器，受试者吞入遥测胶囊后，小肠内的压力变化被胶囊内压力感受器感受，并经转换器转变为电波，由体外的无线电信号接收器接收，放大并记录到 24h 盒带上。

2. 适应证　如下所述。

（1）了解动力障碍的性质和部位：如病变是源自平滑肌、肠神经丛或外在神经病变累及小肠。

（2）协助制定治疗手段和判断预后。

（3）辅助诊断肠易激综合征、硬皮病、帕金森病和糖尿病。

3. 禁忌证　同食管测压。

4. 主要仪器设备　如下所述。

（1）末端开放导管灌注法：①毛细管灌注系统；②多腔测压管：导管直径 4.8mm，内含 8 根更细的导管，分别与总导管末端的 8 个侧孔相通，可同时记录小肠内 8 个不同部位的压力；③压力转换器。

（2）微型压力传感器法：①毛细管灌注系统；②多腔测压管；③微型末端压力传感器。

（3）无线电遥测法：①带牵引线的遥测胶囊；②体外的无线电信号接收器。

5. 术前准备　同食管测压。

6. 方法　如下所述。

（1）末端开放导管灌注法及微型压力传感器法：①患者取坐位经鼻插入测压管；②通过 X 线透视，在金属导丝引导下，将末端开口多腔测压管插入小肠所需检查部位，并加以固定。置管完毕后让患者适当休息；③通过水压泵用蒸馏水持续灌注每一管腔，灌注速度为 0.1 ~ 0. 5mL/min；④小肠压力变化经压力转换器转为电信号，可在记录仪上显示出；⑤通常记录空腹 3h 及进餐后 2h 的压力变化。

（2）无线电遥测法：①患者吞咽两个或多个（带牵引线）无线电遥测胶囊；②通过 X 线监视，当胶囊到达所需测压的小肠部位后，将牵引线固定在患者面颊上；③无线电胶囊发放的电波信号由体外无线电信号接收器接收、放大、记录储存；④测压完毕后可牵拉引线将胶囊拉出体外，亦可剪断引线，让胶囊随粪便排出。

7. 结果判断　如下所述。

（1）小肠测压主要了解消化间期或消化期小肠的动力活动规律：

①消化间期的 MMC 的Ⅰ相、Ⅱ相、Ⅲ相的时限及所占比例，Ⅲ相是否出现、持续时间、波幅及移行速度，Ⅱ相的收缩波幅和动力指数，有无逆行性收缩。

②消化期的收缩次数、收缩幅度和动力指数（5min 内的压力波幅 × 收缩数）。

③小肠测压常与胃测压同步进行，如消化间期Ⅱ相收缩稀少、波幅低下或紊乱、不出现Ⅲ相收缩活动，或即便出现，但波幅低下，紊乱或逆向性收缩均有临床意义。

（2）小肠测压的结果分析：

①肠壁神经丛尤其肠肌间神经丛的活动可从 MMC Ⅲ相和随后的Ⅰ相得到反映。如Ⅲ相出现异常表明肠肌间神经或内脏神经病变。Ⅲ相异常情况有：A. Ⅲ相消失，正常人 24h 内出现 2 次或以上 MMC Ⅲ相；

B. Ⅲ相持续时间超过 10min；C. Ⅲ相在近端小肠传播速率 >10cm/min，正常为 5 ~ 10cm/min。

②肠环形肌活动多从收缩幅度上得到反映，若收缩消失，表明存在平滑肌病变。

③进食后小肠的运动反应依赖于肠内外神经活动的完整性。若对食物的运动反应受损或消失，则表明同时存在内脏神经病变和外在植物神经病变。正常在进食混合食物≥ 500kcal（1kcal=4.186 8kJ）后，应出现有力但不规则的收缩，且至少持续 2h，而 MMC 消失。正常人进食后可出现收缩簇。肠易激综合征患者可出现持久的重复的收缩簇。

④正常人在睡眠时，Ⅰ相较明显，Ⅱ相消失或减弱。肠易激综合征患者收缩簇也应该消失，否则即为异常。

8. 注意事项　如下所述。

（1）小肠测压需将测压导管压力传感器插至小肠，插管困难者可在胃镜帮助下插入导管。

（2）当测压管插至十二指肠降段或水平段时，可将空气注入测压管末端气囊，这样能加快测压管在胃肠的移动速度。

（3）沿肠壁多点同时记录小肠内压，这样有助于了解收缩方向及速度。

（4）检测前校准记录仪上的扩大系统定标，确定适当走纸速度。

（5）检查中注意保持每个管腔通畅，如阻塞可注入少量水冲洗。

（二）结肠压力测定

结肠测压术是目前运用最多的检测结肠运动功能的方法，从技术上可以将其分为末端开放导管法、球囊导管法、腔内微型传感器导管法和无线电遥测胶囊法四种。

1. 原理　如下所述。

（1）末端开放导管法：同小肠压力测定。

（2）球囊导管法：将一个装有液体的球囊导管与贮液器连接，球囊内的压力保持恒定。球囊置入结肠后，肠腔内压力增高将迫使球囊内的液体流向贮液器，肠腔内压力减低贮液器内的液体可以流回球囊。通过测定球囊与贮液器间液体的流量变化即可了解结肠腔内压力的波动。

（3）微型压力传感器法：同小肠压力测定。

（4）无线电遥测法：同小肠压力测定。

2. 适应证　如下所述。

（1）评价结肠的运动功能，帮助临床医师诊断一些结肠运动障碍性疾病。

（2）记录结肠在空腹和进餐后的动力活动能帮助阐明动力障碍的性质和部位。

（3）对一些非器质性原因引起的顽固性便秘患者进行肠道动力监测，可为是否选择手术治疗提供参考。

3. 禁忌证　如下所述。

（1）小肠或结肠机械性梗阻。

（2）小肠或大肠黏膜严重炎症。

（3）严重而未能控制的凝血性疾病。

（4）严重心脏疾病未能稳定者。

（5）有精神病等不能合作的患者。

4. 主要仪器设备　如下所述。

（1）末端开放导管灌注法：毛细管灌注系统；多腔测压管（其长度、直径、侧孔 / 传感器数目依测压肠段范围及试验设计要求而定）；压力转换器。

（2）球囊导管法：球囊导管；贮液器。

（3）微型压力传感器法：毛细管灌注系统；多腔测压管；微型末端压力传感器。

（4）无线电遥测法：遥测胶囊；体外的无线电信号接收器。

5. 术前准备　如下所述。

（1）测压前一周停用一切对胃肠道运动和中枢神经系统有影响的药物。

（2）测压前禁食 8 ~ 12h，并按结肠镜检查做肠道准备。

（3）测压前避免激烈的身体活动和情绪激动。不穿收腹裤，放松腰带。

（4）检查室的温度不能太低，应注意保温，防止患者出现肌颤而影响测压结果。

6. 方法　如下所述。

（1）末端开放导管灌注法：①通过结肠镜将导丝送至回盲部或受检肠段，在 X 线透视下，沿导丝的引导将测压导管插入受检肠段，然后退出导丝；②让患者静卧放松半小时后开始测压；③以 0.1 ~ 0.5mL/min 恒定的慢速度向测压导管内注水，打开压力记录仪同时记录导管（8 ~ 12 根）的压力变化数据；④从回盲部开始，边退管边测压，每点测压 10 ~ 20min，视试验设计要求而安排测压的位置。

（2）球囊导管法：①球囊导管的放置方法同末端开放导管灌注法；②测压时用注射器向球囊内注入液体 45mL，并与贮液器连接，使之保持压力平衡；③测压方法同末端开放导管灌注法。

（3）微型压力传感器法：同末端开放导管灌注法。

（4）无线电遥测法：①患者在测压的当日早上 10 时吞下装有测压装置的小球囊，一般在第二天早上 9 时左右测压球囊到达升结肠，第三天早上 9 时在大多数情况下测压囊到达直肠；②第二天早上测压开始，多次进行腹部 X 线检查以了解测压囊的确切位置并记录时间；③测压完毕从患者大便中回收测压囊。

7. 结果判断　如下所述。

（1）结肠测压提供结肠动力学指标：结肠测压分析指标主要是空腹和餐后收缩频率、收缩波的平均幅度及平均收缩时限、动力指数。

（2）结肠测压提供肠动力规律性：

①空腹时，主要为低幅度的非推进性节段性收缩，偶尔出现蠕动性收缩波。

②餐后及晨醒时，结肠运动明显加强，表现为静止状态与偶发的移行性收缩波、非移行性突发性收缩波、高振幅移行性收缩波交替出现，升结肠与远端结肠间的运动无时相性关系。

③便秘型肠易激综合征患者左半结肠动力指数低，远端结肠收缩不协调。

8. 注意事项　如下所述。

（1）结肠测压时间应足够长，以能充分反映受检者结肠运动情况。

（2）测压结束时应常规透视证实测压管的位置无变化。

（3）采用末端导管法和微型压力传感器法测压时要随时注意测压管是否堵塞，以免造成假阳性的结果。记录结肠压力变化时要同时记录测压管在结肠内的长度，或者在 X 线透视下观察测压管的位置，以便使记录到的压力变化数据与结肠受检部位相对应。

（4）采用球囊导管法测压时测压前球囊内的压力必须是恒定的，否则将影响测压结果。要注意球囊测压管在结肠内的位置，以便与所测压力相对应。

（5）采用无线电遥测法测压时注意：①测压囊在胃肠道中的运行时间受患者胃肠运动功能的影响，到达结肠的时间个体差异较大，因此开始测压的时间要因人而异；②腹部 X 线透视时注意测压囊的位置和摄入时间；③测压完毕后要嘱咐患者从大便中回收测压囊；④患者不能接近有电磁场的地方，防止电磁波的干扰。

四、肛门直肠测压

（一）测压原理及设备

肛门直肠测压的一般原理及方法是把带有可扩张性气囊的导管置于直肠肛门中，通过观察静息状态、主动收缩状态的压力及气囊扩张刺激后的主观感觉和压力改变，以了解直肠容量感觉阈值，肛门维持自制功能，直肠肛门抑制性反射功能，肛门节制功能等。压力信号可通过液体传导或气体传导，也可通过腔内微型传感器法测量。由于各家所用的记录设备及导管的设计不同，操作方法也各有所异，所得的各项指标正常值也有差异。各实验室应根据自己的设备类型制定相应的正常值范围。用于肛门直肠测压的仪器类似于食管测压，可用固态导管法、气导法及液导法，分别配合固态腔内微型压力传感器导管、微气囊感受器导管及标准液流灌注式肛门直肠测压导管。导管的中心设有注气通道，顶端设有球状气囊，可充气扩张刺激直肠。固态导管常在适当的部位设有环形压力传感器。液流灌注式肛门直肠测压导管在其顶端的上方约 7cm 处设有 4 ~ 8 个放射状排列的灌注通道侧孔，每两通道间呈 45°~ 90° 角。

近几年来电子气压泵（barostat）测压仪用于肛门直肠运动功能测定，其使检测过程更为方便，结果更为精确。

（二）检测项目及步骤

受检者应该停用影响胃肠运动功能的药物 72h 以上。术前排空大便，便秘严重者可清洁灌肠。但应注意尽量减少对肛门直肠的刺激，以免影响检测结果。受检者取左侧屈膝卧位，臀部可置尿片或便盆。测压导管用润滑剂润滑后经肛门插入约 6cm，让患者休息 5min 左右，以适应导管，然后顺序检测下列指标。

1. 静息状态的压力测定　记录直肠静息压约 5min，以了解直肠紧张度和自发收缩松弛情况。然后用分段外拉法，每次把导管向外拉出 0.5 ~ 1cm，停留 1 ~ 2min。当感受器进入肛管时，显示器显示压力升高，这时顺次记录内括约肌静息压，外括约肌静息压。导管退出肛门外括约时压力突然下降，从进入内括约肌压力明显上升到退出外括肌压力开始下降过程，导管所拉出的距离即为肛管高压带（HPZ）长度，肛门内括约肌静息压减直肠静息压即为肛管直肠屏障压。上述过程应反复进行 2 ~ 3 次，使结果更为准确可靠。此几项指标可用于评估肛门括约肌功能、盆底肌群的功能、肛门自制维持功能。正常人肛门内括约肌静息压为 8 ~ 10kPa（水流灌注法），HPZ 长度 2 ~ 4cm。

2. 主动收缩功能测定　把感受器（或传感器）置于内括约肌处及外括约肌处，嘱患者尽最大力气做提肛动作（屏大便动作）并尽量作维持，观察内、外括约肌的最大缩窄压，及肛门主动缩压（内括约肌最大缩窄压减内括约肌静息压）以评价耻骨直肠肌、肛门外括约肌等肌力。通过对肛管矢状容积分析，还可了解肛门括约肌各方位的完整和缺损情况。正常人内括约肌最大缩窄压为 14 ~ 24kPa。

3. 感觉阈值测定　把球状气囊置于直肠处，以 3 ~ 4mL/s 的速度向气囊内注气（缓慢持续注气法，也可用时相性注气法），观察下列直肠感觉阈值。

（1）直肠初始感觉阈值：即受检者感知直肠被扩张的最小充气量，此值与直肠壁对扩张的敏感性有关。正常人为 10 ~ 30mL。

（2）直肠初始便意感觉阈值：即注气至受检者开始觉有便意时的注气量，此值与患者排便反射功能有关。

（3）直肠最大耐受量：即引起患者排便窘迫感或腹痛对的注气量，此值与患者的直肠敏感性及耐受性有关。正常人为 100 ~ 300mL。

（4）把上述注气过程的注气量与直肠内压力（或高顺应气囊的囊内压力）的关系绘制成曲线即压力 - 容积曲线，可了解直肠的顺应性（曲线的斜率），正常人为 2 ~ 6mL/mmHg 直肠最大顺应性即直肠最大耐受量与当时直肠内压之比。

4. 直肠肛门抑制反射（rectoanal inhibition reflex，RAIR）功能测定　把球状气囊置于直肠内，感受器置于内括肌处，向气囊注气（可用时相性注气法），当直肠受扩张时，可观察到括约肌压力短暂升高后即松弛，持续一段时间后缓慢回升。内括约肌松弛的幅度与注气的容量和注气的速度呈正相关，当直肠扩张达到一定程度时，肛门括约肌的紧张性收缩可被完全抑制，肛管压力可低至基线水平，需排空气囊内气体才能使压力恢复。通常将能引起肛管松弛的最小注气量称直肠肛门反射最小抑制容量，引起肛管张力完全抑制的注气量称为直肠肛门反射完全抑制容量。临床上，通过直肠 - 肛门括约肌抑制反射试验来评估排便神经反射的完整性。正常人直肠肛门最小抑制反射容量为 30 ~ 50mL，肛门内括约肌松弛率大于 30%。

第二节　食管、胃腔内 pH 动态监测

一、pH 监测的原理及设备

胃食管反流病（gastroesophageal reflux disease，GERD）是指过多的胃、十二指肠内容物反流入食管

引起烧心、反酸等症状，并可导致食管炎和咽、喉及气道等食管外的组织损害。将对氢离子敏感的 pH 电极放置于食管腔内某些特定位置并与体外便携式 pH 记录仪连接，把离子的变化转变为电流的变化并记录储存下来，得到动态 24h 食管腔内 pH 变化，以推测胃内酸性内容物反流至食管的严重度. 从而辅助 GERD 的诊断。pH 动态监测所需的仪器设备如下：

（1）便携式 pH 监测仪：接受、处理和记录传感器送来的信号，单通道或多通道，常设置为每 6s 采样一次，可记录 24 ~ 96h pH 数据。多数监测仪的面板上设有记事键，可由患者用来标记体位变化、进餐及症状发作等事件。

（2）pH 监测导管：包括 pH 电极、导管及参比电极。pH 电极常用的有金属单晶锑电极、玻璃电极及氢离子敏场效应半导体电极（H^+-ISFET）。单晶锑电极线性范围较窄（pH3 ~ 8），玻璃电极线性范围宽（pH1 ~ 12），但价格昂贵且易损坏。用 H^+-ISFET 制成的传感器具有小型、高精度、高灵敏性等优点，且价格适中，不易折断。监测导管可设计为多通道，记录多部位 pH 值，也可整合在固态测压导管中，作为压力和 pH 同步监测之用。参比电极可复合在导管中同时置于食管腔内，称内参比电极，也可互相分离而置于胸前皮肤，称外参比电极，一般是 Ag/AgCl 电极。后者精确度稍差但较前者耐用，因而目前较常用。

（3）计算机及专用分析软件。

二、检查方法

（一）术前准备

（1）术前应停用影响胃肠运动功能及分泌功能的药物 72h（质子泵抑制必须停用 7d）以上，这些药物如抑酸剂、钙通道阻滞剂、硝酸酯类、β 受体阻滞剂和激动剂、抗胆碱能药物、茶碱类、抗抑郁药、镇静安眠药、胃肠促动力药等，有条件时应停用所有的药物直至检查完毕，但为监测药物作用时例外。

（2）医生向受检者说明检查步骤、消除患者的恐惧感、取得其合作。

（3）先后用 pH7.01 和 pH1.01 的缓冲液对监测器及 pH 电极进行校准，正常漂移度应在 pH0.2 以内。

（二）插管及电极定位

（1）先于胸前皮肤固定好皮肤参比电极并把导管连接到监测仪，起动显示屏。

（2）患者取坐位，pH 导管从鼻腔插入，当导管到达咽部时，请患者把头前倾以关闭气道，此时结合吞咽动作，把导管送进食管，以免导管误入气道引起呛咳。进行食管 pH 时，电极一般置于 LES 上缘上方 5cm 处（多通道监测时根据需要来确定电极的位置）。进行胃内 pH 监测时，电极一般置于 LES 下缘下方 5 ~ 8cm 处。确定 LES 位置的方法有：测压法，即先行食管测压，这是确定 LES 位置的最佳方法；X 线透视法，即在 X 线透视下观察感受器的位置；pH 梯度法，即先把 pH 电极插至胃内，此时监测仪显示 pH 为 3 以下，再把电极从胃内缓慢往外牵拉，并观察监测仪显示屏上 pH 值的变化，当电极从胃进入食管时 pH 突然明显升高，该点即为 LES 下缘。继续外拉导管约 8cm（LES 长度约 3cm），使传感器位于 LES 上缘上方 5cm 处，此法定位也不够精确。只在无法实行测压时采用；内镜法，常只用于无法直接插管时。

（3）把导管固定于上唇及颊部再绕过耳后沿颈部侧面下行，并在颈部固定。

三、24h 动态监测过程的注意事项

（1）保持正常生活节律，按时就餐和休息，尤其请患者注意不能因接受检查而整日卧床；不做重体力劳动和剧烈运动；勿沐浴。为特殊研究需要时，可规定作息和进餐时间。

（2）记录平卧、进食及症状发作时间（按监测仪显示的时间），也可教会患者使用记事键标记上述事件。

（3）监测过程不进食 pH<5 的酸性食物或饮料如酸性饮品、果汁、泡菜、西红柿等。含酒精及咖啡等刺激性饮品也应禁止。

四、观察指标及正常值

（一）24h 食管 pH 监测

正常人也存在胃食管反流，即生理性反流。为确定生理性反流和病理性反流的界限，设计出若干指标，以评价胃食管反流的严重度，一般以 pH<4 持续时间（6s 或 6s 以上）≥ 6s 为一次反流。目前较通用的观察指标如下：

1. pH<4 的总时间百分比（%）　即 pH<4 的时间占总监测时间的百分率，又分为立位 pH<4 时间百分比（%）和卧位 pH<4 时间百分比（%）。

2. 反流总次数　即 pH<4 的反流次数。

3. 反流≥ 5min 次数　即 pH<4 持续时间≥ 5min 的反流次数。

4. 最长反流时间　即 pH<4 持续时间最长那一次的时间。

5. 反流总计分　由于上述 6 项指标在某一患者并不是同时都异常或正常，为了确定患者是否病理性反流，必须对上述指标进行综合评定。

Jamieson 等人设计用综合评分系统来计算反流总计分，计算每项指标分数值的简化公式如下：酸反流计分 =（Pt 值 – 均数 +1）/ 标准差：Pt 值即患者某项指标的实测值；均数为正常人组该项指标的均值；标准差是正常人组该项指标的标准差。

把上述 5 项指标计得的酸反流计分相加得酸反流总计分。

关于 24h 食管 pH 监测正常值范围研究颇多，目前多采用 Jamieson 及 Demeester 的计分方法及正常值（表 2–1），国内上海的高萍等研究的结果（中华消化杂志，1996 年）与其近似。

表 2–1　24h 食管 pH 监测正常值

	Jamieson 等 n=50		高萍等 n=50	
	$\overline{X}$ ±S	正常值	$\overline{X}$ ±SD	正常值
pH ＜ 4 总时间百分比	1.5 ± 1.4	＜ 4.5	1.25 ± 1.05	＜ 3.4
pH ＜ 4 立体时间百分比	2.2 ± 2.3	＜ 8.4	1.52 ± 1.35	＜ 4.3
pH ＜ 4 卧位时间百分比	0.6 ± 1.0	＜ 3.5	0.98 ± 1.58	＜ 4.3
反流总次数	19 ± 12.8	＜ 47	27 ± 16	＜ 60
=5 分钟的反流次数	0.8 ± 1.2	＜ 3.5	0.5 ± 0.18	≤ 2
最长反流时间（min）	6.7 ± 7.9	＜ 19.8	5.4 ± 5.96	＜ 16
反流总计分		＜ 14.7		＜ 12.7

6. 症状指数（SI）　计算公式如下：

症状指数 =（pH<4 时的症状次数 / 总症状次数）× 100%

症状指数≥ 50% 即有临床意义。

7. 可偶然性分析　当反流发作次数越多时，则症状和反流同时发生（偶然同发）的机会就越大，这样 SI 的意义就受到限制，其特异性将明显降低。可偶然性分析是计算胃食管反流发作和症状相关概率的简单方法。在此方法中，24h pH 信号被分成连续的 2min 间期（共 720 个间期），这些间期和症状开始前 2min 被用于评价反流的发生，将结果置于一个 4 × 4 偶然性图表，见表 2–2。

表 2–2　4 × 4 可偶然性表

		症状		
		+	–	
反流	+	a	b	a+b
	–	c	d	c+d
		a+c	b+d	

根据可偶然性表用 Fisher 确切 P 检验计算出反流和症状发作无相关性的概率（P 值），再计算症状伴随率（SAP）：SAP=（10–P）×1000%。通过这种方法，可避免 SI 带来的假阳性（当症状发作少而反流发生多时）或假阴性（当症状发作多而反流发生相对较少时）。

（二）24h 胃内 pH 监测

用于观察疾病状态下的胃内 pH 变化评价药物对胃内 pH 的影响，一般包括平均 pH 值，中位 pH 值，pH>3、4、5、6 的总时间百分率；同时可分别计算出日间（7 时 ~ 22 时）和夜间（22 时一次日 7 时）胃内 pH 变化。

五、pH 监测的临床应用及评价

由于 24h 食管 pH 监测接近生理性，指标较为客观，数据较为精确，曾被认为是确定病理性反流的“金标准”。它不但反映 24h 食管 pH 动态变化，而且通过计算机的有关统计分析，可得出有关反流的发生与体位、进食及症状发作之间关系的各项指标，可取代食管滴试验（Bernstein test），标准酸反流试验，食管酸清除试验等。若把 pH 电极放置于胃中，则可进行胃 pH 监测；pH 监测可联合动态压力监测或胆红素浓度监测同步进行，这对研究胃肠运动功能障碍性疾病的病因及病理生理机制更具重要价值。

但必须认识到，食管腔内长时间 pH 监测毕竟属侵入性检查，成本也较高，患者不易接受。在咽喉部较敏感的患者，由于长时间置管的刺激，可加速唾液的下咽；在极度低酸的患者，反流物酸度本来就不高；这样往往可使监测结果出现假阴性。食管 pH 监测也被证实对评价碱性反流作用不大。因而目前对 24h 食管 pH 监测检查的指征控制较为严格。目前主要用于：

（1）发作性胸痛的鉴别诊断，尤其是对于一些酷似心绞痛的发作而用抗心绞痛药物治疗无效甚至加重者，需要评价症状与酸反流的关系。

（2）对无食管炎而反流症状明显者，尤其是当治疗效果欠佳时（或质子泵抑制剂抑酸治疗试验阴性者），进行 24h 食管 pH 监测，可明确症状是否为酸反流所致。如同时行胃内 pH 监测，可了解药物的抑酸效应及分析治疗失败的原因。

（3）对慢性咽喉炎、慢性咳嗽、哮喘及睡眠呼吸暂停综合征怀疑为胃食管酸反流所致者进行 24h 食管 pH 监测，可明确这些症状与酸反流的关系，为治疗提供必要的参考依据。

（4）对婴幼儿尤其是早产儿有反食、拒奶、哭闹、呼吸暂停及体重不增者行食管 pH 监测，尽早发现病理性酸反流的存在。

（5）围手术期应用，为抗反流手术疗效的评价提供客观依据。胃热及反酸时间。24h 后停止监测并把数据输入计算机进行储存及分析。

六、观察指标及临床应用

目前分析软件可对 MII 及 pH 同步监测进行自动分析，其内容包括液体反流、气液混合反流、气体反流及总反流；又根据 pH 同步监测结果区分为酸反流和非酸反流，后者又可单独根据 Demeester 和 Jamieson 等人设计的评分方法进行评分（见前面的 pH 监测节）。同时，软件可自动测算出酸清除（化学清除）及容量清除（物理清除）时间；又可根据烧心、胸痛及反酸等症状计算出症状指数；精细的分析还可了解食管传递时间和食团通过食管的特点，更重要的是可以监测初次反流和再次反流的发生。据研究. MII 测定可识别出 95% 的食管反流，尤其是非酸性反流的情况。特别适用于经充分酸抑制治疗后仍有症状的患者，可评价其是否仍持续存在反流和非酸反流，从而为进一步确诊或调整治疗方案提供依据。临床上 40%~ 60% 非糜烂性胃食管反流（NERD）病患者为酸碱反流监测阴性，而 MII 技术可监测各种非酸反流，为 NERD 的诊断提供新的客观依据。

第三节　胃电图

细胞的一个基本特征是存在跨膜电位，它使生物离子产生细胞内外流动。在生物膜的表面放置电极，将这种离子电流转换为电路的电子流，即生物电；胃肠道平滑肌的电活动为细胞综合性电现象，分为慢波基本电节律、快波、快慢波、早发慢波及复合波。慢波不产生胃肠运动但为快波发生创造条件，慢波后的快波产生运动。一旦胃、肠慢波消失，快波即不能产生，胃、肠运动不能发生。用于采集生物膜表面电信号的电极，通常由金属－电解质半电池组成，每个电极在离子导电系统与电子导电系统之间形成一个界面，在电极界面发生从离子导电向电子导电的转换，测量生物系统两点间的电位差则是我们得到的胃肠电图。根据电极导联连接方式的不同，电信号的记录可分为单极测量和双极测量。前者是把探测电极置于被探测的部位（可一个或多个）并连接到放大器，另设一个参考电极置于身体的某一适当的位置并连接到放大器的另一端。这样记录到的信号较稳定，结论较可靠，但存在抗干扰能力差等缺点。后者是设两个探测电极分别放置在被测部位的两个点并连接到一个差分放大器的两个输入端，记录两点之间的电位差。这种检测方法回路短，干扰小，但属相对性测量，如果放置电极的两个部位均有病变，则对结果的评价就有困难，结论就不明确。

根据电极放置的组织部位的不同，胃肠电信号的记录分为黏膜吸附法、体表电极法和浆膜电极法三种，后者由于需打开腹腔，故只用于动物试验或手术中的记录。下面将重点叙述体表电极法。与其他生物电信号一样，胃肠电信号也是随机信号，无法通过一个确切的数学公式来描述，简单地用求平均值的方法来计算其参数和评价检查结果是不准确的。因而目前多采用傅里叶（Fourier）转换原理对胃肠电信号进行频谱分析，典型的频谱分析输出图是显示频率与功率强度的关系，反映胃肠运动节律。快速傅里叶转换还可描绘出运行图谱，它是各连续时段频谱图的组合，形成假性三维图像，显示功率－频率－时间的关系，更方便于对胃肠电节律变化的分析。

一、仪器设备

1. 记录仪　由前置放大器、滤波装置及模拟数字转换器等部件组成。有用于床边记录的生理记录仪和动态记录的便携式记录仪。用于人体检测的记录仪应达到一定的技术性能指标。输入阻抗≥ 5MΩ；抗干扰能力≥ 100dB；通频带：胃电记录时可调至 0.01 ~ 0.1Hz；肠电记录时可调至 0.1 ~ 0.3Hz。用交流电作电源时，应有可靠的接地装置。便携式记录仪带有数据储存器，可储存 24h 胃电信号资料。

2. 电极　体表胃肠电记录常用盘状银－氯化银电极，使用时应放在电极与皮肤之间放生理盐水湿棉球或电极糊。用于腔内黏膜表面或腔外浆膜表面胃肠电记录的可用带吸盘的铂金电极或银－氯化银电极，胃内酸度高，用于腔内胃电记录时应考虑电极的抗腐蚀性。用于肌层胃肠电记录的电极应为针线状，以便穿过浆膜进入肌层。

3. 计算机及专用分析软件　用于数据分析和储存。

二、体表胃电图（electrogastrogram，EGG）检测方法

（1）检查前停用影响消化道运动功能和分泌功能的药物 72h 以上，禁食 12h。

（2）受试者平静仰卧于检查床上，放松，避免任何外界或自身干扰，如说话、深呼吸、吞咽、翻身等。

（3）电极放置方法：检测电极最好放置于 B 超确定的胃体、胃窦的体表投影部位。通常经验的放置部位是：胃窦点在胸骨柄与脐连线中点下或右 1cm，胃体点在胸骨柄与脐连线中点上 1cm，左侧旁开 3 ~ 4cm，参考可电极置于右耳垂处或右前臂距腕关节 2cm 处。电极安放前应严格准备皮肤，体毛浓厚者应剃去放置电极处的体毛，然后用摩擦剂清洁皮肤，或用 95% 的酒精脱去皮脂，再用生理盐水清洗。盘状银－氯化银电极（先用生理盐水浸泡 30min）与皮肤之间应放电极糊或生理盐水湿棉球，并用胶布固定。

（4）监视信号稳定后，记录空腹胃电信号 15 ~ 60min，给予试验餐（450kcal），要求 5min 内完成，然后记录餐后胃电信号 15 ~ 60min。记录过程必须用保证环境安静、温度适宜，避免强磁场干扰，旁人勿接近受检者身边。

三、结果分析

目前胃电尚无统一的观察指标。在完成胃电信号记录后，应先对时间信号曲线进行目测，删除人为

干扰的部分，观察波形特征，再行傅里叶频谱分析处理，下列指标可用于胃电图的评判。

1. 波形特征　正常胃电图为频率约 3cpm 的正弦波，波形较为规则整齐电压幅值变异不大，慢波上较少见负载小波。胃电节律紊乱时波形很不规则，频率快慢不一，幅值高低变化无常，可出现宽大的高幅波，或出现微小颤动波，或慢波上负载有各种形状的小波，甚至出现调幅波。

2. 平均频率及平均波幅　正常人胃电图平均频率为 2.4 ~ 3.7cpm，平均波幅为 50 ~ 300μV。目前认为此两项指标的结果在健康人与患者之间有较大的重复。

3. 餐后电压增幅　即餐后电压幅值增加百分比，餐后电压增幅 =（餐后平均波幅 – 餐前平均波幅）/ 餐前平均波幅，正常人多为正值，反映胃对进餐的反应。

4. 谱分布　一般的频谱分析所输出的图形是坐标图，以频率为横坐标、功率值为纵坐标，显示不同频段的功率值。正常人频谱图主峰突出（约位于 3.0cpm 处），旁频分量很少或有符合正态分布的旁频分量。胃电节律异常时可出现主峰左移或右移、多个主峰或无主峰。

5. 主频和主功率　主频也称峰值频率，即功率谱中功率最大处的频率，反映胃的主导频率。正常范围为 0.04 ~ 0.06Hz（2.4 ~ 3.7cpm）。主频 <0.04Hz（<2.4cpm）为胃电过缓，>0.06Hz（>3.7cpm）为胃电过速；主功率即主频处的功率值，其绝对值受诸多因素的影响，除与胃电振幅有关外，还与分析时所截取的频率范围有关。

6. 餐后/餐前功率　比此比值是一个相对值，其意义类似于餐后电压增幅，代表胃对进餐的反应强度。

7. 正常频率百分比　即频率范围为 0.04 ~ 0.06Hz（2.4 ~ 3.7cpm）的慢波占总慢波的百分率。主要反映胃的电节律，正常人应大于 70%。据此，频率范围 <0.04Hz（<2.4cpm）者为过缓频率百分比，频率范围 >0.06Hz（>3.7cpm）者为过速频率百分比。

8. 慢波频率不稳定系数　即慢波频率的标准差与平均数之比，反映慢波频率的变化，与胃电节律性有关。

四、临床应用及评价

目前胃电图异常与临床病理形态学诊断之间缺乏一致性，而探讨胃电图与胃运动功能之间的关系成为目前国内外关注的一个热门课题。探讨胃电图与胃运动功能之间的关系的常用研究方法是观察胃电的节律性和胃电信号对外加刺激（如进餐后给予药物等）的反应性。

正常的胃运动及排空功能必须以下几个要素：正常的胃慢波活动、胃电活动和机械收缩的偶联、正常的胃窦 – 幽门 – 十二指肠协调运动等。虽然胃电记录的结果与胃的运动之间缺乏一对一的关系，但正常的胃电节律是正常胃功能的基础，餐后电压幅值增加是胃电图的正常反应。一般认为：胃动过缓是原位病态起搏点节律异常或传导障碍，而胃动过速则常是异位起搏点低幅电活动所致。不管胃动过缓抑或胃动过速，均可导致胃动力低下及胃排空障碍。但胃电节律正常并不一定胃动力正常，因为胃的功能还与电 – 机械偶联和胃窦 – 幽门 – 十二指肠协调运动有关。临床上功能性消化不良及全身器质性疾病所致的消化不良者，常存在胃电节律紊乱或对试餐的反应低下（餐后胃电幅值不升反而降低），用促动力药治疗可使功能性消化不良患者的临床症状改善的同时伴有胃电图的改善。关于胃电节律异常类型，从频率上可分为胃电节律过缓、胃电节律过速、混合性胃电节律紊乱及无胃电节律等；从发生的时间上可分为餐前紊乱餐后正常、餐前正常餐后紊乱及餐前餐后均紊乱等。EGG 因其非侵入性已成为临床研究胃电活动的主要方法，其操作简单，准确性和重复性得到认可，与胃运动关系也在不断研究中逐步得到认可。但由于体表胃电信号十分微弱，频率低，易受心电、肌电及呼吸运动的干扰，给记录和分析带来不少困难。目前主要存在设备的技术性能指标不统一、质量不稳定性、检查操作欠规范及观察指标的不一致等问题，更谈不上统一的正常值。

第四节　B 超胃排空检查

超声脉冲通过不同密度的介质时产生不同程度的反射，当液体充满胃腔使其与周围组织的回声形成差异时，即可通过实时超声观察到胃腔。于进餐后动态监测不同切面的径线变化，可计算胃腔某一部分体积或面积，从而获得不同时间点上述指标的变化以了解胃排空功能。胃的体积或面积减少至进餐完毕时的一半所需的时间即为胃半排空时间。由于全胃体积的计算较为复杂及受影响的因素多，目前较多采用胃窦面积或胃窦体积法。又因面积或体积均是由径线计算获得，故只测胃单径变化也可反映胃体积和面积变化，但应注意体位对胃窦形态的影响。

一、方法

常用胃窦中点单切面积法。

（1）检查前一周内禁服影响胃肠运动药物。

（2）测定空腹状态胃窦中点单切面面积：患者取端坐位，避免腹部受压，探头置于上腹部与胃体长轴垂直，自上而下连续扫查，当显示胃窦、胃体、幽门在同一切面时，于胃窦中点处探头垂直转为纵切，即见椭圆形胃窦，在吸气末测量胃窦的上下径（A）和前后径（B），按椭圆面积公式计算胃窦切面面积（$\pi A \cdot B/4$）。

（3）5min内摄入温水500mL或脂肪液体500mL或固－液体混合食物（液体300mL，热量1 046kJ），试剂温度37℃。

（4）于试餐后即刻及每间隔10min测定同一切面胃窦面积变化，至恢复空腹状态为止。

（5）根据不同时间胃窦切面面积变化拟合胃排空曲线并计算胃半排空率。

二、注意事项

（1）检查者应为有经验的超声医师，每位受试者均由同一医师完成检查。

（2）固定部位探测，是获得准确数据的关键，首次确定探头部位后做好标记，以后每次测定均以部位为准。

（3）测定时注意胃收缩和舒张时相，以舒张相较准确。

（4）为避免胃肠内气体影响，嘱受试者检查前3d内禁服产气食物。

三、临床应用及评价

实时超声测定胃液体排空，因与核素显像法有良好相关性，且经济、安全、可靠、易重复、不接受放射性物质、符合胃生理状态，可用于儿童和孕妇，故已较广泛被医师和受试者接受。该检查还可观察到胃收缩、舒张、胃壁蠕动、液体流通过幽门等情况，这些参数的定量及评价值得进一步探讨。但该法的缺点是：如胃腔内或邻近肠腔气体较多可影响检查结果；测定胃固体排空时影响因素更多，准确性差；每次扫描的部位稍有变化，即可影响结果的准确性。

第三章

消化系统症状学

第一节 吞咽困难

一、概念

吞咽困难（dysphagia）是指进食时胸骨后发堵，食团通过障碍，停滞不下，或食团不能进入食管，停在口腔内。

正常吞咽动作的完成需要咽、食管的正常解剖结构和运动功能的完整。食管在功能上分为上食管括约肌（upper esophageal sphincter，UES）、食管体部和下食管括约肌（lower esophageal sphincter，LES）。

食管的上段为横纹肌，下段为平滑肌，中间部分则由横纹肌和平滑肌组成。静息时，UES 和 LES 保持高的张力，起屏障作用，防止反流。吞咽时，咽和咽下部的横纹肌连续快速地收缩，将食团推进松弛的 UES，食团进入食管的上段，食管体部产生原发性蠕动收缩，将食团推向远段，同时 LES 松弛，食管体部和胃腔形成共同腔，食团进入胃内。中枢和周围神经在吞咽的启动和进行过程中起了综合食管各部分的动力作用。其中，脑干的吞咽中枢对食管各部分的动力有调节和控制作用。正常人在过急地吞咽大块食团时，偶尔可能发生发噎现象。

二、口咽性吞咽困难

口咽性吞咽困难是指食团难以从咽部进入食管，其病因分类见表 3-1。

表 3-1 口咽性吞咽困难的病因

病因	引起的疾病
神经肌肉疾病	（1）中枢神经系统疾病：脑血管意外、帕金森病、系统性硬化症、肌营养性侧索硬化病、脑干肿瘤、脊髓痨、Wilson 病、Huntington 舞蹈病 （2）周围神经系统疾病：糖尿病周围神经损害、延髓型脊髓灰质炎、周围神经病变 （3）运动神经终板疾病：重症肌无力 （4）肌肉病变：炎症性疾病、肌萎缩、原发性肌病、代谢性疾病、系统性红斑狼疮（SLE）
特发性 UES 功能障碍——UES 松弛不全性或 UES 失协调性局部结构性病变	高张力（痉挛）、低张力（松弛）、环咽肌失弛缓症（上食管括约肌松弛不完全）
口咽部炎症疾病 外科因素	（1）咽食管交界处疾病：口咽部手术、近端食管先天异常、Zenker 憩室（UES 过早关闭）、口咽部及上食管肿瘤 （2）外源性压迫：甲状腺肿、颈部淋巴结肿大、颈椎病溃疡性口炎或咽炎、Vincent 口咽炎、咽白喉、咽结核、咽后壁脓肿 （1）咽食管交界处和 UES 手术 （2）UES 神经离断 （3）局部手术后瘢痕 （4）局部放疗损伤

三、食管性吞咽困难

食管性吞咽困难是指食管内的食团通过障碍，由器质性和动力性疾病引起（表 3–2）。

表 3–2　食管性吞咽困难病因

病因	引起的疾病
食管机械性阻塞	食管或贲门肿瘤、食管癌，食管平滑肌瘤与肉瘤、食管炎性狭窄，先天性食管狭窄、食管息肉
食管解剖异常	食管憩室、食管蹼、短食管、血管畸形、先天性食管闭锁
食管运动障碍性疾病	食管反流与胃食管反流病，食管贲门失弛缓症、胃食管括约肌高压、环咽肌功能异常、咽及上食管张力缺乏与麻痹、弥漫性食管痉挛、系统性进行性硬化病、白塞病、Plummer–Vinson 综合征、Epidermolysis bullosas（表皮松解大疱）
其他	食管异物、外压性食管狭窄、纵隔肿瘤、主动脉硬化弯曲、主动脉瘤、心脏扩大

四、诊断

（一）症状和体征

了解病史时应注意起病年龄、居住地、病程、饮食习惯、有无酗酒史及腐蚀剂损伤史等。还须注意吞咽困难出现的部位，引起吞咽困难的食物硬度，以及烧心、声音嘶哑、饮食反呛、食物反流入鼻腔、体重下降等症状。食管癌有明显的高发地区。儿童患者吞咽困难，常为先天性食管疾病或食管异物。中年以上患者的吞咽困难，呈渐进性从吞咽干食困难发展至咽下液质困难时，应疑有食管癌的可能。吞咽困难伴饮食反呛，提示病变累及后组颅神经（舌咽、迷走、舌下神经）；吞咽困难伴呃逆，常提示食管下端病变，如贲门癌、贲门失弛缓症、膈疝；吞咽困难伴单侧性喘鸣，常提示纵隔肿瘤压迫食管与一侧主支气管。吞咽时出现食团停顿感，即使为一过性感觉也提示食管功能障碍。患者常以“粘住”“停住”“挡住”“下不去”等诉说症状并以手指指示食物停留部位。吞咽食物而食物停顿是吞咽困难，但进食时胸骨后有块状感（癔球症）不是吞咽困难。不少患者把轻度吞咽困难认为是正常现象，主诉“咽下的食物太大了”，故除非仔细询问病史，患者多不会主动提出有吞咽困难存在。了解患者对吞咽困难的反应可为诊断提供有价值的线索。若咽下食物必须返回，或当用水冲下食物而突然返回液体时，应疑有器质性梗阻存在。若患者利用体位变化，反复下咽，或饮入液体等能迫使食物咽下，则可能为运动紊乱症。吞咽困难数月之内持续进行性加重，提示可能为癌肿所致管腔闭塞或活动性消化性食管炎所致的器质性食管狭窄。必须注意，食管癌最常见的症状是在 6 个月内，不停发展的进行性吞咽困难，甚至只能进流食。梗阻症状的出现表明癌已累及食管四周管壁，是癌晚期的征象。吞咽困难还可伴有固定的钻痛，多为纵隔受累征象。吞咽困难是食管癌最常见症状，对任何有吞咽困难者，必须要及早明确是否为癌所致。查体常有体重减轻，严重者导致营养不良。反流重的病例，可能有肺部体征。由恶性肿瘤所致者可有浅表淋巴结肿大以及转移表现。体时须注意营养状态，有无贫血、甲状腺肿或颈部包块、口咽部溃疡与阻塞性变和吞咽肌活动异常等。

（二）器械检查

1. 放射线检查　钡餐造影对确定有无机械性或动力性梗阻很有帮助。可鉴别是腔内梗阻或腔外压迫，并可发现有无食管病变的特征。对咽部和食管上部的病变，可连续摄片或摄成录像，对了解食管运动紊乱的相对静态变化极有帮助。放射线检查能清楚显示咽部和 UES 及食管上部在吞咽过程中的运动是否正常。贲门失弛缓症时可见食管体部扩张，有食物、分泌液及钡剂潴留。应特别注意观察食管末端，贲门失弛缓症可见光滑似圆锥状的鸟嘴形改变。若鸟嘴形有任何不规则改变，应仔细检查是否为贲门癌浸润，后者的临床表现与放射学改变和弛缓不能症十分相似。胸片可显示有无肺部炎性病变或恶性病变。脊椎摄片能显示有无增生，尤其是其前部，有的贲门失弛缓症患者可以有吞咽受阻的感觉。

2. 内镜检查　结合钡餐造影所见仔细观察可疑病变部位的黏膜色泽、运动改变十分重要。活检应注意从病变的周围及中央采取，用水吹开白苔坏死组织，标本方能有高的阳性结果。必要时可采用碘液局部喷洒，不着色处多为可疑病变区，可多处取活检，常可明确诊断。对可疑病例应做近期内镜随诊，以免漏诊。对食管肿瘤，不论良性恶性，超声内镜检查能确定病变是否来自黏膜下或食管外，并可了解病变的深度。

3. CT 检查　有助于发现肺部、肝脏的转移性病变以及纵隔淋巴结有无肿大。

4. 食管测压　可长时间观察食管运动功能，是直接测定食管下括约肌功能的唯一方法，食管药物兴奋试验对有胸痛而食管测压正常者可能有助于分析导致胸痛的病因。

5. 其他　可进行有关免疫学及肿瘤标志物的检查。

五、弥漫性食管痉挛

弥漫性食管痉挛（diffuse esophageal spasrn，DES）是以高压型食管蠕动异常为动力学特点的原发性食管运动障碍疾病。以慢性间歇性胸痛和吞咽困难为其临床特征。任何年龄均可发病，多见于 50 岁以上，男女无差异。临床上本病并不多见。DES 的病因与发病机制尚不明了。大多数患者有轻重程度不等的吞咽困难，具有慢性、反复发作的特点，对固体、液体饮食均感咽下困难；有时与情绪激动有关。胸痛为本病的另一个特征，位于胸骨后或胸骨下，疼痛性质轻重不等，轻者仅有不适或进食时疼痛，重者呈“绞痛样”发作，并向肩、颈、背部放射，酷似“心绞痛”。疼痛多在进食时或情绪紧张时发生，也可自发性发作，疼痛持续时间长短不一，长者可达 1 小时。舌下含硝酸甘油可缓解，或者进餐时饮水也可缓解疼痛，此点与心源性胸痛可鉴别。DES 胸痛发作时，多无心电图改变。此外，尚有吞咽痛、吞咽哽噎、体重下降、营养不良、反呛和支气管肺吸入。

X 线检查约 50%DES 患者阳性，表现为：①食管下段蠕动波减弱，示被动性扩张；②食管下段外形呈波浪状或明显的对称性收缩，严重典型病例食管外形呈弯曲状、螺旋状或串珠状钡柱；③电影食管荧光屏动态观察食管运动，食管下段明显有第三收缩，钡剂呈节段性潴留，有时由于强力第三收缩，使钡剂逆行向上。内镜检查有时可见食管痉挛征象，但无食管器质性疾病存在。食管测压是诊断 DES 的重要方法之一。DES 食管测压特点：① UES 压力及松弛功能正常；②食管体部蠕动异常：多发生在中、下段食管，出现高幅、宽大、畸形蠕动波，波幅 > 150mmHg，收缩持续时间 > 6 秒，出现多发性非传导性蠕动波（第三收缩），食管体部蠕动速度减慢 < 0.8 ~ 1.5cm/s；③ LES 水平压力及功能大多数正常，偶有高压和松弛不全。晚近用 24 小时食管压力监测法并与食管 pH 以及心电图同步进行监测，对确定 DES 等食管动力异常导致的胸痛确诊有重要意义。

诊断与鉴别诊断：DES 诊断有一定困难，由于其症状呈间歇发生，食管 X 线造影、食管测压，其阳性发现与症状有时并不一致，特别是有一部分患者无症状，则诊断更为困难。典型 DES 病例诊断要点见表 3–3。

表 3–3　DES 诊断要点

鉴别方法	特点
症状	（1）慢性、反复性、间歇性发作，非进行性加重的吞咽困难伴胸痛
	（2）各年龄组均可见，50 岁以上多见
食管 X 线钡剂造影	（1）食管下段蠕动减弱
	（2）食管外形呈“串珠样”或“螺旋样”
	（3）食管远端出现非蠕动收缩（第三收缩）
内镜	（1）无器质性病变发现
	（2）镜下有时可见食管痉挛征象
食管测压	（1）UES、LES 水平功能及压力正常
	（2）食管中下段出现高福。畸形、宽大蠕动波
	（3）非传导性收缩发生率 > 30%
	（4）可见正常蠕动收缩波

DES 应与其他类型的食管运动性障碍性疾病相鉴别，DES 与贲门失弛缓症和“胡桃钳”食管关系密切，因此更需鉴别（表 3–4）。

表 3-4　DES 鉴别诊断

疾病	鉴别要点			
	吞咽困难	胸痛	食管钡透	食管测压
DES	++	+++	串珠状食管	异常蠕动、高幅（>150mmHg）、宽大（收缩时间 >6s） 非传导第三收缩，有正常蠕动，LES 压力正常（少数高压），松弛正常
贲门失弛缓症	+++	+ ~ +	食管扩张下段狭窄呈鸟嘴样	失蠕动，高 LES 压力伴松弛不良或完全失弛
“胡桃钳”食管	+ 或 -	+ ~ +	多见阳性发现，偶有食管排空受阻	LES 及 UES 水平正常，食管体蠕动正常，食管远端波幅≥ 120mmHg，收缩时间 >5.5s

六、继发于全身疾患的食管运动障碍

有许多全身疾病可产生食管动力学异常（表 3-5）。当这些疾病引起食管运动紊乱发生时，则可出现食管疾病综合征，如咽下困难、吞咽痛、自发性胸痛、烧心、反胃等。

表 3-5　继发性食管运动障碍病因

病因	引起的疾病 .
中枢神经系统疾病	脑血管疾病、锥体外系退行性疾病、脱髓鞘疾病、脑干及小脑病变
周围神经病变	糖尿病、酒精中毒
食管黏膜内神经节受损	锥虫病、肿瘤浸润破坏
肌病	进行性肌营养不良、重症肌无力，多发性肌炎、皮肌炎
代谢性疾病	甲状腺功能亢进
食管黏膜炎症	胃食管反流，Barrett 食管
结缔组织病	食管硬皮病

1. 食管硬皮病　硬皮病中食管损害发病机制尚不十分清楚。食管硬皮病时由于缺乏蠕动性收缩以及食管的低幅蠕动，食管排空迟缓，患者可出现吞咽困难，随着病情进展，排空缓慢，吞咽困难已逐渐加重。当 LES 功能障碍时，可出现烧心、反酸、反胃等胃食管反流症状，严重者并发反流性食管炎、上消化道出血。由于咽下困难，热量摄入不足，导致体重下降、营养不良及贫血。诊断要点包括：食管动力学异常，以低幅蠕动、蠕动丧失和 LES 受损为主要特征，24 小时食管 pH 监测，证实有病理性 GFRD。

2. 糖尿病食管　糖尿病并发周围神经病变，累及食管运动异常者，称糖尿病食管，临床上可伴有或不伴有食管症状。糖尿病食管和胃肠运动障碍等可引起烧心、胸痛、液体或固体咽下困难、反酸、便秘、腹泻、腹痛、恶心呕吐、吸收不良、肠胀气、嗳气以及腹胀等。食管测压证实存在食管幅动异常，特别“兔耳样”收缩波的出现，即可诊断糖尿病食管运动障碍。

第二节　烧心

一、病因与发病机制

烧心（heart burn）多见于胃食管反流病、胃炎和溃疡病，为酸性心反流物对食管上皮下感受神经末梢的化学性刺激所致。

关于烧心的发生机制仍在广泛研究中，目前尚不完全明了。但为众多学者共识的是胃食管反流病（GERD）烧心的发生与酸暴露有关。动物模型和人在酸暴露组织通过电子传递显微照像（transmlssion electron photomicrography）见细胞内间隙扩大，提出反流病是因食管上皮细胞渗透性增加，因食管上皮知觉神经位于细胞间隙内，上皮细胞渗透性增高可解释非糜烂性反流（NERD）病的烧心症状，这个学说只能解释部分 NERD 患者症状和酸反流间的相关性。

食管接受过多的酸或十二指肠－胃－食管反流成分的刺激是引起烧心症状的主要原因然而 NERD 患者进行 24 小时 pH 监测时有 33% ~ 50% 为正常的试验结果。这些资料提出多数 NERD 患者即使生理性酸暴露足以引起典型的烧心症状，也就是说这些患者对生理性酸反流呈高度敏感，有人将这种烧心称为功能性烧心。上消化道内镜异常的患者烧心症状较多（65%），pH 监测与正常内镜相比，内镜（－）pH 监测异常者 32.5%，内镜和 pH 监测均正常者 20% 患者有烧心症状。一般糜烂性食管炎患者与 NERD 患者相比症状阳性指数较高，而若患者上消化道内镜和 24 小时 pH 监测均正常者，症状阳性指数（26% ± 10.7%）比内镜异常者（症状阳性指数 85% ± 4.6%）也低；内镜正常，pH 监测异常症状指数为 70% ± 7.1%。以上资料说明 NERD 患者内镜异常、24 小时 pH 监测异常的阳性率低，症状指数也低，此意味着 NERD 患者对酸高度敏感，因此，生理量酸反流，或也可能非酸物质刺激性食物即可触发烧心发生。动物模型证明传入神经敏感，酸暴露食管的神经末梢可能直接通过敏感的化学感受器或通过炎症途径介导，在低痛阈时引起。NERD 患者食管化学感受器对酸敏感性增高，证明有疼痛知觉改变。

NERD 或糜烂性食管炎（EE）患者也可有对机械性刺激感受性增高。可通过食管内气球膨胀试验进行检测。Trimble 等对有烧心和过多酸反流的患者做内镜和（或）24 小时食管 pH 监测，与有烧心而 24 小时 pH 监测正常的患者做比较，结果证明后者食管气球膨胀和知觉不适呈低容量阈。此研究提出，患者有典型的烧心但缺乏酸过多的证据，也证明了此种患者对酸刺激的高度敏感性。但另一个报告 NERD、糜烂性食管炎患者与正常对照组比较并未证明有机械性刺激敏感性增高。有关文献提出，人长期食管酸暴露在化学和机械敏感性上的作用有所不同。食管慢性暴露于酸过多时可影响化学敏感性但不影响机械敏感途径，患者仅有典型 GERD 症状未证明有过多酸反流，证明是机械敏感性增高。酸反流事件仅 < 20% 有烧心症状。新近证明，十二指肠内脂肪可增加食管内酸而引起烧心。此外，应激和心理状态也是 NERD 患者产生症状的重要因子，精神刺激可使酸反流增加，减少应激则可使反流症状改善，此是通过脑－胃肠道相互作用所致。低氧血症可引起大范围的食管事件导致烧心与疼痛发生。此外，焦虑、社交能力差在烧心的发生上也可能起一定的作用。图 3-1 总结了 NERD 患者烧心发生的模式图。有些患者的烧心由酸反流过多或患者对酸敏感性增高引起，而另一些人则由非酸相关物质刺激食管引起。中枢神经因子如应激、周围因子如十二指肠内脂肪可增加食管内知觉敏感性而导致烧心发生。

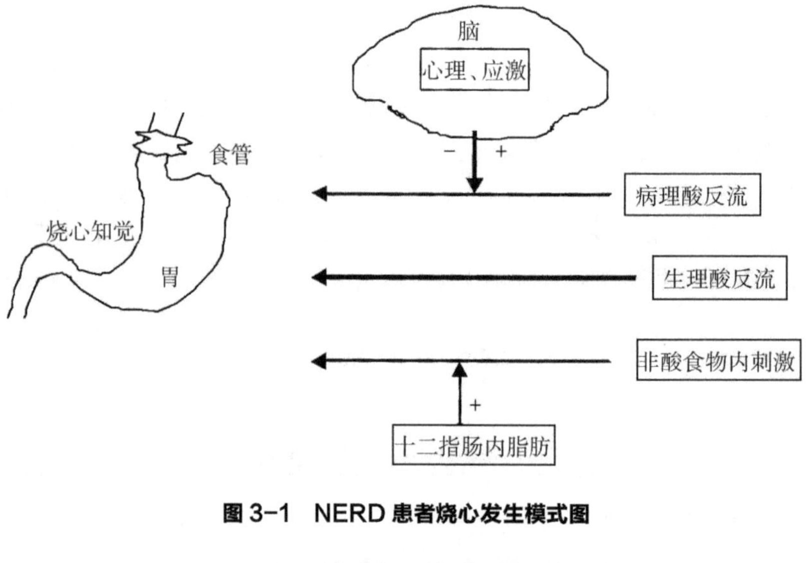

图 3-1　NERD 患者烧心发生模式图

二、诊断与鉴别诊断

因为烧心是一个症状，不是一个独立疾病，所以必须找出导致烧心的病因才能有效地治疗，以达到消除烧心症状的目的。据调查统计，50% 胃食管反流病患者有此症状。一些溃疡病患者也主诉烧心，提示也有胃食管反流。其特点为上腹部或胸骨后的一种湿热感或烧灼感，典型表现多出现在饭后1～2小时，可伴有吐酸水或苦水，并可因饮食或体位的改变而加重。引起烧心的危险因素包括女性、年龄＞65岁、过度肥胖、吸烟、精神压力、不良饮食习惯。饮酒可增加胃酸分泌；吸烟破坏胃对于酸的自然保护作用；过度肥胖可增加胃部压力，使胃反酸的可能性增加；服用抗胆碱能药物，可降低食管括约肌压力，从而增加发生胃食管反流的可能性。有关烧心的症状分级见表3-6。

表3-6 烧心的症状分级

症状	分级	表现
无	0	无烧心
轻	1	偶尔烧心
中	2	需就医
重	3	影响日常生活

进餐量大或喜进半流质食物，症状越明显，常同时反流出带有酸、苦味的消化液，间或有食物。天气寒冷，特别是在冷季节，更易发作。病史长者可达十余年或数十年。烧心随体位改变而加重，仰卧、侧卧（尤其是右侧卧位）向前屈身弯腰、做剧烈运动、腹腔压力升高（如举重、用力大便）皆能引起发作。立位、饮水或服抗酸剂均可使烧灼感减轻或短时缓解，睡眠时反流较多的患者，夜间常为烧心、反流困扰。因深睡时食管无活动，清除反流物较慢，也无动力作用帮助清除，又缺乏唾液的中和作用，故夜间反流频繁的患者，食管组织的损坏较重。烧心程度与病变程度不一定相关，如并发Barrett食管，即使反流严重，一般也无烧心症状，食管黏膜因慢性炎症而增厚或瘢痕形成，感觉减退，烧心症状反而减轻；食管炎在形成管腔狭窄后，亦可阻止反流，使烧心症状减轻。引起烧心症状的疾病如慢性胃炎、反酸、吞咽困难等，可从症状、体征、X线或内镜所见进行鉴别。

近年随着食管pH监测和内镜的普遍开展，将反流性食管炎分为糜烂性食管炎和非糜烂性食管炎两大类。GERD时具有GERD症状而内镜（阴性），对此类患者称为内镜（阴性）GERD或非糜烂性反流病（nonerosive reflux distase，NERD）。对NERD目前尚无一致的定义，一般是指由食管反流引起GERD的典型症状＞3个月，烧心症状可被生理性酸反流所致，而在内镜（阴性）的GERD患者中发生。新近研究显示，70% GERD为NERD，另一个报告应用抗酸剂研究，Robinson等发现50% GERD患者为NERD。但此两种类型之间是可以互相转化的。意大利Pace等报告33例NERD随访6个月，用抗酸剂和（或）促动力药，随访结果58%患者有症状，其中15%发生糜烂性食管炎，40%为无症状且可停药观察。20世纪80年代报告NERD流行率为30%～50%，至20世纪90年代进一步确定NERD流行率增高，欧洲多个国家52个研究单位评价收集806例GERD，NERD流行率为54.5%，且发现爱尔兰和英国有较高的流行率（84%和63.4%），而德国流行率低，为38.2%。国内报告NERD流行率高达73.9%，French报告为81%。NERD的临床表现与GERD相似，治疗也相同。有关NERD的预后及临床意义有待进一步研究。

第三节 反食

一、概述

反食（regergitation）是指患者无恶心、干呕，无腹部收缩，不用力的情况下，食管或胃内容物上溢，涌入口咽部而言。大多数胃食管反流患者有此症状。Postlethwait统计5 000例胃食管反流患者有44%有反食症状。空腹时反食为酸性胃液反流，称为“反酸”，但也有胆汁、胰液流出。饭后反食，反流物则为少量未消化食物，在口腔和咽部遗有一种味酸和苦味。进食、用力或改变体位，特别严重的是在卧位或弯腰时，更易发生反食。发生于睡眠时的反食，常不被患者察觉，醒来可见枕上留有胃液或胆汁痕迹。

反食是因为食管下端括约肌的功能障碍，同时有胃及食管的逆蠕动，以致胃内容物反流到口腔，多为功能性，也可因器质性病变引起，如不完全幽门梗阻、贲门失弛缓症、食管癌、食管良性狭窄、食管巨大憩室、裂孔疝等，均可发生反食症状。

二、诊断

（一）病史

应仔细了解病史的长短，反食是否进行性加重，是否与体位、情绪有关，是否伴有吞咽困难、吞咽疼痛、烧心、嗳气、呃逆，反流物的味道及有无黏液、血液及未消化食物。有无腹痛、腹胀、体重下降等。询问睡眠、食欲有无改变。有无暴饮暴食史。

（二）反食特征与分级

反食时胃或食管内容物反流到口腔，不伴有恶心，亦不费力，同时常伴有烧心、嗳气。反食多在卧位时发生，特别严重的是在睡眠时发生，此时反食内容物则可误吸到肺内，引起阵发性咳嗽、吐痰、哮喘，亦可引起肺炎甚至肺脓肿发生。根据反食症状的轻重分为 3 级（表 3–7）。

表 3–7　反食的症状分级

症状	分级.	临床表现
无	0	无反食
轻度	1	偶尔反食
中度	3	改变体位或用力时出现
重度		有误吸，表现为慢性夜间咳嗽或反复发作的肺炎

（三）辅助检查

1. 是否存在异常的胃食管反流　可采用上消化道钡餐造影、食管同位素扫描、标准酸反流试验验、食管 pH 监测。

2. 是否有胃黏膜损害或新生物　可行上消化道钡剂双重对比检查、黏膜电位差测定、内镜检查及活检、超声内镜检查有无腔内外肿物。

3. 反胃是否由反流引起　采用酸灌注试验、食管 pH 监测。

三、鉴别诊断

（一）与呕吐鉴别

呕吐常有前驱症状，如恶心或同时有自主神经功能紊乱的症状，如流涎、心悸、出汗、失眠、记忆力减退等。而反食则不费力，也没有其他伴随症状。

（二）根据反食时伴随症状鉴别

1. 反流伴有吞咽困难　见于贲门失弛缓症、食管癌、贲门癌、食管良性狭窄、食管憩室。

2. 反食伴有哽噎感　见于食管癌、贲门癌、食管良性狭窄。

3. 反食伴有腹胀　见于幽门不完全梗阻、急性胃扩张。

4. 反食伴有声音嘶哑　见于食管上端憩室、食管癌。

（三）根据反流物的性质进行鉴别

若反流物为酸性则为胃内容物，多见于溃疡病、慢性胃炎、幽门不完全梗阻、伴发胃扩张。若反流物为中性或碱性则为食管内容物，多见于食管癌、贲门失弛缓症、食管良性狭窄、食管憩室。反流物为不消化食物并伴有臭味，多见于巨大食管憩室。反流物若带有血液，多见于食管癌、食管憩室。

四、治疗

主要是治疗原发病，如食管反流病和溃疡病的治疗。而改变生活方式的辅助治疗也十分必要。这些措施可减轻症状、防止复发。首先，注意体位方法，包括餐后保持直立位，避免用力提重物，勿穿紧身衣服，睡觉时抬高床脚并垫高上半身。卧床时因重力关系可加快食管反酸的清除，减少食管黏膜暴露在酸中的时间。若同时用质子泵抑制剂，对减轻反食更为有效。其次，戒烟和停止过量饮酒。吸烟及过量饮酒者都能使食管下端括约肌压力降低，减弱对酸的清除力，延长黏膜暴露于酸中的时间，还可直接影响上皮细胞功能。吸烟不仅增加胃食管反流还可引起幽门括约肌功能不全和十二指肠胃反流，增加胃内胆汁和溶血卵磷脂的浓度，从而妨碍食管病损的愈合。再次，改变饮食成分和习惯，采取以下措施：①饮食：减少每餐食量和脂肪酸摄入量，避免吃巧克力和薄荷制剂。上述物质都可降低食管下端括约肌静水压，并致胃臌胀，从而增加了反流的频率。饮食应以高蛋白、高纤维、低脂肪为主。②饮料：避免饮咖啡、茶可乐等饮料。它们均可刺激酸分泌而产生反食。③睡前勿食：避免睡前 2 ~ 3 小时加餐，以减少因晚间进食刺激胃酸分泌，同时防止仰卧时胃内食物及酸性胃液的反流。④避免服用促反流的药物：如抗胆碱能药、茶碱、安定、钙通道阻滞剂、β－肾上腺素能激动剂、α－肾上腺素能拮抗剂、黄体酮、多巴胺、鸦片类和前列腺素等均可使反流发生。同时，钙通道阻滞剂、抗胆碱能药、多巴胺还能使食管收缩力减弱，增加反食的发生。

第四节　胸痛

一、胸痛的病因与诊断

胸痛（chest pain）是临床上常见的症状，其临床意义因病因不同而有很大差异。如急性心肌梗死时胸痛，常提示疾病发生，有重要诊断意义。又如胸膜肥厚粘连的牵拉痛，随呼吸而变化，但其临床意义不大。

可引起胸痛的病因很多，主要由胸壁病变和胸腔脏器疾病引起，缺血性心脏病和呼吸系统疾病是引起胸痛的最常见原因，神经、肌肉病变和骨骼及关节病变为引起胸痛的第二常见原因。近年临床研究发现由消化系统疾病，尤其是反流性食管炎引起的胸痛病例显著增多。此外，膈下脓肿、肝内炎症或肝癌、肝囊性病变、胆系疾病、脾疾病均可引起胸痛。

胸痛的诊断从以下几方面获得。

（一）疼痛的性质与部位

由胸壁疾病所致的胸痛常固定于病变部位，且局部多有明显压痛；反流性食管炎常在胸骨后痛，伴有压榨感；胸膜炎所致胸痛在胸部呼吸扩张较大的部位，如胸侧部较明显；肝胆疾病及膈下疾病引起的胸痛多位于下胸，可为刺痛、胀痛；空腔脏器穿孔可为刀割样痛；肋间神经痛呈阵发性灼痛和刺痛；心绞痛主要在胸骨后及心前区常常有压迫发闷或紧缩感。

（二）疼痛时间及影响疼痛的因素

胸痛可为阵发性或持续性。食管疾病疼痛常于吞咽食物时发作或加剧。反流性食管炎为胸骨后痛，向咽喉或口放射，最常见于餐后，由于某种原因平躺、躯体弯曲过度或猛烈的抬举而发生，常因急剧进餐，吃柑橘、辛辣食品、高脂肪餐和饮酒后发生。心绞痛常由体力劳动或情绪激动，如愤怒、焦急等激发，饱食和寒冷也可引起发作。一般在 3 ~ 5 分钟逐渐消失，很少超过 15 分钟，可几天或每周发作 1 次，也可能 1 天发作多次。胸壁疾病所致胸痛常有局部压痛或胸廓活动时加剧。脊神经后根疾病所致疼痛则于转身时加剧。

（三）疾病伴随症状

不同疾病可有不同的伴随症状，如呼吸系统疾病常伴有咳嗽、吐痰、呼吸困难。食管疾病所致胸痛常伴有吞咽困难。胃食管反流病时常伴有反酸、烧心、呃气等症状。肺梗死、原发性肺癌的胸痛常伴有少量咯血。上述这些症状有诊断和鉴别诊断价值。

（四）病史

应仔细询问了解已往有无心脏、肺、支气管、肝脏及食管疾病史，具有重要的诊断价值。

（五）体格检查、实验室与特殊检查

除认真系统全面查体外，必要时配合血常规、痰培养、血生化、X线、心电图、B超、CT等以协助诊断。

二、非心源性胸痛

反复发作的胸骨下或胸骨后疼痛怀疑“心绞痛”的患者，经冠状动脉造影等检查，约1/4患者并无阳性发现，称为非心源性胸痛（non-cardiac chest pain，NCCP）。其中大约50%胸痛的直接原因与食管疾病有关。

（一）病因与发生机制

胃食管反流与胃食管反流病是最常见的原因，胸痛与异常pH有关。现已证实胸痛与酸反流直接参与有关。由于酸反流引起食管黏膜、神经、肌肉损害，继发食管运动异常而引起胸痛；或患者对酸的超敏感性所致食管动力紊乱，如见于食管体部高幅性蠕动性收缩、“胡桃夹”食管、弥漫性食管痉挛、强力型贲门失弛缓症、高压型食管下括约肌，以及一些非特异性食管均可引起胸痛。部分NCCP的发生，除食管因素外，可能还有心脏因素存在。因在药物诱导试验引起胸痛的过程中，胸痛发生的同时，发现有食管异常收缩和心肌缺血的心电图改变。

（二）诊断与鉴别诊断

1. 临床表现 NCCP时胸痛特点与心绞痛极相似。表现为胸骨后或胸骨下（剑突下）挤压性绞痛。疼痛可向下颌、颈部、上肢或背部放射，部分患者疼痛发作与进食、体力活动和体位（如卧位和弯腰）有关。口服抑酸剂和硝酸甘油，部分患者可使疼痛缓解。反流性食管炎患者多有反酸，因此胸痛常在夜间发作。此类患者有烧心、反酸、上腹部烧灼感、吞咽困难或吞咽痛等。GERD所致的胸痛，部分患者有食管外表现，如咳嗽、吐痰、呼吸困难、哮喘、声嘶、喉痉挛、球状感等表现，诊断时应与相关疾病相鉴别。

2. NCCP时心脏B超 无明显异常，冠状动脉造影阴性。可与心源性胸痛相鉴别。

3. 24小时pH监测 如胸痛由GERD所致，约75%患者pH值降低，提示胸痛发作与pH值降低有明显关系。

4. 食管测压 LES压力降低（正常0 ~ 65mmHg），LES松弛时间延长（正常2 ~ 7秒）有利于GERD诊断。

5. 其他 内镜、挑拨试验、放射线检查等均有诊断与鉴别诊断价值。

6. 鉴别诊断 GERD应与食管溃疡、食管癌、食管憩室或息肉、感染性食管炎相鉴别。胸痛为突出表现时应与其他非心源性胸痛和心源性胸痛，如缺血性心脏病、肺部疾病、胸膜疾病胸壁疾病等相鉴别。

第五节 恶心与呕吐

一、概述

恶心与呕吐（nausea and vomiting）是临床上常见的症状。恶心是一种可以引起呕吐冲动的胃内不适感，常为呕吐的前驱表现。呕吐则是通过胃的强力收缩迫使胃内容物经口排出的病理生理反射。恶心为上腹部不适、紧迫欲呕吐的感觉，并伴有迷走神经过度兴奋的症状，如皮肤苍白、流涎、出汗、血压下降及心动徐缓等。恶心与呕吐两者可相互伴随或不相伴随。严重或长期呕吐，可引起水、电解质紊乱、酸碱失衡和营养障碍。反复的剧烈呕吐可引起胃食管贲门黏膜撕裂综合征（Mallory-Weiss综合征），出现不同程度的出血；严重者甚至食管破裂（Boerhaave综合征）。神志清醒者可因呕吐物吸入而引起肺炎，甚至窒息死亡。

可引起呕吐的病因很多，根据急缓分为急性呕吐和慢性呕吐。急性呕吐见于感染性疾病、疼痛、药物及毒素、颅内疾患、高位小肠梗阻、内脏炎症、缺血或穿孔、胃潴留等。慢性呕吐见于神经过敏性疾病（包括神经性厌食症及善饥症）、妊娠、代谢性疾病、儿童周期性呕吐或者假性肠梗阻等。

二、发生机制

呕吐是一个复杂的反射动作，其过程包括恶心、干呕与呕吐三个阶段。恶心时胃张力和蠕动减弱，十二指肠张力增强，可伴有或不伴有十二指肠液反流，干呕时胃上部放松而胃窦部短暂收缩；呕吐时胃窦部持续收缩，贲门上升并开放，腹肌收缩，膈肌下降，腹压增加，迫使胃内容物急速而猛烈地从胃反流经食管、口腔而排出体外。与此同时，声门反射性关闭，呼吸停止，软腭、舌骨、喉头抬举，关闭鼻咽与会厌通道，以防胃内容物进入鼻腔及呼吸道。这种复杂性而协调的反射动作是在延髓的呕吐中枢完成的。呕吐受延髓呕吐中枢和化学感受器触发区（cherrioreceptor trigger zone，CTZ）的调节。

呕吐的传入神经冲动来自三个方面：①末梢神经刺激：由咽、胃肠道、肝脏、胰腺、胆管、腹膜、肠系膜血管、冠状动脉、心脏、泌尿生殖系统等脏器通过迷走神经和交感神经系统的内脏传入神经，直接兴奋呕吐中枢；②中枢神经刺激：由视、嗅、味觉等神经反射，精神因素的影响，或脑部炎症、肿瘤、血管性病变，通过大脑皮质、延髓的神经冲动，直接兴奋呕吐中枢；③ CTZ 刺激：由药物或代谢产物影响化学感受器触发区，触发神经冲动，传至呕吐中枢而使其兴奋引起呕吐。功能性呕吐患者中枢的感受阈一般较低。

呕吐运动的传出神经包括膈神经（支配膈肌）、脊髓神经（支配肋间肌及腹肌）、迷走神经传出纤维（支配咽喉肌）及迷走神经与交感神经内脏支传出纤维（支配胃肠平滑肌），通过协调运动，构成呕吐运动。

三、诊断

（一）病因

根据病因呕吐分为中枢神经性呕吐和反射性呕吐两种。消化系统疾病引起反射性呕吐，见于：

1. 胃及十二指肠疾病　感染或化学刺激引起的急性胃肠炎、慢性胃炎、消化性溃疡活动期、急性穿孔、幽门梗阻、大量出血、胃黏膜脱垂、急性胃扩张、胃扭转、肠系膜上动脉压迫所致十二指肠淤积、糖尿病神经病变或迷走神经切断术后的胃潴留和 Zollinger-Ellison 综合征。

2. 小肠与结肠疾病　急性肠炎、急性阑尾炎、机械性肠梗阻、绞窄性疝、急性出血坏死性肠炎、急性克罗恩病、Meckel 憩室炎、腹型过敏性紫癜、缺血性结肠炎和胃大部切除术后倾倒综合征。

3. 肝胆胰疾病　急性肝炎、慢性活动性肝炎、肝硬化、肝癌破裂、急性与慢性胆囊炎、胆石症、胆管蛔虫病和急性胰腺炎。

4. 腹膜与肠系膜疾病　急性腹膜炎、膈下脓肿、大网膜扭转、急性肠系膜淋巴结炎和肠系膜动脉栓塞。

（二）诊断

1. 病史　如下所述。

（1）呕吐与进餐的关系：骤起集体发病，应首先考虑食物中毒。活动性消化性溃疡病变位于幽门时，因该处有充血、水肿、痉挛，常可导致餐后呕吐。在餐后较久或积数餐之后才出现呕吐，见于消化性溃疡、胃癌、十二指肠病变或肠系膜上动脉压迫等引起的幽门、十二指肠慢性梗阻；也可见于糖尿病性神经病变、迷走神经切断术后引起的胃潴留。

（2）呕吐发生的时间：晨间呕吐在育龄女性应想到早孕反应，有时也见于尿毒症或慢性乙醇中毒。鼻窦炎时脓性分泌物刺激咽部，常有晨起恶心与干呕。夜间呕吐多见于幽门梗阻，这是由于日间多次进餐，有大量胃潴留，入夜时胃平滑肌已受明显牵涉而构成较强的传入神经冲动，兴奋呕吐中枢，引起呕吐。

（3）呕吐物性质：幽门梗阻的呕吐物含有隔餐或隔日食物，呈腐酵气味，一般不含胆汁。呕吐物中有多量胆汁者见于频繁剧烈呕吐、十二指肠乳头以下的十二指肠和空肠梗阻、胃空肠吻合术后。大量呕吐见于病程较长的幽门梗阻或急性胃扩张。呕吐物有粪臭提示小肠低位梗阻、麻痹性肠梗阻、有近端肠腔内细菌大量繁殖、胃结肠瘘等。

（4）腹痛：恶心与呕吐伴有腹痛者，可见于与急腹症相关的疾病，须认真进行鉴别诊断。有时腹痛可在呕吐之后获得暂时缓解，提示消化性溃疡、急性胃炎或高位肠梗阻；但在胆囊炎、胆石症、急性胰腺炎等，则呕吐多不能使腹痛得到缓解。

（5）其他：详细了解月经史、手术史、服药史、肝炎史、疾病史等可为恶心与呕吐诊断提供可靠的线索。

2. 体格检查　患者的精神状态、意识状态及营养状况。须检查有无发热、毒血症、酸中毒、呼吸酮味、尿味、肝臭，有无巩膜和皮肤黄染。应检查心肺情况，腹部检查重点应注意有无胃型、肠型、蠕动波和逆蠕动波，腹部有无压痛或肌卫，有无肝脾大、腹块、振水音等。

3. 辅助检查　应根据不同病因选择有利于诊断的辅助检查，如对呕吐物进行性状、镜下观察。怀疑食物中毒时，取呕吐物做细菌培养。疑为化学或药物中毒时对呕吐物行毒物分析，总之，对不同的病因有选择性地采用必要的辅助性检查，以便及时做出诊断。

第四章

食管疾病

第一节　食管裂孔疝

食管裂孔疝（hiatus hernia）系指部分胃囊经正常横膈上的食管裂孔而凸入胸腔。在西方国家属一种常见病，发病率可高达 10% ~ 13%，好发年龄多在 50 岁以上，女性较多。我国自广泛开展内镜检查及食管 pH 和压力测定以来，其检出率有所增加。

一、概述

发病原因可为先天性因素如横膈脚的发育不足、食管一横膈韧带薄弱，再加上后天因素如腹压增高、肥胖等，把上部胃推向松弛裂孔所致。

裂孔疝可分为以下三种：①滑动裂孔疝：最常见，占 80% ~ 90%，易使胃酸反流而引起胃灼热、灼热感；②食管旁疝：通过膈食管裂孔，在食管旁有一小腹膜囊卷入胸腔，胃大弯也跟着卷入，可引起胸内堵塞感和心绞痛样的胸痛，若造成嵌顿易引起食管和胃黏膜糜烂、溃疡、出血；③混合型裂孔疝：以上两型同时存在，若疝囊过大，发生部分或全部阻塞，可出现急性或慢性梗阻症状如上腹痛、呕吐甚至出血，还可伴心律失常、呼吸困难等心肺功能障碍。

二、临床表现

1. 症状与体征　滑动裂孔疝可完全无症状，而仅在 X 线吞钡检查时才被发现。若出现症状而就诊者，可归纳有以下几组症状：①胸骨后疼痛伴胃灼热、灼热感；②类似肠梗阻的症状：如上腹痛、恶心，呕吐、不排便排气；③进食发噎；④上消化道出血；⑤呼吸困难、心悸、心律失常（如房性期前收缩、室性期前收缩、窦性心动过缓等）。

2. 辅助检查　如下所述。

（1）X 线检查：①滑动裂孔疝检查时需采取俯卧位，右前斜位进行憋气试验最易于发现，也可在头低位加压的情况下出现。典型 X 线征象为三环征的出现。此种改变的可逆性为其特点，反之是胸腔胃而不是滑动裂孔疝。②食管旁疝的 X 线表现是固定征象，诊断较易，立位时见胃泡位于膈上，贲门多在横膈下方。

（2）内镜检查：①食管下段可见齿状线上移，其下方为胃底黏膜接续（食管旁疝无上移）；②反转法观察可见贲门口宽阔，其内或旁侧可见胃底黏膜构成的疝囊；③判断齿状线上移的高度及疝囊深度，轻度时疝囊深度小于 2cm，中度小于 4cm，重度大于 4cm。

三、诊断

1. 诊断　如下所述。

（1）症状：凡有以下临床表现者应考虑有食管裂孔疝，尤其多见于滑动裂孔疝：①上腹痛伴恶心、呕吐，常与体位有关，如平卧、弯腰、用力、外伤引起腹压增大时为显著；②胸骨后痛伴烧灼感；③上消化道出血无其他原因可寻者；④胸骨后疼痛向左肩放射而心电图检查无心肌梗死表现者。

（2）X 线钡餐检查。

（3）胃镜检查：①贲门部松弛宽大；②齿状线上移 2 ~ 3cm；③齿状线胃黏膜显著充血、糜烂、溃疡；④反流性食管炎；⑤进入食管的胃黏膜充血或出血，患者恶心时可见橘红色胃黏膜疝入食管；⑥胃镜插入胃腔把镜头向上抬时可见疝囊。

（4）手术：可确诊。

2. 病情危重指标　出现肠梗阻表现；胃在胸腔可影响心肺，使心肺受压，出现心或肺功能不全，如呼吸困难或心律失常等。

3. 误诊漏诊原因分析　食管裂孔疝症状常涉及心、胸、腹、背、咽等，临床变化多，各种症状交替出现，易误诊，需提高诊断水平。

4. 鉴别诊断　作 X 线吞钡检查即可明确诊断及鉴别其他的疾病。

四、治疗

1. 内科治疗　如下所述。

（1）治疗目的：降低腹压，减少反流，保护黏膜，抑制胃酸，增加排空。

（2）治疗措施：①减少和避免腹压增加，睡卧时将床头抬高，腰带和腹部衣着不宜过紧，食量不宜过大，少量多餐，减轻体重，不饮酒；②服用 H_2 受体阻滞药或酸泵抑制药；③吞饮黏膜保护剂；④增加下食管括约肌压力及服用促进胃排空药。

2. 手术治疗　手术的目的除将食管及胃恢复至原解剖位置及缝合食管裂孔外，应注意防止胃食管反流的发生。

第二节　胃食管反流病

一、概述

胃食管反流病（gastroesophageal reflux disease，GERD）是一种内源性化学性炎症。最近在加拿大蒙特利尔就 GERD 的定义和分类提出了全球性的循证共识，将 GERD 定义为：当胃内容物反流造成令人不快的症状和（或）并发症时所发生的状况。事实上，胃内容物可能包括反流到胃腔的十二指肠内容物，当这些含有胃酸 - 胃蛋白酶，或连同胆汁的胃内容物反流入食管，甚至咽、喉、口腔或呼吸道等处时，就可造成局部炎症性病损，并因此而可产生胃灼热、反酸、胸痛、吞咽困难等食管症状，以及声音嘶哑、咽喉疼痛、呛咳等食管外症状，且可能发生食管狭窄、Barrett 食管和食管腺癌等并发症。

二、流行病学

GERD 是一种临床上十分常见的胃肠道疾病。世界不同地区的患病率不一，在西方国家中该病发病率颇高，国内亦呈升高趋势。据估计，有过 GERD 症状经历者占总体人群的 1/3 ~ 1/2。在美国，45% 成人群体中每月至少有一次胃灼热症状，而另 20% 具有间断性的酸反流；50% 胃灼热症状的患者罹患反流性食管炎（reflux esophagitis，RE）；Barrett 食管发生率约为 0.4%，其癌变率为 0.4%，每年有 2 ~ 4 人转变成食管腺癌。上海地区成人胃食管反流相关症状发生率为 7.68%，GERD 患病率为 3.86%。

GERD 可发生于所有年龄段。男性 RE 的发病率比女性高 1 倍，Barrett 食管高 10 倍以上；白种人 Barrett 食管和食管腺癌的发病率比非白种人高数倍。一些并发症的发生率亦因性别、种族不同而有差异。

三、病因和发病机制

GERD 的发生是多因性的。总的来说是局部保护机制不足以抵御增强的甚至正常的含有胃酸一胃蛋白酶或加上胆汁等因素的胃内容物对于食管黏膜或食管之上器官的黏膜化学性侵袭作用，以及防止胃内容物反流的机制障碍的综合结果。

（一）攻击因素的增强

1. 胃内容物的致病性 胃食管反流物中的胃酸－胃蛋白酶、胆汁和胰酶都是侵害、损伤食管等器官黏膜的致病因素，且受损的程度与反流物中上述化学物的质和量、与黏膜接触时间的长短，以及体位等有相关性。pH < 3 时，胃蛋白酶活性明显增加，消化黏膜上皮的蛋白质。反流入胃囊的胆盐、胰酶可形成溶血性卵磷脂等“去垢物质”，影响上皮细胞的完整性，其随胃内容物一起反流到食管内时，能增加食管黏膜的通透性，加重对食管黏膜的损害作用。

2. 幽门螺杆菌（HP）感染 对于 HP 感染与 GERD 的相关性一直有所争论。有文献称，HP 阳性患者在根除后 GERD 的发病危险增加、加重 GERD 的症状或降低抑酸治疗的疗效。但也有相反结论者，或称两者无相关性。HP 对于抗胃食管反流屏障并无影响，但因其可能与胃酸分泌有关联而间接影响 GERD 的发病和治疗。

3. 药物的影响 非甾体消炎药（NSAIDs）等若干药物可因削弱黏膜屏障功能或增加胃酸分泌而致病。钙拮抗剂如地尔硫䓬、硝苯地平等可使下食管括约肌（LES）压力下降而利于反流。

（二）防御因素的削弱

1. LES 功能减退 虽说 LES 处的肌层较邻近的食管肌层为厚，且不甚对称，但严格来说，LES 是一生理学概念，是指位于食管下端、近贲门处的高压带（high pressure zone，HPZ），长度为 3 ~ 5cm，一部分位于胸腔，一部分位于腹腔。在绝大多数时间，LES 压力（10 ~ 30mmHg）超过胃内静息压，起括约肌的作用。该处肌层的厚度与压力呈正相关。其压力受某些胃肠激素和神经介质的调控，而使在正常情况下 LES 压力稳定在一定范围内。在胃窦的移行性运动复合波（MMC）Ⅲ相时，LES 压力明显升高，甚至达 80mmHg，这是届时抗反流机制的表现。餐后 LES 压力明显下降，当接近于 0mmHg 时，胃与食管腔之间已无压力差，甚易发生反流。此外，在横膈水平的食管外面还有膈脚、膈食管韧带等包裹，吸气时膈肌收缩，膈脚靠拢，使压力增高数倍，在食管外加固 LES，犹如在 LES 外再有一层括约肌，此即“双括约肌”学说。如若膈脚功能良好，则即便 LES 压力明显低下，也不一定会发生反流。一旦某些因素致使 LES 功能削弱，如严重 GERD 者的膈脚作用减弱，LES 压力下降，当腹内压急剧上升时，就使胃内容物易于反流而发病。

2. 暂时性下食管括约肌松弛（tLESR） 研究发现，除在进食、吞咽、胃扩张时食管内压力大于 LES 压力而使之松弛外，在非吞咽期间也可发生 LES 的自发性松弛，只是发生频率低，每分钟 2 ~ 6 次，持续时间短，每次 8 ~ 10s，故称为 tLESR。膈脚也参与 tLESR 的发生。可伴食管基础压的轻度上升，但食管体部并无蠕动收缩。因为由此而造成的食管黏膜与胃内容物的接触时间甚短，故无致病作用，属生理性。tLESR 系通过胃底、咽喉部的感受器，经迷走神经传入纤维到达脑干的孤束核和迷走神经运动背核，然后经迷走神经的传出纤维而发生。神经递质一氧化氮（NO）和血管活性肠肽（VIP）是重要的促发 tLESR 的物质。研究表明，tLESR 发生频率高、持续时间长者易发生 GERD。内镜阴性的 GERD 患者半数以上缘于频繁发生的 tLESR。

3. 食管－胃底角（His 角）异常 His 角是食管和胃底之间所形成的夹角，成年人呈锐角。该处结构在进食胃膨胀时被推向对侧，犹如一个单向活瓣阀门，起阻止胃内容物反流的作用。His 角异常变大时将失去活瓣作用而易发生胃－食管反流。

4. 存在食管裂孔疝 多数 GERD 患者伴滑动性食管裂孔疝，胃－食管连接处结构和部分胃底疝入胸段食管内。大多学者认为疝囊的存在和 LES 屏障功能的降低与 GERD 发生密切相关。不少疝囊较大的患者常伴有中、重度 RE，但两者间的因果关系尚未阐明。多数认为 His 角的破坏、膈脚张力的降低，加之 tLESR 出现频繁是其原因。食管裂孔疝不仅是反流性食管炎的病因，还可以是 GERD 的结果。

5. 食管廓清能力降低 食管下端具有对反流物的廓清作用。一般而言，这是一种耗能过程，使反流物滞留时间尽可能缩短而不致病。一旦该廓清功能低下，则易发病。

（1）食管的排空能力下降：吞咽所启动的原发性蠕动和通过神经反射所促发的继发性蠕动都有清除反流物的功效。研究发现 GERD 患者的清除功能下降，提示这种功能的减弱利于 GERD 的发生。膈疝的存在也妨碍食管排空。

（2）涎腺和食管腺分泌能力下降：唾液和食管腺所分泌的黏液 pH 接近 7，能有效地中和反流物中的化学成分。各种原因导致的这两者的分泌减少，如吸烟、干燥综合征等，都可导致食管与反流物暴露时间延长，罹患食管炎的概率高。

6. 食管黏膜防御能力减弱　食管黏膜的完整性，上皮细胞膜、细胞间的紧密连接，以及表面附着的黏液层、不移动水层等组成食管黏膜的屏障，抵御反流物中化学成分的侵袭。鳞状上皮细胞可以通过 Na^+–H^+ 和 Cl^-–HCl 交换机制将进入细胞的 H^+排出细胞，进入血液循环；而血液又提供缓冲 H^+作用的 HCOf。此外，黏膜下的丰富血液循环有利于上皮免受损害和及时修复，是维持上述屏障功能所必需的保障。上述能力的削弱，黏膜细胞间隙的扩大可招致反流物中化学成分的损害而产生炎症，并因此接触到感觉神经末梢而出现胃灼热。

（三）其他因素

1. 近端胃扩张及胃的排空功能延缓　餐后近端胃扩张和胃排空延缓见于约半数的 GERD 患者。这不仅有机械因素参与，还可通过迷走神经反射途径而为。这易诱发 LES 松弛，减弱 LES 的屏障作用，胃排空延迟引起胃扩张，可进一步刺激胃酸分泌和增加 tLESR。摄入量大者更易造成餐后 tLESR 频发，从而参与 GERD 的发病。

2. 自主神经功能异常　GERD 患者常出现自主神经功能紊乱，以副交感神经为明显，可导致食管清除功能下降和胃排空功能延缓。其受损程度与反流症状之间呈正相关。

3. 内脏感觉敏感性异常　临床上反流相关性症状的感知与胃内容物的暴露程度并不呈正相关，表明不同个体对胃内容物刺激的感觉敏感性不一，GERD 症状的产生与个体内脏感觉敏感性增高有关。本病患者所出现的非心源性胸痛可能与食管黏膜下的感觉神经末梢的敏感性增高有关。这种敏感性不同的机制，迄今尚不清楚。

4. 心理因素　临床上种种现象表明，上述发病机制不足以完全解释所有 GERD 患者的症状，因此推测在 GERD 发病中有心理因素起一定的作用。与健康者相比，GERD 患者中发生负性生活事件较多，出现焦虑、抑郁、强迫症等表现亦明显为多。

神经－心理异常可能通过影响食管的运动、食管内脏感觉敏感性改变、胃酸分泌以及其他行为特征等，而引发或加重 GERD。同样，在 GERD 的治疗中，精神行为疗法可获得一定疗效。

四、病理

就反流性食管炎本身而言，其基本病理改变为食管下段黏膜的炎症，乃至溃疡形成，但可因程度不同而异。轻者，鳞状上皮的基底细胞增生，基底层占上皮层总厚度的 15% 以上；黏膜固有层乳头向表面延伸，达上皮层厚度的 2/3；此外，尚有有丝分裂相增加、上皮血管化伴血管扩张，或在乳头顶部可见“血管湖”，以及气球样细胞等。后者可能是由于反流损伤致使细胞渗透性增加的结果。重者，上皮严重损伤或破坏，出现糜烂、溃疡形成；黏膜中有中性粒细胞或嗜酸性粒细胞的浸润。主要是限于食管黏膜、固有膜以及黏膜肌层。在上皮的细胞间隙可见淋巴细胞。溃疡修复可导致消化性狭窄、假憩室，以及瘢痕形成等。有时出现假膜、炎性息肉伴肉芽组织形成和（或）纤维化，以及酷似增殖不良的反应性改变。极重者，食管腔内形成隔而出现双桶样征或食管瘘（包括主动脉－食管瘘）。

在 Barrett 食管，食管黏膜由异型增生的柱状上皮取代原有的鳞状上皮，故齿状缘上移，食管下段鳞状上皮黏膜中有呈现为网片状、柱状上皮的黏膜岛，或在齿状缘处向上呈指样凸出。Barrett 食管有多种细胞类型和组织病理学特征，包括胃、小肠、胰腺和结肠的上皮组分。同一患者可显示一种或多种组织病理学表现，呈镶嵌状或带状分布。绝大多数成人患者有特异的柱状上皮，其特征为有杯状细胞和绒毛状结构。

五、临床表现

随着对本病认识的深入，在加拿大共识会议上将本病的症状按食管综合征和食管外综合征提出。而食管外综合征又被分为肯定的和可能相关的两类。

（一）食管综合征

食管综合征为各食管症状的不同组合，基本的食管症状主要是下列几项。不过，加拿大会议认为，在临床实践中，患者应断定其症状是否为令其无法忍受，因为有症状但并不令人无法忍受时不应诊断为GERD。在以人群为基础的研究中，每周发生2d或多日轻微症状，每周发生1次以上中、重度症状时，常被患者认为“无法忍受”。此外，一些患者体育锻炼可能产生无法忍受的症状而平时并无或只有轻微的不适是因为锻炼诱发胃食管反流。

1. 胃灼热　为GERD的最主要症状。胃灼热是一种胸骨后区域烧灼感，常起源于上腹部，向胸部、背部和咽喉部放射。胃食管反流是胃灼热的最常见原因。胃灼热可能有许多非反流相关的原因，其患病率不详。

2. 反胃　是一种反流的胃内容物流到口腔或下咽部的感觉。部分患者有频发、反复和长期的反胃症状，通常发生于夜间。

胃灼热和反胃是典型反流综合征的特征性症状。

3. 胸痛　是另一项相对特异的症状。本病可能引起酷似缺血性心脏病的胸痛发作，而无胃灼热或反胃；再者，不能与缺血性心脏病相鉴别的胸痛很可能由GERD所致；此外，食管动力性疾病也可引起酷似缺血性心脏病的胸痛，但发生机制有别于胃食管反流者，而后者比前者更常引起胸痛。故对于胸痛患者，应明确排除心源性和其他胸部脏器、结构的病变。诚然，少部分患者食管源性胸痛可以通过神经反射而影响冠状动脉的功能，出现心绞痛发作及（或）心电图改变，对此，诊断GERD必须证实其食管内存在较明显的胃酸（或胃酸－胆汁）暴露（24h pH监测或双倍剂量PPI治疗试验等）。

4. 其他　此外，还有反酸、吞咽不适、吞咽不畅甚至吞咽梗阻等症状。

（二）食管外综合征

食管外综合征为各食管外症状的不同组合。食管症状是由含有盐酸或盐酸－胆汁的胃内容物对食管外器官、组织如咽喉部、声带、呼吸道以及口腔等处黏膜的侵蚀，造成局部炎症所致。基本的食管外症状主要是下列几项。

1. 鼻部症状　研究发现，罹患长期或复发性鼻炎的GERD患者鼻－咽部pH监测有明显异常，提示酸反流在发病中的作用。部分鼻窦炎的发生也与GERD有关。DiBaise等对19名难治性鼻窦炎患者进行24h的pH监测，其中78%的结果异常，在积极治疗后有67%患者症状得以改善。

2. 耳部症状　有研究表明，分泌性中耳炎患者也可能检测到鼻－咽部pH的异常，这可能经耳咽管而致中耳炎。

3. 口腔部症状　本病患者可出现口腔的烧灼感、舌感觉过敏等感觉异常，但口腔软组织甚少受明显损害。有些患者唾液增多，这可能是胃酸反流到食管下端，通过反射而造成。还有报道称酸反流造成牙侵蚀，其发生率远高于总体人群者。

4. 咽喉部和声带症状　GERD可因胃反流到咽部、声带而造成局部炎症，可见黏膜充血、水肿，上皮细胞增生、增厚，甚至出现胃酸或胃酸－胆汁接触性溃疡、声带炎甚至久之形成肉芽肿等，表现为长期或间歇性声音异常或嘶哑、咽喉部黏液过多、慢性咳嗽等；在儿童所见的反复发作的喉气管炎可能与GERD有关。

5. 呼吸道症状　本病常出现慢性咳嗽和哮喘等呼吸道症状，多系吸入反流物或经迷走反射所致。有报道称，约半数慢性咳嗽者出现酸反流，常在夜间平卧时出现呛咳，之后亦可在其他时间出现慢性咳嗽。长期的GERD则可造成慢性支气管炎、支气管扩张、反复发作性肺炎及特发性肺纤维化等。GERD促发的哮喘多在中年发病，往往无过敏病史；反之，哮喘患者也易患GERD。

6. 其他症状　部分患者可出现癔球症，发生机制不详。有学者将呃逆与GERD联系起来，但对两者的因果关系则持不同看法。GERD常伴睡眠障碍，也可出现睡眠性呼吸暂停。在婴儿，GERD可致婴儿猝死综合征，多于出生后4～5个月内发病。婴儿期食管的酸化可造成反射性喉痉挛而致阻塞性窒息；或是反流物刺激对酸敏感的食管受体导致窒息，终致猝死。加拿大会议还提出，上腹痛可能是GERD的主要症状。

六、临床分型

早先认为胃食管反流只造成的食管下端炎症称为反流性食管炎。但现已认识到胃食管的反流还可累及食管之外的脏器和组织，产生食管之外的症状，且临床表现和检查结果的组合各异，临床谱甚广。现在临床上，多数学者认同 GERD 是一个总称，包含了三个可能是独立的疾病。

1. 反流性食管炎　这是最为常见的一种。除有临床症状外，内镜检查时可窥见食管下段的黏膜有不同程度的糜烂或破损。活检标本的病理组织学检查可显示典型的局部炎症性改变。

2. 非糜烂性反流病（non-erosive reflux disease，NERD）　虽在临床上存在令人不适的与反流相关的症状，而内镜检查时未能发现食管黏膜明显破损者称 NERD。然而，随着内镜技术的发展，用放大内镜或染色内镜还是可发现部分患者出现甚为轻微的糜烂，而另一部分则依然无此病变，故近有学者特将后部分患者称为内镜阴性反流病（endoscopy-negative reflux disease，ENRD）。

3. Barrett 食管　对 Barrett 食管的解释当前并不完全一致，一般是指食管下段黏膜固有的复层鳞状上皮被胃底的单层柱状上皮所取代，并出现肠上皮化生而言。在此基础上，容易恶变成腺癌。

七、并发症

当前共识认为，除 Barrett 食管已属 GERD 的一部分外，GERD 的并发症主要是消化道出血、食管下段的溃疡和纤维狭窄，以及癌变。

1. 食管溃疡　在食管下端，取代鳞状上皮的单层柱状上皮中含有壁细胞和主细胞，也能在局部分泌胃酸和胃蛋白酶原，故在适合的情况下可以发生消化性溃疡，有学者将之称为 Barrett 溃疡。临床上出现疼痛、反酸等症状。

2. 消化道出血　食管炎症的本身及 Barrett 溃疡的病变可蚀及血管而出血，出血量各人不一，视血管受累的程度而异。量稍大者可出现呕血，色泽鲜红，多不伴胃内容物。

3. 食管下端纤维性狭窄　蒙特利尔共识将反流性狭窄的定义为由 GERD 引起的持续性食管腔变窄。长期炎症及反复修复多在食管下端造成环形的纤维组织增生，终致局部的纤维性狭窄，临床上出现渐进性吞咽困难，乃至继发性营养不良的表现。

4. 癌变　蒙特利尔共识认定食管腺癌是 GERD 的并发症，发生于 Barrett 食管的基础上。据报道称 10% ~ 15% 的 GERD 患者会发生 Barrett 食管，白人中更甚。国外数据表明，Barrett 食管患者发生食管腺癌的危险是总体人群的数十倍到 100 余倍。流行病学资料表明，Barrett 食管患者中腺癌发生率约 0.4%。食管发生腺癌的危险性随胃灼热的频度和持续时间的增加而增加。研究显示，每周有 1 次以上胃灼热、反流或 2 种症状的患者，其发生食管腺癌的危险性增加 7.7 倍；症状严重度和频度增加、病程 > 20 年的患者发生食管腺癌的危险性增加至 43.5 倍。目前认为，GERD 患者罹患 Barrett 食管的危险因素主要包括白人、男性、酒精、烟草和肥胖等。Barrett 食管发生癌的危险性还随食管柱状上皮的范围而异，癌的发生率随化生范围的增加而上升。蒙特利尔共识认为，长段 Barrett 食管伴肠型化生（病变长度≥ 3cm）是最重要的致危因子。

八、辅助检查

1. 质子泵抑制剂（PPI）试验　对疑有 GERD 的患者，使用奥美拉唑 20mg，每日 2 次，或相应剂量的其他 PPI，共 7d。如患者症状消失或显著好转，提示为明显的酸相关性疾病，在排除消化性溃疡等疾病后，可考虑 GERD 的诊断。

2. 食管酸滴注试验　本试验用于证实由胃酸造成的食管炎症状。空腹 8h 后，先以食管内测压定位 LES，将滴注管前端口置于 LES 上缘之上 5cm 处，经管滴注 0.1mol/L 盐酸，如在无症状状态下因滴注盐酸而症状再现则为阳性，表明患者原有的症状系由胃酸反流造成。此试验方便、易行，有一定的价值。如若结合体位变化再做此试验，可能会得到更多信息。

3. X 线钡餐检查　通常可借此检查食管黏膜的影像、是否并发膈疝、动态了解食管的运动情形、钡剂通过及被清除的情形，以及按压腹部所导致的反流情况。典型 RE 者可见食管下段痉挛、黏膜粗糙，但食管壁柔软，钡剂通过顺利。偶有食管内少许钡液滞留。按压腹部可能见到钡剂反流至食管内。

4. 消化道内镜检查及组织学检查　临床上常用内镜技术来诊断 GERD。内镜检查可直接观察黏膜病损情况，并取黏膜做组织病理检查以确定病变性质。另外，还可以观察有无胃食管反流征象、食管腔内有无反流物或食物潴留、贲门闭合功能，以及是否存在膈疝等。一般可见到齿状缘不同程度的上移，食管下段黏膜充血、水肿，血管纹模糊等。发现黏膜有糜烂、破损者即称为 RE。Barrett 食管的镜下表现为下段鳞状上皮黏膜中间有色泽不同的圆片状或柱状的，或自齿状缘处向上蔓延的指样凸出黏膜岛，但要确诊还必须有病理证实存在肠化。而部分 GERD 患者在常规内镜下未能发现有糜烂和破损的称非糜烂性反流病。

5. 食管测压　目前较好的测压设备是套袖式多通道压力传感器。本技术可以了解食管各部静态压力和动态收缩、传送功能，并确定上、下食管括约肌的位置、宽度和压力值等。本检查需在空腹时进行，也只能获得检查期间的数据。现已有使用压力监测检查者，所得资料更具生理性。此外，通过干咽和湿吞时测压等，可反映食管的运动情况。

6. 食管腔内动态 pH 监测　上述测定的 LES 压力只是在特定空腹时的数据，代表测定的这一时间点的压力值，难以反映受试者整天随生理活动及病理情况而发生的变化。随着技术的进步，通过置于食管下端的 pH 电极以测定局部的酸度，可以动态地、生理性地明确胃酸反流的形式、频率和持续时间，以及症状、生理活动与食管内酸度的关系。本方法可以明确酸性非糜烂性反流病的诊断，为确诊 GERD 的重要措施之一。

7. 食管内胆汁反流检测　研究结果表明，约 2/3 GERD 患者为酸－碱混合反流，如以 pH 监测不足以发现，而前一时期开始应用的 24h 胆汁监测仪（Bilitec-2000）则可测定食管腔内的胆红素而明确碱反流。

8. 阻抗技术　应用阻抗技术可以检出 pH 监测所不能测得的非酸性反流。使用多道腔内阻抗监测仪检测，非酸性液胃食管反流时食管阻抗降低，因为液体（水）对电的传导甚于固体食物或黏膜者；反之，气体反流（嗳气）时食管阻抗增高，因为气体对电的传导劣于固体食物或黏膜者。如在食管内多部位同时测定阻抗，则能判断食团在食管内运动的方向。吞咽液体时产生阻抗减弱的顺行波，而液体反流时则产生阻抗减弱的逆行波。

九、诊断

典型的症状和病史有利于建立诊断。不同的诊断方法对于 GERD 有不同的诊断价值。典型的胃食管反流症状加下列数项中之一项或一项以上者可建立 GERD 的临床诊断：①食管测压或影像学有反流的动力学紊乱基础（LES 压力降低、食管清除功能减弱等）或结构异常（膈疝、食管过短等）；②影像学和（或）内镜发现食管下段黏膜破损，经病理证实存在黏膜损害；③食管下段动态 pH 检测或胆红素检测阳性；④诊断性治疗有效。根据学者的共识，典型的反流综合征可根据特征性症状诊断，而无须诊断检查。对症状不典型或者要进一步了解其严重程度和有关病因，以利于治疗方案选择的患者，需做进一步检查，需有明确的病理学改变和客观胃食管反流的证据。而食管腔内测压连同食管下端腔内 24h 非卧床 pH/ 胆红素监测依然是诊断本病的金标准。

十、治疗

GERD 的治疗原则应针对上述可能的发病机制，包括改善食管屏障－清除功能、增加 LES 压力、降低胃酸分泌、对抗可能存在的碱反流等。治疗措施依病情选择改进生活方式、药物治疗、内镜下治疗及手术治疗等。

（一）行为治疗

改善生活方式或生活习惯，以期避免 LES 的松弛或增强 LES 张力、减少反流、降低胃酸的分泌、保持胃肠道的正常运动等，在多数患者能起到一定的疗效，有时还可减少药物的使用。宜少食多餐，以减少胃腔的过度充盈。戒烟节酒和低脂、高蛋白饮食可增加 LES 压力、减少反流；不宜摄入辛辣和过甜、过咸饮食，以及巧克力、薄荷、浓茶、碳酸饮料、某些水果汁（橘子汁、番茄汁）等，以避免过多刺激胃酸分泌。睡前避免进食，以减少睡眠期间的胃酸分泌和 tLESR。应尽量避免使用促使反流或黏膜损伤的药物，如抗胆碱能药物、茶碱、地西泮、麻醉药、钙拮抗药、β 受体激动药、黄体酮、α 受体激动剂、非甾体消炎药等。鼓励患者适当咀嚼口香糖，通过正常的吞咽动作协调食管的运动功能，并增加唾液分泌以增强食管清除功能，并可一定程度地中和反流物中的胃酸和胆汁。衣着宽松、保持大便通畅都可以减少腹压增高。睡眠时抬高床头 10 ~ 15cm（垫枕头无效），利用重力作用改善平卧位时食管的排空功能。建议患者适当控制体重，减少由于腹部脂肪过多引起的腹压增高。

（二）药物治疗

1. 制酸剂　如下所述。

（1）PPI：鉴于目前以 PPI 的制酸作用最强，临床上治疗本病亦以 PPI 最为有效，故为首选药物。无论是最先问世的奥美拉唑，还是相继上市的兰索拉唑、泮托拉唑、雷贝拉唑，和近期应用的埃索美拉唑，都有佳效。因为这些药物的结构不全一致，临床使用各有优点和欠缺之处，且各人的病情不同，敏感性、耐受性等也不一致，故宜因人施治。临床医生对于 PPI 用药的时间也有不同看法，一般主张初治患者用药 2 ~ 3 个月，8 ~ 12 周的常规剂量治疗对于轻度和中度的 RE 患者而言，症状多明显缓解或消失，而后再以半剂量维持使用 3 ~ 6 个月。鉴于 PPI 并不能制止反流，故大多数患者停药后易复发。因此，有人主张症状消失甚至内镜下明显改善或治愈后逐渐减少剂量，直至停药或者改用作用缓和的其他制药如 H_2 受体阻滞药，再逐渐停药，如有复发征兆时提前用药。临床上的长期应用已肯定了 PPI 维持治疗 GERD 的安全性。

（2）H_2 受体阻滞剂（H_2RA）：H_2RA，如西咪替丁、雷尼替丁、法莫替丁、尼扎替丁和罗沙替丁等也是制酸效果比较好的药物。对轻度 GERD 患者，除改进生活方式等措施外，宜应用一种常规剂量的 H_2RA，12 周内可使 1/3 ~ 1/2 的患者症状缓解。虽增大 H_2RA 剂量可一定程度提高制酸效果，但在常规剂量 2 倍以上时收益不再增大。H_1 RA 也可在 PPI 控制病情后使用，并逐渐减量作为维持治疗用。

（3）碱性药物：理论上碱性药物也可以通过中和作用而减少胃酸的致病作用，对 GERD 有一定治疗作用，但鉴于若干不良反应，加之有其他性价比更佳的药物，故目前甚少使用本类药物。

（4）新型制酸剂：最近又有不少新的制酸剂问世，但尚未正式用于临床。

① H_3 受体（H_3R）激动药：在胃肠道肠肌间丛、胃黏膜内分泌细胞和壁细胞胆碱能神经中存在 H_3 受体，调节胃酸分泌。在实验狗中，H_3R 激动剂可呈剂量依赖性抑制五肽胃泌素刺激的酸分泌，这种药物的膜穿透性甚差。

②钾 - 竞争性酸阻断剂（potassium-competitive acid blockers，P-CAB）：为可逆性的 H^+-K^+-ATP 酶抑制剂，其与质子泵细胞外部位离子结合，竞争性抑制 K^+进入壁细胞与 H^+交换，抑制质子泵活化。这类药的主要优点在于起效快，但可能有肝毒性存在。

③胃泌素受体拮抗药：胃泌素通过结合 CCK-2 受体，刺激神经内分泌细胞、ECL 细胞分泌组胺，从而刺激胃酸分泌。若干高亲和力的 CCK-2 受体拮抗药能有效阻断胃泌素的作用，抑制胃酸分泌。此外，还有学者在进行抗胃泌素疫苗的研究。

2. 胆汁吸附剂　对于碱性反流，应该使用吸附胆汁的药物，以减少其对黏膜的损害作用。铝碳酸镁是目前用得比较多的药物，在胃内其有轻度的制酸作用，更是能较理想地与胆汁结合，而在碱性环境下又释出胆汁，不影响胆汁的生理作用。硫糖铝在胃内分解后形成的成分也具有一定的中和胃酸和吸附胆汁的作用，只是逊于铝碳酸镁，且由于药物制剂的崩解度欠佳而需要溶于水或充分咀嚼后服下。考来烯胺吸附胆汁的能力更强，但其在碱性的肠腔内并不释出胆汁，临床应用不多。

3. 藻酸盐　藻酸盐与酸性胃内容物接触即可形成一层泡沫状物，悬浮于胃液上，在坐位或立位时起阻隔作用，减少食管黏膜与胃内容物的接触。临床研究表明，藻酸盐加制酸剂的积极治疗对减轻 GERD 症状如胃灼热、疼痛，以及预防胃灼热和愈合食管炎方面优于安慰剂。需快速吞服药物，否则其在口腔内即可形成泡沫，且影响疗效。

4. 促动力药　促动力药可以通过增加 LES 张力、促进胃和食管排空以减少胃食管反流。甲氧氯普胺可有躁动、嗜睡，特别是不可逆的锥体外系症状等不良反应发生，尤多见于老年患者，故已基本上弃用。多潘立酮是一种多巴胺受体阻滞剂，可增加 LES 张力、协调胃－幽门疾病十二指肠的运动而促进胃排空，对 GERD 有治疗作用，但需维持治疗；少数女性患者使用后可产生高泌乳素血症，发生乳腺增生、泌乳和闭经等不良反应，但停药后数周内即可恢复。西沙比利是选择性 5-HT_4 受体激动剂，促进肠神经元释放乙酰胆碱，也能增加 LES 张力、刺激食管蠕动和胃排空，但因有 Q-T 间期延长和室性心律异常而致死的报道，现几乎在全球范围内遭弃用。莫沙比利也是选择性 5-HT_4 受体激动剂，但只是部分选择性，对全消化道有促动力作用，因临床应用时间尚短，需要进一步积累疗效和安全性资料。新型 5-HT_4 受体兴奋剂替加色罗兼有改善胃肠道运动和协调内脏敏感性的作用，现已开始用于 GERD 的治疗，同样处于疗效和安全性资料的积累中。

除一般治疗外，就制酸剂和促动力药而言，可根据临床特征用药。轻度 GERD 患者可单独选用 PPI、促动力药或 H_2RA；中度者宜采用 PPI 或 H_2RA 和促动力药联用；重度者宜加大 PPI 口服剂量，或 PPI 与促动力药联用。

5. 减少 tLESR 的药物　如下所述。

（1）抗胆碱能制剂：间断应用抗胆碱能制剂阿托品可减少近 60% 健康志愿者的 tLESR。不通过血脑屏障的抗胆碱制剂不能减少 tLESR。但其不良反应限制了临床应用。

（2）吗啡：人类的 LES 存在阿片神经递质，吗啡可抑制吞咽和气囊扩张引起的 LES 松弛。静注吗啡可减少 tLESR，减少反流事件的发生。吗啡作用部位是中枢神经，通过 μ 受体而调节 LES 压力。作用于外周的吗啡类药物无此作用。

（3）CCK 拮抗剂：CCK 可引发 tLESR，源自胃扩张。CCK-1 受体拮抗剂地伐西匹可阻断之，由此证明 CCK 是通过近处胃组织或近端传入神经发挥调控 tLESR 作用的。CCK-1 受体拮抗剂氯谷胺可减少餐后胃扩张引起 tLESR 的频率。

（4）一氧化氮合酶抑制剂：一氧化氮是一种重要的节后神经抑制性递质，一氧化氮能神经存在于迷走神经背核。已证实一氧化氮合酶抑制剂 L-MNME 可抑制 tLESR 的频率，而 L- 精氨酸可抑制这种作用。抑制一氧化氮合酶会引发胃肠运动的复杂变化和心血管、泌尿系、呼吸系统的重要改变。

（5）GABAB 兴奋剂：GABAB 是主要的抑制性中枢神经递质。其受体存在于许多中枢和外周神经中。巴氯芬抑制神经—肌肉接头处神经递质的释放，也是 tLESR 的强烈抑制剂。研究显示巴氯芬（40mg，每日 2 次）可减少健康人和 GERD 患者的酸反流和非酸反流。本品常见的不良反应包括嗜睡、恶心和降低癫痫发作的阈值。

6. 黏膜保护剂　用于胃部疾病的黏膜保护剂均可用于 GERD，如铝制剂、铋剂等。除发挥局部直接的保护黏膜作用外，还可能刺激前列腺素等因子的分泌、增加血液循环等，间接有利于黏膜保护和修复。现已知叶酸、维生素 C、胡萝卜素和维生素 E 等抗氧化维生素和硒、锌等微量元素可以通过稳定上皮细胞 DNA 转录水平、中和氧化黏膜表面有害物质和（或）增强黏膜修复能力等，起到防治 GERD 患者食管下段黏膜破损、化生、异型增生和癌变的作用。

（三）内镜下治疗

1. 内镜下贲门黏膜缝合皱褶成型术　在内镜下将贲门部黏膜及黏膜下层用缝合的方法建成黏膜皱褶，意在局部形成一屏障，起抗反流的作用。国内亦已开展此项技术。短期疗效显著，但因 1 ～ 2 个月后缝线易脱落，局部黏膜恢复原状而失效。

2. 氩离子凝固术（APC）　近期有学者称内镜下局部应用 APC 技术处理 Barrett 食管有一定疗效。

3. 内镜下食管扩张术　对于 RE 后期发生的食管纤维性狭窄，多采用内镜下局部的扩张术，以改善吞咽困难。操作较易，也颇为安全，但常在若干时日后需重复进行。迄今所使用的有气囊、金属、塑料及水囊扩张设备等。

（四）手术治疗

据国外资料，10% ～ 15% GERD 患者接受手术治疗。

手术指征包括：①出现严重的症状、镜下可见溃疡等，或有严重食管动力紊乱而积极药物治疗无效者；②药物控制下还经常发生反流性吸入性肺炎等严重并发症者；③不愿接受终身药物治疗或对大量制酸剂长期应用有顾虑而选择手术者；④需要长期大剂量药物维持治疗才能控制症状者，是手术治疗的相对指征；⑤对局部黏膜有重度异型增生或可疑癌变，或是食管严重狭窄而扩张无效者。

Barrett 食管的治疗如前述，迄今无特异措施，只是从防治食管腺癌角度而言，需要严密观察，定期内镜随访，及早发现癌前病变而予以相应措施。

十一、预后

药物治疗可以使大多数患者的症状缓解，预后良好，但据多数学者的观察，完全停药后若干时日易复发，故提出宜长期维持治疗，只是所用的药品及其用量有个体差异。有报道手术治疗失败的患者，或纵然有效，但还有一定的复发率，约为 10%。少数患者可发生食管溃疡、出血、狭窄、Barrett 食管等并发症。一旦并发食管癌，则预后甚差。

第三节　贲门失弛缓症

贲门失弛缓症（achalasia）是一种食管运动障碍性疾病，以食管缺乏蠕动和食管下括约肌（LES）松弛不良为特征。临床上贲门失弛缓症表现为患者对液体和固体食物均有吞咽困难、体重减轻、餐后反食、夜间呛咳以及胸骨后不适或疼痛。本病曾称为贲门痉挛。

一、流行病学

贲门失弛缓症是一种少见疾病。欧美国家较多，发病率每年为 0.5/10 万 ~ 8/10 万，男女发病率接近，约为 1 ∶ 1.15。本病多见于 30 ~ 40 岁的成年人，其他年龄亦可发病。国内尚缺乏流行病学资料。

二、病因和发病机制

病因可能与基因遗传、病毒感染、自身免疫及心理社会因素有关。贲门失弛缓症的发病机制有先天性、肌源性和神经源性学说。先天性学说认为本病是常染色体隐性遗传；肌源性学说认为贲门失弛缓症 LES 压力升高是由 LES 本身病变引起，但最近的研究表明，贲门失弛缓症患者的病理改变主要在神经而不在肌肉，目前人们广泛接受的是神经源性学说。

三、临床表现

主要症状为吞咽困难、反食、胸痛，也可有呼吸道感染、贫血、体重减轻等表现。

1. 吞咽困难　几乎所有的患者均有程度不同的吞咽困难。起病多较缓慢，病初吞咽困难时有时无，时轻时重，后期则转为持续性。吞咽困难多呈间歇性发作，常因与人共餐、情绪波动、发怒、忧虑、惊骇或进食过冷和辛辣等刺激性食物而诱发。大多数患者吞咽固体和液体食物同样困难，少部分患者吞咽液体食物较固体食物更困难，故以此征象与其他食管器质性狭窄所产生的吞咽困难相鉴别。

2. 反食　多数患者合并反食症状。随着咽下困难的加重，食管的进一步扩张，相当量的内容物可潴留在食管内达数小时或数日之久，而在体位改变时反流出来。尤其是在夜间平卧位更易发生。从食管反流出来的内容物因未进入过胃腔，故无胃内呕吐物酸臭的特点，但可混有大量黏液和唾液。

3. 胸痛　是发病早期的主要症状之一，发生率为 40% ~ 90%，性质不一，可为闷痛、灼痛或针刺痛。疼痛部位多在胸骨后及中上腹，疼痛发作有时酷似心绞痛，甚至舌下含化硝酸甘油片后可获缓解。疼痛发生的原因可能是食管平滑肌强烈收缩，或食物滞留性食管炎所致。随着吞咽困难的逐渐加剧，梗阻以上食管的进一步扩张，疼痛反而逐渐减轻。

4. 体重减轻　此症与吞咽困难的程度相关，严重吞咽困难可有明显的体重下降，但很少有恶病质样变。

5. 呼吸道症状　由于食物反流，尤其是夜间反流，误入呼吸道引起吸入性感染。出现刺激性咳嗽、咳痰、气喘等症状。

6. 出血和贫血　患者可有贫血表现。偶有出血，多为食管炎所致。

7. 其他　在后期病例，极度扩张的食管可压迫胸腔内器官而产生干咳、气急、发绀和声音嘶哑等。患者很少发生呃逆，为本病的重要特征。

8. 并发症　本病可继发食管炎、食管溃疡、巨食管症、自发性食管破裂、食管癌等。贲门失弛缓症患者患食管癌的风险为正常人的 14 ~ 140 倍。有研究报道，贲门失弛缓症治疗 30 年后，19% 的患者死于食管癌。因其并发食管癌时，临床症状可无任何变化，临床诊断比较困难，容易漏诊。

四、实验室及其他检查

（一）X 线检查

X 线检查是诊断本病的首选方法。

1. 胸部平片　本病初期，胸片可无异常。随着食管扩张，可在后前位胸片见到纵隔右上边缘膨出。在食管高度扩张、伸延与弯曲时，可见纵隔增宽而超过心脏右缘，有时可被误诊为纵隔肿瘤。当食管内潴留大量食物和气体时，食管内可见液平面。大部分病例可见胃泡消失。

2. 食管钡餐检查　动态造影可见食管的收缩具有紊乱和非蠕动性质，吞咽时 LES 不松弛，钡餐常难以通过贲门部而潴留于食管下端，并显示远端食管扩张、黏膜光滑，末端变细呈鸟嘴形或漏斗形。

（二）内镜检查

内镜下可见食管体部扩张呈憩室样膨出，无张力，蠕动差。食管内见大量食物和液体潴留，贲门口紧闭，内镜通过有阻力，但均能通过。若不能通过则要考虑有无其他器质性原因所致狭窄。

（三）食管测压

本病最重要的特点是吞咽后 LES 松弛障碍，食管体部无蠕动收缩，LES 压力升高 [> 4kPa（30mmHg）]，不能松弛、松弛不完全或短暂松弛（ < 6s），食管内压高于胃内压。

（四）放射性核素检查

用 ^{99m}Tc 标记液体后吞服，显示食管通过时间和节段性食管通过时间，同时也显示食管影像。立位时，食管通过时间平均为 7s，最长不超过 15s。卧位时比立位时要慢。

五、诊断

根据病史有典型的吞咽困难、反食、胸痛等临床表现，结合典型的食管钡餐影像及食管测压结果即可确诊本病。

六、鉴别诊断

1. 反流性食管炎伴食管狭窄　本病反流物有酸臭味，或混有胆汁，胃灼热症状明显，应用 PPI 治疗有效。食管钡餐检查无典型的鸟嘴样改变，LES 压力降低，且低于胃内压力。

2. 恶性肿瘤　恶性肿瘤细胞侵犯肌间神经丛，或肿瘤环绕食管远端压迫食管，可见与贲门失弛缓症相似的临床表现，包括食管钡餐影像。常见的肿瘤有食管癌、贲门胃底癌等，内镜下活检具有重要的鉴别作用。如果内镜不能达到病变处则应行扩张后取活检，或行 CT 检查以明确诊断。

3. 弥漫性食管痉挛　本病亦为食管动力障碍性疾病，与贲门失弛缓症有相同的症状。但食管钡餐显示为强烈的不协调的非推进型收缩，呈现串珠样或螺旋状改变。食管测压显示为吞咽时食管各段同期收缩，重复收缩，LES 压力大部分是正常的。

4. 继发性贲门失弛缓症　锥虫病、淀粉样变性、特发性假性肠梗阻、迷走神经切断术后等也可以引起类似贲门失弛缓症的表现，食管测压无法区别病变是原发性或继发性。但这些疾病均累及食管以外的消化道或其他器官，借此与本病鉴别。

七、治疗

目前尚无有效的方法恢复受损的肌间神经丛功能，主要是针对 LES，不同程度解除 LES 的松弛障碍，降低 LES 压力，预防并发症。主要治疗手段有药物治疗、内镜下治疗和手术治疗。

（一）药物治疗

目前可用的药物有硝酸甘油类和钙离子拮抗药，如硝酸甘油 0.6mg，每日 3 次，餐前 15min 舌下含化，或硝酸异山梨酯 10mg，每日 3 次，或硝苯地平 10mg，每日 3 次。由于药物治疗的效果并不完全，且作用时间较短，一般仅用于贲门失弛缓症的早期、老年高危患者或拒绝其他治疗的患者。

（二）内镜治疗

1. 内镜下 LES 内注射肉毒毒素　肉毒毒素是肉毒梭状杆菌产生的外毒素，是一种神经肌肉胆碱能阻断剂。它能与神经肌肉接头处突触前胆碱能末梢快速而强烈地结合，阻断神经冲动的传导而使骨骼肌麻痹，还可抑制平滑肌的活动，抑制胃肠道平滑肌的收缩。内镜下注射肉毒毒素是一种简单、安全且有效的治疗手段，但由于肉毒毒素在几天后降解，其对神经肌肉接头处突触前胆碱能末梢的作用减弱或消失，因此，若要维持疗效，需要反复注射。

2. 食管扩张　球囊扩张术是目前治疗贲门失迟缓症最为有效的非手术疗法，它的近期及远期疗效明显优于其他非手术治疗，但并发症发生率较高，尤以穿孔最为严重，发生率为 1% ~ 5%。球囊扩张的原理主要是通过强力作用，使 LES 发生部分撕裂，解除食管远端梗阻，缓解临床症状。

3. 手术治疗　Heller 肌切开术是迄今治疗贲门失弛缓症的标准手术，其目的是降低 LES 压力，缓解吞咽困难，同时保持一定的 LES 压力，防止食管反流的发生。手术方式分为开放性手术和微创性手术两种，开放性手术术后症状缓解率可达 80% ~ 90%，但 10% ~ 46% 的患者可能发生食管反流。因此大多数学者主张加做防反流手术。尽管开放性手术的远期效果是肯定的，但是由于其创伤大、术后恢复时间长、费用昂贵，一般不作为贲门失弛缓症的一线治疗手段，仅在其他治疗方法失败，且患者适合手术时才选用开放性手术。

腔镜技术的迅速发展使贲门失弛缓症的治疗发生了巨大的变化，从开放性手术到经胸腔镜，再到经腹腔镜肌切开术，这种微创性手术的疗效与开放性手术相似，且创伤小，缩短了手术和住院时间，减少了手术并发症，有望成为治疗贲门失弛缓症的首选方法。

第五章

感染性腹膜炎

第一节　自发性细菌性腹膜炎

一、病原菌

自发性细菌性腹膜炎（spontaneous bacterial peritonitis，SBP）是指患者腹腔内无脏器穿孔而腹膜发生的急性细菌性感染。多见于各种病因所致的肝硬化失代偿期、肝炎后活动性肝硬化和亚急性重型或慢性重型肝炎。SBP 的致病菌多为肠道革兰氏阴性杆菌，尤以大肠杆菌为主占 47%，其次为肺炎杆菌占 11%，其他的需氧革兰氏阴性杆菌占 11%，即革兰氏阴性杆菌的感染占总病例数的 69%。链球菌也为重要的致病菌占 26%，其中肺炎球菌和 D 组链球菌（含肠球菌）分别占 8% 和 5%。葡萄球菌不常见。单一致病菌占 90%，厌氧菌和微需氧菌罕见于 SBP。厌氧菌性 SBP 多为多菌性，少伴菌血症。2005 年，Cholon gitas 等总结雅典大学和 Hippokration 总院 SBP 的细菌谱，发现 20 世纪末，该院革兰氏阴性菌 SBP 为 75%，而近 3 年为 40%，革兰氏阳性菌 SBP 明显增加。也有学者认为，革兰氏阴性菌 SBP 主要为院内感染者，而革兰氏阳性菌 SBP 主要在社区感染。

SBP 中罕见厌氧菌的原因是腹水中存在着一定的内源性抗菌活性，不利于这些致病菌的生长。此外，腹水的含氧氧很丰富，其平均动脉氧分压为 5.73 ~ 9.47kPa（43 ~ 71mmHg），接近混合静脉血的氧含量，所以厌氧菌难以生存。真菌不引起 SBP，腹水真菌感染或是由于免疫抑制患者播散性全身真菌病，或是因继发性腹膜炎内脏真菌释放入腹腔所致。有人报道 SBP 患者不管细菌培养阳性还是阴性，对 SBP 的缓解和存活率影响不大。而且，SBP 患者细菌培养阳性细菌株种与患者能否缓解及预后都无关。

二、发病机制

SBP 感染的来源多数由胆道、肠道或泌尿道入侵，当这些部位有炎症或梗阻时更易发生。细菌的入侵方式包括血源性种植（菌血症学说）或越过肠毛细血管及肝窦状间隙，穿壁移行或从淋巴系统及邻近感染直接播散至腹膜（跨膜迁移学说）。胸腔内感染即通过横膈淋巴道到达腹腔。肝硬化门静脉高压致使肠壁淤血水肿，黏膜屏障削弱，肠源菌可经循环进入或直接侵入腹水，肝硬化者小肠细菌污染，增加了菌血症的危险，许多因素可能诱发菌血症及 SBP，包括腹腔以外感染、胃肠插管、胆道梗阻、肠梗阻、介入性检查如经皮导管插入及内镜下活检等。腹腔穿刺放液尚未证明有增加 SBP 发生的危险。选择性动脉造影，特别结合动脉滴注血管加压素为 SBP 较为肯定的诱因。滴注垂体后叶素可使肝硬化者在内脏淤血水肿的基础上，因内脏动脉收缩致血流降低、组织缺氧和酸中毒，使已减弱的肠黏膜屏障进一步遭破坏，以致肠内细菌进入血液或直接穿过肠壁进入腹腔。肝脏对清除血液循环的细菌起着重要作用，这主要归功于肝脏丰富的单核吞噬细胞系统。在肝硬化门静脉高压患者，由于肝内外功能上和解剖上的分流，使得经胃肠道进入血循环的细菌能够绕过肝脏的单核吞噬细胞系统，进入体循环并长期存在，且严重的急慢性肝病患者，其吞噬细胞活力异常、中性白细胞功能低下及补体水平降低。放射性核素显像研究表明，单核吞噬细胞系统吞噬细胞的活力与 ^{99m}Tc 胶体硫从肝脏分流至脾脏及骨髓相关，提示肝脏从循环中清除细菌能力减低及门体分流有助于菌血症及 SBP 的发生。实验研究显示，出血可暂时降低单核吞噬细胞系统中吞噬细胞的活力，此可解释肝硬化胃肠出血者，尤其是使用垂体后叶素后菌血症及 SBP 发生率增加。腹水是细菌生长的肥沃土壤，腹水的存在给 SBP 提供了有利环境。腹水越多，SBP 发生的机会亦越多，这是因为大量腹水使得进入腹腔内的细菌与腹水内的吞噬细胞接触机会较少的缘故。除肝病外，SBP 在其他腹水中极少见，提示肝硬化患者易患 SBP 的原因还与腹水本身的生化成分有关。研究证明腹水低蛋白是 SBP 的一易发因素。蛋白浓度低的肝硬化腹水其杀菌活力及调理素活性（即内源性抗菌能力）均显著降低。SBP 腹水蛋白浓度及调理素活性均低于无 SBP 者，腹水蛋白含量低的非肝硬化者，其杀菌活力及调理素活性亦降低，提示腹水容量的增加及其蛋白含量稀释可能导致 SBP。前瞻性研究显示，腹水蛋白≤ 10g/L 者，15% ~ 18% 发生 SBP，而腹水蛋白 > 10g/L 者，发生 SBP 不到 1%，故细菌进入腹水后是否发生 SBP 还与宿主的免疫防御因素及腹水成分有关。另外低血清补体 C_3、C_4 参与体内多种免疫途径杀灭细菌的过程。临床上已发现 SBP 患者有低 C_3、C_4 的或肝硬化低 C_3、C_4 的患者易感 SBP。低 C_3、C_4 可能会导致菌血症或内毒素血症，从而引发 SBP。

三、诊断及鉴别诊断

SBP 的临床表现大致可分为两种类型：典型及非典型。典型表现是腹水患者出现发热、腹痛、腹肌紧张伴压痛及反跳痛、肠鸣音减弱等。血常规：白细胞总数及中性粒细胞增加，腹水细胞数多 > 0.5×10^9/L，甚或 > 1.0×10^9/L。具有典型腹膜炎症状及感染征象者，基本上临床可确诊。SBP 较多见的是非典型者。患者常无发热（偶有下午低热）及自发腹痛，没有或只有不明显的易被忽视的腹肌紧张度轻度增加及轻度压痛或反跳痛等。在肝硬化患者，白细胞可正常或在原已减少的基础上有动态增加（仍可在正常值内）伴中性粒细胞增加等。约 20% 的病例在无腹水时亦可发生 SBP，亦即先有腹膜炎的症状和体征，后出现移动性浊音。SBP 一旦发生，腹水往往迅速增长，故在临床上对无腹水者亦应警惕 SBP 的发生。对 SBP 的不典型病例，以下情况可作为提示诊断的线索：①顽固性腹水经过常规治疗较长时间不消退，或腹水短期内迅速增多或消退后又迅速增多，并伴有肝功能恶化；②不明原因的发热；③血常规白细胞总数及中性粒细胞升高；④有腹水的肝病患者，有时出现不明原因的病情加重，如低血压、黄疸加深及肝性脑病等。这些表现均为诊断 SBP 的重要线索，疑诊 SBP 者应立即送腹水进行细菌学、生化等检查。

1. 腹水的细菌学检查　腹水培养阳性具有确诊意义。但培养耗时较久，不利于早期诊断，又因接种技术的问题及部分患者过早使用抗生素，致使培养阳性率不高。当前采用的血瓶法有取代传统法的趋势。此法的敏感性高，阳性率达 91% ~ 92.5%，新近有人比较了血瓶法和传统法的培养结果，阳性率分别为 93% 和 43%，有极显著性差异（$P < 0.000\,1$）。与传统法相反，血瓶法显然提高了细菌性腹水的检出率，降低了培养阴性粒细胞性腹水（CNNA）的检出率（已降到 10%），并缩短了培养时间。两者相比，24 小时内生长者，血瓶法为 81.1%，一般接种后 5 ~ 7 天才见生长，细菌的中位数浓度为 0.001×10^9/L。传统法培养 24 小时内生长者只有 25%，5 天生长者为 65%，要达到更高的敏感性，必须再延长时间。如要达到血瓶法的敏感度，也许要到 2 周后。床边接种腹水，只向培养瓶中加 10mL 腹水即可，避免了转送腹水过程中致病菌发生死亡。血瓶内含有聚茴香脑磺酸钠抗凝剂和调理素抑制剂，可减少补体和吞噬细胞的杀菌效应，致病菌得到了保护，并可获得营养，提高了存活力和生长速度。

2. 腹水 pH 和腹水乳酸浓度　感染性腹水的 pH 常降低。其机制主要认为是炎性细胞的无氧糖代谢和乳酸堆积所致。其诊断标准各家报道不一，多数 pH 定在 7.32 ~ 7.35，均显示其为最特异的诊断标准，其敏感性随诊断标准不同而异，为 57% ~ 100%，特异性为 88% ~ 100%。血腹水 pH 梯度亦常作为诊断 SBP 的一个标准，其敏感性可与腹水 pH 相近，也可低于腹水 pH。目前诊断标准趋于统一，多以大于 0.10 为界，其敏感性为 44% ~ 89%，特异性为 90% ~ 98%。感染性腹水的乳酸浓度较无菌性腹水明显升高，可作为 SBP 实验室诊断的一项指标。诊断标准通常以 > 250mg/L 为界，亦有人将其定为≥ 390mg/L，其单独诊断 SBP 的敏感性及特异性均逊于腹水多形核白细胞及 pH 检测。然而，近来有人发现腹水的 pH 和乳酸盐在诊断 SBP 时尚有局限性，并有重叠现象。腹膜癌和酸中毒时，腹水 pH 也降低。最近有人研究认为上述两项指标不甚可靠，pH < 7.32、乳酸 > 320mg/L 者分别只占 42% 和 68%，在鉴别肝硬化腹水的SBP上意义不大。认为血腹水白蛋白梯度（SAFAG）的准确性优于腹水总蛋白、白蛋白、LDH、淀粉酶、葡萄糖、pH、乳酸和胆固醇。SAFAG与门静脉压梯度有密切关系，因此可利用SAFAG来判断腹水的病因和有无门静脉高压症。梯度＞11g/L者为宽梯度，为门静脉高压症；梯度＜12g/L为窄梯度，为非门静脉高压症。由于SAFAG易受利尿药、血清白蛋白（＜12g/L）与球蛋白浓度、血清腹水非同步采取和从输注蛋白的部位抽血的影响，故检测时应加以注意。

3. 腹水白细胞和PMN计数　虽然近年对各项指标诊断SBP的价值研究甚广，但多数学者仍将腹水白细胞及PMN计数视为诊断SBP最可靠、最易获得的指标。为提高腹水白细胞数检测的准确率，可在腹穿前先嘱患者右侧卧位10分钟，再取左侧卧位10分钟，行左下腹穿刺。通常的诊断标准是白细胞 $\geqslant 0.5\times10^9/L$，PMN $\geqslant 0.25\times10^9/L$，其单独诊断SBP的敏感性约65%，特异性分别为86%和92%。传统的PMN计数法是用光学显微镜在细胞计数池里计数，既耗时又耗力，目前多数医院检验科均采用血细胞自动计数仪检测腹水PMN水平。Riggio等对自动计数仪与手工计数的准确度进行了比较，发现结果高度一致，自动计数仪能检测到白细胞各种类别的数量。将手工计数PMN＞250/mL作为诊断标准时，自动计数仪诊断SBP时敏感性、特异性、阳性和阴性预测值分别达到100%、97.7%、94.1%和100%。自动计数仪优于手工计数的另一点体现在血性腹水的检测，可将腹水中得到的总PMN计数减去随血液外渗到腹水中的PMN数（按每1个PMN对应250个红细胞换算）。若将白细胞和PMN的诊断标准分别定为 $>1.0\times10^9/L$ 和 $0.5\times10^9/L$。可能限制了对早期患者的诊断。约有12%腹水培养阴性的肝硬化腹水患者的PMN $\geqslant 0.25\times10^9/L$，其临床表现及病死率均与致病菌阳性的SBP很相似，且同时血培养的阳性率也占33%～57%，因而CNNA被确认为是全身细菌感染性疾病的一个局部表现，当用血培养瓶床边接种腹水法替代传统培养法培养CNNA时，即得很高的致病菌阳性率。因此，CNNA与SBP几乎是同一临床现象，是SBP的一种变异。CNNA的诊断条件是：①腹水培养无细菌生长；②腹水PMN计数 $\geqslant 0.25\times10^9/L$；③腹腔内无感染源；④1周内未应用抗生素；⑤排除其他原因如结核性腹膜炎、胰腺炎、腹膜癌和腹腔出血等。目前多认为腹水绝对多形核细胞（APMN = WBC计数 ×%PMN÷100）计数最为敏感、特异和准确，且操作简便。当计数 $>0.5\times10^9/L$ 时敏感性为90%，特异性为98%，准确性为98%，阳性预期率为86%，阴性预期率为98%。此项计数要比任何化学分析或其他联合试验都准确。APMN计数结合SAFAG，便可迅速而充分地提供可靠的信息。在早期诊断SBP时，腹水APMN是一项最好的单项检查方法，而测定腹水pH、乳酸盐、葡萄糖和LDH只能作为诊断的辅助手段。

4. 腹水中细胞因子　如IL-6和TNF-α在SBP初期可明显升高，而血清中仅轻微上升，利用快速的ELISA方法对其进行测定，IL-6和TNF-α可望成为诊断SBP和监测治疗的有用指标。Viallon等报道，一定数值为界，血清降钙素原（PCT）水平对SBP的诊断敏感性为95%，特异性为98%，腹水IL-6的诊断敏感性为100%，特异性为88%，血浆PCT水平是诊断SBP的敏感、可靠指标。近来研究发现，血浆PCT水平与肝硬化患者多种并发症如SBP、肠黏膜损伤、肾功能损害及肝组织损伤程度等均具有相关性，提示血浆PCT在肝硬化腹水患者早期快速诊断、病程监测、预后判断方面具有显著的优越性。

5. 肝硬化腹水并发SBP的诊断参考标准（1988年）

（1）出现发热、腹痛及腹部压痛、反跳痛等腹膜刺激征。

（2）凡腹水白细胞计数 $>0.5\times10^9/L$，PMN＞0.5，腹水培养有致病菌生长或涂片阳性者，可确诊为SBP。

（3）凡腹水白细胞计数 $>0.3\times10^9/L$，PMN＞0.5，结合临床表现，可诊断为SBP。

（4）凡腹水白细胞计数 $>0.3\times10^9/L$，PMN＞0.25，即使无临床表现，应视为菌腹水症，应高度疑及SBP，并按SBP治疗。

（5）如腹水检查不能达到上述标准，下列试验阳性者，也可诊断为SBP：①腹水pH＜7.30，或血清腹水pH梯度＞0.10，腹水pH测定必须在抽出腹水后迅速完成，超过30分钟则腹水中 CO_2 增多，pH下降；②腹水乳酸盐＞0.63mmol/L，但恶性腹水中乳酸盐也可呈高水平，酸中毒时腹水乳酸盐也可升高，应注意鉴别；③腹水鲎试验（测定内毒素）阳性；④腹水腺苷脱氨酶（ADA）6kU/L。但恶性腹水中ADA也可升高，结核性腹膜炎时ADA达到更高水平。除上述诸条件外，还应能排除结核或继发性腹膜炎、肿瘤等。

6. 国际腹水学会（IAC）SBP 的诊断标准　SBP 的诊断标准及处理：①入院时具有下列任何一项即可诊断：局部腹膜表现（腹痛、呕吐、腹泻、肠梗阻），全身感染表现（发热、WBC 增多、脓毒症休克），无明确诱因的肝性脑病，无明确原因的急进型肾功能损害，未予抗生素预防用药的胃肠道出血；②腹水 PMN > 2.5×10^9/L，或血性腹水 PMN 与 RBC 比值为 1 ： 250；③床边用血培养瓶做腹水接种培养，量不少于 10mL，同时进行血培养。

7. SBP 与其他细菌性腹膜炎的鉴别

（1）继发性腹膜炎：以下情况应首先考虑继发性腹膜炎。①革兰氏染色发现多菌种；②腹水糖含量 < 2.78mmol/L；③腹水 LDH 含量 > 血清 LDH 含量；④腹水蛋白浓度 > 10g/L（特别是 > 20g/L）；⑤治疗期间连续培养阳性；⑥与 SBP 治疗后 APMN 通常有实质性下降不相符合。腹水葡萄糖含量 < 2.78mmol/L，腹水 LDH > 血清 LDH 的正常高限和蛋白 > 10g/L，此 3 项中有 2 项，加 48 小时后重复腹部穿刺 APMN 大于初次计数值 1 倍，也可证明为继发性腹膜炎。如果使用敏感的杀菌抗生素仍能连续培养到致病菌，虽可考虑继发性腹膜炎，但也可能是 SBP 的致病菌有抗药性，导致治疗反应不充分。

（2）与结核性腹膜炎的鉴别：结核性腹膜炎若发生在肝硬化基础上，其起病及病情发展缓慢，患者一般情况好、腹痛轻、无反跳痛、腹壁柔韧，有时可触及肿块。腹水细胞学检查以淋巴细胞增加为主，生化检查 ADA 增高更明显，病原学检查若查到结核杆菌或抗结核治疗有效即可明确诊断。

四、治疗

对确诊或疑及 SBP 的患者应立即治疗。及时和正确的抗生素治疗可改善 SBP 的预后。有 1/3 的 SBP 患者死于发病后 5 天内，说明致病菌扩散迅速，因此只要腹水培养致病菌阳性，不管有无临床症状都应给予抗菌治疗。如果腹水培养阴性，或血 / 尿培养阳性也应予抗菌治疗。早期、正确、合理选用抗生素是治疗成功的关键。

1. 抗生素的选择　在药敏结果未出来前，应根据下列原则选用抗生素：①针对 SBP 最常见致病菌选用广谱抗生素，并要兼顾引起 SBP 常见的革兰氏阴性杆菌与革兰氏阳性球菌；②联合用药以二联或三联为佳，获药敏试验结果后再调整抗生素；③给予足够剂量，使抗生素有足够的浓度渗透入腹腔；④避免肝肾毒性，尤其是肾毒性；⑤抗生素的费用较低。从经验性治疗而言，第 3 代头孢菌素治疗 SBP 有效而安全。有人比较了用头孢噻肟钠和氨苄西林加妥布霉素治疗 SBP 的疗效，头孢噻肟钠组 85% 的病例临床治愈，较后者疗效更好，更安全。头孢曲松钠治疗 SBP 也有高达 80% 以上的治愈率。最近，有人比较了头孢曲松钠与头孢羟苄磺唑的效果与安全性，结果表明在治愈率、住院病死率及治疗开始到死亡的时间方面，头孢曲松钠组分别为 100%、30% 及（11.8 ± 9.15）天，头孢羟苄磺唑组为 94%、37% 及（5.3 ± 3.90）天。结论是两药治疗肝硬化 SBP 均安全有效，但从药物学特征看，前者似乎优于后者。第 3 代头孢菌素现已成为 SBP 经验性治疗的首选药物。大肠杆菌对其耐药率较低，分别为头孢哌酮 14%、头孢噻肟钠 10%、头孢曲松 10%、头孢他啶 5%，故均可选用。另有人发现静脉用阿莫西林加克拉维酸治疗 SBP，其对耐药细菌的治愈率也超过 80%，与第 3 代头孢菌素类似。由于广泛使用庆大霉素和氨苄西林，大肠杆菌对其耐药率已分别高达 40% 及 76%，此菌对氟喹诺酮类药环丙沙星和氧氟沙星的耐药率也分别达 55% 及 57%，因此上述药物似不宜作为首选药，更不易单独使用。对头孢菌素或青霉素过敏者，可选用一种对革兰氏阳性球菌有作用的药物（万古霉素或氯可霉素），再加一种对革兰氏阴性杆菌有效的药物（氨曲南、氨基苷类或喹诺酮类）。近年费迎明等研究表示：胸腺肽 α_1 可以改善 SBP 患者的免疫功能，有助于调节炎症反应状态，联合应用抗菌药物治疗肝硬化合并 SBP 安全有效，疗效优于单用抗菌药物。

2. 保持腹水中药物的有效浓度　为了提高抗生素在腹水中的浓度，一方面可向腹腔内注射抗生素，另一方面应适当减少腹水量（通过利尿剂及放腹水等）。目前，抗生素的腹腔内注射渐受重视。有报道，抗生素静脉滴注加腹腔内注射组疗效明显优于单纯静脉滴注组，死亡率明显下降。另有主张每天放腹水 300mL 后，再向腹腔内注射较大剂量抗生素可望提高疗效。SBP 为感染性腹水，放腹水还可以减少腹腔内细菌量及内毒素的吸收。对于腹膜炎体征明显，腹水外观浑浊或呈脓性，腹水细胞数明显增高或全身中毒症状明显的 SBP，在放腹水或腹腔灌洗后向腹腔内注入适量的抗生素，可加强抑菌和杀菌效果。

3. 疗效观察　关于 SBP 抗生素治疗的最佳疗程，过去采用静脉治疗 10 ~ 14 天，现认为由于 SBP 的细菌载量低（通常每毫升腹水仅 1 个细菌），因而可适当缩短疗程。最近一项随机对照研究比较静脉注射头孢噻肟钠，疗程为 5 天和 10 天，发现在临床疗效和细菌阴转方面两者并无差异。一般来说，以患者临床症状、体征及腹水细菌培养、多形核白细胞计数作为疗效考核指标。用药 48 小时后，腹水多形核白细胞呈指数下降，以后继续下降达 0.25×10^9/L 或以下。Fong 等认为腹水多形核白细胞 < 0.25×10^9/L 可作为抗生素治疗的终点，这样可比常规经验治疗缩短疗程，减少药物的不良反应，而其死亡率及复发率与常规治疗相似。

4. 对抗生素治疗反应的评价　用上述方案进行治疗，约 90% 的 SBP 患者可以缓解。缓解的标准是：全身和局部感染的症状和体征消失，腹水中 PMN 计数减少至 < 0.25×10^9/L，正常白细胞计数及腹水培养阴性。评价感染的过程对于尽早地预计治疗有否失败很重要。应定期评估感染的症状和体征，并至少在 2 天的抗生素治疗后行追踪穿刺以确定腹水中 PMN 计数。当患者的情况在抗生素治疗的开始数小时内迅速恶化，或腹水中 PMN 计数的下降小于治疗前数值的 25% 时，可认为治疗失败。

5. 静脉输注白蛋白　研究证明可降低肝肾综合征（hepatorenal syndrome，HRS）发生率及提高生存率。对发生 HRS 的高危患者（总胆红素 > 68.4 μmol/L、血肌酐 > 88.4 μmol/L）推荐开始使用 1.5g/（kg·d）、连用 2 天，继而改为 1g/（kg·d）至病情明显改善。

五、预后及预防

1. 预后　尽管抗生素治疗对多数SBP者有效，但短期内的死亡率（50% ~ 78%）仍很高，长期存活率低。据报道，首次 SBP 治愈后 6 个月复发率为 43%，1 年为 69%，2 年为 74%。死亡的主要原因是并发肝衰竭、肝肾综合征及食管胃底静脉曲张破裂出血。近年来，由于诊断技术的改进，抗生素迅速发展，其死亡率稍有下降。有人报道最低死亡率为 30% 左右。且发现血清胆红素 > 68.4 μmol/L，凝血酶原活动度 < 45%，腹水蛋白浓度 < 10g/L 的 SBP 患者复发率高，腹水 LDH 高水平常预示病情凶险。

2. 预防　由于SBP的发病率、病死率及复发率高，预防SBP的发生显得尤为重要。积极治疗基础疾病，维持较好的肝功能状态是预防 SBP 的重要环节，应避免各种创伤性检查和治疗，以减少菌血症的发生，必须行创伤性手术时，可预防使用抗生素。腹水是感染的重要条件，腹水低蛋白浓度有利于 SBP 的发生和复发，因此减少或消除腹水，提高腹水蛋白浓度是预防 SBP 的重要措施。利尿剂治疗既可减少腹水容量，同时也能增加腹水中的蛋白浓度，因而利尿治疗不失为预防 SBP 的一项可行措施。SBP 高危患者如对利尿剂不敏感或腹水蛋白总量 < 10g/L，应做预防性抗菌治疗。抗生素预防 SBP 的目的在于干扰肠道细菌定位转移、防止菌血症及腹水感染。预防性应用的抗生素应具备：①能有效对付来自肠道正常菌丛的革兰氏阴性杆菌的感染，用药期间不产生耐药性；②对肠道厌氧菌丛影响小，尽可能维持正常菌群，防止肠道致病微生物植入；③药物毒性作用最低；④经济有效。过去曾用口服肠道不吸收的抗生素（万古霉素、黏菌素、制霉菌素、新霉素等）和复方增效磺胺，但这类药物存在耐受性差和耐药性的问题。最近有人报道喹诺酮类抗菌药物如 FPA，由于其良好的耐受性和只选择性地清除需氧革兰氏阴性杆菌，不损伤肠道正常厌氧菌，且可显著增加肝硬化腹水患者腹水中总蛋白和补体 C_3 及血清补体 C_3 浓度，增加腹水杀菌能力等特点，已在临床上广泛应用。但长期使用 FPA 也将造成细菌生态紊乱，故认为肝硬化腹水患者不应长期进行消化道抗菌处理。对慢性肝病中病情较重、抵抗力低下的高危 SBP 患者，给予口服不吸收的抗生素（如 FPA、环丙沙星等），对于预防 SBP 发生具有重要作用。为防止干扰肠道正常菌群，可采取间断服用，如服用 5 ~ 7 天，停服 3 ~ 5 天，如此反复。

第二节　继发性腹膜炎

一、病因及病理生理

继发性腹膜炎常见原因有如下几种。①腹腔脏器的急性炎症：如急性阑尾炎、急性胆囊炎、妇女生殖器官化脓性炎症或产后感染、绞窄性肠梗阻、肠系膜血管血栓形成引起肠坏死、急性出血性坏死性胰腺炎引起化学性腹膜炎继发感染等，其中急性阑尾炎最多见，约占40%。②急性穿孔：在原有病变的基础上发生急性空腔脏器穿孔，如胃十二指肠溃疡、阑尾炎、胆囊炎、伤寒、出血性坏死性肠炎、肠阿米巴病、溃疡性结肠炎、梅克尔憩室、胃肠先天畸形及胃肠道肿瘤坏死穿孔等。③内脏破裂：腹部钝性或穿透性外伤可引起胃肠道、胆道及膀胱破裂。胃液、胆汁或尿液外漏对腹膜是化学性刺激，以后可有继发感染。粪液外漏，污染腹腔，导致严重化脓性腹膜炎。④手术污染：常因操作不慎而引起，使原有腹腔内感染灶扩散，或肠道、胆道、胰管或输尿管损伤，内容物外溢，或术后发生肠瘘、吻合口瘘、胆胰瘘及胆囊切除术误伤肝外胆管而引起。在腹膜透析时，多受外来细菌污染而引起腹膜炎。引起腹膜炎的致病菌种类较多，仅需氧致病菌就有100余株。致病菌多系消化道的常驻菌，最常见为大肠杆菌，其次为粪链球菌、肠球菌、变形杆菌、绿脓杆菌及厌氧菌等，故多系混合感染。葡萄球菌是手术污染引起腹膜炎的主要病原菌。近年来革兰氏阴性菌的构成比明显下降，以肺炎克雷伯菌的减少最为显著，但其仍是引起继发性腹膜炎的主要需氧致病菌；肠球菌已取代金黄色葡萄球菌成为继发性腹膜炎最主要的革兰氏阳性菌，且链球菌的构成比明显增高；真菌的构成比也明显增高。在腹膜炎的初期，腹膜受细菌侵犯或消化液（胃液、肠液、胰液或胆液）刺激后，一方面TNF-α、IL-1和IL-6等炎性介质增高，动员机体的防御功能，对细菌及其毒素开始进行拮抗，壁层与脏层腹膜出现炎症反应，肥大细胞脱颗粒释放组胺和其他血管活性物质，使血管通透性增加，发生充血水肿。大量浆液性渗出液能稀释腹腔内毒素，其中吞噬细胞、中性粒细胞及补体能产生杀菌作用。同时，渗出液中的纤维蛋白沉积后有助于将穿孔病变处与周围器官和网膜等粘连，而且纤维蛋白还能捕捉细菌，防止细菌引起败血症，从而阻止感染的扩散。另一方面，胃肠道穿孔流出的胃液、胆汁、实质脏器破裂的血液和坏死的脏器组织对细菌感染起到辅助作用。胃液中的黏液素有类肝素抗补体效应，也抑制吞噬作用；胆盐因其能降低水、脂质界面的表面张力而有助于细菌感染；血红蛋白干扰吞噬细胞趋化和抑制吞噬细胞杀伤力。随着炎症反应不断加剧，大量中性粒细胞死亡，组织坏死，细菌和纤维蛋白凝固，渗出液逐渐由清变浊成为脓性。脓液的特性和细菌的种类有关，大肠杆菌及厌氧脆弱类杆菌等混合感染，脓液多呈黄绿色稠厚，若具有粪样特殊臭味为厌氧菌感染特征。腹膜炎形成后根据致病菌的种类、数量、毒力及机体抵抗力和治疗效果，产生各种不同的后果。一般年轻体壮者，抗病能力强，如致病菌毒力弱，病变损害轻则可局限化而成为局限性腹膜炎；年老体弱、病变严重（如脏器穿孔）进入腹腔的细菌或胃肠液多或治疗不当，在抗病能力低弱情况下感染可迅速扩散，以致形成持续性弥漫性腹膜炎（或称之为第三型腹膜炎）。前者趋于自愈或形成局限性脓肿，可经手术引流、抗生素等治疗而被清除，或通过机体的修补过程而被吸收代以纤维化，最终引起壁层腹膜、肠袢、网膜之间的粘连，可有机械性肠梗阻的后患。后者，多趋于恶化，继续产生大量脓液，肠管浸在脓性渗液中，呈充血水肿，蠕动减少甚至停止，形成麻痹性肠梗阻。腹腔积脓中有混合细菌大量繁殖，产生的毒素被腹膜吸收引起毒血症，细菌进入血液循环发生败血症。此时腹膜严重充血，广泛水肿，渗出大量液体，一部分渗至腹膜的四周间隙包括肠系膜，一部分渗至游离腹腔内，其量可达每天4～6L，造成患者大量水电解质和蛋白丢失，导致明显低血容量。腹膜炎引起的发热、呕吐、肠麻痹、肠腔内积液等，更加重患者的低血容量，影响正常血液循环和呼吸的气体变换，成为临床上心率快、血压低、呼吸快、血氧分压低和酸中毒的基础。急性腹膜炎因短时间内腹腔大量渗液和内毒素血症，出现低血容量和内脏血管收缩是发生多器官系统功能衰竭的根源，也是患者致死的途径。有人认为内脏血管收缩能引起肠道缺血和肠黏膜损害，肝血流量减少影响库普弗细胞功能，导致肠内细菌和内毒素移位，也是急性腹膜炎后产生多器官系统功能衰竭的基础。若不采取有效措施，最终患者出现感染性休克、周围循环衰竭及水电解质、酸碱平衡紊乱，甚至多器官衰竭。其致死率已达 30% 以上，持续非卧床式腹膜透析患者合并继发性腹膜炎后病死率可高达 40% ~ 57%。病情凶险者，起病后 48 小时死亡，一般患者如无特殊治疗，而进行性发展则可在 3 ~ 7 天内死亡。

二、诊断与鉴别诊断

1. 诊断　急性穿孔或内脏破裂引起的急性腹膜炎，根据急性腹痛和腹膜刺激症状诊断一般并不困难。但有些情况要因人因病而异，应引起注意。①腹肌的紧张度：一般可以反映腹内病变的严重程度，但在儿童由于腹肌尚未充分发育，老年人腹肌已萎缩，故腹肌紧张度就不如青壮年显著；②某些疾病：如肠伤寒穿孔或应用皮质激素后腹膜刺激征减轻。腹膜炎早期诊断常需仔细询问病史、认真体格检查及依靠实验室检查、辅助检查来综合判断。

腹膜炎分期标准：Ⅰ期，局限性炎症，腹膜无镜面光泽；Ⅱ期，局限性炎症，纤维素苔易剥离；Ⅲ期，弥漫性炎症，腹膜充血无镜面光泽；Ⅳ期，弥漫性炎症，纤维素苔易剥离；Ⅴ期，弥漫性炎症，纤维素苔不易剥离。

（1）实验室检查：白细胞总数和中性粒细胞明显增高，以急性弥漫性腹膜炎尤为显著。如属正常范围应每 3 ~ 6 小时予以复查，严重感染时中性粒细胞含有中毒颗粒及核左移。尿常因浓缩而比重增加，有时尿酮体呈阳性，异常时可出现蛋白及管型。

（2）腹部 X 线检查：检查有无游离气体，重点在膈下透亮区，或观察肠曲形态与液平。如发现有膈下游离气体或胃肠道外积气，常提示有胃肠穿孔。在产气性厌氧菌感染时，可见到软组织内气泡影：如气性急性胆囊炎时，胆囊内有气体和其周围软组织内出现气泡影；十二指肠的腹膜后穿孔或坏死性胰腺炎的脓肿，则可见腹膜后的积气影。腹膜炎有肠麻痹时，可以发现大小肠袢均胀气，肠间隙增宽及腹膜外脂肪线模糊以至消失等征象。

（3）B 型超声检查：腹腔内脓肿在 B 超仪上显示为一低回声区，尚可以通过 B 超的定位和引导进行穿刺抽液。患急性腹膜炎时，由于肠道胀气，影响超声显示，因而对腹腔内肠间脓肿的诊断价值不大。此外，腹膜炎患者因长期卧床，腹腔内脓肿并不一定呈圆形或椭圆形，而是呈层状分布，有时脓腔内还掺杂有气体，因而腹腔内脓肿的 B 超诊断有赖于仪器的性能和检查者的经验。一般检查时，若未有阳性发现，亦不能否定腹腔内脓肿的临床诊断。

（4）盆腔腹膜炎应进行直肠指检或盆腔检查：可以发现直肠、子宫或膀胱凹陷有明显触痛，有时可以察觉膨隆、硬结或波动感，说明有炎症或脓液积聚。

（5）腹腔穿刺及后穹隆穿刺：至今仍被公认为是对腹膜炎最有价值的诊断方式之一。它可以了解腹水外观、气味，并进行细胞计数、涂片与细菌培养，必要时测定淀粉酶含量，对诊断有较大帮助。继发性腹膜炎腹腔穿刺假阴性的原因多为腹内出血或漏出液在 300mL 以下，脾脏包膜下破裂、肝及胃肠破裂伤或炎症已局限形成脓肿等。目前普遍采用的诊断性腹腔灌洗术使阳性率提高到 90% 以上。灌洗液可选用生理盐水或林格液 500 ~ 1 000mL。腹腔置管可连续观察。

（6）腹腔镜检查：对临床症状不典型及诊断不明的腹膜炎患者，可以通过腹腔镜检查辅助诊断。通过观察腹腔内渗液及液体性质，并根据其性质再观察相关脏器是否有病变，可经胃管注入亚甲蓝，观察腹内渗液有无颜色改变，以证实或排除小的胃、十二指肠溃疡穿孔，对急性出血性胰腺炎可置管引流及腹腔灌洗，必要时可经腹腔镜取材活检或经引流管灌入治疗药物，但对有急诊手术探查指征者不宜选用腹腔镜检查。

2. 鉴别诊断

（1）腹腔内疾病：①与急性胃肠炎、中毒性痢疾、肠伤寒等相鉴别，这些疾病都可有腹痛、恶心、呕吐，但多为阵发性，重要之点在于这些病腹痛前常有高热，腹部检查全腹虽有触痛，但肌紧张不明显，腹腔穿刺阴性。②与急性胰腺炎鉴别：血清淀粉酶升高有重要意义。继发性急性腹膜炎有时亦可有血清淀粉酶升高，但一般不超过 500U，远不如胰腺炎高。在出血性坏死性胰腺炎也可继发急性腹膜炎，中毒症状重，早期出现休克。腹腔穿刺所得的液体检查有鉴别价值。胰腺炎应无细菌，但淀粉酶显著增高。

③与原发性腹膜炎有时不易鉴别：原发性腹膜炎患者多有严重的肝肾疾病，无腹部病灶，穿刺液检查和细菌培养对诊断有帮助。④与腹膜后炎症鉴别：肾周围炎、结肠周围炎或腹膜后阑尾炎，这些疾病前腹壁的触痛和肌紧张均较轻，往往有腰大肌刺激征和腰背部明显的叩击痛。

（2）腹腔外疾病：①大叶性肺炎、胸膜炎引起的腹痛系神经反射性质，体检时胸部有阳性体征，腹部触痛和腹肌紧张不明显，且症状、体征限于一侧，不超过中线，与腹膜炎不同。②心绞痛及急性冠状动脉栓塞可引起剧烈的剑下及上腹痛，类似急性胆囊炎或溃疡病穿孔。根据疼痛性质、持续时间、伴随症状再辅以 ECG 及相应影像学检查有助于鉴别。③脊柱和脊髓病变：如脊柱结核、脊髓痨等刺激，压迫脊神经引起腹痛，但无肌紧张或肠鸣音消失，并缺乏急性全身感染的症状。

三、治疗

急性继发性腹膜炎的治疗有非手术治疗和手术治疗两种。

1. 非手术治疗　应在严密观察和做好手术准备的情况下进行。

（1）禁食：可以减少胃肠道内容物和分泌，从而减少肠内容物流入腹腔，有助于控制感染。必须待肠蠕动恢复后才可开始饮食。

（2）胃肠减压：可以减轻胃肠道膨胀，改善胃肠壁的血运，减少通过胃肠破口漏入腹腔的胃肠液，有利于促进胃肠道蠕动的恢复。

（3）补液：急性弥漫性腹膜炎患者在腹腔内、腹膜腔周围、内脏、胃肠道内可能出现大量液体。24 小时内可高达 4 000mL 以上，临床上常常低估了患者对液体的需要量，必须通过静脉输液、输血以纠正脱水和酸碱失衡。对严重或晚期患者应多输血浆、全血，以补充因腹腔内渗出大量血浆引起的低蛋白血症和贫血。急性腹膜炎治疗时足量补液的标准是：患者的周围循环好转，尿量增多（每小时 > 30mL），脉率下降，精神状态趋于稳定。

（4）抗菌药物的治疗：抗生素的选择离不开对致病菌种类的估计。疑为腹腔感染者应立即行腹腔穿刺或灌洗术，取腹腔液做革兰氏染色检查，以初步确定有无致病菌和致病菌的种类。更重要的是将腹腔液做需氧菌与厌氧菌氏培养，并测定其对抗生素的敏感性。通常上胃肠道穿孔引起的腹膜炎主要是革兰氏阳性细菌，这类细菌几乎全部对青霉素或头孢菌素类敏感；中下部肠道穿孔主要的致病菌，包括类大肠杆菌、厌氧菌（最重要的是脆弱类杆菌）与肠球菌；胆道疾病引起的腹膜炎最主要的致病菌是大肠杆菌，通常采用氨基苷类抗生素。但继发性腹膜炎常是厌氧菌和需氧菌多菌种混合感染，因而抗菌药物的覆盖面应针对这种细菌学特点。另外，致病菌间的协同和拮抗作用在急性腹膜炎的发病机制中具有重要意义。有人证明在腹膜炎的急性期，需氧菌、大肠杆菌为主要致病菌，但在腹膜炎的脓肿期脆弱类杆菌占主要地位，脆弱类杆菌通常对青霉素、头孢菌素及四环素耐药，而氯霉素和氯林霉素几乎对所有的菌珠有效。头孢西丁对 80% 的脆弱类杆菌有效，甲硝唑则几乎对所有菌株均有效。近年来，由于经验用药或住院时间的延长（> 15 天），致病菌的耐药率增加。大肠杆菌和肺炎克雷伯菌对多种抗菌药物呈高度耐药，仅对碳青霉烯类抗菌药物存在高度敏感；铜绿假单胞菌对各类抗菌药敏感性差；葡萄球菌对青霉素达到了 100% 的耐药率，仅对四环素、呋喃坦啶、利福平、万古霉素的耐药率稍低；肠球菌对呋喃坦啶和利福平耐药率高，对庆大霉素和万古霉素的敏感性较高。抗生素联合应用可获得协同作用，可以更快、更有效地控制腹膜炎。氨基苷类抗生素与青霉素或与头孢菌素联合用药治疗腹腔内感染已被普遍采用。由于急性腹膜炎具有多菌种混合感染的复杂性，在选择抗生素治疗方面存在较大争议。一种观点认为可根据抗菌谱分别选用多种有效的抗菌药物治疗混合感染中的每种细菌，因此，临床上产生了四联抗菌药物疗法，即氨基苷类治疗革兰氏阴性菌，甲硝唑或氯林霉素治疗厌氧菌，氨苄西林治疗肠球菌和万古霉素治疗葡萄球菌的方案。但因其毒性大，费用昂贵，而对其临床价值一般持否定态度。持另一观点的学者则倾向以广谱头孢菌素治疗多菌种感染，理由为新一代头孢菌素对需氧菌和厌氧菌均有效。但迄今临床使用抗菌药物的情况仍相当复杂，尚无标准疗法。绝大多数学者认为抗菌药物的联合应用一般二联即可。给药的途径以采用分次从静脉内分别给药的方法为佳，血内抗菌药物浓度的维持优于静脉内连续滴注法。腹膜炎患者应用抗菌药物的疗程应较长，一般在体温下降、临床表现好转和局部病灶控制 1 ~ 2 周后停药。

继发性急性腹膜炎在去除腹膜腔的污染源后，全身使用抗生素治疗，在弥漫性腹膜炎早期可使感染得到控制、炎症消散。但是当有局限性积脓或脓肿形成后，局部腹膜腔的防卫能力受抑制，抗生素也难以达到腹腔内，此时单纯的抗生素治疗便不能奏效了，常需进一步的外科处理。

2. 手术治疗　治疗急性腹膜炎的手术方法根据治疗原则及基本步骤可依次分为：①清除病灶；②减少污染；③治疗残余感染和防止感染复发。

第三节　结核性腹膜炎

一、临床病理类型

结核性腹膜炎（tuberculous peritonitis）是由结核杆菌引起的慢性弥漫性腹膜感染。结核性腹膜炎多继发于其他部位的结核病灶，临床上 1/3 ~ 1/2 的患者可找到其他器官的原发结核病灶。最常见者为肺结核和肠结核，其他依次为肠系膜淋巴结结核、输卵管、子宫内膜结核、脑膜结核、肾结核、骨关节结核及心包结核等。其感染途径有：①腹腔病灶直接蔓延：为主要感染途径，其中肠结核直接蔓延者可达 2/3；②血行感染。由于机体反应性、免疫状态的差异，入侵结核杆菌的数量、毒力或感染方式不同等因素的影响，其病理改变可分别呈现以渗出、粘连和干酪样为主的三种类型。临床以粘连型最多见，渗出型次之，干酪型最少。在发病过程中可有上述两种或三种类型并存，称为混合型。

1. 渗出型（亦称腹水型）　腹膜在弥漫性充血和水肿的基础上，满布黄白色或灰白色细小的粟粒样结核结节，随着病程的发展可以融合成较大的结节或斑块状。腹腔内有不等量的浆液性纤维蛋白渗出性腹水，性状多为草黄色、微混，偶有微带血性者。这一类型病变者，腹腔和肠管多尢粘连。在慢性病例中结核结节可增大，纤维组织增多，腹膜可显著增厚。

2. 粘连型　腹腔内有少量浆液性渗出和大量纤维素渗出，纤维组织蛋白沉积可使腹膜明显增厚，大网膜、肠系膜增厚、缩短、变硬、蜷缩成团。肠系膜、肠系膜淋巴结及肠管间发生粘连，形成包块。由于包块压迫或粘连，束缚肠管可出现慢性不全性或急性完全性肠梗阻。腹膜壁层与脏层之间可由一层很厚的结核性肉芽组织或纤维层粘连，少数病例腹腔脏器、肠管及大网膜可粘连成团，以致腹腔闭塞呈冰冻状态。该型病变可由渗出型病变的腹水吸收逐渐发展而成，有时可残留多房性小量包裹性浑浊或脓性积液。但该型也可能开始即以粘连为主。

3. 干酪型（又称小房型）　该型多由腹水或粘连型发展而成。以干酪样坏死为主要病变，腹腔内分隔成很多小房，在肠曲、大网膜、肠系膜之间有包裹性积液，呈脓性，内有干酪样坏死的淋巴结，可形成结核性脓肿。有时脓腔可与肠曲、腹壁等形成内瘘或外瘘。这一类型多见于感染严重和机体抵抗力极度低下的患者。

二、诊断及鉴别诊断

1. 诊断

（1）多见青壮年，尤其是女性患者伴有腹膜外结核或肺结核病史。

（2）临床表现：以腹痛、腹胀、腹水、腹块为主，伴有结核中毒症状，如低热、盗汗、纳差、消瘦等。典型病例可做出临床诊断，予抗结核治疗（2 周以上）有效可确诊。

（3）实验室检查：①血液学检查：多数呈中度贫血，白细胞计数多正常或稍高，少数偏低。若起病急骤，病变急性扩散或腹腔继发感染时，白细胞总数和中性粒细胞可增高。大多数患者血沉增快，以渗出型与干酪型最明显。②结核菌素试验：呈强阳性者有助于结核性腹膜炎的诊断，但重症患者特别是全身衰竭者可为阴性，若经抗结核治疗病情缓解后，可转为阳性。③腹水检查：腹水多呈草黄色、外观微混，有时呈血性。存在干酪样坏死者，腹水可呈稀薄乳糜样，静置后可有凝块或纤维素形成。比重常 > 1.018，蛋白含量 25g/L 以上，但肝硬化合并 TBP 时腹水总蛋白 > 25g/L 诊断 TBP 的敏感性则降低到 42% ~ 70%，且约 95% 的腹膜肿瘤和约 22% 的肝性腹水总蛋白 > 25g/L。细胞计数 0.5×10^9/L 以上，以单核细胞为主，淋巴细胞平均 85% 左右。近来常用 LDH 判断腹水性质，一般认为腹水 LDH > 2 000U/L，同时腹水 LDH/ 血清 LDH > 0.6 可诊断为渗出液。有低蛋白血症或肝硬化者，有时腹水可接近漏出液，此时参考肝功能和腹水细菌学可以区别。腹水直接涂片找结核杆菌阳性率不高，用腹水培养或豚鼠接种约半数可获得阳性结果。

（4）X 线检查：疑为腹膜结核的病例应常规摄胸部 X 线检查，若发现陈旧性或活动性肺结核或胸膜渗出性改变，则有较大参考价值。腹部 X 线平片有时可见腹腔内大小不等的斑点状或结节状钙化影，提示有肠系膜淋巴结结核钙化。胃肠钡剂造影检查可发现肠粘连、肠结核、肠梗阻、腹水、小肠或结肠瘘及肠腔外肿块等间接征象，对本病有辅助诊断价值。

（5）腹部 B 超和 CT：可以发现腹水或局部包裹性积液、腹膜增厚或网膜卷缩、粘连形成团块征象。超声诊断符合率为 80% 左右。其影像特征：腹水型者可见弥漫性无回声区，其中有分隔的光带，在无回声区边缘有点状或斑状高回声，后方多有增强效应。粘连性类实体型者可见轮廓模糊、边界不整的局限性光团或光斑，其间或边缘有小的低回声区。混合型者腹部既能见到边界模糊的光团或光斑，又有无回声区和光带。正常情况下 CT 一般不能显示壁层腹膜，腹膜增厚可表现为如下症状。①粟粒状病灶：即腹膜上出现小米粒样大小的结节，周围有程度不同的渗出和增殖。CT 主要表现为污秽样改变，增强扫描无强化。②腹膜结节：以结核性肉芽肿为病理特征，CT 表现为腹膜上软组织结节影，增强扫描可强化，表明增厚的腹膜有较丰富的血供，这对结核的诊断有一定特征性。壁腹膜增厚且表面光滑者为诊断结核性腹膜炎的重要征象。单独的具有病理特征的结核性腹膜炎的 CT 征象尚少，若出现肠系膜或胰周的淋巴结肿大，尤其是增强时中心低密度，周围出现环状强化时对诊断有重要价值。临床高度怀疑结核性腹膜炎者，及时做 CT 检查，这对提高诊断准确率，减少误诊和对患者的及时治疗很有价值。

（6）腹腔镜检查：一般在右下腹腹直肌外缘进行穿刺。粘连型患者应禁忌此项检查，以免刺穿肠管。腹腔镜最适合于渗出型并腹水者，准确率可达 90% 以上。腹腔镜下腹水为黄绿色，少数可呈血性或乳糜状，也可以是局部或分房包裹的黄绿色囊肿。腹膜常呈苍白或灰白色，早期病变可有充血及渗出现象，腹膜、网膜或脏器浆膜可见结核特有的灰白色粟粒样结节，一般为米粒大小，有些可融合成较大的结节。有的可见腹膜、网膜或脏器间形成局限或广泛粘连。慢性病变腹膜明显增厚。大网膜呈肿块样收缩，色泽灰黄，血管稀少，分布不均。血性腹水需与肿瘤鉴别，癌性结节周围的腹膜一般呈充血状态，色泽较红，结节大小不一，形态多样，常可找到腹内原发癌病灶，而结核结节多较灰白，腹膜粗厚，结节大小比较一致，在腹腔镜下常规取材活检具有确诊价值。

（7）剖腹探查：由于结核性腹膜炎的表现多样，有时虽经多种检查手段仍不能确诊，特别是不能与急腹症或恶性肿瘤鉴别时，应及时剖腹探查。开腹后要注意有无脏器原发结核病灶，并与肿瘤鉴别。多数病例肉眼可以确定诊断，但有时难与肿瘤和一些慢性炎症区别，常规取材病检可在术中及时明确病变性质和术后最终确诊。对肿大淋巴结亦应做活检，肠系膜淋巴结结核亦可与肿瘤并存。

总之，诊断主要根据临床表现、体征、腹水常规、生化、ADA 测定及影像学检查等综合判断。

2. 鉴别诊断

（1）以发热为主要表现：如高热伴急性腹痛、腹肌紧张、白细胞计数升高者应与急性阑尾炎、化脓性腹膜炎相鉴别；以弛张热伴肝脾肿大、白细胞计数升高为主者应与肝脓肿、败血症、产褥热等相鉴别；以稽留热伴白细胞计数偏低需与伤寒相鉴别；发热伴有进行性消瘦与贫血或伴有腹块者需与腹型淋巴瘤、恶性组织细胞病相鉴别。

（2）以腹水为主要表现：腹水不典型或伴肝功能障碍者应与肝硬化腹水鉴别；血性腹水以腹腔或盆腔肿块为突出表现者应与肿瘤鉴别；腹水顽固不消者应与缩窄性心包炎、肝静脉阻塞综合征、慢性胰源性腹水、癌肿腹腔转移等鉴别。

（3）以腹块为主要表现：因结核性腹膜炎的腹块可出现在不同部位，且具有不同性状，故应与肝癌、胃癌、结肠癌、卵巢癌等相鉴别。

（4）与腹痛为主要症状的疾病鉴别：应注意与克罗恩病、慢性阑尾炎、慢性胰腺炎、胰腺癌、消化性溃疡、异位妊娠等疾病鉴别。合并有肠梗阻、穿孔及腹膜炎时，应与其他原因引起的急腹症鉴别。

三、治疗

结核性腹膜炎的治疗原则为：①早期、合理用药，彻底治疗以达到痊愈，防止复发及并发症；②重视腹膜外结核的诊断治疗；③调整全身情况以增强机体抵抗力。

1. 全身用药　抗结核药一般宜用二联或三联方案，并需长期用药，至少半年至 1 年以上。治疗过程中应注意耐药性和不良反应，根据疗效和机体反应适时调整用药。对产生抗药性的患者则应考虑选用二线抗结核药。对于有严重结核毒血症患者，为增强机体对细菌毒素的耐受性，减轻中毒症状，减少纤维组织生成，可适当加用肾上腺糖皮质激素，常用泼尼松 10mg，每天 3 次，经 1 ~ 2 周患者毒血症状缓解后即可停用。

2. 局部用药　对于渗出型患者，可在全身用药的同时，适当抽吸腹水后腹腔内注入适量抗结核药物及肾上腺糖皮质激素，以增加腹腔内药物浓度，有利于抑制结核菌生长和繁殖，缩短腹水消失时间，减轻腹膜、网膜及腹腔脏器粘连。2010 年邓国防等研究表明腹腔置管注药并引流治疗技术可减轻腹腔粘连包裹，缓解患者症状，减少肠梗阻及结核性化脓性腹膜炎的发生机会，且安全简便、无明显并发症。

3. 并发症的治疗　对不完全性肠梗阻患者应行胃肠减压，并注意调整水电解质平衡。合并继发感染时应给予足量抗生素治疗。并发肠瘘者应加强胃肠外营养。

4. 手术治疗

（1）手术治疗指征：①并发完全性、急性肠梗阻或慢性不全肠梗阻，经非手术治疗久不见效或加重者；②并发肠穿孔导致急性腹膜炎或包裹性积脓；③腹壁瘘管或肠瘘，经加强营养和抗结核治疗经久不愈；④诊断不清，不能排除其他原因的急腹症和腹腔内肿瘤者。

（2）手术原则：一般应根据病变状况、粘连范围和程度选择手术方式。疏松而又局限的粘连进行松解。对于紧密粘连、剥离困难者，宁可牺牲腹膜而应确保肠管浆膜的完整，并要注意避免损伤系膜血管。若局部粘连梗阻分离困难者，可将该段肠管切除。如果切除难以实现，应行梗阻近端和远端侧侧吻合，旷置梗阻部位，不可勉强剥离，以免发生术后肠瘘。但术后可能有侧侧吻合综合征出现。有时，整个腹腔的肠管均紧密粘连，无法剥离松解或做部分切除或侧侧吻合等。不得已时可在梗阻近侧胀大的小肠内插管造口，经过造口插管减压常可使肠梗阻缓解，梗阻解除后造口管可以拔除。对于腹膜、网膜、系膜，以及肠管严重粘连、增厚成纤维板状并有干酪样变者，有人主张采用纤维板剥脱加病灶清除术，可取得满意效果。术中发现腹内脏器存在原发病灶如肠道、肠系膜或附件结核等应尽量将其切除。术中也可将抗结核药物放入腹腔中。

5. 疗效考核标准　①临床治愈：腹水及临床症状消失；②好转：腹水减少，临床症状改善；③无改变：腹水量及临床症状无变化；④恶化：腹水增多，临床症状加重。

第四节　真菌性腹膜炎

真菌性腹膜炎临床上较少见，但发病率逐步增加，多继发于消化道穿孔、肠吻合术等手术后、反复的细菌性腹膜炎或并发腹膜透析患者。近年来，继发于前两者已较少见。

一、发病机制

导致腹膜炎的真菌主要经透析管腔进入腹腔，但亦可由透析管出口周围皮肤渗漏处进入腹腔或由肠道、盆腔等处炎症直接蔓延至腹腔，仅少数为血行感染。慢性肾衰竭患者，机体抵抗力较差，且在腹膜透析时，腹腔内调理素水平低，多形核白细胞杀菌能力减弱，巨噬细胞数目不足，且其杀菌能力也减弱。因此，腹膜透析患者一旦真菌通过透析管突破进入腹腔，患者易于发生腹膜真菌感染。尤其是糖尿病引起肾衰竭者更易发生真菌性腹膜炎。对于易感患者，长期大剂量广谱抗生素的使用和免疫缺陷是罹患真菌感染的独立危险因素。两者分别可使机体原菌群失调和抗感染能力下降，均可造成真菌等条件致病菌的感染。引起真菌性腹膜炎的真菌有多种，但以念珠菌属最常见，近年来念珠菌属中的非白色念珠菌已取代白色念珠菌成为最常见的致病真菌。真菌性腹膜炎死亡率为 5% ~ 53%，在外科危重患者中，罹患真菌性腹膜炎，病死率甚至高达 52% ~ 75%。

二、诊断与治疗

1. 诊断 ①患者有腹膜透析、长期反复的细菌性腹膜炎、胃肠穿孔手术及近来长期大剂量应用抗生素和有免疫缺陷病史；②有腹膜炎的症状和体征；③透出液培养有真菌而无其他致病菌；④透出液培养多次有同一种真菌伴有透析液白细胞计数增高，虽无腹膜炎的症状和体征或透析液发现有其他致病菌，亦可诊断为真菌性腹膜炎；⑤拉曼光谱分析（raman spectroscopy）和血清及腹水 1，3-β-D 葡聚糖检测对真菌性腹膜炎的诊断和鉴别诊断也有一定意义。真菌性腹膜炎开始似细菌性腹膜炎，患者有腹痛（95%），腹部压痛（80%），有些可有反跳痛；透析液变浑浊（99%），有些患者有寒战、发热、恶心、呕吐，血白细胞数增加，透出液细胞数和分类亦与细菌性腹腔炎相同。因而临床上两者很难鉴别，故对于培养普通致病菌阴性的腹膜炎，应警惕真菌感染的可能性。

2. 治疗

（1）拔除原先透析管改做血液透析或另外插一新透析管做腹透：多数学者认为应立即拆除透析管改做血透。因为透析管腔内或硅胶基质中常有真菌寄生，且常引流不畅及药物难以进入，故宜立即拆除，待感染控制 2 ~ 3 周后可再另插透析管进行腹透，或于拔管后立即植入新腹透管进行腹透。部分学者认为轻症患者无须拔管，积极进行全身抗真菌治疗即可。

（2）抗真菌药物治疗：可采用局部用药和全身用药同时进行，腹腔局部用药可选用：①用含有两性霉素 B（1mg/L）的腹透液做腹腔冲洗，灌入腹腔后停留 1 小时再放出，直至腹透液较清亮，无显著絮状物为止，以后再继续每天冲洗 3 ~ 5 次；② 5-氟胞嘧啶首剂 200mg/L 灌入腹腔，以后用含维持量 50 ~ 100mg/L 的腹透液灌入腹腔。全身用药可视感染程度不同进行选择：①重症者两性霉素 B 缓慢静脉滴注，首剂 1 ~ 5mg 或按每公斤体重 0.1mg 给药，无反应时每天或隔天增加 5mg 直至每次达 0.6mg/kg，总量为 1.5 ~ 3.0mg。咪康唑静脉滴注的用法为 10 ~ 30mg/（kg·d）；②口服制霉菌素 50 万 ~ 100 万 U，3 次 / 天或 4 次 / 天；酮康唑 200 ~ 400mg/d，分 1 ~ 2 次服用；克霉唑 60mg/（kg·d），分 4 次口服，若可耐受可增至 80 ~ 100mg/（kg·d）；5-氟胞嘧啶 50 ~ 150mg/（kg·d），分 3 ~ 4 次口服。但 5-氟胞嘧啶在肾衰竭时仅用正常剂量的 10% ~ 25%。在全身用药时，其中以 5-氟胞嘧啶能较好地进入腹腔，使用此药后可减轻腹膜粘连。

第六章

胃部疾病

第一节　胃、十二指肠的解剖与功能

一、胃的解剖

胃是消化系统的重要器官，上连食管，下续十二指肠，有收纳食物、分泌胃液消化食物的作用，而且还具备分泌功能。胃的大小、形态、位置可因其充盈程度、体位、年龄和体型等状况而有不同，成人胃的容量为 1 000 ~ 3 000mL，在中等度充盈时，平均长度为 25 ~ 30cm。胃大部分位于左季肋区，小部分位于腹上区。胃的位置常因体型、体位、胃内容物的多少及呼吸而改变，有时胃大弯可达脐下甚至盆腔。

胃有上下二口，大小二弯，前后二壁，并分为四部。胃的上口称贲门，即胃的入口，上接食管。下口称幽门，即胃的出口，与十二指肠相接。胃小弯相当于胃的右上缘，凹向右后上方，胃小弯在近幽门处有一凹陷，称角切迹，此角在钡剂造影时为胃小弯的最底处，是胃体与幽门部在胃小弯的分界。胃大弯起始于贲门切迹，此切迹为食管左缘与胃大弯起始处所构成的夹角。胃大弯从起始处呈弧形凸向左上方，形成胃底的上界，其后胃大弯凸向左前下方，形成胃的下缘。胃在空虚时有明确的前后壁，充盈时胃就不存在明显的前后壁。

（一）胃的分区

一般将胃分为 5 个区域（图 6–1）。

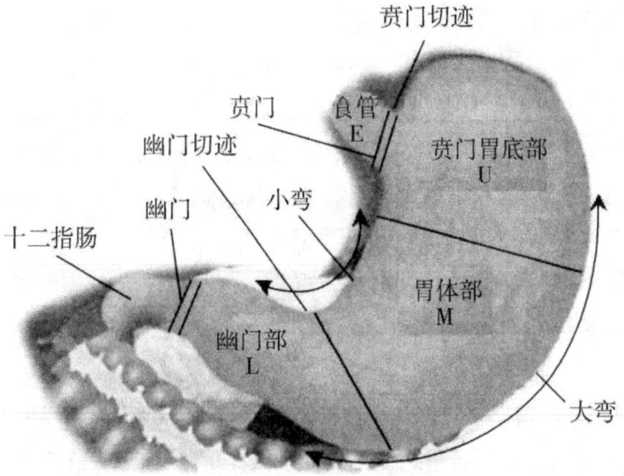

图 6–1　胃的分布图

1. 贲门　食管与胃交界处，在第 11 胸椎左侧，其近端为食管下端括约肌，位于膈食管裂孔下 2 ~ 3cm，与第 7 肋软骨胸骨关节处于同一平面。食管腹段与胃大弯和交角叫贲门切迹，该切迹的胃黏膜面有贲门皱襞，具有防止胃内容物向食管反流的作用。贲门部为贲门周围的部分，与胃的其他部分无明显的分界线。

2. 胃底　胃的最上部分，位于贲门至胃大弯水平连线之上。胃底上界为横膈，其外侧为脾，食管与胃底的左侧为 His 角。胃底指贲门切迹平面以上膨出的部分，其中含有空气，于 X 线片上可见此气泡，在放射学中称胃泡。

3. 胃体　胃底以下部分为胃体，其左界为胃大弯，右界为胃小弯；胃小弯垂直向下突然转向右，其交界处为胃角切迹，胃角切迹到对应的胃大弯连线为其下界。胃体所占面积最大，含大多数壁细胞。

4. 胃窦　胃角切迹向右至幽门的部分称为胃窦部，主要为 G 细胞。

5. 幽门　位于第 1 腰椎右侧，幽门括约肌连接胃窦和十二指肠。幽门为胃的出口，连接十二指肠，相连接处的浆膜表面见一环形浅沟，幽门前静脉沿此沟的腹侧面下行，该静脉是术中区分胃幽门与十二指肠的解剖的标志。幽门部又可分为左侧部较膨大的幽门窦，临床上称此处为胃窦；右侧部近幽门处呈管状的幽门管，幽门管长 2 ~ 3cm。胃溃疡和胃癌易发生于幽门窦近胃小弯处。

（二）胃的毗邻与韧带

胃前壁左侧与左半肝邻近，右侧与膈邻近，其后壁隔网膜囊与胰腺、左肾上腺、左肾、脾、横结肠及其系膜相邻，胃的前后壁均有腹膜覆盖，腹膜自胃大、小弯移行到附近器官，即为韧带和网膜（图 6–2）。

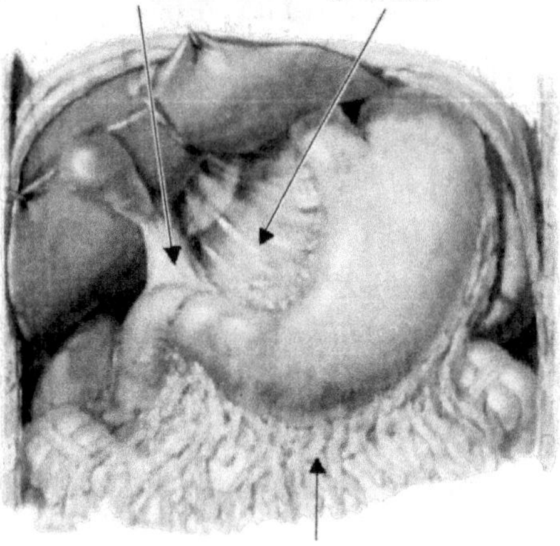

图 6–2　胃的毗邻与韧带

1. 肝胃韧带与肝十二指肠韧带　肝胃韧带连接肝左叶下横沟和胃小弯，肝十二指肠韧带连接肝门与十二指肠，共同构成小网膜，为双层腹膜结构。肝十二指肠韧带中含胆总管，肝动脉和门静脉。

2. 胃结肠韧带　连接胃和横结肠，向下延伸为大网膜，为 4 层腹膜结构。大网膜后层与横结肠系膜的上层相连，在横结肠肝区与脾区处，二者之间相连较松，容易解剖分离；而在中间，两者相连较紧，解剖胃结肠韧带时，注意避免伤及横结肠系膜中的结肠中动脉。

3. 胃脾韧带　连接脾门与胃大弯左侧，内有胃短血管。

4. 胃膈韧带　由胃大弯上部胃底连接膈肌，全胃切除术时，游离胃贲门及食管下段需切断此韧带。

5. 胃胰韧带　胃窦部后壁连接胰头颈部的腹膜皱襞，此外，胃小弯贲门处至胰腺的腹膜皱襞，其内有胃左静脉。在门静脉高压时，血液可经胃左静脉至食管静脉、奇静脉流入上腔静脉，可发生食管胃底静脉曲张。胃的韧带有肝胃韧带、胃隔韧带、胃脾韧带、胃结肠韧带和胃胰韧带。胃胰韧带位于胃后方，小网膜囊的后壁上，循胃左动脉的走行而形成一个半月形的皱襞，从腹腔动脉起始处向上至胃、贲门，是手术时显露胃左动脉和腹腔动脉的标志。

（三）胃的血管

1. 胃的动脉　胃是胃肠道中血供最丰富的器官，来自腹腔动脉及其分支。沿胃大、小弯形成两个动脉弓，再发出许多分支到胃前后壁（图 6–3）。

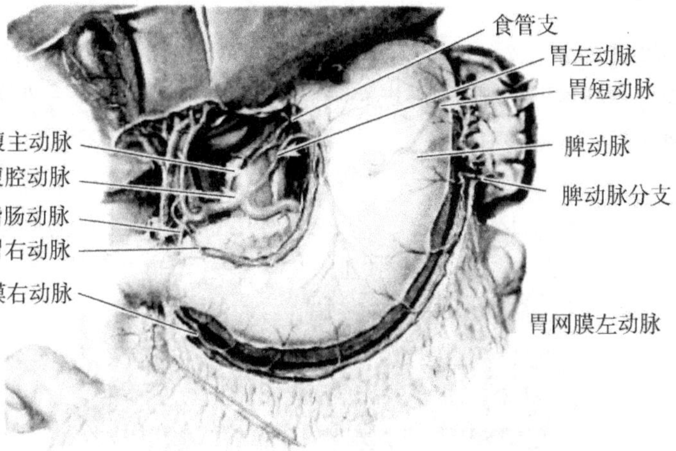

图 6-3　胃的动脉

（1）胃左动脉：起于腹腔动脉，是腹腔动脉的最小分支，而是胃的最大动脉。左上方经胃胰腹膜皱襞达贲门，向上发出食管支与贲门支，然后向下沿胃小弯在肝胃韧带中分支到胃前后壁，在胃角切迹处与胃右动脉相吻合，形成胃小弯动脉弓。15% ~ 20% 左肝动脉可起自胃左动脉，与左迷走神经肝支一起，到达肝脏，偶尔这是左肝叶唯一动脉血流。于根部结扎胃左动脉，可导致急性左肝坏死，手术时应注意。

（2）胃右动脉：起源自肝固有动脉或胃十二指肠动脉，行走至幽门上缘，转向左，在肝胃韧带中沿胃小弯，从左向右，沿途分支至胃前、后壁，到胃角切迹处与胃左动脉吻合。

（3）胃网膜左动脉：起于脾动脉末端，从脾门经脾胃韧带进入大网膜前叶两层腹膜间，沿胃大弯左行，有分支到胃前后壁及大网膜，分布于胃体部大弯侧左下部，与胃网膜右动脉吻合，形成胃大弯动脉弓。胃大部切除术常从第一支胃短动脉处在胃大弯侧切断胃壁。

（4）胃网膜右动脉：起自胃十二指肠动脉，在大网膜前叶两层腹膜间沿胃大弯由右向左，沿途分支到胃前后壁及大网膜，与胃网膜左动脉相吻合，分布至胃大弯左半部分。

（5）胃短动脉：脾动脉末端的分支，一般 4 ~ 5 支，经胃脾韧带至胃底前后壁。

（6）胃后动脉：系脾动脉分支，一般 1 ~ 2 支，自胰腺上缘经胃膈韧带，到达胃底部后壁。

（7）左膈下动脉：由腹主动脉分出，沿胃膈韧带，分布于胃底上部和贲门。胃大部切除术后左膈下动脉对残胃血供有一定作用。胃的动脉间有广泛吻合支，如结扎胃左动脉、胃右动脉、胃网膜左动脉及胃网膜右动脉 4 根动脉中的任何 3 条，只要胃大弯、胃小弯动脉弓未受损，胃仍能得到良好血供。

2. 胃的静脉　胃的静脉与各同名动脉伴行，均汇入门静脉系统。冠状静脉（即胃左静脉）的血液可直接或经过脾静脉汇入门静脉；胃右静脉直接注入门静脉。胃短静脉、胃网膜左静脉均回流入脾静脉；胃网膜右静脉则回流入肠系膜上静脉。远端脾肾静脉吻合术能有效地为胃食管静脉曲张减压，足以证明胃内广泛的静脉吻合网络。

（1）胃左静脉：即胃冠状静脉，汇入门静脉。

（2）胃右静脉：途中收纳幽门前静脉，位于幽门与十二指肠交界处前面上行进入门静脉，幽门前静脉是辨认幽门的标志。

（3）胃网膜左静脉：注入脾静脉。

（4）胃网膜右静脉：注入肠系膜上静脉，也是有用的解剖标志。

（5）胃短静脉：经胃脾韧带入脾静脉。

（6）胃后静脉：经胃膈韧带，注入脾静脉。胃的动脉来源于腹腔动脉干。沿胃大弯有发自脾大弯的动脉弓。沿胃短动脉发自脾动脉并走行到胃底。胃后动脉可以是一支或两支，发自脾动脉主干或其分支，于小网膜囊后壁的腹膜后面伴同名静脉上行，经胃膈韧带分布于胃体后壁的上部。稍偏胃小弯侧的胃膈韧带，在向腹后壁延续处的腹膜常形成腹膜皱襞，该皱襞是手术中寻找胃后动脉的标志。

（四）胃的淋巴引流

胃壁各层具有丰富的毛细淋巴管，起始于胃黏膜的固有层。在黏膜下层，肌层和浆膜下层内交织成网，分别流入各胃周淋巴结，最后均纳入腹腔淋巴结而达胸导管。淋巴引流一般伴随血管而行，汇入相应的胃周四个淋巴结区（图 6–4）。

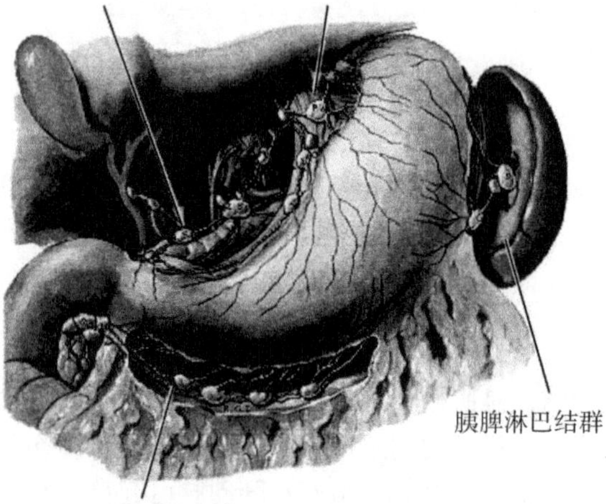

图 6–4　胃的淋巴引流

1. 胃左淋巴结区　贲门部、胃小弯左半和胃底的右半侧前后壁，分别注入贲门旁淋巴结、胃上淋巴结，最后至腹腔淋巴结。

2. 胃右淋巴结区　胃幽门部、胃小弯右半的前后壁，引流入幽门上淋巴结，由此经肝总动脉淋巴结，最后流入腹腔淋巴结。

3. 胃网膜左淋巴结区　胃底左半侧和胃大弯左半分别流入胃左下淋巴结，脾门淋巴结及胰脾淋巴结，然后进入腹腔淋巴结。

4. 胃网膜右淋巴结区　胃大弯右半及幽门部，引流入胃幽门下淋巴结，然后沿肝总动脉淋巴结，进入腹腔淋巴结。

（五）胃的神经

支配胃的神经有副交感神经和交感神经。

1. 副交感神经　胃的副交感神经来自迷走神经，迷走神经核位于第四脑室基底经颈部颈动脉鞘进入纵隔障，形成几个分支围绕食管，到膈食管裂孔上方融合成左右迷走神经，于贲门处左迷走神经位前，约在食管中线附近浆膜深面，手术时需切开此处浆膜，方可显露。右迷走神经位后，于食管右后方下行。前干在贲门前分为肝支和胃前支（前 Latarget 神经），肝支在小网膜内右行入肝，胃前支伴胃左动脉在小网膜内距胃小弯约 1cm 处右行，一般发出 4 ~ 6 支到胃前壁，于角切迹处形成终末支称为鸦爪支，分布于幽门窦及幽门管前壁。后干在贲门背侧分为腹腔支和胃后支。腹腔支随胃左动脉起始段进入腹腔神经丛。胃后支（后 Latarget 神经）沿胃小弯行走，分支分布于胃后壁，其终末支也呈鸦爪状分布于幽门窦和幽门管后壁。后迷走神经有分支分布于胃底大弯侧称为 Grassi 神经或罪恶神经，壁细胞迷走神经切断术时，应予切断，以减少复发。迷走神经大部分纤维为传入型，将刺激由肠传入脑，胃的牵拉感和饥饿感冲动，则由迷走神经传入延髓，手术过度牵拉，强烈刺激迷走神经可致心搏骤停。迷走神经各胃支在胃壁神经丛内换发节后纤维，支配胃腺和肌层，通过乙酰胆碱作为传递增强胃运动和促进胃酸和胃蛋白酶分泌。选择性迷走神经切断术是保留肝支和腹腔支的迷走神经切断术，壁细胞迷走神经切断术保留肝支、腹腔支和前后鸦爪支，仅切断支配壁细胞的胃前支和胃后支及其全部胃壁分支。减少胃酸分泌，达到治疗溃疡的目的，又可保留胃的排空功能及避免肝、胆、胰肠功能障碍。

2. 交感神经　胃交感神经节前纤维起自脊髓 T_5 ~ T_{10}，经交感神经至腹腔神经从内腹腔神经节，节后纤维沿腹腔动脉系统分布于胃壁，其作用为抑制胃的分泌和蠕动，增强幽门括约肌的张力，并使胃的血管收缩。胃的痛感冲动随交感神经，通过腹腔丛交感神经干进入 T_5 ~ T_{10} 封闭腹腔丛神经丛可阻断痛觉传入。包括运动神经、感觉神经以及由它们发出的神经纤维和神经细胞共同构成肌间丛、黏膜下神经丛。胃的运动神经包括交感神经与副交感神经，前者的作用是抑制胃的分泌和运动功能，后者是促进胃的分泌和运动功能。交感神经与副交感神经纤维共同在肌层间和黏膜下层组成神经网，以协调胃的分泌和运动功能。胃的交感受神经来自腹腔神经丛。胃的副交感神经来自左、右迷走神经。左迷走神经在贲门前面，分出肝支和胃前支。迷走神经的胃前、后支都沿胃小弯行埋头，分别发出分支和胃动、后支都沿胃小弯行走，分别发出分支和胃动、静脉分支伴行，分别进入胃前后壁。最后的终末支，在距幽门 5 ~ 7cm 处进入胃窦，形似“鸦爪”，可作为高选择性胃迷走神经切断术的标志。

（六）胃壁的细微结构

胃壁组织由外而内分为四层，即浆膜层、肌层、黏膜下层和黏膜层。

1. 浆膜层　覆盖于胃表面的腹膜，由结缔组织和间皮组成，形成各种胃的韧带，与邻近器官相连接，于胃大弯处形成大网膜。

2. 肌层　浆膜下较厚的固有肌层，由三层不同方向的平滑肌组成。外层纵行肌与食管外层纵行平滑肌相连，在胃大小弯处较厚，中层环行肌，在幽门处增厚形成幽门括约肌。内层斜行肌，胃肌层内有 Auerbach 神经丛。

3. 黏膜下层　肌层与黏膜之间，是胃壁内最富于胶原的结缔组织层，有丰富的血管淋巴网，含有自主神经 Meissner 丛。

4. 黏膜层　胃壁内形成数条较大的皱襞，其表面被浅沟划分成很多形状不规则的黏膜隆起区，称胃小区。胃小区表面分布许多小的凹陷，称胃小凹。整个胃黏膜约有 350 万个胃小凹，每个小凹底部有 3 ~ 5 条胃腺开口。黏膜层包括表面上皮、固有层和黏膜肌层。

（1）上皮：黏膜腔面及胃小凹表面均衬以单层柱状上皮，细胞核位于基底部，细胞质染色浅呈透明状。这种细胞分泌特殊的黏液样物质，故又称表面黏液细胞，其分泌的黏液不能被盐酸所溶解。表面黏液细胞不断退化死亡脱落，再由小凹深部和胃腺颈部未成熟的表面黏液细胞不断增殖并向上移动加以补充，每 4 ~ 5d 更新一次。

（2）固有层：由细密的结缔组织组成。含有较多的淋巴细胞，浆细胞及嗜酸性粒细胞。有时可见孤立淋巴小结。固有层被大量排列紧密的胃腺所占据。根据部位和结构不同，可将胃腺分为胃底腺、贲门腺和幽门腺。

①胃底腺：分布于胃底和胃体的固有层内，是一种较长的管状腺，故通常把它分为颈部、体部和底部，底部常有 2 ~ 3 个分支。胃底腺由壁细胞、主细胞、颈黏液细胞和内分泌细胞组成。壁细胞：分泌盐酸和内因子，主要在胃底和胃体。少量在幽门窦近侧。黏液细胞：分泌黏液。主细胞：分泌胃蛋白酶原，主要在胃底或胃体。内分泌细胞：G 细胞分泌胃泌素，D 细胞分泌生长抑素，EC 细胞释放 5- 羟色胺呈嗜银或嗜银染色。

②贲门腺：位于贲门部固有层内的黏液腺。

③幽门腺：位于幽门部固有层内，亦为黏液腺。幽门腺有较多的分泌细胞。

（3）黏膜肌层：分内环、外纵两层。黏膜肌层的收缩和弛缓可改变黏膜形态，有助于胃腺分泌物排出。

二、十二指肠的解剖

十二指肠是小肠最上段的部分，始于胃幽门，位于第 1 腰椎右侧，呈 C 字形，包绕胰头部，于十二指肠空肠曲处与空肠相接，位第 2 腰椎左侧，长 25 ~ 30cm。与其他小肠不同处：部位较深，紧贴腹后壁 1 ~ 3 腰椎的右前方；较固定，除始末两处外，均在腹膜后；肠腔较大；与胰胆管关系密切。

（一）十二指肠的分部

十二指肠据其形态可分成 4 部分（图 6-5）。

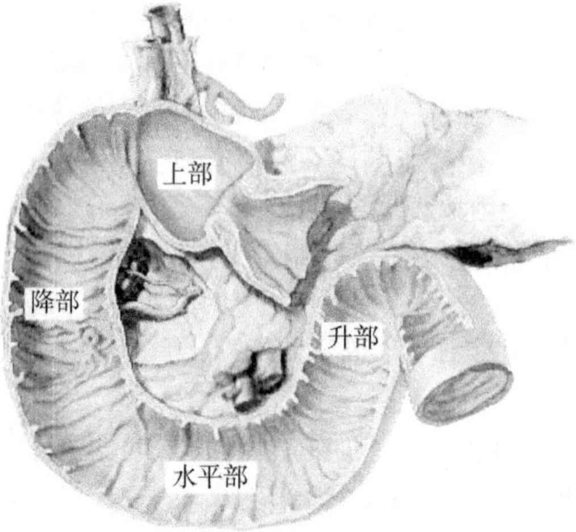

图 6-5　十二指肠的分部

1. 球部　幽门向右并向后上，到肝门下胆囊颈处转向下，形成十二指肠上曲，接第二段降部，长 5cm，近端一半有大小网膜附着，为十二指肠球部属腹膜内位，能活动，其余部分在腹膜外，无活动性。此段上方为肝方叶、胆囊及肝十二指肠韧带。其下方为胰头，后方为胆总管、胃十二指肠动脉、门静脉通过，与下腔静脉间仅隔一层疏松结缔组织。球部黏膜面平坦无皱襞，钡剂 X 线检查呈三角形阴影，前壁溃疡易穿孔，涉及结肠上区，后壁溃疡穿孔则累及网膜囊。

2. 降部　始于十二指肠上曲，沿腰椎右侧垂直下降至第 3 腰椎转向右形成十二指肠下曲，接第三段水平部，长 7 ~ 8cm，位腹膜外，横结肠及系膜于其前跨越，后方为右肾及右输尿管，内侧为胰头，胆总管末端降部黏膜多为环状皱襞，其后内侧壁有纵行皱襞，下端为 Vater 乳头，位于降部中、下 1/3 交界处。胆总管、胰管开口于此，其左上方 1cm 处另见一小乳头为体胰管（Santorini）开口处，胃十二指肠动脉的分支胰十二指肠上动脉支行走于胰头与十二指肠降部沟内。

3. 水平部　长 12 ~ 13cm，十二指肠下曲开始，于输尿管、下腔静脉、腰椎和主动脉前方，水平方向至第 3 腰椎左侧，位腹膜外，上方为胰头，前方右侧为腹膜，左侧为空回肠系膜根部跨越，肠系膜上动脉于水平部前下降进入肠系膜根部。如肠系膜上动脉起点过低，可引起肠系膜上动脉压迫症（Wilkes 综合征）。肠系膜上动脉分支胰十二指肠下动脉位于胰腺及水平部上缘沟内。

4. 升部　水平部向左上斜升，到达第 2 腰椎左侧折转向下前和左侧形成十二指肠空肠曲，与空肠相连，长 2 ~ 3cm。十二指肠空肠曲左缘，横结肠系膜下方，为十二指肠悬韧带，即屈氏（Treitz）韧带，韧带较小呈三角形的肌纤维组织带，伸入腹膜后，位于胰腺和脾静脉后，左肾静脉前由左右膈脚在腹膜后附着于末端十二指肠上缘，有时达附近空肠。小肠梗阻探查时或胃空肠吻合时均需以十二指肠空肠曲为标记，由于十二指肠被坚硬的腹膜固定，因此有时在严重的腹部钝性损伤时，易挤压至脊柱而致撕裂。

（二）十二指肠的血管

1. 动脉　十二指肠的血供主要来自胰十二指肠上动脉和胰十二指肠下动脉，胰十二指肠上动脉是胃十二指肠的分支，又分为胰十二指肠上前动脉和胰十二指肠上后动脉，分别沿胰头前后与十二指肠降部间沟内下行。胰十二指肠下动脉是肠系膜上动脉分支，也分为前后两支，沿胰头前后与十二指肠水平部间沟内上行，分别与相应的胰十二指肠上前、后动脉吻合，形成前后两动脉弓，于腹腔动脉和肠系膜上动脉间形成广泛动脉吻合网。由于胰头和十二指肠均由此二动脉供应，因此不可能单独切除胰头或十二指肠，十二指肠周围丰富的动脉吻合网，要靠外科结扎或动脉栓塞 1 ~ 2 支主要血管，达到控制十二指肠后壁溃疡出血是非常困难的。此外十二指肠上部尚有来自胃十二指肠动脉的十二指肠上动脉和十二指肠后动脉以及胃网膜右动脉和胃右动脉的小分支供应（图 6-6）。

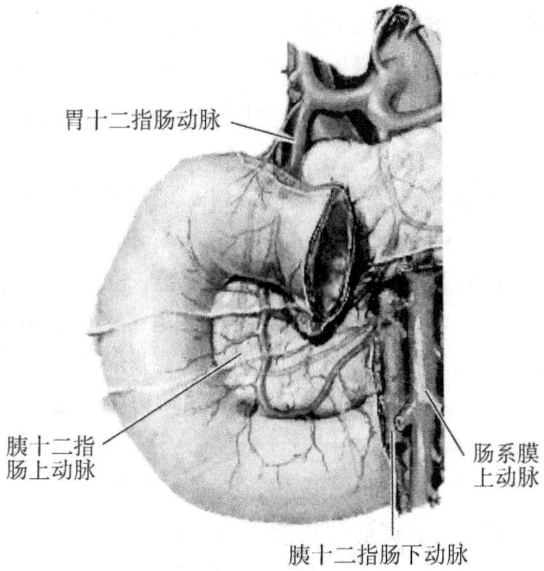

图 6-6　十二指肠的动脉

2. 静脉　十二指肠静脉多与相应动脉伴行，除胰十二指肠上后静脉直接汇入门静脉外，其他静脉均汇入肠系膜上静脉。

（三）十二指肠的淋巴引流和神经

十二指肠淋巴引流一般与血管伴行，原发性十二指肠癌可直接侵犯或通过淋巴浸润胰腺，通常首先扩散到十二指肠周围淋巴结和肝脏，胰腺癌转移往往到十二指肠上曲和十二指肠后淋巴结。十二指肠内部神经支配源自 Auerbach 和 Meissner 神经丛，副交感神经来自迷走神经的前支和腹腔支。交感神经来自腹腔神经节的内脏神经。

（四）十二指肠壁的微细结构

小肠是消化和吸收的重要部位，绒毛和肠腺是与小肠功能相适应的特殊结构。十二指肠作为小肠的一部分，也具有小肠管壁的典型四层结构，包括黏膜、黏膜下层、肌层和浆膜层。在距幽门 2 ~ 5cm 处的小肠壁上开始出现环形皱襞，它是黏膜和黏膜下层共同向肠腔突出所形成的，在十二指肠的远侧部及空肠近侧部最发达。黏膜的表面可见许多细小的突起，称肠绒毛，由上皮和固有层共同向肠腔突出而形成。绒毛根部的上皮向固有层内凹陷形成肠腺。绒毛及肠腺的上皮相连续，肠腺直接开口于肠腔。

1. 肠绒毛　肠绒毛长 0.5 ~ 1.5mm，形状不一，十二指肠的绒毛呈叶状。上皮覆盖绒毛的表面，为单层柱状上皮，大部分是吸收细胞，少部分是分泌黏液的杯状细胞，作用为分泌黏液，对黏膜有保护和润滑作用。固有层是绒毛的中轴，由细密的结缔组织构成，其中含有较多的淋巴细胞、浆细胞、巨噬细胞、嗜酸性粒细胞等细胞成分，并有丰富的毛细血管，以利于氨基酸和葡萄糖的吸收。在绒毛中央可见中央乳糜管，可收集运送上皮细胞吸收进来的脂肪。

2. 肠腺　肠腺又称肠隐窝，是小肠上皮在绒毛根部下陷至固有层而形成的管状腺，开口于相邻绒毛之间，构成肠腺的细胞有吸收细胞、杯状细胞、未分化细胞、帕内特细胞和内分泌细胞。吸收细胞和杯状细胞与肠绒毛的上皮细胞相同。未分化细胞通过不断分裂增殖，从肠腺下部向绒毛顶端迁移以补充绒毛顶端脱落的吸收细胞和杯状细胞。帕内特细胞则具有合成蛋白质和多糖复合物的功能。十二指肠除含有普通肠腺外，黏膜下层还有分支管泡状的十二指肠腺，又称 Brunner 腺，开口于普通肠腺的底部，它是一种黏液腺，腺细胞可以产生中性糖蛋白及碳酸氢盐，可保护十二指肠黏膜免受胃酸和胰液的侵蚀。十二指肠腺还分泌尿抑胃素，能强烈抑制胃酸分泌并刺激小肠上皮生长转化过程。

三、胃的生理

胃具有运动和分泌两大功能。从生理观点，胃分为近端胃和远端胃，近端胃包括贲门、胃底部和胃体部，有着接纳、储藏食物和分泌胃酸的功能。远端胃相当于胃窦部，分泌碱性胃液，同时将所进食物磨碎，与胃液混合搅拌，达到初步消化的作用，形成食糜，并逐步分次地自幽门排至十二指肠。

（一）胃的运动

食物由胃进入十二指肠的过程称为胃排空。食物从胃完全排空需 4 ~ 6h，以往认为幽门及幽门括约肌的自律性是控制胃排空与十二指肠内容物向胃反流的最主要因素，这一传统观点现已被完全更新。实验证明幽门括约肌并不具有充分管制食物通过幽门的作用。幽门窦、幽门括约肌和十二指肠第一部在解剖结构与生理功能上成为一个统一体，三者紧张性改变和对里蠕动波到达时产生的反应具有一致性，由于幽门括约肌收缩持续时间比其他二者长，因此可阻止十二指肠内容物的倒流。胃内液体食物的排空取决于幽门两侧的胃和十二指肠内的压力差。固体食物必须先经胃幽门窦研磨至直径在 2mm 以下，并经胃内的初步消化，固体食物变为液态食糜后方右排空至十二指肠。胃既有接纳和储存食物的功能，又有泵的功能。胃底和胃体的前部（也称头区）运动较好，主要功能为储存食物。胃体的远端和胃窦（称尾区）有较明显的运动，其功能是研磨食物，使食物与胃液充分混合，逐步排入十二指肠。

1. 容受性舒张　咀嚼和吞咽食物时刺激了口腔、咽和食管的感受器，通过迷走神经反射地使胃底和胃体的胃壁舒张，准备接纳入胃食物，这种现象称为容受性舒张。胃容量由空腹时 50mL 进食后增加到 500 ~ 5 000mL 而胃腔内的压力变化不大。胃底和胃体的平滑肌纤维具有弹性，其长度较原来增加 2 ~ 3 倍，可容纳数十倍于原来体积食物。胃的容受性舒张是通过迷走神经的传入和传出通路反射实现的，切断两侧迷走神经后，容受性舒张不再出现。这个反射中，迷走神经的传出通路是抑制性纤维，其末梢释放的递质既非乙酰胆碱，也非去甲肾上腺素，而可能是某种肽类物质。此外胃头区有持续缓慢性收缩和胃底波，保持一定压力有利于食物缓慢向尾区移动。

2. 胃的蠕动　食物进入胃后约 5min，蠕动即开始。蠕动是从胃的中部开始，有节律地向幽门方向进行。胃饱满时，尾区的运动主要是蠕动。胃的基本电节律起源于胃体大弯侧近端 1/3 和远端 2/3 连接处的纵行肌，为起搏点（pacemaker）由此沿胃体和胃窦向幽门方向扩散，节律约 3/min，其速度愈近胃窦愈快，大弯侧略快于小弯侧，这样把胃内容物向前推移，蠕动波到达胃窦时，速度加快。蠕动的生理意义是：一方面是食物与胃液充分混合，以利于胃液发挥消化作用；另一方面，则可搅拌和粉碎食物，并推进胃内容物通过幽门向十二指肠移行。

3. 胃的排空　胃的排空是食物由胃排入十二指肠的过程。胃蠕动将食糜送入终末胃窦时，胃窦内压力升高，超过幽门和十二指肠压力，使一部分食糜送入十二指肠，由于终末胃窦持续收缩，幽门闭合，而终末胃窦处压力持续升高，超过胃窦近侧内压力，食糜（颗粒直径 > 1mm）又被持续收缩送向近侧胃窦，食糜反复推进与后退，食糜与消化液充分混合，反复在胃内研磨，形成很小颗粒，（颗粒直径 < 0.5cm），待幽门开放，十二指肠松弛时，再使一部分食物进入十二指肠，待下一蠕动波传来时再行重复。

胃的排空率受来自胃和十二指肠两方面因素的控制。

（1）胃内因素促进排空：

①胃内食物量对排空率的影响：胃内容物作为扩张胃的机械刺激，通过壁内神经反射或迷走—迷走神经反射，引起胃运动的加强。一般，食物由胃排空的速率和留在胃内食物量的平方根成正比。食物的渗透压和化学成分也对排空产生影响。糖类的排空时间较蛋白质类为短，脂肪类食物排空时间最长，胃完全排空通常为 4 ~ 6h。

②胃泌素对胃排空的影响：扩张刺激以及食物的某些成分，主要是蛋白质消化产物，可引起胃窦黏膜释放胃泌素。胃泌素除了引起胃酸分泌外，对胃的运动也有中等程度的刺激作用，可提高幽门泵的活动，但使幽门舒张，因而对胃排空有重要的促进作用。

（2）十二指肠因素抑制排空：

①肠 - 胃反射对胃运动的抑制：十二指肠壁上存在多种感受器，酸、脂肪、渗透压及机械扩张，都

可刺激这些感受器，反射性的抑制胃运动，引起胃排空减慢，这个反射称为肠－胃反射，其传出冲动可通过迷走神经、壁内神经，甚至还可能通过交感神经等几条途径传到胃。肠－胃反射对酸的刺激特别敏感，当 pH 降到 3.5 ~ 4.5 时，反射即可引起，它抑制幽门泵的活动，从而阻止酸性食糜进入十二指肠。

②十二指肠产生的激素对胃排空的抑制：当过量的食糜，特别是酸或脂肪由胃进入十二指肠后，可引起小肠黏膜释放几种不同的激素，抑制胃的运动，延缓胃的排空。促胰液素、抑胃肽等都具有这种作用，统称为肠抑胃素。

上述在十二指肠内具有抑制胃运动的各项因素并不是经常存在的，随着盐酸在肠内被中和，食物消化产物的被吸收，它们对胃的抑制性影响便逐渐消失，胃运动便又逐渐增强，因而又推送另一部分食糜进入十二指肠。

胃运动还受神经调节：①迷走神经为混合性神经，其内脏运动（副交感）纤维主要通过神经递质如乙酰胆碱和刺激平滑肌运动，迷走神经所含的内脏感觉纤维使胃底在进食时产生容受性舒张；②交感神经主要是通过胆碱能神经元释放神经递质或直接作用于平滑肌细胞而抑制胃平滑肌运动。

（二）胃的分泌

胃液分泌分为基础分泌（或称消化间期分泌）和刺激性分泌（即消化期分泌）。基础分泌是指不受食物刺激时的基础胃液分泌，其量甚小。刺激性分泌则可以分为三个时相：①迷走相或称头相；②胃相；③肠相。

1. 胃液的成分

（1）盐酸：胃液中的盐酸称胃酸，为壁细胞分泌，胃分泌盐酸的能力取决于壁细胞的数量和功能状态，胃液中 H^+的最大浓度可高至 150 ~ 170mmol/L，比血液 H^+浓度高百万倍以上。壁细胞内的 H^+由水解离而来，依靠分泌小管侧细胞膜上的离子泵或 H^+-K^+-ATP 酶，将 H^+主动转入小管内，同时将小管内的 K^+置换进入细胞，血浆 Cl^- 通过壁细胞进入小管内与 H^+结合成 HCl。

壁细胞基底膜上有胆碱能、胃泌素和组胺受体。迷走神经胆碱能兴奋可直接作用于壁细胞胆碱能受体分泌盐酸，也可通过中间神经元刺激胃窦部神经介质胃泌素释放肽（gastrin releasing peptide，GRP）或铃蟾肽（bombesin）分泌胃泌素。胃泌素可通过血液循环直接作用于壁细胞胃泌素受体，促进胃酸分泌。局部刺激胃肥大细胞分泌组胺，直接作用于壁细胞组胺受体分泌胃酸。

盐酸的作用为激活胃蛋白酶原；杀灭胃内细菌，使胃和小肠内呈无菌状态；盐酸到小肠后引起胰泌素释放，促进胰液胆汁和小肠液分泌；盐酸的酸性环境有助于小肠对铁和钙的吸收。

（2）胃蛋白酶原：胃腺的主细胞产生胃蛋白酶原，幽门腺和 Brunner 腺也可分泌胃蛋白酶原，经胃酸的作用，胃腔内 pH 降至 5.0 以下，无活性的胃蛋白酶原能变为活性的胃蛋白酶，pH 为 1.8 ~ 3.5 时酶的活性最强，随着 pH 升高，其活性降低；pH6 以上则被灭活。此外胃蛋白酶原可通过分离出小分子多肽的途径，自我激活为胃蛋白酶，分子量由 42 500 降至 35 000。

胃蛋白酶是一种内肽酶能水解摄入食物中的蛋白质肽键，产生多肽和氨基酸较少，胃泌素、组胺及迷走神经兴奋等刺激胃酸分泌的因素，也能促使胃蛋白酶原分泌，阿托品则抑制其分泌。

（3）内因子：壁细胞分泌的一种糖蛋白，能与维生素 B_{12} 相结合，在回肠远端黏膜吸收，保护维生素 B_{12} 不被小肠水解酶破坏。缺乏内因子时，维生素 B_{12} 吸收不良，影响红细胞生成，产生巨幼红细胞性贫血。增加胃酸蛋白酶原分泌的因素，同样能增加内因子分泌。

（4）黏液：胃黏膜上皮细胞、胃腺体黏液颈细胞以及贲门腺和幽门腺均分泌黏液，无色透明为碱性，黏液中主要为糖蛋白，还有黏多糖、黏蛋白等。黏膜上皮分泌的黏液呈胶冻状，黏稠度甚大，覆盖胃黏膜表面，为不溶性黏液。胃腺体分泌的黏液为透明水样液体，为可溶性黏液。

黏液与胃黏膜分泌的 HCO_3^- 组成“黏液碳酸氢盐屏障”保护胃黏膜，胃腔内 H^+向胃壁扩散，通过胶冻黏液层的速度很慢，H^+和 HCO_3^- 在此层中和，因此黏液层腔侧的 pH 为 2，呈酸性，而上皮细胞侧 pH 为 7，呈中性或偏碱性，使胃蛋白酶丧失分解蛋白质的作用，有效地防止 H^+逆向弥散，使胃黏膜免受 H^+侵蚀。

2. 胃液分泌的调节　胃液分泌可分为基础分泌和刺激性分泌。基础分泌调节因素主要是迷走神经张力和胃泌素释放，胃液呈中性或碱性。刺激性分泌有三个时相。

（1）头相：食物的气味、形状和声音对视觉、嗅觉、听觉等刺激通过大脑皮质以条件反射形式引起胃液分泌，食物在口腔咀嚼和吞咽，刺激口腔、咽和食管的感受器，也能引起胃液分泌，由于这些感受器主要集中在头面部位，其传出神经为迷走神经，通过末梢释放乙酰胆碱引起胃酸分泌，称为头相分泌。分泌量大，占餐后泌酸量的20% ~ 30%，酸度高，胃蛋白酶含量更高，此外，迷走神经兴奋胃窦部释放胃泌素，通过血循环作用于壁细胞使胃酸分泌增加。引起胃泌素释放的迷走神经纤维非胆碱能可能是肽类物质，不能被阿托品阻断，胃迷走神经切断后，头相分泌即消失。

（2）胃相：食物进入胃底和胃体，膨胀对胃壁引起机械性刺激，通过迷走神经兴奋和壁内神经丛的局部反射，增加胃酸分泌，食物特别是蛋白质消化产物，直接作用于胃窦部G细胞，大量释放胃泌素特别是肥大细胞释放组胺，促使壁细胞分泌大量增加，这种分泌称为胃相分泌。其特点为胃液量大，酸度高，胃蛋白酶含量较低。胃内盐酸的浓度对胃液分泌呈负反馈调节，pH > 3时分泌增加，pH1.2 ~ 1.5时，胃液分泌明显抑制，盐酸通过刺激D细胞释放生长抑素，抑制胃泌素及胃酸分泌，并能直接抑制G细胞，减少胃泌素释放。十二指肠溃疡患者胃酸高于正常，但其胃相分泌中，胃泌素值并不降低，可能与反馈机制缺陷有关。

（3）肠相：食物进入十二指肠和空肠近端，十二指肠黏膜释放胃泌素，空肠黏膜释放肠泌酸素（entero-oxyntin），氨基酸在小肠吸收后也能引起胃液分泌，称为肠相分泌。但胃液分泌量较小，占餐后胃酸分泌量的5% ~ 10%。盐酸对十二指肠黏膜刺激，使其释放促胰液素、胆囊收缩素、脂肪消化产物也能刺激十二指肠黏膜释放抑胃肽，这些肠抑胃素均能抑制胃液分泌。另外这些胃肠激素对胃运动和胃排空也有调节作用，胃排空受神经和体液因素的调控。胃肠激素在这两方面均发挥重要作用，它们以内分泌、神经内分泌或作为肽能神经递质等方式对胃排空进行精细调节。

胃液的分泌还受一些内源性物质的影响，包括乙酰胆碱、胃泌素及组胺。

（1）乙酰胆碱：大部分支配胃的副交感神经节后纤维末梢释放乙酰胆碱。乙酰胆碱直接作用于壁细胞膜上的胆碱能受体，引起盐酸分泌增加。该作用能被胆碱能受体阻断药（如阿托品）阻断。

（2）胃泌素：主要由胃的G细胞分泌，释放后通过血液循环作用于壁细胞，刺激其分泌盐酸。

（3）组胺：产生组胺的细胞是存在于固有膜中的肥大细胞，正常情况下，胃黏膜恒定的释放少量组胺，通过局部弥散到邻近的壁细胞，刺激其分泌。

以上三种内源性促分泌物，一方面可通过各自在壁细胞上的特异性受体，独立地发挥刺激胃酸分泌的作用；另一方面，三者又相互影响，具有协同作用。

四、十二指肠的生理

（一）十二指肠的分泌

十二指肠黏膜下层中十二指肠腺（Brunner腺），分泌碱性液，内含黏蛋白，黏稠度很高，保护十二指肠黏膜上皮，不被胃酸侵蚀。全部小肠黏膜均有肠腺又称Lieberkuhn腺，分泌小肠液。十二指肠黏膜上皮还有许多不同的内分泌细胞，分泌各种内分泌素调节消化分泌和运动功能。

1. S细胞　分泌胰泌素，使胰腺导管上皮细胞分泌大量水分和碳酸氢盐，胰液分泌量大为增加，酶的含量不高。尚能刺激肝胆汁分泌，胆盐不增加，抑制胃酸分泌和胃的运动。胰泌素分泌受十二指肠腔内pH调节，当pH < 4.5以下，十二指肠黏膜即分泌，否则即反馈抑制，与胆囊收缩素有协同作用。

2. I细胞　分泌胆囊收缩素，引起胆囊强烈收缩，Oddi括约肌松弛，促使胆囊胆汁排放，促进胰酶分泌，促进胰组织蛋白质和核糖核酸合成对胰腺组织有营养作用，抑制胃酸分泌延迟胃排空，十二指肠腔内脂肪和蛋白质激起胆囊收缩素分泌。

3. K细胞　分泌抑胃肽（gastric inhibitory polypeptide，GIP），抑制胃酸分泌及胃蠕动，葡萄糖和脂肪可促使其分泌，进食糖类后可加强胰岛素分泌。

4. D细胞　分泌生长抑素，对胃肠道功能起抑制作用，胃液分泌和动力，胆囊收缩，小肠动力和血流量，胰高血糖素，胰岛素、胰多肽均呈抑制作用，可用以治疗食管静脉曲张出血、肠外瘘及消化性溃疡等。

5. EC细胞　分泌胃动素，十二指肠及小肠内的肠嗜铬细胞释放胃泌素，可定时调节肠移行性运动综合波（migrating myoelectric complexes，MMC）。

此外尚有EC细胞分泌5-羟色胺以及血管活性肠肽（vasoactive intestinal peptide，VIP）P物质等，十二指肠黏膜腺体分泌的肠液中含有多种消化酶如脂肪酶、蔗糖酶、乳糖酶、蛋白酶等，对消化起补充作用。

（二）十二指肠的运动

十二指肠和小肠的运动有紧张性收缩、分节运动和蠕动三种形式，使食糜与消化液充分混合，进行化学性消化，并向远端推进，小肠平滑肌的基本电节律起搏点位于十二指肠近胆管入口处的纵行肌细胞，其频率为11/min，在禁食时或消化间期，小肠的运动形式为移行性运动综合波（MMC），以一定间隔于十二指肠发生，沿着小肠向远端移行，周期性一波又一波进行。

十二指肠运动的调节，除纵行肌和环行肌间内在神经丛起主要作用，一般副交感神经的兴奋加强肠运动，而交感神经兴奋则起抑制作用。但有时要依肠肌当时的状态决定。除神经递质乙酰胆碱和去甲肾上腺素外，肽类激素如脑啡肽、P物质和5-羟色胺均有兴奋作用。

五、常用的胃、十二指肠动力研究方法

（一）胃排空的检测

胃排空的监测方法较多，包括核素法、B超、X线及呼气试验等方法。

1. 核素法　核素测定方法是将放射性标记的药物，混均于标准食物内，口服后用伽马照相机在胃区进行连续照相，不仅可获得胃区的动态图像，同时可经计算机处理获得胃排空时间，因此称为放射性同位素闪烁照相法。由于所用的放射性药物的化学性能稳定，不被胃肠道及胃肠道黏膜所吸收，在胃内的运动过程与食物的运动过程完全一致。常见的适应证包括：①具有持续或反复的上腹不适、疼痛、早饱、腹胀、恶心和呕吐等症状，需明确或除外胃动力异常；②为胃轻瘫和功能性消化不良等胃动力异常疾病提供诊断依据，明确严重程度，以及帮助分析病因；③食管或胃疾病需要手术，手术前帮助确立诊断，手术后了解胃排空的变化；④评价胃动力药物的治疗效果，并协助寻找更好的治疗胃动力异常的药物；⑤胃的生理和病理研究。

2. B超　实时超声对胃运动功能的检查包括：胃窦、幽门的运动频率及强度；十二指肠胃逆蠕动的观察；胃内容物的排空等。超声波胃排空的检查方法目前常用的是Boloni法，以胃窦面积和胃窦体积为基础。胃窦面积是根据患者不同体位时胃窦的面积的变化反映胃的排空速度。而胃窦体积法则通过试餐前后胃窦体积的变化反映胃的排空。该方法与核素法有较好的一致性。

超声波检查无创、患者易于接受，可在短期内重复进行。因此，临床上多用于对胃肠动力药物的疗效观察。但是超声波胃排空技术需要经验丰富的操作者且耗时较长，在普通的混合试餐中此技术无法区分液体和固体，仅能用来观察液体和固液体混合食物的排空；另外，超声波图像还受胃肠气体的干扰。

3. ^{13}C呼气试验　放射性同位素闪烁照相法无论在基础研究还是临床应用上目前均认为是评估胃排空的金标准，尤其是双重标记同位素法的应用不仅能同时观察胃液体及固体的排空状况，还可了解食物在胃内的分布情况。但是该方法的放射性及需要较高的核医学条件而限制了它的应用。^{13}C是一种稳定的同位素，具有同碳元素相同的化学特性但无放射性。水溶性的醋酸或辛酸不在胃内分解吸收而以原型排入十二指肠，在十二指肠近端迅速被吸收并经肝脏代谢产生CO_2呼出体外，根据呼气中^{13}C丰度变化反映胃对液体食物的排空。因此应用^{13}C标记的试餐可测定胃排空状况。$^{13}CO_2$呼吸试验胃排空检测法由于其操作简便、无放射性，结果稳定、可靠而适用于基础和临床科研，尤其是用于对胃肠动力药物的临床疗效评价。但与闪烁照相法相比，单纯$^{13}CO_2$呼吸试验不能同时检测胃液相和固相排空、$^{13}CO_2$呼吸试验无法显示食物在胃内的分布。

4. 不透X线标志物法　用不透X线标志物的测定原理是口服一种或一种以上不透X线标志物后定期摄片，计算在一定时间内不透X线标志物通过胃的情况。不透X线标志物可用硫酸钡做成钡条，长度为10mm，直径为1mm。进试餐时，分4～5次吞服不透X线的标志物20个，餐后定期摄腹部平片，直至标志物从胃内全部排出，或摄片至餐后一段时间，在拍片之前，可口服少许钡剂，使之勾画出胃的轮廓，

以便于观察。

该方法操作简单，仪器要求不高，只要能进行腹部平片，均可进行该检查。而且该方法目前已经简化成餐后5h照一张腹平片，很容易完成。可用于功能性消化不良、各种病因的胃轻瘫及胃动力紊乱情况的胃排空功能的测定，并用于观察促动力药对胃排空的反应。由于钡条是不消化的标志物，因此从某一种程度上来说，胃钡条排空检查也反映胃消化间期的功能。

（二）胃电图的应用

胃电图（EGG）可检测异常胃电节律，该方法利用皮肤电极从人体腹壁体表记录胃电活动，作为胃功能活动的客观生物电指标。根据胃电图波形及参数的特异性，可对胃的疾病患者做出参考诊断，同时亦可对治疗效果做出判定。该设备包括电极、记录仪及分析软件等。正常胃电主频为2～4周/分，餐后应占75%以上。临床上用来检查胃轻瘫、评估提示有胃动力障碍症状的患者（恶心、呕吐、餐后饱胀、餐后腹痛等）、检测改变胃肌电活动的药物疗效（止呕药、促胃肠动力药）、检测有胃肠道其他部位症状的患者，是否也存在胃运动功能异常。

该检查的缺点在于检查时间过短，可能会漏诊短暂的胃电节律失常、运动可导致胃电节律失常样误差、记录到结肠电信号、与十二指肠电节律重叠（10～12周/分）、皮肤准备不足可能会放大运动或其他电波（例如手提电话）干扰所致的误差。

由于胃电图检查结果与临床实际情况存在较多的不确定性，目前认为胃电图检查只用于临床研究，暂不宜用于临床诊断。

（三）顺应性的检测

胃的顺应性与弹性有关，顺应性大小主要由结缔组织和平滑肌决定。胃的顺应性以压力变化和容积变化的比和表示，即在同样的压力状态下容积越大，顺应性越大；同样容积状态下压力越大，顺应性越小。胃顺应性检测与胃内压力、排空及症状发生等均有密切关系，其检测具有重要的临床意义，主要用来检查近端胃压力及容积关系。

顺应性的检测的设备为电子恒压器，由一个应力传感器通过电子转换器连接于一个注气（抽气）系统（气泵）。该检查通过在胃内置入一个双腔气囊，分别外连应力传感器和气泵。电子恒压器通过一个电子反馈机制来改变囊内的气体量以维持气囊内的恒压状态。当囊内压力升高时，气泵开始抽气，当囊内压力降低时，气泵开始注气。因此，在恒压状态下电子恒压器可以根据气囊内体积（缩小或扩大）的变化来测定胃底运动（收缩或舒张）的变化。

（四）胆汁－胃反流的检测

利用放射性核素在胆汁内浓聚，而不被胃肠道黏膜所吸收，并经肠道排出的特点，来观察有无胆汁一胃反流。所用的核素包括^{99m}Tc-二乙基乙酰苯胺基亚氨二醋酸（^{99m}Tc-EHIDA）患者需空腹12h，检查时患者仰卧于伽马照相机探头下，视野包括上腹部，自肘静脉注入核素，按胆道显像方法照相，待胆囊显影、肠道内出现放射性，即给患者口服另一种核素，以显示胃的轮廓和位置，若有胆汁－胃反流，即可在胃的区域内，出现放射性填充。

（五）胃、十二指肠压力监测

消化道的压力测定是指通过压力传感器，将消化道腔内的压力变化的机械性信号变为电信号，经多导生理仪记录下来的一种技术。该技术是胃肠动力生理和病理生理及临床诊断的重要研究和检查手段。由于消化道各部分有其运动生理特点，因此各部分的压力测定有所不同。而胃和十二指肠的测压要求观察消化间期和消化期的运动模式。

胃和十二指肠压力监测系统包括，微型传感器、监测导管、生理记录仪及灌注系统。压力监测的内容包括，移行性复合运动的参数、胃窦、幽门、十二指肠协调收缩的情况、孤立性幽门收缩波及餐后压力形式等。

测压能提供有关消化间期和消化期的动力信息，有助于确定病理生理改变如肌源性还是神经源性；有助于确定病变的部位，还能监测病程和对治疗的反应。测压可避免一些更具侵入性的检查。胃窦、幽门、十二指肠压力测定主要用于排除代谢、黏膜损害和机械性梗阻后可疑有胃动力异常。下列情况可行胃窦、幽门、十二指肠压力测定：①有消化不良症状，经内镜或X线检查排除器质性病变；②有梗阻症状但经内镜或造影排除机械性梗阻；③一些内分泌、代谢、神经性和精神性疾病如有明确胃排空的延缓或小肠通过时间延长。该检查的禁忌证主要与经口插管有关。如有解剖异常、憩室和瘘管、有呼吸道疾病或对窒息反射高敏的患者耐受差。

第二节　幽门螺杆菌感染的诊治

一、概述

幽门螺杆菌（Helicobacter pylori，H. pylori）是定植于胃黏膜上皮表面的一种微需氧革兰阴性菌。螺旋杆菌属螺菌科，由活动的螺旋形菌体和数根带鞘鞭毛组成。1982年澳大利亚学者Marshall和Warren首先从人胃黏膜中分离培养出幽门螺杆菌，并证明其与胃、十二指肠疾病，尤其是慢性胃炎和消化性溃疡的发病相关。此后的20多年，全世界范围内大量的研究结果进一步证明了幽门螺杆菌对慢性胃炎和消化性溃疡的致病性，而且这种细菌与胃腺癌和胃黏膜相关淋巴组织淋巴瘤（mucosa-associated lymphoid tissue lymphoma，MALTL）发病也密切相关。澳大利亚学者Warren和Marshall因为他们对幽门螺杆菌的发现，并证明该细菌感染会导致胃炎和消化性溃疡，赢取了2005年诺贝尔生理学及医学奖。

二、流行病学和自然病史

流行病学资料表明，幽门螺杆菌在全球自然人群中的感染率超过50%，但各地差异甚大，发展中国家幽门螺杆菌感染率明显高于发达国家。在不同人群中，儿童幽门螺杆菌的感染率为10% ~ 80%。10岁前，超过50%的儿童被感染。我国不同地区、不同民族的人群胃内幽门螺杆菌检出率在30% ~ 80%。年龄、种族、性别、地理位置和社会经济状况都是影响幽门螺杆菌感染率的因素。其中首要因素为人群之间社会经济状况的差异。基础卫生设施、安全饮用水和基本卫生保健的缺乏以及不良饮食习惯和过于拥挤的居住环境均会增加幽门螺杆菌的感染率。

幽门螺杆菌主要通过口 - 口或粪 - 口途径传播。污染的胃镜可造成医源性传播。幽门螺杆菌感染者大多无症状。细菌的自发性清除也很少见。所有幽门螺杆菌感染者最终均会发展成胃炎；15% ~ 20%的感染者会发展成消化性溃疡；少于1%的感染者会发展成胃癌，但存在地区差异。在慢性胃炎、胃溃疡和十二指肠溃疡患者，幽门螺杆菌的检出率显著超过对照组的自然人群，分别为50% ~ 70%、70% ~ 80%以及90%。

三、致病机制

感染幽门螺杆菌后，机体难以自身清除之，往往造成终身感染。幽门螺杆菌通过其独特的螺旋形带鞭毛的形态结构，以及产生的适应性酶和蛋白，可以在胃腔酸性环境定植和生存。定植后的幽门螺杆菌可产生多种毒素和有毒性作用的酶破坏胃、十二指肠黏膜屏障，它的存在还使机体产生炎症和免疫反应，进一步损伤黏膜屏障，最终导致一系列疾病的形成。需要指出的是虽然人群感染幽门螺杆菌相当普遍，但感染后的结局却大相径庭：所有幽门螺杆菌感染者最终均会发展成胃炎，但仅少部分发展为消化性溃疡，极少数发展为胃癌或MALT淋巴瘤。目前认为引起这种临床结局巨大差异的原因包括：①宿主因素如年龄、遗传背景、炎症和免疫反应的个体差异等；②环境因素如亚硝胺、高胃酸分泌、高盐饮食、吸烟和非甾体抗炎药（non-steroidal anti-inflammatory drug，NSAID）等与幽门螺杆菌感染的协同作用；③幽门螺杆菌本身的因素，包括不同菌株的毒力、感染的不同阶段对感染者出现何种临床表现均有影响。

四、与疾病的相关性

（一）慢性胃炎

幽门螺杆菌感染是慢性胃炎的最常见病因。这一结论基于以下事实：①临床上大多数慢性胃炎患者的胃黏膜可检出幽门螺杆菌；②幽门螺杆菌在胃内的定植与胃炎分布基本一致；③健康志愿者的研究发现服幽门螺杆菌菌液后出现上腹不适和胃黏膜急性炎症过程，动物实验进一步证实灌胃幽门螺杆菌后实验动物出现胃黏膜急性炎症到慢性活动性炎症的动态变化，急性炎症以中性粒细胞浸润为主，慢性炎症以淋巴细胞、浆细胞为主，也见散在的单核细胞和嗜酸性粒细胞，淋巴滤泡常见；④根除幽门螺杆菌可使胃黏膜炎症消退。

幽门螺杆菌感染与胃黏膜活动性炎症密切相关，长期感染所致的炎症免疫反应可使部分患者发生胃黏膜萎缩和肠化。幽门螺杆菌相关慢性胃炎有两种主要类型，全胃炎胃窦为主和全胃炎胃体为主。前者常有高胃酸分泌，发生十二指肠溃疡的危险性增加；后者胃酸分泌常减少，胃溃疡和胃癌发生的危险性增加。宿主、环境和细菌因素的协同作用决定了幽门螺杆菌相关慢性胃炎的类型和胃黏膜萎缩及肠化的发生和发展。

多数幽门螺杆菌相关慢性胃炎患者无任何症状，部分患者可有非特异性的功能性消化不良（functional dyspepsia，FD）症状。临床上对这一部分慢性胃炎伴消化不良症状患者进行幽门螺杆菌根除治疗可使其中部分患者的症状得到改善。我国新的慢性胃炎共识意见（2006 年）已将有胃黏膜萎缩、糜烂或有消化不良症状的幽门螺杆菌相关慢性胃炎作为根除幽门螺杆菌的适应证。

（二）消化性溃疡

确定幽门螺杆菌感染是消化性溃疡的主要病因无疑是消化性溃疡病因学和治疗学上的一场重大革命。幽门螺杆菌感染是消化性溃疡主要病因的依据包括：①大多数消化性溃疡患者都存在幽门螺杆菌感染，特别在十二指肠溃疡患者中幽门螺杆菌感染率甚至可高达 90% 以上；②根除幽门螺杆菌可显著降低消化性溃疡的复发率。

在此需要指出非甾体抗炎药（NSAID）相关性溃疡与幽门螺杆菌感染的关系。目前认为 NSAID 的应用与幽门螺杆菌感染是消化性溃疡发生的两个重要的独立危险因素。单纯根除幽门螺杆菌本身不足以预防 NSAID 相关溃疡；初次使用 NSAID 前根除幽门螺杆菌可降低 NSAID 相关溃疡的发生率，但在使用 NSAID 过程中根除幽门螺杆菌不能加速 NSAID 相关溃疡的愈合，能否降低溃疡的发生率也有待进一步研究。

（三）胃癌

胃癌的发生是一个多步骤过程，经典的模式是从慢性胃炎经过胃黏膜萎缩、肠化生和不典型增生，最后到胃癌。幽门螺杆菌主要与肠型胃癌的发生有关。胃癌的发生是幽门螺杆菌感染、宿主因素和环境因素共同作用的结果。现有研究结果表明：①幽门螺杆菌可增加胃癌发生的危险性；②幽门螺杆菌根除后可阻断或延缓萎缩性胃炎和肠化的进一步发展．但是否能使这两种病变逆转尚需进一步研究；③幽门螺杆菌根除后可降低早期胃癌术后的复发率；④目前尚未发现明确与胃癌发生相关的幽门螺杆菌毒力基因。

（四）MALT 淋巴瘤

幽门螺杆菌与 MALT 淋巴瘤发生密切相关，表现在：①幽门螺杆菌感染是 MALT 淋巴瘤发生的重要危险因素。幽门螺杆菌感染后，胃黏膜出现淋巴细胞浸润乃至淋巴滤泡，这种获得性的黏膜相关性淋巴样组织的出现，为淋巴瘤发生提供了活跃的组织学背景。幽门螺杆菌感染对局部炎症系统的持续刺激作用，增加了淋巴细胞恶性转化的可能性。②胃 MALT 淋巴瘤在幽门螺杆菌高发区常见、多发。③根除幽门螺杆菌可以治愈早期的低度恶性的胃 MALT 淋巴瘤。

（五）胃食管反流病（gastroesophageal refluxdisease，GERD）

幽门螺杆菌与 GERD 的关系仍未明确。临床流行病学资料表明幽门螺杆菌感染与 GERD 的发生存在某些负相关性，但其本质尚不明确，GERD 患者的幽门螺杆菌感染率低于非反流病患者；幽门螺杆菌感染率高的国家和地区 GERD 的发病率低，与之相应的是在某些发展中国家，随着幽门螺杆菌感染率的降低，与之相关的消化性溃疡，甚至胃癌发病率也相应降低，而 GERD 的发病率却上升了。虽然幽门螺杆菌感染与 GERD 的发生存在一定负相关性，但目前的观点倾向于两者之间不存在因果关系；根除幽门螺杆菌与多数 GERD 发生无关，一般也不加重已存在的 GERD。根除幽门螺杆菌不会影响 GERD 患者应用质子泵抑制药（proton pump inhibitor，PPI）的治疗效果，对于需长期应用 PPI 维持治疗的幽门螺杆菌阳性 GERD 患者，仍应根除幽门螺杆菌。原因在于长期应用 PPI 可升高胃内 pH，影响幽门螺杆菌在胃内的定植范围，由胃窦向胃体扩散，引起全胃炎，并进一步造成胃腺体的萎缩，导致萎缩性胃炎。

（六）胃肠外疾病

流行病学资料表明，定植于胃黏膜的幽门螺杆菌可能与某些胃肠外疾病的发生发展有关。这些报道多数是基于对相关疾病的人群进行幽门螺杆菌感染情况的分析。从目前为数不多的包括根除治疗效果分析的前瞻性研究结果看，对某些疾病根除幽门螺杆菌能不同程度地缓解症状或改善临床指标。目前报道可能与幽门螺杆菌感染有关的疾病涉及范围很广，比较多数的研究报道集中在粥样硬化相关血管疾病、某些血液系统疾病如缺铁性贫血和特发性血小板减少性紫癜，以及皮肤病如慢性荨麻疹等。但幽门螺杆菌感染在这些疾病发生中的机制和地位尚无定论。欧洲的共识意见倾向于认为幽门螺杆菌感染可能与部分缺铁性贫血及特发性血小板减少性紫癜有关；可能的机制涉及细菌感染所导致的交叉免疫反应、所引发的炎症因子激活与释放等。

五、诊断

（一）诊断方法

幽门螺杆菌感染的诊断方法：包括侵入性和非侵入性两类方法。侵入性方法依赖胃镜活检，包括快速尿素酶试验（rapid urease test，RUT）、胃黏膜直接涂片染色镜检、胃黏膜组织切片染色镜检（如 WS 银染、改良 Giemsa 染色、甲苯胺蓝染色、免疫组化染色）、细菌培养、基因检测方法（如聚合酶链反应、寡核苷酸探针杂交等）、免疫快速尿素酶试验。而非侵入性检测方法不依赖内镜检查，包括：^{13}C- 或 ^{14}C- 尿素呼气试验（^{13}C 或 ^{14}C-urea breathtest，UBT）、粪便幽门螺杆菌抗原检测（依检测抗体可分为单抗和多抗两类）、血清和分泌物（唾液、尿液等）抗体检测、基因芯片和蛋白芯片检测等。各种诊断方法均有其应用条件,同时存在各自的局限性,因此在实际应用时应该根据不同的条件和目的,对上述方法做出适当选择。

幽门螺杆菌感染诊断方法的使用说明。

（1）快速尿素酶试验和 ^{13}C 或 ^{14}C- 尿素呼气试验均属于尿素酶依赖性实验，其主要原理都是利用幽门螺杆菌尿素酶对尿素的分解来检测细菌的存在。前者是通过尿素被分解后试剂的 pH 变化引起颜色变化来判断细菌的感染状态；后者则通过让受试者口服被 ^{13}C 或 ^{14}C 标记的尿素，标记的尿素被其胃内的幽门螺杆菌尿素酶分解为 ^{13}C 或 ^{14}C 标记的二氧化碳后从肺呼出，检测呼出气体中 ^{13}C 或 ^{14}C 标记的二氧化碳含量即可诊断幽门螺杆菌感染。

（2）近期应用抗生素、质子泵抑制药、铋剂等药物对幽门螺杆菌可有暂时抑制作用，会使除血清抗体检测以外的检查出现假阴性。因此使用上述药物者应在停药至少 2 周后进行检查，而进行幽门螺杆菌根除治疗者应在治疗结束至少 4 周后进行复查。

（3）消化性溃疡出血、胃 MALT 淋巴瘤、萎缩性胃炎、近期或正在使用 PPI 或抗生素时，有可能使许多检测方法，包括 RUT、细菌培养、组织学以及 UBT 呈现假阴性，此时推荐血清学试验或通过多种检查方法确认现症感染。

（二）诊断标准

幽门螺杆菌感染诊断标准原则上要求可靠、简单，以便于实施和推广。根据我国 2007 年发布的最新的对幽门螺杆菌若干问题的共识意见，以下方法检查结果阳性者可诊断幽门螺杆菌现症感染：①胃黏膜组织 RUT、组织切片染色、幽门螺杆菌培养 3 项中任 1 项阳性；② ^{13}C- 或 ^{14}C-UBT 阳性；③粪便幽门螺杆菌抗原检测（单克隆法）阳性；④血清幽门螺杆菌抗体检测阳性提示曾经感染（幽门螺杆菌根除后，抗体滴度在 5 ～ 6 个月后降至正常），从未治疗者可视为现症感染。幽门螺杆菌感染的根除标准：首选非侵入性方法，在根除治疗结束至少 4 周后进行。符合下述 3 项之一者可判断幽门螺杆菌根除：① ^{13}C 或 ^{14}C-UBT 阴性；②粪便幽门螺杆菌抗原检测（单克隆法）阴性；③基于胃窦、胃体两个部位取材的 RUT 均阴性。

六、治疗

（一）治疗的适应证

幽门螺杆菌感染了世界上超过一半的人口，但感染后的结局却大相径庭，仅有少部分发展为消化性溃疡，极少数发展为胃癌或 MALT 淋巴瘤。考虑到治疗药物的不良反应、滥用抗生素可能引起的细菌耐药以及经济-效益比率，对幽门螺杆菌感染的治疗首先需确定适应证。关于幽门螺杆菌根除治疗的适应证，国内外都有大致相似的共识意见。我国 2007 年幽门螺杆菌根除适应证的共识意见见表 6-1。

表 6-1 幽门螺杆菌根除适应证

幽门螺杆菌阳性疾病	必须	支持
消化性溃疡	√	
早期胃癌术后	√	
胃 MALT 淋巴瘤	√	
慢性胃炎伴胃黏膜萎缩、糜烂	√	
慢性胃炎伴消化不良症状		√
计划长期使用 NSAID		√
胃癌家族史		√
不明原因缺铁性贫血		√
特发性血小板减少性紫癜（ITP）		√
其他幽门螺杆菌相关性胃病（如淋巴性胃炎，胃增生性息内、Menetier 病）		√
个人要求治疗		√

需要说明的是以下几点。

（1）消化不良患者可伴或不伴有慢性胃炎，根除幽门螺杆菌仅对慢性胃炎伴消化不良症状的部分患者有改善症状的作用；在幽门螺杆菌阳性消化不良的治疗策略中，根除治疗前应对患者说明根除治疗的益处，可能的不良反应及费用，若患者理解及同意，可予根除治疗。

（2）由于幽门螺杆菌感染与 GERD 之间存在某些负相关性，其本质尚未明确，因此在新的国内外共识中已将 GERD 从根除幽门螺杆菌的适应证中删除。但对于需长期应用 PPI 维持治疗的幽门螺杆菌阳性 GERD 患者，仍应根除幽门螺杆菌，以最大限度预防萎缩性胃炎的发生。

（3）不明原因的缺铁性贫血、特发性血小板减少性紫癜已作为欧洲 Maastricht Ⅲ共识推荐的幽门螺杆菌根除适应证。随机对照研究证实根除幽门螺杆菌对淋巴细胞性胃炎、胃增生性息肉的治疗有效。多项报道证实根除幽门螺杆菌对 Menetrier 病的治疗有效。鉴于这些疾病临床上少见，或缺乏其他有效的治疗方法，且根除幽门螺杆菌治疗已显示有效，因此作为支持根幽门螺杆菌根除的适应证。

（4）对个人强烈要求治疗者指年龄 < 45 岁，无报警症状者，支持根除幽门螺杆菌；年龄≥ 45 岁或有报警症状者则不主张先行根除幽门螺杆菌，建议先行内镜检查。在治疗前需向受治者解释清楚这一处理策略潜在的风险（漏检胃癌、掩盖病情、药物不良反应等）。

（二）常用治疗幽门螺杆菌感染的药物

多种抗生素，抑酸药和铋剂均用于幽门螺杆菌感染的治疗。现将常用的抗幽门螺杆菌药物介绍如下。

1. 抗生素

（1）阿莫西林（Amoxicillin，A）：为 β-内酰胺类杀菌性抗生素，在酸性环境中较稳定，但抗菌活性明显降低，当胃内 pH 升至 7.0 时杀菌活性明显增强。药物不良反应主要为胃肠道不适如恶心、呕吐和腹泻等，其次为皮疹。幽门螺杆菌对阿莫西林的耐药比较少见。

（2）克拉霉素（Clarithromycin，C）：为抑菌性大环内酯类抗生素，在胃酸中较稳定，但抗菌活性也会降低。根除治疗方案中凡加用克拉霉素者可使根除率提高 10% 以上。该药有恶心、腹泻、腹痛或消化不良等不良反应。现发现对本药的原发性耐药约 10%，继发耐药率则可高达 40%。

（3）甲硝唑（Metronidazole，M）：为硝基咪唑类药物，在胃酸性环境下可维持高稳定性和高活性。甲硝唑的不良反应有口腔异味、恶心、腹痛、头痛、一过性白细胞降低和神经毒性反应等。随着临床广泛应用，对甲硝唑耐药的幽门螺杆菌株大量出现，我国大部分地区耐药率超过 40%，部分地区已高达

80% 以上。

（4）四环素（Tetracycline，T）：属广谱抗生素，抗幽门螺杆菌效果较好。在补救治疗措施中，四环素是常被选用的抗生素之一。但近年对四环素耐药的幽门螺杆菌株也已经开始出现。

（5）呋喃唑酮（Furazolidone，F）：属硝基呋喃类广谱抗生素，已确认其对幽门螺杆菌有抗菌作用，且不易产生耐药性。长期用药可致末梢神经炎。

（6）其他抗生素：在目前幽门螺杆菌对克拉霉素、甲硝唑等常用抗生素耐药率越来越高的情况下，其他抗生素如大环内酯类抗生素阿奇霉素（Azithromycin）、喹诺酮类抗生素如左氧氟沙星（Levofloxacin，L）、莫西沙星（Moxifloxacin）等也开始用于幽门螺杆菌感染的治疗。

2. 抑酸药　包括组胺 H_2 受体阻滞药（H_2 receptor antagonist，H_2RA）（如雷尼替丁、法莫替丁等）和质子泵抑制药（proton pump inhibitor，PPI）（如奥美拉唑、雷贝拉唑等）。H_2 受体阻滞药由于抑酸强度有限，很少用于根除幽门螺杆菌的组方中。质子泵抑制药通过抑制壁细胞胃酸分泌终末步骤的关键酶 H^+-K^+-ATP 酶，发挥强大的抑制胃酸分泌的作用。抑酸药本身并无杀灭幽门螺杆菌的作用，在根除幽门螺杆菌的治疗方案中主要与抗生素合用，以产生协同作用，提高根除率。其作用机制可能为：①提高胃内 pH，增加某些抗生素的抗菌活性；②胃内 pH 提高后影响幽门螺杆菌定植。

3. 铋剂　铋剂（Bismuth，B）如果胶铋、枸橼酸铋钾等，在保护胃黏膜的同时有明显抑制幽门螺杆菌的作用，且不受胃内 pH 影响，不产生耐药性，不会抑制正常肠道菌群，因此常与抗生素合用，根除幽门螺杆菌感染。雷尼替丁枸橼酸铋（ranitidinebismuth citrate，RBC）是雷尼替丁与枸橼酸铋在特定条件下反应生成的络合物，兼有铋剂和 H_2 受体拮抗药的生物活性。

（三）常用治疗方案

由于大多数抗生素在胃内低 pH 环境中活性降低和不能穿透黏液层直接杀灭细菌，因此幽门螺杆菌不易根除。迄今尚无单一药物能有效根除幽门螺杆菌，目前幽门螺杆菌的根除推荐以抑酸药和（或）铋剂为基础加上两种抗生素的联合治疗方案。实施幽门螺杆菌根除治疗时，应选择根除率高的治疗方案。一个理想的治疗方案应该满足如下条件：①根除率≥ 90%；②病变愈合迅速，症状消失快；③患者依从性好；④不产生耐药性；⑤疗程短，治疗简便；⑥价格便宜。实际上，目前任何一个治疗方案都很难同时达到以上标准。目前国内外大部分共识意见的主要观点如下：①所有共识意见均接受三联疗法一 1 种 PPI + 2 种抗生素（通常是克拉霉素+阿莫西林）作为在没有铋剂的情况下的首选方案；②以铋剂为基础的四联疗法具有最高的效价比（若铋剂可得）；③需根据抗生素的耐药性选择不同抗生素；④疗程持续 7 ~ 14d，但仍有争议。

我国 2007 年的共识意见推荐根除幽门螺杆菌的第一线治疗方案如下。① PPI/RBC（标准剂量）+ C（0.5）+ A（1.0）；② PPI/RBC（标准剂量）+ C （05）/A（10）+ M（0.4）/F（0.1）；③ PPI（标准剂量）+ B（标准剂量）+ C（0.5）+ A（1.0）；④ PPI（标准剂量）+ B（标准剂量）+ C（0.5）+ M（0.4）/F（0.1）。治疗方法和疗程：各方案均为 1 日 2 次，疗程 7d 或 10d（对于耐药严重的地区，可考虑适当延长至 14d，但不要超过 14d）。服药方法：PPI 早晚餐前服用，抗生素餐后服用。需要说明的是：① PPI 三联 7d 疗法仍为首选（PPI + 2 种抗生素）；②甲硝唑耐药率≤ 40% 时，首先考虑 PPI + M + C/A；③克拉霉素而药率≤ 15% 时，首先考虑 PPI + C + A/M；④ RB[三联疗法（RBC +两种抗生素）] 仍可作为一线治疗方案；⑤为提高幽门螺杆菌根除率，避免继发耐药，也可以将含铋四联疗法作为一线治疗方案；⑥由于幽门螺杆菌对甲硝唑和克拉霉素耐药，呋喃唑酮，四环素和喹诺酮类（如左氧氟沙星和莫西沙星）因耐药率低、疗效相对较高，因而也可作为初次治疗方案的选择；⑦在幽门螺杆菌根除治疗前至少 2 周，不得使用对幽门螺杆菌有抑制作用的药物如 PPI、H_2 受体阻滞药和铋剂，以免影响疗效。

临床上即便选择最有效的治疗方案也会有 10% ~ 20% 的失败率。对于治疗失败后的患者再次进行治疗称为补救治疗或者再次治疗。补救治疗方案主要包括 PPI +铋剂+ 2 种抗生素的四联疗法，疗程 7 ~ 14d。补救治疗应视初次治疗的情况而定，尽量避免重复初次治疗时的抗生素。补救治疗中的抗生素建议主要采用 M、T、F 和 L 等。较大剂量甲硝唑（0.4g，3/d）可克服其耐药，四环素耐药率低，两者价格均较便宜，与 PPI 和铋剂组成的四联疗法被推荐为补救治疗的首选方案。对于甲硝唑和克拉霉素耐药者应用喹诺酮类药如左氧氟沙星或莫西沙星作为补救治疗或再次治疗可取得较好的疗效。国内对喹诺酮类抗生素的应用经验甚少，选用时要注意观察药物的不良反应。

（四）根除失败的主要原因及补救措施

幽门螺杆菌根除治疗失败的原因有多方面，包括：①细菌本身的因素，如产生耐药性、不同菌株的毒力因子不同、不同基因型菌株的混合感染等；②宿主因素，如宿主的年龄、性别、基因型和免疫状态，宿主对治疗的依从性等；③医源性因素，包括不规范根除治疗或没有严格按照根除治疗适应证进行治疗。其中细菌对抗生素产生耐药性是导致根除失败最重要的原因。流行病学资料显示幽门螺杆菌对甲硝唑的耐药非常普遍，在我国已普遍达到40%以上，对克拉霉素的耐药也在逐年增加，目前约为10%，但对阿莫西林耐药尚低。

避免根除治疗失败以及失败后的补救措施包括：①严格掌握幽门螺杆根除的适应证，选用正规、有效的治疗方案；②联合用药，避免使用单一抗生素；③加强医生对幽门螺杆菌治疗知识的普及与更新；④提高患者依从性。告知患者治疗的重要性，选择不良反应较小的药物治疗，降低治疗费用，均有利于提高患者的依从性；⑤对根除治疗失败的患者，有条件的单位再次治疗前先做药物敏感试验，避免使用幽门螺杆菌已耐药的抗生素；⑥对一线治疗失败者，改用补救疗法时，在甲硝唑耐药高发地区尽量避免使用甲硝唑，应改用其他药物，如呋喃唑酮、四环素等；⑦近年文献报道序贯治疗（PPI + A，5d，接着PPI + C +替硝唑 5d，均为 1 日 2 次）对初治者及初治失败者有较好疗效，但我国相关资料尚少，需在这方面进行研究；⑧寻找新的不易产生耐药的抗生素及研究幽门螺杆菌疫苗。

七、预防

幽门螺杆菌作为一种慢性细菌感染，目前临床上广为使用的以质子泵抑制药或铋剂与抗生素联用的药物疗法虽然可以达到80%左右的根除率，但存在药物不良反应较多、患者的依从性下降、耐药菌株的不断增多以及治疗费用较高等问题。鉴于免疫接种是预防和控制感染性疾病最经济而有效的方法，从20世纪90年代初开始，各国研究人员就开始了对幽门螺杆菌疫苗及其相关免疫机制的研究，目前已经取得了不少令人鼓舞的成果。然而距离找到一种能够有效应用于人体的预防或者治疗幽门螺杆菌感染的疫苗还有很长的路要走。筛选最佳抗原或抗原组合及无毒高效的佐剂，发展无须佐剂的疫苗如活载体疫苗或核酸疫苗，联合不同类型疫苗进行免疫，确定最佳免疫剂量、时间及接种年龄，确定简便有效的免疫途径；疫苗和药物联合使用治疗幽门螺杆菌感染等都还有大量工作需要去做。幽门螺杆菌与宿主之间复杂的相互作用，免疫接种后的保护性反应机制以及所涉及的不同免疫细胞的功能等都还需深入探讨。

第三节　急性胃炎

急性胃炎是由多种不同的病因引起的急性胃黏膜炎症，包括急性单纯性胃炎、急性糜烂出血性胃炎（acute erosive and hemorrhagic gastritis）和吞服腐蚀物引起的急性腐蚀性胃炎（acute corrosive gastritis）与胃壁细菌感染所致的急性化脓性胃炎（acute phlegmonous gastritis）。其中，临床意义最大和发病率最高的是以胃黏膜糜烂、出血为主要表现的急性糜烂出血性胃炎。

（一）流行病学

迄今为止，目前国内外尚缺乏有关急性胃炎的流行病学调查。

（二）病因

急性胃炎的病因众多，大致有外源和内源两大类，包括急性应激、化学性损伤（如药物、乙醇、胆汁、胰液）和急性细菌感染等。

1. 外源因素

（1）药物：各种非甾体消抗炎药（NSAIDs），包括阿司匹林、吲哚美辛、吡罗昔康和多种含有该类成分复方药物。另外常见的有糖皮质激素和某些抗生素及氯化钾等均可导致胃黏膜损伤。

（2）乙醇：主要是大量酗酒可致急性胃黏膜胃糜烂甚或出血。

（3）生物性因素：沙门菌、嗜盐菌和葡萄球菌等细菌或其毒素可使胃黏膜充血水肿和糜烂。Hp 感染可引起急、慢性胃炎，致病机制类似，将在慢性胃炎节中叙述。

（4）其他：某些机械性损伤（包括胃内异物或胃柿石等）可损伤胃黏膜。放射疗法可致胃黏膜受损。偶可见因吞服腐蚀性化学物质（强酸或强碱或来苏尔及氯化汞、砷、磷等）引起的腐蚀性胃炎。

2. 内源因素

（1）应激因素：多种严重疾病如严重创伤、烧伤或大手术及颅脑病变和重要脏器功能衰竭等可导致胃黏膜缺血缺氧而损伤。通常称为应激性胃炎（stress–induced gastritis），如果系脑血管病变、头颅部外伤和脑手术后引起的胃、十二指肠急性溃疡谓之 Cushing 溃疡，而大面积烧灼伤所致溃疡称为 Curling 溃疡。

（2）局部血供缺乏：主要是腹腔动脉栓塞治疗后或少数因动脉硬化致胃动脉的血栓形成或栓塞引起供血不足。另外，还可见于肝硬化门静脉高压并发上消化道出血者。

（3）急性蜂窝织炎或化脓性胃炎：甚少见。

（三）病理生理学和病理组织学

1. 病理生理学　胃黏膜防御机制包括黏膜屏障、黏液屏障、黏膜上皮修复、黏膜和黏膜下层丰富的血流、前列腺素和肽类物质（表皮生长因子等）和自由基清除系统。上述结果破坏或保护因素减少，使胃腔中的 H^+逆弥散至胃壁，肥大细胞释放组胺，则血管充血甚或出血、黏膜水肿及间质液渗出，同时可刺激壁细胞分泌盐酸、主细胞分泌胃蛋白酶原。若致病因子损及腺颈部细胞，则胃黏膜修复延迟、更新受阻而出现糜烂。

严重创伤、大手术、大面积烧伤、脑血管意外和严重脏器功能衰竭及其休克或者败血症等所致的急性应激的发生机制为，急性应激→皮质 – 垂体前叶 – 肾上腺皮质轴活动亢进、交感 – 副交感神经系统失衡→机体的代偿功能不足→不能维持胃黏膜微循环的正常运行→黏膜缺血、缺氧→黏液和碳酸氢盐分泌减少以及内源性前列腺素合成不足→黏膜屏障破坏和氢离子反弥散→降低黏膜内 pH →进一步损伤血管与黏膜→糜烂和出血。

NSAID 所引起者则为抑制环氧合酶（cycloox ygenase，COX）致使前列腺素产生减少，黏膜缺血缺氧。氯化钾和某些抗生素或抗肿瘤药等则可直接刺激胃黏膜引起浅表损伤。

乙醇可致上皮细胞损伤和破坏，黏膜水肿、糜烂和出血。另外幽门关闭不全、胃切除（主要是 Billroth Ⅱ式）术后可引起十二指肠 – 胃反流，则此时由胆汁和胰液等组成的碱性肠液中的胆盐、溶血卵磷脂、磷脂酶 A 和其他胰酶可破坏胃黏膜屏障，引起急性炎症。

门静脉高压可致胃黏膜毛细血管和小静脉扩张及黏膜水肿，组织学表现为只有轻度或无炎症细胞浸润，可有显性或非显性出血。

2. 病理学改变　急性胃炎主要病理和组织学表现以胃黏膜充血水肿，表面有片状渗出物或黏液覆盖为主。黏膜皱襞上可见局限性或弥漫性陈旧性或新鲜出血与糜烂，糜烂加深可累及胃腺体。

显微镜下则可见黏膜固有层多少不等的中性粒细胞、淋巴细胞、浆细胞和少量嗜酸性细胞浸润，可有水肿。表面的单层柱状上皮细胞和固有腺体细胞出现变性与坏死。重者黏膜下层亦有水肿和充血。

对于腐蚀性胃炎若系接触了高浓度的腐蚀物质且长时间，则胃黏膜出现凝固性坏死、糜烂和溃疡，重者穿孔或出血甚至腹膜炎。

另外少见的化脓性胃炎可表现为整个胃壁（主要是黏膜下层）炎性增厚，大量中性粒细胞浸润，黏膜坏死。可有胃壁脓性蜂窝织炎或胃壁脓肿。

（四）临床表现

1. 症状　部分患者可有上腹痛、腹胀、恶心、呕吐和嗳气及食欲缺乏等。如伴胃黏膜糜烂出血，则有呕血和（或）黑粪，大量出血可引起出血性休克。有时上腹胀气明显。细菌感染致者可出现腹泻等。并有疼痛、吞咽困难和呼吸困难（由于喉头水肿）。腐蚀性胃炎可吐出血性黏液，严重者可发生食管或胃穿孔，引起胸膜炎或弥漫性腹膜炎。化脓性胃炎起病常较急，有上腹剧痛、恶心和呕吐、寒战和高热，血压可下降，出现中毒性休克。

2. 体征　上腹部压痛是常见体征，尤其多见于严重疾病引起的急性胃炎出血者。腐蚀性胃炎因口腔黏膜、食管黏膜和胃黏膜都有损害，口腔、咽喉黏膜充血、水肿和糜烂。化脓性胃炎有时体征酷似急腹症。

3. 辅助检查　急性糜烂出血性胃炎的确诊有赖于急诊胃镜检查，一般应在出血后 24 ~ 48h 内进行，可见到以多发性糜烂、浅表溃疡和出血灶为特征的急性胃黏膜病损。黏液湖或者可有新鲜或陈旧血液。一般急性应激所致的胃黏膜病损以胃体、胃底部为主，而 NSAID 或乙醇所致的则以胃窦部为主。注意，X 线钡剂检查并无诊断价值。出血者作呕吐物或大便隐血试验，红细胞计数和血红蛋白测定。感染因素引起者，白细胞计数和分类检查，大便常规和培养。

（五）诊断和鉴别诊断

主要由病史和症状做出拟诊，而经胃镜检查得以确诊。但吞服腐蚀物质者禁忌胃镜检查。有长期服 NSAID、酗酒以及临床重危患者，均应想到急性胃炎可能。对于鉴别诊断，腹痛为主者，应通过反复询问病史而与急性胰腺炎、胆囊炎和急性阑尾炎等急腹症甚至急性心肌梗死相鉴别。

（六）治疗

1. 基础治疗　包括给予安静、禁食、补液、解痉、止吐等对症支持治疗。此后给予流质或半流质饮食。

2. 针对病因治疗　包括根除 Hp、去除 NSAID 或乙醇等诱因。

3. 对症处理　表现为反酸、上腹隐痛、烧灼感和嘈杂者，给予 H_2- 受体拮抗药或质子泵抑制药。以恶心、呕吐或上腹胀闷为主者可选用甲氧氯普胺、多潘立酮或莫沙必利等促动力药。以痉挛性疼痛为主者，可以莨菪碱等药物进行对症处理。

有胃黏膜糜烂、出血者，可用抑制胃酸分泌的 H_2- 受体拮抗药或质子泵抑制药外，还可同时应用胃黏膜保护药如硫糖铝或铝碳酸镁等。对于较大量的出血则应采取综合措施进行抢救。当并发大量出血时，可以冰水洗胃或在冰水中加去甲肾上腺素（每 200mL 冰水中加 8mL），或同管内滴注碳酸氢钠，浓度为 1 000mmol/L，24h 滴 1L，使胃内 pH 保持在 5 以上。凝血酶是有效的局部止血药，并有促进创面愈合作用，大剂量时止血作用显著。常规的止血药，如卡巴克络、抗血栓溶芳酸和酚磺乙胺等可静脉应用，但效果一般。内镜下止血往往可收到较好效果。

其他具体的药物请参照慢性胃炎一节和消化性溃疡章节。

（七）并发症的诊断、预防和治疗

急性胃炎的并发症包括穿孔、腹膜炎、水电解质紊乱和酸碱失衡等。为预防之，细菌感染者选用抗生素治疗，因过度呕吐致脱水者及时补充水和电解质，并适时检测血气分析，必要时纠正紊乱。对于穿孔或腹膜炎者，则必要时外科治疗。

（八）预后

病因去除后，急性胃炎多在短期内恢复正常。相反病因长期持续存在，则可转为慢性胃炎。由于绝大多数慢性胃炎的发生与 Hp 感染有关，而 Hp 自发清除少见，故慢性胃炎可持续存在，但多数患者无症状。流行病学研究显示，部分 Hp 相关性胃窦炎（$< 20\%$）可发生十二指肠溃疡。

第七章

小肠疾病

第一节　小肠吸收不良综合征

吸收不良综合征（malabsorption syndrome）是指一种由各种原因所致的小肠营养物质消化和/或吸收功能障碍所引起的临床综合征。包括对脂肪、蛋白质、糖类、维生素、矿物质及其他微量元素的吸收不足，以脂肪吸收障碍表现明显，各种营养物质缺乏可单一或合并存在。临床表现为腹泻、腹胀、体重减轻、贫血、皮肤色素沉着、关节痛等。

一、Whipple 病

Whipple 病又称肠源性脂肪代谢障碍综合征（intestinal lipodystrophy），是一种由 T. Whipple 杆菌引起的少见的吸收不良综合征。该病特点为在小肠黏膜和肠系膜淋巴结内有含糖蛋白的巨噬细胞浸润，临床表现为腹痛、腹泻、咳嗽、贫血、体重减轻等消化吸收不良综合征。病变可累及全身各脏器。若无有效治疗，患者可死于继发的严重的营养不良。

（一）流行病学

Whipple 于 1907 年首次报道本病，本病极其少见，至今全世界报告仅有 2 000 余例，我国自 1990 年首例报道以来，到目前为止仅报道了 2 例。多见于 30 ~ 60 岁男子，多为农民或与农产品贸易有关的商人。尚无人与人之间传播的证据。

（二）病因和发病机制

发病机制尚不清楚。现已明确本病与感染有关，病原体为 Whipple 杆菌，约 2.0μm 宽，1.5 ~ 2.5μm 长，具有革兰阳性细菌的特征。病原体经口侵入，通过淋巴系统进入小肠固有层内繁殖，进而侵犯小肠绒毛及毛细血管，并可侵犯全身各个脏器。经长期抗生素治疗后，患者可得以恢复，细菌亦逐渐消失。

Whipple 杆菌侵入人体组织后可导致大量的巨噬细胞集聚，产生临床症状。Whipple 病患者存在持续或暂时性的免疫缺陷，提示可能与免疫反应有关。

（三）临床表现

本病症状无特异性，诊断较困难。多数患者表现为胃肠道症状，以普遍性吸收不良为突出表现，典型症状为腹泻，每日 5 ~ 10 次，水样便、量多、色浅，逐渐出现脂肪泻，伴腹痛、腹胀、食欲下降，可引起体重减轻。少数患者出现消化道出血。肠道外症状最常见的是长期的多发的反复发作的关节炎和发热，可先于典型胃肠症状数年发生。还可表现为慢性咳嗽、胸痛、充血性心力衰竭、淋巴结肿大、皮肤色素沉着等，累及中枢神经系统，可出现神经精神症状。

体征主要取决于受累及的器官，腹部可有轻度压痛，可有消瘦、皮肤色素沉着、舌炎、口角炎、杵状指、肢体感觉异常、共济失调、淋巴结肿大等。

（四）实验室检查及特殊检查

（1）实验室检查：主要与严重的小肠吸收不良有关，如贫血、血沉增快、电解质紊乱、凝血酶原时间延长等。木糖吸收试验提示小肠吸收功能减损，脂肪平衡试验提示脂肪吸收不良。

（2）影像学检查：超声、CT、MRI 及小肠气钡对比造影可见肠黏膜皱襞增厚。中枢神经系统受累时，CT 及 MRI 可见占位性稀疏区。肺部受累时，胸片可显示肺纤维化、纵隔及肺门淋巴结肿大及胸腔积液等。关节检查多无明显异常。

（3）活组织检查：小肠活组织检查是 Whipple 病确诊的最可靠依据。小肠黏膜或其他受侵犯部位活组织检查出现PAS染色阳性的巨噬细胞浸润，电镜证实有由 Whipple 杆菌组成的镰状颗粒的存在即可确诊。

（五）诊断和鉴别诊断

本病症状缺乏特异性。活检发现含有糖蛋白的泡沫状巨噬细胞，PAS 染色阳性，便可确立诊断。

Whipple 病与肠道淋巴瘤、麦胶等引起的肠道疾病鉴别不难。临床上主要与下列疾病相鉴别：

（1）风湿系统疾病：Whipple 病在胃肠道症状出现之前即可有关节症状存在，但多无关节变形，血清学检查阴性，抗生素治疗可能有效，有助于鉴别。

（2）获得性免疫缺陷综合征（AIDS）：伴发鸟型分枝杆菌感染的 AIDS 临床表现与本病相似，Whipple 杆菌抗酸染色阴性是最基本的鉴别方法。

（3）其他疾病：如不明原因的发热、巨球蛋白血症和播散性组织胞质菌病等。

（六）治疗

（1）一般治疗：加强营养，增强体质，注意营养物质、维生素及矿物质的补充，纠正营养不良和电解质紊乱，必要时可施行全胃肠外营养。

（2）药物治疗：有效的抗生素治疗可挽救患者生命并迅速改善症状。多种抗革兰阳性细菌的抗生素都有疗效，如氯霉素、四环素、青霉素、氨苄西林、柳氮磺氨吡啶等。

目前尚无研究表明什么治疗方案及治疗疗程最好。有一推荐的治疗方案：肌内注射普鲁卡因青霉素 G 120 万 U 及链霉素 1.0g，每日 1 次，共 10 ~ 14 天；继之口服四环素 0.25g，每日 4 次，共 10 ~ 12 个月。可显著改善临床症状，降低复发率。

中枢神经系统病变首次治疗宜选用可通过血脑屏障的药物，且疗程应达到 1 年。有研究发现，脑脊液缺乏溶菌素和调理素活性，可应用抗菌活性高的第 3 代头孢菌素及喹诺酮类药物清除脑组织中的残存活菌。利福平也可取得满意疗效。

抗生素长期应用不良反应较多，合理的疗程设计非常重要。一般来说，临床症状完全消失，病原菌被彻底清除，即可停药。

（七）其他治疗

伴严重腹泻时，可适当给予止泻药，但减少肠蠕动的止泻药慎用。肾上腺皮质激素仅用于伴发肾上腺皮质功能减退和重症患者。

二、麦胶肠病

麦胶肠病（gluten-induced enteropathy），是由于肠道对麸质不能耐受所致的慢性吸收不良性疾病。又称乳糜泻、非热带脂肪泻。通常以多种营养物质的吸收减损、小肠绒毛萎缩及在食物中除去麸质即有临床和组织学上的改善为特征。

（一）流行病学

麦胶肠病在国外人群发病率为 0.03%，主要集中在北美、欧洲、澳大利亚等地，各地发病率存在差异。男女比为 1 ：（1.3 ~ 2），任何年龄皆可发病，儿童与青少年多见。在我国本病少见。

（二）病因和发病机制

本病与进食面食有关，目前已有大量研究表明麦胶（俗称面筋）可能是本病的致病因素。麦胶可被乙醇分解为麦胶蛋白，后者在致病过程中起主要作用。麦胶蛋白的发病机制尚不清楚，目前存在以下几种学说：

（1）遗传学说：本病有遗传倾向，在亲属中发病率远远高于一般人群，孪生兄弟的发病率为 16%，一卵双生达 75%，提示可能与遗传有关。

（2）酶缺乏学说：正常小肠黏膜细胞中有一种多肽水解酶，可将麦胶蛋白分解成更小分子而失去毒性。而在活动性麦胶肠病患者的小肠黏膜细胞，因此酶数量减少或活性不足，不能完全分解麦胶蛋白而致病，但经治疗病情稳定后此酶即恢复正常，故两者之间的因果关系尚有待进一步研究。

（3）免疫学说：本病的免疫病理研究发现，患者小肠黏膜层上皮淋巴细胞增多，主要是 CD_8 淋巴细胞，这些细胞可分泌细胞毒素损伤黏膜，使绒毛丧失和隐窝细胞增生。此外，在患者的肠腔分泌物、血浆及粪便中可查出抗麦胶蛋白的 IgA、IgG 抗体增多，近来又有人检出抗网状纤维、抗肌内膜的 IgA 抗体。研究发现，患者在禁食麦胶食物一段时间后，再进食麦胶时，血中溶血补体及 C_3 明显下降，并可测出免疫复合物。

（三）临床表现

本病的临床表现差异很大，常见的症状和体征如下。

（1）腹泻、腹痛：大多数患者表现为腹泻，典型者为脂肪泻，粪便呈油脂状或泡沫样、色淡，常有恶臭。每日从数次到 10 余次不等。腹泻可引起生长迟缓、身材矮小、疱疹样皮炎或复发性溃疡性口炎。很多成人患者是以贫血、骨质疏松、水肿、感觉异常等症状出现，并没有典型的消化道表现，常被漏诊。

（2）乏力、消瘦：几乎所有的患者都存在不同程度的体重减轻、乏力、倦怠，严重者可发生恶病质。主要与脂肪、蛋白质等营养物质吸收障碍及电解质紊乱有关。

（3）电解质紊乱与维生素缺乏：其症候群主要表现为舌炎、口角炎、脚气病、角膜干燥、夜盲症、出血倾向、感觉异常、骨质疏松、骨痛、贫血等。

（4）浮肿、发热及夜尿：浮肿主要由严重低蛋白血症发展而来。发热多因继发感染所致。活动期可有夜尿量增多，还可有抑郁、周围神经炎、不育症、自发流产等征象。

（四）体征

腹部可有轻度压痛，还可出现面色苍白、体重下降、杵状指、水肿、皮肤色素沉着、口角炎、湿疹、贫血及毛发稀少、颜色改变等。

（五）实验室检查及特殊检查

（1）实验室检查：可有贫血、低蛋白血症、低钙血症及维生素缺乏。粪便中可见大量脂肪滴。血清中补体 C_3、C_4 降低，IgA 可正常、升高或减少。抗麦胶蛋白抗体、抗肌内膜抗体可阳性，麦胶白细胞移动抑制试验阳性。

（2）D- 木糖吸收试验：本试验可测定小肠的吸收功能，阳性者反映小肠吸收不良。

（3）胃肠钡餐检查：肠腔弥漫性扩张；皱襞肿胀或消失，呈“腊管征”；肠曲分节呈雪花样分布现象；钡剂通过小肠时间延缓等可提示诊断。此检查尚有助于除外其他胃肠道器质性病变引起的继发性吸收不良。

（4）小肠黏膜活组织检查：典型改变为小肠绒毛变短、增粗、倒伏或消失，腺窝增生，上皮内可见淋巴细胞增多及固有层内浆细胞、淋巴细胞浸润。

（六）诊断

根据长期腹泻、体重下降、贫血等营养不良表现，结合实验室检查、胃肠钡餐检查、小肠黏膜活检可做出初步诊断，而后再经治疗性试验说明与麦胶有关，排除其他吸收不良性疾病，方可做出明确诊断。

（七）鉴别诊断

（1）弥漫性小肠淋巴瘤：本病可有腹泻、腹痛、体重减轻等表现，是由于淋巴回流受阻引起的吸收障碍。如同时伴淋巴组织病，应怀疑本病可能，进一步行胃肠钡餐检查及小肠活检，必要时剖腹探查可明确诊断。

（2）Whipple 病：由 Whipple 杆菌引起的吸收不良综合征，抗生素治疗有效，小肠活组织检查有助于鉴别。

（3） 小肠细菌过度生长：多发生于老年人，慢性胰腺炎及有腹部手术史的患者，抗生素治疗可改善症状，小肠 X 线摄片及小肠活检可资鉴别。

（八）治疗

（1）一般治疗：去除病因是关键，避免各种含麦胶的饮食，如大麦、小麦、黑麦、燕麦等。多在 3 ~ 6 周症状可改善，维持半年到 1 年。

（2）药物治疗：对于危重患者或对饮食疗法反应欠佳及不能耐受无麦胶饮食者可应用肾上腺皮质激素治疗，改善小肠吸收功能，缓解临床症状。

（3）其他治疗：给予高营养、高热量、富含维生素及易消化饮食。纠正水电解质紊乱，必要时可输注人体白蛋白或输血。

（九）预后

本病经严格饮食治疗后，症状改善明显，预后良好。

三、热带脂肪泻

热带脂肪泻（tropical sprue），又称热带口炎性腹泻，好发于热带地区，以小肠黏膜的结构和功能改变为特征，是小肠的炎症性病变。临床上表现为腹泻及维生素 B_{12} 等多种营养物质缺乏。

（一）流行病学

本病主要好发于热带居民及热带旅游者，南美、印度及东南亚各国尤多。任何年龄均可患病，无明显性别差异，成人多见。

（二）病因和发病机制

病因尚未完全明确，本病具有地区性、流行性、季节性，抗生素治疗有效的特点。现多认为与细菌、病毒或寄生虫感染有关，但粪便、小肠内容物及肠黏膜中均未发现病原体。尚有人认为是大肠杆菌易位所致。

（三）临床表现

本病常见症状为腹泻、舌痛、体重减轻三联征。可出现吸收不良综合征的所有表现，经过 3 个临床演变期：初期为腹泻吸收不良期，出现腹泻、乏力、腹痛及体重下降，脂肪泻常见；中期为营养缺乏期，表现为舌炎、口角炎、唇裂等；晚期为贫血期，巨幼红细胞贫血多见，其他期临床表现加重。以上三期演变需 2 ~ 4 年。

（四）实验室检查及特殊检查

右旋木糖吸收试验尿排出量减少可见于 90% 以上的病例。24 小时粪脂测定异常，维生素 B_{12}、维生素 A 吸收试验亦不正常，经抗生素治疗后，可恢复正常。白蛋白、葡萄糖、氨基酸、钙、铁、叶酸吸收均减低。

胃肠钡餐透视早期可出现空肠结构异常，渐累及整个小肠，表现为吸收不良的非特异性改变。小肠黏膜活检及组织学可见腺窝伸长，绒毛变宽、缩短，腺窝细胞核肥大，上皮细胞呈方形或扁平状，固有层可见淋巴细胞、浆细胞等慢性炎细胞浸润。

（五）诊断和鉴别诊断

依据热带地区居住史、临床表现，结合实验室检查及小肠活组织检查异常，可做出热带脂肪泻诊断。需与下列疾病鉴别：

（1）麦胶肠病：二者临床表现相似，但麦胶饮食、地区历史及对广谱抗生素的治疗反应不同，麦胶肠病最关键的是饮食治疗，有助于鉴别。

（2）炎症性肠病：溃疡性结肠炎及克罗恩病亦可有营养物质吸收障碍，但其各有特征性 X 线表现。

（3）肠道寄生虫病：如肠阿米巴病、贾第虫病等，大便虫卵检查及相关寄生虫检查可以鉴别，另外，也可给予米帕林或甲硝唑进行试验性治疗，或叶酸、维生素 B_{12} 及四环素口服，可资鉴别。

（4）维生素 B_{12} 缺乏：此病也可引起空肠黏膜异常，贫血纠正后吸收功能可恢复。

（六）治疗

（1）一般治疗：对症治疗为主，给予富含营养的饮食，辅以补液，纠正水电解质平衡失调，必要时可行胃肠外营养。腹泻次数过多，可应用止泻药。

（2）药物治疗：维生素 B_{12} 及叶酸治疗需达 1 年，同时服用广谱抗生素疗效较好，可使病情明显缓解。如四环素 250 ~ 500mg，4 次 / 日，持续 1 个月，维持量为 250 ~ 500mg，3 次 / 日，持续 5 个月。磺胺药同样有效。

慢性病例对治疗反应很慢，症状改善不明显，治疗应维持半年或更长时间，热带居民在5年内可复发，而旅居热带者经治疗离开后一般将不再发生。

（七）预后

本病经积极治疗后预后较好，贫血及舌炎可很快恢复，食欲增强，体重增加。肠道黏膜病变减轻，肠黏膜酶活性增加。持续居住在热带的患者仍可复发。

第二节　小肠动力障碍性疾病

小肠动力障碍性疾病系指由于小肠动力低下或失调所致的一种综合征。主要表现为类似机械性肠梗阻的症状和体征，如腹痛、腹胀、腹泻和便秘等，但肠腔通畅而无机械性肠梗阻的证据存在，故又称小肠假性梗阻（intestinal pseudo-obstruction，IPO）。IPO按病程可分为急性和慢性两类；按病因可分为原发性和继发性。原发性又分为家族性和非家族性，病因主要是肠道肌肉神经病变。继发性的病因较多，如血管胶原病、内分泌失调、肌肉浸润性病变、神经系统病变、电解质紊乱等，涉及全身各个系统。

一、急性小肠假性梗阻

急性小肠假性梗阻（acute intestinal pseudo-obstruction，AIP）由小肠动力异常引起的急性广泛的小肠扩张、缺血、坏死和穿孔，出现肠梗阻的临床表现和影像学特征，而缺乏机械性肠梗阻的证据，如存在肠内或肠外病变，或有肠腔狭窄或闭塞等。本病病死率较高。常见的急性小肠假性梗阻相关性疾病见表7-1。

表7-1　常见的急性小肠假性梗阻相关性疾病

感染	全身脓毒血症、带状疱疹、腹腔或盆腔脓肿
创伤	大面积烧伤、挤压伤、盆腔创伤、腰椎骨折、股骨骨折
手术后	心脏搭桥术、房室隔缺损修补术、肾移植、剖宫产术、颅骨切开术
药物	阿片类或麻醉药、抗抑郁药、抗帕金森病药、滥用泻药
心血管系统	心肌梗死、充血性心衰、恶性高血压、心脏骤停复苏后
神经系统	脑膜炎、脑膜瘤、脑血管意外、帕金森病、阿尔茨海默病、急性脊髓炎
消化系统	急性胰腺炎、急性胆囊炎、自发性细菌性腹膜炎、消化道出血
呼吸系统	慢性阻塞性肺疾患、发作性睡眠呼吸暂停综合征、急性呼吸窘迫综合征
泌尿系统	急、慢性肾功能衰竭

（一）流行病学

多见于50岁以上人群，男多于女。目前尚无详细流行病学资料可查。

（二）病因和发病机制

本病为麻痹性肠梗阻，是一种暂时性或可逆性的综合征。严重的腹腔内感染、手术、创伤，消化系统、呼吸系统、循环系统、泌尿系统、神经系统疾病及药理学、代谢紊乱等均可诱发。本病的发病机制目前尚不清楚。

（三）临床表现

1. 症状　小肠假性梗阻患者多在住院期间发病，起病急，常继发于手术、外伤、应用抗抑郁药或其他系统疾病后。全腹痛常见，呈持续性阵发性加剧，部位不固定，伴进行性腹胀，持续3～5天。多数患者可有肛门排便、排气减少或消失。其他症状如恶心、呕吐、腹泻及发热等，多轻于机械性肠梗阻的患者。

2. 体征　多有明显的腹部膨隆，全腹膨隆常见。腹部压痛可见于64%无缺血的患者，而有缺血和穿孔的患者上升至87%，气体及肠内容物进入腹腔，出现腹膜刺激征。肠鸣音多可闻及，变化不定，但金属样高调肠鸣音少见。

（四）实验室检查及特殊检查

（1）实验室检查：可有低钾、低钠、低镁血症、高磷酸盐血症等。血常规一般无明显改变，出现中性粒细胞升高，常提示有穿孔或腹膜炎发生。肌酐、尿素氮亦可有异常。

（2）腹部X线平片：小肠假性梗阻显示小肠内有大量气体，十二指肠尤为明显，远端小肠气体较少。可有或无气液平面。

结肠假性梗阻患者可见回盲部明显扩张及节段性升结肠、横结肠、降结肠扩张，但结肠袋存在，在结肠脾曲、直肠和乙状结肠连接处及肝曲等处，可见肠腔内充盈的气体突然中断，出现特征性的“刀切征”，气液平面少见。测量盲肠的直径具有重要的临床意义。当盲肠直径小于12cm时，一般不会发生穿孔；盲肠直径大于14cm时，穿孔的危险性极大。

出现肠穿孔时，可见横膈下游离气体。若穿孔较小，可迅速闭合，则平片上难以显示。

（3）其他检查：结肠镜检查和泛影葡胺灌肠有助于排除机械性肠梗阻，但在穿孔或腹膜炎已经明确的情况下，这两种检查则不宜进行。当与机械性肠梗阻区分困难时，可考虑剖腹探查。

（五）鉴别诊断

依据典型的病史、症状、体征，结合腹部X线检查，排除机械性肠梗阻可以做出诊断。本病主要需与下列疾病相鉴别：

（1）急性机械性肠梗阻：急性机械性肠梗阻与小肠假性梗阻的症状和体征非常相似，但二者的治疗原则不同，故其鉴别诊断十分重要。机械性肠梗阻存在器质性病变，常能找到梗阻的证据，如肠内或肠外病变压迫致肠腔狭窄或闭塞等；起病急，临床表现为腹部剧烈绞痛，呈阵发性，其他症状还有呕吐、腹胀、恶心及肛门排气、排便停止等；腹部膨隆，可见胃肠型及蠕动波，腹部有压痛、反跳痛及肌紧张，可闻及肠鸣音亢进，呈高调金属音；腹部平片可见较多气液平面；保守治疗无效，宜早期手术。

（2）急性血运性肠梗阻：常是由于肠系膜血管栓塞或血栓形成所致的肠壁血运循环障碍，引发肠麻痹而使肠内容物不能正常运行。本病发病急，呈渐进性发展，初期腹部绞痛明显，腹胀、腹泻少见，腹部平片可见肠管明显扩张。选择性动脉造影可以明确栓塞部位，有助于诊断。

（3）急性麻痹性肠梗阻：常由于急性弥漫性腹膜炎、腹膜后血肿或感染、腹部大手术、脓毒血症或全身性代谢紊乱等引起，为肠道运动障碍性疾病。主要表现为高度的肠胀气，腹部绞痛少见。腹部平片可见肠管扩张，肠壁变薄。该病若能去除病因，可较快恢复，预后较好。

（六）治疗

急性小肠假性梗阻的治疗原则是解除梗阻病因，恢复肠道动力，使肠内容物正常运行；积极补液，纠正水电解质失衡；应用抗生素防治各种感染。应根据病情选择具体的治疗方案。

1. 一般治疗　对于诊断明确而无严重并发症者通常采用内科保守治疗，包括胃肠减压、禁饮食、补充有效循环血量、纠正水电解质平衡紊乱、营养支持及治疗原发病。停用能引起或加重本病的药物，如麻醉剂、泻药、三环类抗抑郁药、抗胆碱类药等。可指导患者不断更换体位，定期采取俯卧位，以利于肠内气体排出。

2. 药物治疗　目前应用的治疗小肠假性梗阻的药物疗效尚缺乏循证医学证实。主要的几种药物包括胆碱酯酶抑制药、5-羟色胺受体激动药、胃动素受体激动药、毒蕈碱受体激动药、亲神经物质、一氧化氮合成酶抑制药和生长抑素类似物。急性小肠假性梗阻的患者，因长期低营养状态，致机体抵抗力较低，肠内的细菌繁殖过度，发生细菌移位，引起菌群失调。可应用抗生素防治感染。

3. 其他治疗

（1）结肠镜减压治疗：结肠镜减压是一种安全而有效的治疗方法。但应首先排除炎症性肠病所致的中毒性巨结肠，并由有经验的医师进行。治疗前可先用生理盐水谨慎灌肠，以便于肠腔的观察和吸引减压。治疗后应立即行腹部立位和侧卧位平片检查，了解有无肠穿孔发生。

（2）手术治疗：剖腹探查的指征包括：①内科保守及结肠镜减压治疗无效；②临床体征提示即将或已经发生肠穿孔（出现腹膜炎体征或盲肠直径 > 12cm或腹腔内出现游离气体）。若术中确诊有肠管坏死或穿孔，可行肠切除术。

（3）硬膜外麻醉：如已有肠穿孔征象，则不宜再使用此法。

（七）预后

本病死亡率为 25% ~ 30%，若发生肠穿孔，则死亡率更高。

二、慢性小肠假性梗阻

慢性小肠假性梗阻（chronic intestinal pseudo-obstruction，CIP）系指一组以慢性肠梗阻为主要表现，但无机械性肠梗阻的证据的临床综合征，它是由于胃肠道缺乏有效的推动力所致，属胃肠道神经肌肉病。

（一）流行病学

CIP 可出现在任何年龄，女性多于男性。内脏异常可发生于任何年龄，与病因有关。如同时侵犯泌尿系统，出现泌尿道的症状；发育异常多见于婴儿或儿童；而退行性病变则出现较晚。

（二）病因和发病机制

Weiss 于 1939 年首先报告在一个家族内发现了本病。CIP 病变可累及整个胃肠道和其他脏器肌肉，如膀胱，但主要是小肠。CIP 的病变基础在于肠道平滑肌发育不全或衰退和 / 或自主神经功能障碍，使小肠动力低下或紊乱，引起慢性肠管扩张而无内分泌系统异常。CIP 可分为原发性和继发性两组。

1. 慢性原发性小肠假性梗阻　通常无明显诱因，起病突然，病因尚不明确，常有内脏肌病和内脏神经病变。原发性 CIP 具有明显的遗传倾向，分为家族性和非家族性两类。前者约占 3%，多为常染色体隐性或显性遗传。后者多为散发。

2. 慢性继发性小肠假性梗阻　继发性 CIP 多见，其病因达数十种，常继发于其他疾患。

（1）内脏平滑肌病：进行性系统性硬化、系统性红斑狼疮、皮肌炎、进行性肌萎缩、肌营养不良、线粒体肌病、淀粉样变、弥漫性淋巴滤泡样浸润、放射性损伤、Ehlers-Danlos 综合征等可引发继发性小肠平滑肌病变。其组织学特征为小肠固有层肌肉的退行性变和纤维化，而空泡样变性少见。

（2）神经系统疾病：帕金森病、脊髓横断、脑干肿瘤、神经元核内包涵体病、多发性硬化症等可致肠道及肠外神经系统中的胆碱能神经功能紊乱，引起 CIP。

（3）小肠憩室病：小肠多发、弥漫性憩室常伴有肠道肌肉和神经病变，引起慢性小肠假性梗阻。

（4）其他疾病：内分泌病（甲亢或甲减、糖尿病、嗜铬细胞瘤）、结缔组织病（进行性系统性硬化症早期淀粉样变性）、药物（抗帕金森病药、吩噻嗪、三环类抗抑郁药、麻醉药、长春新碱等）、恶性肿瘤手术后等。

（三）临床表现

（1）症状：慢性小肠假性梗阻主要表现为腹痛、腹泻、呕吐、便秘和腹泻等肠梗阻症状，有的表现为腹泻与便秘交替发生，多为反复发作性或持续发作性。腹部疼痛可能与肠腔胀气及平滑肌痉挛或内脏高敏性有关，程度轻重不等。腹胀程度差异很大，主要取决于病变的性质、部位和程度，重度腹胀者常难以忍受，腹部明显膨隆。

CIP 主要在小肠者多发生细菌过度生长及停滞襻综合征，引起脂肪痢和腹泻。侵犯结肠时，则结肠明显扩张，发生顽固性便秘。十二指肠、胃及食管亦可累及，产生胃轻瘫、吞咽困难、胸痛等症状。

由于病程较长，且常反复发作，长期腹胀、便秘等可致水电解质及酸碱平衡紊乱、营养吸收障碍，出现食欲下降、体重减轻、营养不良等。

（2）体征：体检常见有恶病质和腹胀。腹部膨隆，小肠受侵为主者，通常在中腹有振水音，胃受累者则多在左上腹部。叩诊呈高度鼓音。听诊肠鸣音低下或消失，偶有肠鸣音亢进，但无气过水声及金属样高调肠鸣音。

（四）实验室检查及特殊检查

（1）实验室检查：实验室检查异常多反映吸收不良和营养不良的严重程度。腹泻患者可发生脂肪泻，继发小肠细菌过度增殖。有的患者存在维生素 Biz 吸收不良，可做小肠活检，明确有无黏膜损害。

（2）影像学检查：本病影像学表现类似麻痹性或机械性肠梗阻。当疑及肠梗阻时，可行全消化道钡餐透视，检查胃肠道有无机械性肠梗阻的证据，如能确认多个部位异常，更有利于本病的诊断。对于便秘的患者，应在清肠后，根据情况选择适当的检查方法，以免导致粪便嵌塞。CIP 的影像学表现与病变受累的部位相关，且可能对病变的性质有提示作用。内脏肌病主要特征是结肠增宽增长，缺少结肠袋；内脏神经病的特点是平滑肌收缩不协调，转运迟缓。

（3）肠道动力学检查：小肠动力学检查显示小肠动力低下或紊乱。

（4）其他检查：内镜检查、病理学检查有助于诊断。

（五）诊断和鉴别诊断

CIP 诊断较困难。对于有肠梗阻的临床表现、辅助检查，并排除机械性肠梗阻者方能诊断。

CIP 主要与机械性肠梗阻相鉴别：

（1）机械性肠梗阻：因 CIP 与机械性肠梗阻两者临床表现及腹部 X 线检查相似，但二者的治疗方法完全不同，故必须排除机械性肠梗阻。机械性肠梗阻多能找到梗阻的病因，如肿瘤、寄生虫、外压等。

（2）麻痹性肠梗阻：根据临床症状、体征、辅助检查及病情变化可以鉴别。

（3）血运性肠梗阻：多是由肠系膜上动脉血栓形成或来自心脏的栓子所致。起病急，发展快，初期腹部绞痛明显，腹部平片及选择性动脉造影有助于诊断。

（六）治疗

CIP 的诊断确定后，应区分原发性和继发性，对于继发性 CIP 应明确病因，治疗原发病。一般以对症支持治疗为主，辅以促胃肠动力药，恢复肠动力。

1. 一般治疗　急性发作期，应禁饮食、静脉输液支持，纠正水电解质失衡；非急性期，可进低糖、低脂、低纤维饮食，此外还需补充维生素、微量元素。对于重症患者，可行胃肠造瘘饲管或全胃肠外营养。

2. 药物治疗

（1）促胃肠动力药：在排除机械性肠梗阻的情况下，可应用促胃肠动力药，改善肠道动力。

西沙必利：其作用机制在于选择性地作用于胃肠道 5-HT 受体，使肌间神经末梢释放乙酰胆碱，加强肠壁收缩力，提高传输速度。近年发现西沙必利存在心脏不良反应，其广泛应用受到限制。莫沙必利：是新一代 5-HT 受体激动药，克服了西沙必利在心血管系统的不良反应，且不受进食的影响，目前临床上应用较多。

替加色罗：是 5-HT 受体部分激动药，与西沙必利类似，具有促进胃排空和增加消化道动力作用，但没有心脏毒性。对于肠易激综合征亦有效。

红霉素：最新的研究表明，低于抗感染剂量的红霉素具有胃动素样作用，直接作用于胃肠道平滑肌，从而产生收缩效应，促进胃肠蠕动。

（2）抗生素：CIP 多伴有肠道内细菌过度生长，可适当给予抗生素抑制细菌生长，减轻腹胀、腹泻，如环丙沙星，甲硝唑等。但对有严重梗阻症状或便秘的患者抗生素应禁用。调节肠道菌群的制剂亦可应用，如思连康、整肠生等。

（3）生长抑素：大剂量生长抑素类似物可减轻腹泻，而小剂量则能引发 MMC，促进肠蠕动，同时抑制细菌生长。因其抑制胆囊排空，故不宜长期应用。

3. 其他治疗　食管受累患者如症状似贲门失弛缓症，可行球囊扩张治疗；腹胀明显者，可予结肠镜减压治疗，减压后应行腹部立位平位片，防止发生肠穿孔。其他方法还有硬膜外麻醉等。必要时采用手术治疗。

（七）预后

原发性 CIP 因目前缺乏有效的治疗方法，预后差，死亡率较高。继发性 CIP 明确病因后，通过病因治疗及支持对症治疗后，症状可明显减轻或消失，预后较好。儿童 CIP 死亡率高，预后极差。

第三节　水肠菌群紊乱

一、小肠菌群过度生长综合征

小肠菌群过度生长综合征（enteric bacterial over-growth syndrome，EBOS）系指由于近端小肠内细菌数目增加而引起消化吸收障碍的一种疾病。因本病多发生于空肠憩室、狭窄及外科所致的盲襻，过去亦称盲襻综合征、小肠淤滞综合征或淤积袢综合征。临床主要表现为慢性腹泻和小肠吸收不良。

（一）流行病学

目前本病尚缺乏完整的流行病学资料。

（二）病因和发病机制

正常人的小肠近端常是无菌的，这是因为胃及小肠内存在调控正常菌群分布的机制，如胃酸、胆汁和胰液的杀菌作用、胃肠黏膜的正常保护机制、肠内细菌之间的生存竞争机制及回盲瓣的解剖学作用等均可抑制细菌过度生长。如果上述因素发生改变，则可导致小肠内细菌过度生长。小肠憩室、小肠远端狭窄及小肠结肠瘘等小肠结构异常亦是小肠菌群过度生长的原因之一。某些引起小肠动力障碍的疾病也可引起小肠细菌过度生长，如假性肠梗阻、糖尿病、系统性硬化症、淀粉样变性等。

（三）临床表现

临床上多以腹泻、吸收不良、低蛋白血症为首发症状。腹泻可为脂肪泻或水样泻，多伴腹胀、腹痛。其他症状还有消瘦、水肿、贫血、毛发脱落、夜盲、黏膜出血及低钙血症等。

（四）实验室检查及特殊检查

（1）实验室检查：血常规可有贫血，多为巨细胞性贫血。人血白蛋白、胆固醇、三酰甘油、微量元素及矿物质等均可降低。口服柳氮磺胺吡啶或多巴胺，经肠内细菌分解为磺胺吡啶或间羟苯乙酸，尿中可查见这两种物质增多。

（2）呼气试验：患者口服某种药物后，该物质可在肠道内由细菌分解，其产物由口中呼出。通过测定分解产物的含量可间接判断肠内细菌的数量。

（3）小肠液检查：该检查是小肠菌群过度生长综合征的最直接最可靠的一种诊断方法，可明确细胞内感染的情况，通过小肠插管从肠管中吸出小肠液进行细菌学检查，并可测定间接胆汁酸和挥发性脂肪酸，有助于小肠菌群过度生长的判断。

（4）其他检查：消化道钡餐透视及小肠活组织检查亦有助于诊断。

（五）诊断和鉴别诊断

对于有胃肠手术史、胃酸缺乏、糖尿病、硬皮病等病史的患者，如出现脂肪泻、吸收不良、贫血、低蛋白血症、体重减轻等症状时即应怀疑本病。进一步行相关辅助检查，可做出初步诊断。本病需与菌群失调、小肠吸收不良综合征、短肠综合征等相鉴别。

（六）治疗

小肠细菌过度生长综合征的治疗原则：①积极消除病因，纠正可能存在的结构或生理异常；②纠正营养缺乏；③应用抗生素抑制细菌过度生长。

1. 一般治疗　存在小肠结构异常者，如肠瘘、小肠憩室可行手术治疗，恢复小肠正常功能。饮食上以高蛋白、高热量、低脂肪食物为宜，少量多餐，同时注意维生素、微量元素及矿物质的补充。必要时可行全胃肠外营养（TPN）。

2. 药物治疗

（1）抗菌药物：对小肠内过度生长的细菌，原则上选用敏感性高、不良反应小、抗菌谱广、对需氧菌和厌氧菌都有效的抗生素，如头孢菌素、青霉素、甲硝唑、左氧氟沙星等。疗程为 7 ~ 10d。

（2）促胃肠动力药：促胃肠动力药可有助于肠道细菌的清除，如甲氧氯普胺、莫沙必利等。对于常规的促胃肠动力药物效果不明显时，可应用奥曲肽及其类似物，50μg，睡前注射，每天 1 次。

（3）微生态制剂：微生态制剂是一类活的细菌制剂，对肠道菌群失调引起的腹泻有较好疗效，如金双歧、培菲康、整肠生、米雅 BM 等。一般不宜与抗生素同时服用。

（七）预后

本病经有效抗生素治疗后，预后较好。

二、抗生素相关性小肠炎

抗生素相关性小肠炎，亦称假膜性肠炎（pseudomembranous colonitis 或 enteronitis）是一种主要发生于结肠、小肠，也可累及的急性肠黏膜纤维素渗出性炎症，黏膜表面有假膜形成。临床上常发生于应用抗生素治疗之后。现已有证据表明，抗生素相关性小肠炎的病原体是艰难梭菌。

（一）流行病学

本病尚无详细流行病学资料可查。

（二）病因和发病机制

本病的致病菌是艰难梭菌，该菌为革兰阳性菌，其产生的肠毒素是主要的致病因子，引起局部肠黏膜血管通透性增加，炎性细胞浸润、出血和坏死，黏液分泌增加。

随着近年来抗生素应用越来越广泛，抗生素相关性肠炎的发生也相应增加，其机制可能为：①对肠道黏膜的直接刺激和损害，引起肠黏膜充血、水肿、糜烂、出血和坏死，发生的部位主要在十二指肠；②抗生素：如林可霉素、阿莫西林、第 3 代头孢菌素等的不合理应用，使肠道正常微生物的生长受到抑制，而使另一些微生物，特别是艰难梭菌过度增殖，最终导致肠道菌群失调。艰难梭菌产生肠毒素，引起一系列的病理生理改变而致病；③抗生素尚可引起血管和凝血功能的改变，继而造成肠道黏膜异常。

（三）临床表现

一般发生于 50 岁以上人群，女性多于男性。发病急，患者多有胃肠手术或其他严重疾患病史，并有长期或近期应用抗生素史。

本病最主要的症状是腹泻，90% ~ 95% 为水样便，程度和次数不等，多者 10 ~ 20 次 / 日，少者可 1 ~ 2 次 / 日。轻者可于停用抗生素后自愈，重者粪便中可见斑片状或管状假膜排出。多有下腹部疼痛，可为钝痛、绞痛或胀痛，伴腹胀、恶心等。腹部可有压痛、反跳痛和腹肌紧张，易误诊为急腹症。部分患者可出现毒血症症状，如发热、谵妄、低血压、休克，年老体弱者常常发生脱水、电解质酸碱平衡紊乱等。

（四）实验室检查及特殊检查

（1）实验室检查：血常规显示周围血白细胞升高，多在 20×10^9 以中性粒细胞为主。大便常规可见脓细胞和白细胞，潜血实验呈阳性，但肉眼血便少见。疑诊病例应至少送两份大便标本，进行艰难梭菌的培养，毒素鉴定为致病菌可确诊。

（2）内镜检查：内镜检查能直接明确病变的性质、范围和程度。急性期内镜检查应注意预防肠黏膜出血和穿孔，动作应轻柔、谨慎小心。抗生素相关性肠炎内镜下表现为肠壁充血水肿、糜烂，黏膜表面坏死、斑点状或地图状假膜形成，不易脱落，部分假膜脱落后可形成浅表溃疡。

（3）活组织检查：可见肠黏膜上黏液附着，炎症区有炎性细胞浸润、出血和坏死。伪膜由纤维素样物质、坏死细胞、多核白细胞及细菌菌落组成。血管腔内可见血栓形成。

（4）影像学检查：腹部平片可见无特殊发现，部分可见肠扩张、积气，由于结肠增厚水肿，可出现广泛而显著的指印征。气钡灌肠双重对比造影有助于诊断，但可加重病情，有发生肠穿孔的危险，故一般不主张施行。

（五）诊断和鉴别诊断

根据胃肠手术及抗生素应用的病史，临床上出现腹泻、腹痛、发热等症状，结合实验室和辅助检查，可做出初步诊断。本病需与溃疡性结肠炎、克罗恩病、艾滋病性肠炎及真菌性肠炎等相鉴别。

（六）治疗

抗生素相关性肠炎的治疗包括停用相关抗生素，给予支持对症治疗，促进肠道正常菌群生长，应用抗艰难梭菌药物治疗。

1. 一般治疗　立即停用相关抗菌药物，同时避免应用抑制肠蠕动的药物，减少毒素的吸收。加强支持对症治疗，给予静脉营养支持，纠正水电解质失衡。

2. 药物治疗　对于中、重度病例，应给予抗艰难梭菌抗生素治疗。本病首选万古霉素或甲硝唑。万古霉素或去甲万古霉素，1.0 ~ 2.0g/d，口服。甲硝唑每次 0.25 ~ 0.5g，每日 3 ~ 4 次，口服，疗程均为 7 ~ 10d，大多数患者治疗反应良好。杆菌肽，亦可用于本病，25 000U，4 次 / 天，口服 7 ~ 10d。应用微生态制剂可恢复肠道正常菌群，如金双歧乳酸杆菌片、培菲康等。

3. 其他治疗　对于内科保守治疗无效或出现严重并发症，如肠梗阻、中毒性巨结肠、肠穿孔时，应考虑行手术治疗。

（七）预后

大多数病例经治疗后可获痊愈，轻症病例在停用相关抗生素后，有的可自愈，个别患者经治疗后仍可再度发生腹泻。重症病例，如出现严重并发症如肠梗阻、肠穿孔时，病死率可达 16% ~ 22%。

第八章

大肠疾病

第一节　克罗恩病

1904 年波兰外科医生 Antoni Lesnlowski 首次描述了以腹痛、腹泻和肠梗阻为主要临床症状、病变主要累及末端回肠的终末回肠炎（ileitis terminalis）。1932 年美国胃肠病学家 Burrill Bernard Crohn 描述了 32 例类似病例，并命名为末端回肠炎（terminal ileitis），后改为局部性回肠炎（regional ileitis）。1973 年世界卫生组织（WHO）将该病正式定名为克罗恩病（Crohn disease，CD）。CD 的中文名称曾为克隆病，2002 年中华医学会正式定名为克罗恩病。由于 CD 和溃疡性结肠炎（ulcerative colitis，UC）均以肠道炎症性病变为主，CD 和 UC 也被合称为炎症性肠病（inflammatory bowel disease，IBD）。本病迄今尚无彻底治愈的方法，外科切除病变肠段后也可能复发。因此，本病为终身性、致残性疾病。

一、流行病学

CD 是全球性疾病，但其流行病学特征在不同地域、不同人群中有较大的差异。在欧美地区最为多见，欧洲平均年患病率为 24.3/10 万，北美地区的平均年发病率为 20.2/10 万。近年来，随着地区的 T 业化及生活方式的西方化，CD 在亚洲与拉丁美洲中的发病率有明显的上升。发达国家研究认为 CD 发病率呈双峰分布，在 20 岁左右为第一个高峰，在 60 岁左右出现第二个较小的高峰，女性发病率较高，男女比例为 1 ∶ 1.46 ~ 1 ∶ 1.6。亚洲地区的研究发现男性 CD 发病率较高，男女之比为 1.4 ∶ 1 ~ 2.9 ∶ 1。

虽然我国 CD 发病率明显低于欧美国家，也低于韩国、日本等亚洲国家，但近年发病率呈明显的逐年升高趋势，目前已成为消化系统常见疾病。据我国资料统计，近 55 年来我国 CD 总体发病率及患病率分别为 0.848/10 万和 2.29/10 万，大多数分布在我国的北部、东部、南部等经济较发达地区，发病高峰年龄为 18 ~ 35 岁，男性略多于女性（男女比例为 1.5 ∶ 1）。最新的资料显示，近 10 年来我国 CD 的发病率已高达 5/10 万，而且主要分布在我国东南经济发达地区。

二、病因学

目前，CD 的病因尚不清楚，普遍认为是基因易感性和环境因素相互作用所致。高危环境因素作用于基因易感人群，诱导消化道免疫系统以及机体免疫系统产生过激免疫应答，导致消化道损伤及肠外病变。其中，环境因素在 CD 的发生中可能起更重要的作用。

关于 CD 发病机制，大量的研究发现，无论何种诱因，CD 发生的共同通道是机体免疫过激，损伤肠道黏膜屏障。肠道黏膜屏障的破坏使肠道免疫系统长期暴露在大量抗原中，导致肠道免疫系统的过度反应，进一步激活机体产生过激的免疫应答，最终导致肠道损伤的进一步加重，出现 CD 的病理生理变化和临床表现。其中，Th1 淋巴细胞在 CD 患者产生过激免疫应答中起重要作用。

（一）基因易感性

CD 的基因易感性是指具有某些基因或基因组的人群发生 CD 的可能性较大。迄今已发现 100 多个基因及基因组与 CD 相关，其中 NOD2 是影响 CD 发病的一个显著基因。与 CD 发病相关的 NOD2 基因变体有 Arg702Trp、Gly908Arg 及 Leu1007fsinsC，这些 NOD2 变体在西方种群的白种人和犹太人体内常见，但在东亚人群中并未发现该现象。尽管 CD 的发生具有基因易感性，但目前认为 CD 不是遗传性疾病。

（二）环境因素

CD 的环境因素包括吸烟、食物、药物、精神心理异常和环境污染。

1. 吸烟　与 CD 的发生和发展关系密切。吸烟者 CD 发生率比正常人高 2 倍；吸烟导致 CD 病情恶化；吸烟有利于 CD 复发，而戒烟有利于 CD 病情的缓解。吸烟参与 CD 发生和发展的具体机制目前仍不清楚，可能与下列因素相关：氧化应激增强；调节细胞免疫和炎症因子表达；调节肠黏膜黏液分泌；改变肠黏膜微循环。

2. 饮食　在 CD 的发生中有重要作用。高糖高脂肪高蛋白饮食含有较多的抗原，易于诱导变态反应；高糖高脂肪高蛋白饮食减少肠黏液的产生，破坏黏膜屏障；高糖高脂肪高蛋白饮食有利于致病性较强的类杆菌生长，导致肠道菌群失调。

3. 肠道菌群失调　是 CD 发病的重要原因，也是当前 CD 发生机制和临床治疗研究的热点。肠道菌群失调与饮食习惯、抗生素的应用及地理环境密切相关。肠道菌群失调可损伤肠黏膜屏障，提高肠道免疫系统对肠道菌群及食物蛋白的敏感性，进一步激活肠道及全身免疫系统，产生过激的免疫应答。

4. 药物　多种药物史与 CD 发生相关。

（1）NSAID：长期大剂量服用 NSAID 患者 IBD 发生率增加，尤其是 CD（升高 6 倍），其机制可能是增加肠道黏膜通透性及减少前列腺素合成。

（2）抗生素：出生后 1 年内使用过抗生素的儿童 CD 发生率升高；接受两种以上抗生素治疗 2 年以上的成人 CD 发生率升高，机制是改变肠道菌群。

（3）激素：口服避孕药女性 CD 和 UC 发生率均升高；以雌激素进行替代治疗女性 CD 和 UC 发生率均升高，其机制可能是增强体液免疫功能，促进巨噬细胞增殖。

5. 维生素 D　研究发现 CD 患者维生素 D 水平较低，维生素 D 水平与 CD 发生率呈正相关，补充维生素 D 对 CD 有治疗作用，提示维生素 D 参与了 CD 的发生，其机制可能是维生素 D 调节 Tr 和 NK 细胞免疫活性。

6. 精神心理因素　近年的研究发现，CD 的发生与脑 - 肠轴异常有关：紧张、精神压力能激活交感神经系统和肥大细胞，抑制迷走神经，调节前额叶 - 杏仁核复合体活性，增强外周肾上腺皮质激素系统活性，抑制抗炎因子产生及活性，促进致炎因子产生及活性，从而诱发肠道免疫系统产生一系列过激免疫应答，参与 CD 的发生和发展。

7. 环境污染　CD 的发生和空气等环境污染相关，尤其是与空气中 NO_2 浓度相关。多种环境污染均导致肿瘤坏死因子 α（TNF-α）等致炎因子高表达，诱发 CD。

此外，CD 的发生与卫生状况、消化道感染性疾病及阑尾手术史也具有相关性。

三、病理生理学

虽然 CD 病变主要发生于回盲部，但可波及全消化道，导致消化道一系列结构和功能紊乱，包括肠道炎症致消化道狭窄、梗阻以及瘘管的形成，可导致食物摄入障碍；肠道黏膜损伤以及肠道瘘管的形成，可导致食物消化、吸收障碍，以及大量营养物质丢失，可产生不同程度的营养不良；由于 CD 的发生本身与精神心理因素相关，也由于长期疾病状态的不良刺激，患者还可能有不同程度的精神心理障碍，甚至抑郁症。

四、病理学

CD 可累及自口腔到肛门的消化道任何部位，多呈节段性、局灶性、非对称性分布，其中最常见的病变部位为回肠末段和右半结肠，其次见于小肠（主要在回肠，少数见于空肠），直肠常不受累。CD 病变在纵轴上表现为跳跃性或节段性，在横轴上表现为偏心或不对称。

（一）CD 的大体形态特点

（1）病灶呈节段性，病灶间被正常黏膜分隔。

（2）最早、最明显的病损表现为细小而边界清楚的黏膜溃疡，称为“阿弗他”溃疡或鹅口疮样，随着溃疡不断扩展融合，形成匐形状或裂隙状，将肠黏膜分割，呈现出鹅卵石样外观。

（3）病变累及全肠壁各层，炎症浸润、纤维组织增生使肠壁增厚变硬，形成铅管样肠腔狭窄。

（二）CD 的组织学特点

（1）非干酪样肉芽肿，是 CD 较具特征性的病理改变，由类上皮细胞和多核巨细胞构成，可以发生于肠壁各层，也可见于附近的淋巴结、肠系膜以及肝。

（2）裂隙样溃疡，呈缝隙状，见于约 30% CD 患者，可深达黏膜下层甚至肌层，是 CD 穿孔和瘘管的病理基础。

（3）肠壁各层均有炎症病变是 CD 普遍的组织学改变，即从肠黏膜至浆膜层均有炎症反应。早期表现为局部组织坏死和溃疡形成，随着炎症的发展，黏膜下慢性炎细胞浸润，最后肠壁各层受累，表现为水肿、淋巴管扩张、淋巴组织增生和纤维组织增生。中性粒细胞则易侵犯隐窝，常导致隐窝炎和隐窝脓肿，是活动性病变的标志。

五、临床表现

CD 好发于青少年，常起病隐匿、进展缓慢，病情复杂，可累及消化道多个部位，从发病至确诊往往需数月至数年。此外，在 50 岁左右也有一个较小的高发期。本病病程漫长，有长短不等的活动期与缓解期交替以及终生复发倾向。少数急性起病，可表现为急腹症，酷似急性阑尾炎，或以肠穿孔或肠梗阻为首发。

（一）消化系统表现

1. 腹痛　为本病最常见临床症状。多位于右下腹或脐周，常为间歇性、痉挛性阵痛，伴腹鸣。常有进餐后加重，排便或肛门排气后缓解。腹痛的发生可能与肠内容物通过炎症、狭窄肠段，引起局部肠痉挛有关，亦可由部分或完全性肠梗阻引起。若出现持续性腹痛和明显压痛，提示炎症波及腹膜或腹腔内脓肿形成。突发的全腹剧痛和腹膜刺激征，可能系病变肠段急性穿孔诱发急性腹膜炎所致。

2. 腹泻　亦为本病常见临床症状之一，主要由病变肠段炎症渗出、蠕动增加及继发性吸收不良引起。腹泻先是间歇发作，病程后期可转为持续性。粪便多为糊状，一般无肉眼脓血。病变涉及下段结肠或肛门直肠者，可有黏液脓血便及里急后重。

3. 腹部包块　多位于右下腹与脐周。见于 10% ~ 20% 患者，由于肠粘连、肠壁增厚、肠系膜淋巴结肿大、内瘘或局部脓肿形成所致。固定的腹块提示有粘连，多已有肠外瘘或腹腔脓肿形成。

4. 瘘管形成　因透壁性炎性病变穿透肠壁全层至肠外组织或器官而成。瘘管形成是 CD 的临床特征之一，往往作为与溃疡性结肠炎鉴别的依据。瘘分内瘘和外瘘，前者可通向其他肠段、肠系膜、膀胱、输尿管、阴道、腹膜后等处，后者通向腹壁或肛周皮肤。肠段之间内瘘形成可致腹泻加重及营养不良。肠瘘通向的组织与器官因粪便污染可致继发性感染。外瘘或通向膀胱、阴道的内瘘均可见粪便与气体排出。

5. 肛门周围病变　包括肛门直肠周围脓肿、窦道、瘘管及肛裂等病变，见于部分患者，有结肠受累者较多见。有时这些病变可为本病的首发或突出的临床表现。

（二）全身表现

本病全身表现较多且较明显，其中发热及营养不良最常见。

1. 发热　为常见的全身表现之一，与肠道炎症活动及继发感染有关。间歇性低热或中度热常见，偶有呈弛张高热伴毒血症。少数患者以发热为主要临床症状，甚至较长时间不明原因发热之后才出现消化道临床症状。

2. 营养障碍　由慢性腹泻、食欲减退、慢性消耗及消化吸收不良等因素所致。表现为消瘦、贫血、低蛋白血症和维生素缺乏等。青春期前起病常有生长发育障碍。

3. 肠外表现　本病可有全身多个系统损害，因而伴有一系列肠外表现，包括杵状指（趾）、关节炎、结节性红斑、坏疽性脓皮病、口腔黏膜溃疡、虹膜睫状体炎、葡萄膜炎、小胆管周围炎、硬化性胆管炎、慢性活动性肝炎等，淀粉样变性或血管栓塞性疾病亦偶有所见。

六、并发症

CD 的并发症发生率较高，多与疾病活动性相关，并与病变部位、临床类型等有关。常见的并发症包括肠梗阻、肠穿孔、消化道大出血。CD 并发症的出现常预示病情严重，预后差。

（一）肠梗阻

可由活动性炎症或由纤维增生以及肠粘连导致肠腔狭窄引起。前者可随炎症消退而缓解，后者通常需要内镜下治疗或外科治疗。

（二）肠穿孔

由于 CD 的病变波及肠道管壁全层，当炎症严重时，可自发肠穿孔，也可由肠道清洁及肠镜检查所致。多为慢性，若发生急性穿孔，可导致急性腹膜炎。

（三）消化道大出血

当炎症损伤较大的血管时，可引起消化道大出血。

此外，脂肪肝也较常见，可能与营养不良及毒素作用相关。可能因胆盐的吸收障碍肠内草酸盐吸收过多，胆结石和尿路结石也不少见。病程较长时，可有肠道癌变。

七、辅助检查

（一）实验室检查

虽然 CD 的实验室检查手段较以往明显增多，但是尚未找到一个同时拥有高敏感性及特异性的实验室诊断方法。

1. 血常规　大部分患者有不同程度的贫血、血小板升高和白细胞异常。贫血与营养不良、失血、骨髓抑制以及铁、叶酸和维生素 B_{12} 等吸收减少有关。白细胞异常则与病变活动性、药物治疗及继发感染相关。血小板升高则原因不明。

2. 粪便常规　可见红、白细胞，潜血试验常阳性。

3. 血生化　黏蛋白增加，白蛋白降低，血清钾、钠、钙、镁等可下降。

4. 炎症指标　降钙素原、C- 反应蛋白（CRP）及红细胞沉降率（ESR）等炎症活动性指标可有不同程度升高，并与炎症活动性呈正相关。

5. 血清学抗体

（1）抗中性粒细胞胞浆抗体（anti-neutrophil cytoplasmic antibodies，ANCA）：CD 患者可出现一种斑点状的 ANCA（sANCA），溃疡性结肠炎（UC）患者的 ANCA 则表现为核周的染色（pANCA）。

（2）抗胰腺腺泡抗体（PAB）：20 世纪 60 年代，人们发现 CD 和急性胰腺炎之间可能存在相关性。有资料表明，有 27% ~ 39% 的 CD 患者血清中存在 PAB，而只有 5% 的 UC 患者血清中存在 PAB。虽然 PAB 对 CD 的特异性可能较高，但因为其敏感性太低，临床上单独应用价值有限。

（3）抗酿酒酵母抗体（anti-saccharomyces cerevisiae antibodies，ASCA）：是一种针对真菌菌属的抗体。ASCA 被认为是 CD 理想的血清标志物之一，具有较高的特异性，联用 ASCA 和 pANCA 在 CD 和 UC 的鉴别诊断中具有较高的准确性。

（4）抗鸟型分枝杆菌结核抗原抗体（anti-mycobacterium avium tuberculosis antigen antibody，AMATAA）。

（5）细菌相关抗原：肠道菌群失调被认为是 IBD 的发病机制中的重要因素，所以对于部分细菌抗原的检测，可以提示肠道炎症性疾病的状况。

（6）粪中性粒细胞衍生蛋白：包括乳铁蛋白（lactoferrin，LF）、钙卫蛋白（calprotectin，CaD）、多形核中性粒细胞弹力蛋白酶（polymorphonuclear neutrophil elastase，PMN-e）等实验室指标用于 CD 的诊断及病情评估、预后具有很大的潜在价值。

（二）影像学检查

胃肠钡餐造影、钡灌肠造影检查是诊断本病的重要手段，气钡双重对比造影有助于发现早期病变。小肠病变宜行胃肠钡剂造影，结肠病变可行钡剂灌肠检查。X线表现上，可见黏膜皱襞粗乱、纵行性溃疡或裂沟、鹅卵石征、假息肉、多发性狭窄或肠壁僵硬、瘘管形成等X线征象，病变呈节段性分布。由于肠壁增厚，可见填充钡剂的肠襻分离。

腹部超声、CT、MRI可显示肠壁增厚、腹腔或盆腔脓肿、包块等。

同位素炎症定位显像有助于早期诊断UC与CD，特别是能够判断疾病的活动度，评价其对治疗的反应。

（三）内镜检查

任何疑诊CD的患者，都必须在全消化道内镜检查的基础上完成诊断与鉴别诊断。

1. 结肠镜检查　结肠镜是CD最敏感的检查方法，结肠镜检查（包括染色、放大及超声技术）不但可以直接观察肠道病变，而且可以进行黏膜活检。结肠镜检查应达末段回肠，行多段多点活检，包括病变部位和非病变部位。内镜下最具特征的内镜表现包括黏膜水肿糜烂、沟槽样纵行溃疡、鹅卵石样改变、假息肉及肠腔狭窄、回肠末端受侵等。本病变多呈节段性、非对称性分布。肠道狭窄为最常见的内镜表现。因为CD病变累及范围广，为肠壁全层性炎症，故其诊断往往需要X线与结肠镜检查的相互配合。结肠镜检查直视下观察病变，对该病的早期识别、病变特征的判断、病变范围及严重程度的估计较为准确，且可取活检，但只能观察至回肠末段，遇肠腔狭窄或肠粘连时观察范围会进一步受限。X线检查可观察全胃肠道，显示肠壁及肠壁外病变，故可与结肠镜互补，特别是在小肠病变的性质、部位和范围的确定上仍然是目前最为常用的方法。

2. 小肠胶囊内镜检查　是通过具有摄影及无线传输功能的胶囊观察小肠的新技术，其可观察传统胃肠镜检查无法企及、放射学检查可能遗漏的小肠病变，SBCE操作方便，痛苦少，对发现小肠黏膜敏感较好，但对一些轻微病变的诊断缺乏特异性，且有发生滞留的危险。主要适用于疑诊CD但结肠镜和小肠放射影像学检查阴性者。SBCE检查阴性，倾向于排除CD；阳性结果需综合分析和进一步检查证实。SBCE检查的禁忌证包括胃肠道梗阻、狭窄或瘘管、装有起搏器或其他电子医疗器械、吞咽功能异常患者。

3. 小肠镜检查　目前我国常用的小肠镜检查是气囊辅助式小肠镜（BAE），如双气囊肠镜（DBE）。该检查可直视观察病变、取活检和进行内镜下治疗，但为有创性检查，有一定并发症的风险。BAE主要适用于其他检查（如SBCE或放射影像学）发现小肠病变或尽管上述检查阴性而临床高度怀疑小肠病变需进行确认和鉴别者，或已确诊CD需BAE检查以指导或进行治疗者。小肠镜下CD病变特征与结肠镜所见相同。DBE与SBCE相比最主要的优势是可以取活检和在检查过程中可以行一些治疗措施。DBE比放射学检查在发现小肠病变具有更高的敏感性。然而，完整的小肠评估在近端炎症病变严重时受限，风险比SBCE要高。DBE在需取组织做病理检查及治疗操作时是必需的。

4. 胃镜检查　部分CD病变可累及食管、胃和十二指肠，但一般很少单独累及。原则上胃镜检查应列为CD的常规检查，尤其是有上消化道临床症状者。

（四）活组织检查

临床上无论CD内镜表现是否具有特征性，均应行黏膜活检及病理学检查，活检对诊断与鉴别诊断有重要价值。本病的典型病理组织学改变是非干酪性肉芽肿，大多表现为淋巴细胞聚集，极少数可见纵行溃疡及非干酪样坏死性肉芽肿。还可见裂隙状溃疡、固有膜底部和黏膜下层淋巴细胞聚集、黏膜下层增宽、淋巴管扩张及神经节炎等。

虽然目前国内外的指南均主张为明确诊断与鉴别诊断，结肠镜检查时应行多段多点活检，包括病变部位和非病变部位，但这种活检具有盲目性，损伤大，易漏诊和误诊。随着内镜下染色（包括化学染色和电子染色）、放大以及超声技术的逐渐普及，有越来越多的学者主张在内镜下染色、放大以及超声技术的全程指导下在可疑病变部位行定点活检。定点活检能够确保活检阳性率高，诊断准确，损伤小。

由于取材的局限性，CD活检标本的病理学检查常不能反映肠道病变的全貌，因而诊断价值明显低于手术切除标本病理学诊断价值。

（五）其他检查

肠吸收功能试验因小肠病变而作广泛肠切除或伴有吸收不良者，可作肠吸收功能试验。

八、诊断与鉴别诊断

CD 诊断无金标准，需要结合病史、临床表现、内镜、病理组织学、影像学和临床生物化学检查综合分析。基因检测对 CD 的诊断和病情评价可能具有积极意义，但尚未常规应用于临床。

详细的病史应该包括关于临床症状初发时各项细节问题，包括近期的旅行、食物不耐受、用药史（包括抗生素和非甾体消炎药）。同时还应高度关注吸烟史、CD 家族史、阑尾手术史及近期胃肠炎感染史等 CD 发病的高危因素。详细的病史还应包括夜间症状、肠外表现（包括口、皮肤、眼睛、关节、肛周皮肤或肛裂）。详细的病史对 CD 的诊断与鉴别诊断有重要参考价值。

一般检查包括一般情况、脉搏、血压、体温、腹部压痛或腹胀、可触及的包块、会阴和口腔的检查以及直肠指检。应常规测量体重及计算体质指数，同时进行营养评估。

部分患者早期无明显的临床表现，或无特异。当有典型且明确的临床表现时，提示病变已导致消化道结构和功能障碍。

无论是否已波及全消化道，全消化道的内镜及组织病理学和影像学检查是必要的。内镜下的染色、放大及超声检查对诊断与鉴别诊断有重要价值。

临床血液、生化及免疫学检查对 CD 的诊断、鉴别诊断和病情评估有重要意义。

（一）诊断要点

在排除其他疾病基础上，可按下列要点诊断：

（1）具备上述临床表现者可临床疑诊，应进一步检查，尤其是全消化道内镜检查。

（2）同时具备上述结肠镜或小肠镜（病变局限在小肠者）特征以及影像学（小肠造影 CTE 或 MR 肠动描记法 MRE，无条件者采用小肠钡剂造影）特征者，可临床拟诊。

（3）如再加上活检提示 CD 的特征性改变，且能排除肠结核和淋巴瘤，可做出临床诊断。

（4）如有手术切除标本（包括切除肠段和病变附近淋巴结），可根据标准做出病理确诊和临床诊断。

（5）对无病理确诊的初诊病例，随访 6 ~ 12 个月，可予对症处理，根据对治疗的反应和病情变化，符合 CD 自然病程者，可做出临床确诊。

（6）如与肠结核混淆不清，但倾向于肠结核者，应按肠结核进行诊断性治疗 8 ~ 12 周，再行鉴别。

世界卫生组织（WHO）曾提出 6 个诊断要点的 CD 病理诊断标准（表 8-1），该标准最近再次被 2010 世界胃肠病学组织（WGO）推荐，可供参考。

表 8-1　2010 世界胃肠病学组织推荐世界卫生组织推荐的 CD 诊断要点

项目	临床	X 线片	内镜	活检	切除标本
①非连续性或节段性改变		+	+		+
②鹅卵石样表现或纵行溃疡		+	+		+
③全壁性炎性反应改变	+（腹块）	+（狭窄）	+（狭窄）		+
④非干酪性肉芽肿				+	+
⑤裂沟、瘘管	+	+			+
⑥肛门部病变	+			+	+

注：具有①、②、③者为疑诊，再加上④、⑤、⑥三者之一可确诊；具备第④项者，只要加上①、②、③三者之二亦可确诊；应用现代技术 CTE 或 MRE 检查多可清楚显示全壁炎而不必仅局限于发现狭窄。

（二）诊断流程

1. 确立诊断　对于疑诊 CD 的患者，回肠结肠镜检查并活检末端回肠及各结肠段寻找 CD 的镜下证据，是建立诊断的第一步。

不管回肠末端的内镜检查结果如何，需进一步检查上消化道及小肠，了解CD病变的位置及范围。

怀疑重症CD的患者，腹部X线片在早期诊断中是很有价值的，可发现小肠或结肠膨胀、骶髂关节炎、韧带骨刺等，以及右髂窝可见大块压迹，可辅助CD的诊断。

2. 明确病变程度、病变范围和并发症　内镜及放射学检查相结合可确定病变的部位和累及范围，以此为依据才能制定出最佳的治疗方案。

（1）MR肠成像（MRE）和CT肠成像（CTE）：是一种诊断CD肠内受累及渗透性病变具有高度精确性的成像技术。MRE和CTE检查小肠需要经口服造影剂对比来获得足够的扩张。灌肠比口服能更好地使小肠扩张，肠腔对比更好。选择技术时需考虑辐射，因为钡剂造影敏感性低。

（2）腹部超声：是一种有用的评估肠道炎症的辅助技术。可透过腹部的超声代表另一种非离子技术，也许可发现疾病的活动，特别适用局限于回肠的CD。

（3）小肠胶囊内镜（SBCE）：在诊断小肠病变时比MR或CT的敏感性要高，特别是发现黏膜表面的病变。对于怀疑炎症性肠病所致肠梗阻的患者，能自溶的SBCE可作为一线检查；临床高度可疑但回肠结肠镜检查及放射学检查阴性的患者，SBCE可作为二线检查。

（4）双气囊肠镜（DBE）：比放射学检查在发现小肠病变方面具有更高的敏感性。然而，完整的小肠评估在近端炎症病变严重时受限，风险比SBCE要高。DBE在需取组织做病理检查及治疗操作时是必需的。

3. 狭窄性病变　包括炎症性及纤维增生性狭窄。区分炎症性及纤维增生性狭窄对治疗的选择是重要的，前者可通过内科治疗缓解，而后者必须通过内镜治疗或外科治疗。

对于狭窄性病变最可靠的标准是局部的、持久性的狭窄，可通过狭窄前肠道扩张来排除功能性病变。

检查结肠及末端回肠狭窄首选结肠镜，可以取组织做病理诊断。当病变处内镜不能通过时，辅助的放射学检查在排除额外的狭窄病变是必要的。简单的放射成像可以确定小肠梗阻但是不能描述病因，另行MR或CT诊断试验是必要的。

超声有利于发现小肠狭窄前的扩张的严重病例。如果结肠镜因为狭窄不能使用，MR或CT结肠成像（CT）可用来评估内镜未能发现的检查炎症病变的肠段。

4. 肠壁外并发症　CD肠壁外腹腔并发症包括腹腔脓肿、窦道和瘘管。尽管腹部MR和CT对该类并发症的诊断具有高度精确性，但US仍是最简单易行的诊断方法。

5. 肛周病变　CD的肛周病变包括肛周脓肿、窦道和瘘管。盆腔MR是该类并发症最有效的诊断技术，超声（包括体表超声和腔内超声）也有重要诊断价值。

（三）疾病评估

1. 临床类型　2005年蒙特利尔修订的维也纳分型为目前CD分型的国际标准（表8-2）。

表8-2　CD临床类型

确诊年龄（A）		病变部位（L）			疾病行为（B）		
A1	≤16岁	L1	回肠末端	LI + L4[b]	B1[a]	非狭窄非穿透	B1p[c]
A2	17～40岁	L2	结肠	12+ L4[b]	B2	狭窄	B2p[c]
A3	＞40岁	L3	回结肠	L3 + L4[b]	B3	穿透	B3p[c]
		L4	上消化道				

注：B1[a]可发展为B2或B3；L4[b]可与L1、L2、L3同时存在；p[c]为肛周病变，可与B1、B2、B3同时存在。

2. 疾病活动度　患者CD活动指数（CDAI）＞150定义为活动性病变（表8-3）。现在更倾向于CDAI联合CRP＞10mg/L来评价CD的活动度。疾病缓解的标准为CDAI＜150，生物学指数Brignola＜100也是必须条件，这一指标的优点是更具客观性，对CD缓解期维持的评估研究应持续至少12个月。

表 8-3　Best CDAI 计算法

变量	权重
稀便次数（1 周）	5
腹痛程度（1 周总评，0 ~ 3 分）	7
一般情况（1 周总评，0 ~ 4 分）	20
肠外表现与并发症（1 项 1 分）	30
阿片类止泻药（0.1 分）	10
腹部包块（可疑 2 分；肯定 5 分）	6
血细胞比容降低值（正常值[a]: 男 0.40，女 0.37）	1
100×（1- 体重 ÷ 标准体重）	
总分 = 各项分值之和	

注：血细胞比容正常值按我国标准；CDAI < 150 分为缓解期，CDAI ≥ 150 分为活动期，150 ~ 220 分为轻度，221 ~ 450 分为中度，> 450 分为重度。

CD 的临床疾病活动度分为轻度、中度和重度（表 8-4）。

表 8-4　CD 活动度分级

轻度	中度	重度
CDAI 在 150 ~ 220 之间	CDAI 在 220 ~ 450 之间	CDAI> 450
例如，可步行和日常饮食，体重减轻 <10%。没有肠梗阻，发热，脱水，腹部包块或触痛。CRP 通常高于正常值上限	例如，间歇性呕吐，或体重减轻 > 10%。按轻度治疗无效，或有触痛的包块。没有明显梗阻。CRP 高于正常上限	例如，恶病质（BMI<18），有梗阻或脓肿。经强化治疗后临床症状持续。CRP 升高

3. 应答　CD 对治疗的应答定义为 CDAI 下降幅度≥ 100。

4. 复发　确诊为 CD 的患者在经过内科治疗取得临床缓解或自发缓解后，出现临床症状复燃。复发需经实验室、影像学或内镜检查证实，同时 CDAI > 150，且比基线升高≥ 100 点。

5. 早期复发　经治疗取得缓解后 3 个月内出现复发称为早期复发。

6. 复发的方式包括不频发型（≤ 1 次 / 年）；频发型（≥ 2 次 / 年）；持续发作型（活动性 CD 患者临床症状持续发作，无缓解期）。

7. 激素抵抗　泼尼松龙用量达到 0.75mg/（kg·d），超过 4 周，疾病仍然活动者。

8. 激素依赖　符合下列两项中一项即为激素依赖。

（1）在保证没有疾病活动复发的情况下，自开始使用激素起 3 个月内不能将激素用量减少到相当于泼尼松龙 10mg/d（或布地奈德 3mg/d）的剂量。

（2）停用激素后 3 个月内复发者。

在确定激素抵抗或激素依赖前，应仔细排除疾病是否存在并发症。

9. 再发　CD 患者外科手术后再次出现病变（以上提到的复发是指临床症状的再次出现）。

10. 形态学再发　手术彻底切除肉眼可见的病变后再次出现的 CD 病变。通常出现在“新”回肠末端和（或）吻合口，可通过内镜、影像学检查及外科手术发现。

镜下再发：目前根据 Rutgeerts 标准评估和分级。

0 级：没有病损。

1 级：阿弗他病损，少于 5 处。

2 级：阿弗他病损，多于 5 处，病损间黏膜正常；或跳过较大的病变区域，或病损局限于回结肠吻合口黏膜（< 1cm）。

3 级：弥散性阿弗他回肠炎，伴有弥漫的黏膜炎症。

4 级：弥散性回肠炎合并较大的溃疡、结节样病变或狭窄。单纯的充血水肿被认为是再发的标志。

11. 预后　CD 病程总的趋势是进行性的，病情会逐渐加重，但 CD 是慢性疾病，尤其是在合理而优化的抗 CD 治疗基础上，CD 患者可维持长期的缓解，能像正常人一样工作和生活。

但是，具有下列情形的 CD 患者，通常预后不良。

（1）有肛周病变。

（2）回结肠受累。

（3）病变范围超过 100cm。

（4）上消化道受累。

（5）青少年期发病。

（6）初始即需要激素治疗。

预后不良的主要表现为肠梗阻、腹腔脓肿、肠瘘、肠穿孔、消化道大出血、复杂肛瘘、肠切除手术和死亡等发生率均较高。

（四）鉴别诊断

1. 肠结核　与 CD 鉴别最困难的疾病是肠结核（intestinal tuberculosis，IT）。近年来 CD 与 IT 的发病率均呈上升趋势，两者的临床、内镜、病理和影像学均相似，因此，两者的鉴别十分困难。在临床表现上，IT 在消化系统也有腹痛、大便性状改变、腹部肿块、肠梗阻和瘘管的形成，但若出现肠道内外瘘和肛门直肠周围病变则是 CD 较为特征性表现。内镜表现结肠镜检查在 CD 与 IT 的诊断与鉴别具有重要的作用。CD 内镜下见病变多累及末端回肠与邻近右半结肠，呈节段性与不对称性分布，可见纵行或阿弗他溃疡，溃疡周围黏膜正常或增生呈鹅卵石样。IT 内镜下可见病变多位于回盲部，溃疡多呈环形且较深，边缘呈鼠咬状，可见回盲瓣溃疡或功能受损。内镜下组织及病理学检查在 CD 和 IT 的鉴别中起着关键作用，CD 以非干酪性肉芽肿、淋巴细胞聚集、全层炎症等病理特征，IT 则以干酪性坏死性肉芽肿为主要病理特征，如有潮热、盗汗等结核中毒临床症状，以及 TB-spot、PPD 阳性，同时胸部 CT 见肺部（尤其是上肺）及胸膜病变，应高度怀疑肠道溃疡为肠结核，同时行诊断性抗结核治疗 8 ~ 12 周，并适时内镜复查有助于诊断与鉴别诊断。若结核证据不充分，但不能完全除外肠结核，或合并肠外结核时，应在 CD 规范化治疗的同时，给予预防性抗结核治疗。

2. 肠型淋巴瘤　可单独存在或为全身淋巴瘤的一部分，常有腹痛及大便次数增多及性状改变，伴不明原因发热，甚至高热，但一般情况尚好。血常规多正常，或有淋巴细胞增多，ESR 常明显增高，免疫球蛋白常增高。内镜下见溃疡多发于回盲部，溃疡常孤立而深大，表面常覆污苔，周边增殖反应明显。超声内镜可见肠管壁结构破坏或层次消失，并呈较低回声。病理学见淋巴瘤细胞浸润。PET-CT 检查有助于肠型淋巴瘤诊断。需要警惕的是，目前已有报道 CD 患者长期联合应用免疫抑制剂可诱发淋巴瘤。

3. 消化道白塞病　是一种全身性、慢性、血管炎症性疾病，主要临床表现为复发性口腔溃疡、生殖器溃疡、眼炎及皮肤损害，也可累及血管、神经系统、消化道、关节、肺、肾、附睾等器官。针刺试验常阳性。诊断主要依靠内镜和钡灌肠检查。内镜见到肠管黏膜特别在回盲部有边缘清楚的圆形或近似圆形的单个或多个溃疡，为其特征性改变。溃疡底部大多覆以黄白苔，X 线检查常在回盲部发现黏膜集中的溃疡龛影。系统表现不典型者鉴别亦会相当困难。

4. UC　CD 与 UC 同属 IBD，两者的鉴别诊断根据病史、临床表现影像、内镜、病理组织及实验室检查等多方面综合分析常易区分。全消化道内镜检查机 CTE 和 MRE 检查对两者的鉴别诊断是必要的。

5. 其他疾病　其他需要鉴别的疾病还包括感染性肠炎、缺血性结肠炎、放射性肠炎、药物性（如 NSAID）肠病、嗜酸性粒细胞性肠炎以及以肠道病变为突出表现的风湿性疾病（如系统性红斑狼疮、原发性血管炎等）、憩室炎等。根据临床表现、内镜和组织病理学特征不难鉴别。

九、治疗

（一）一般治疗

1. 戒烟　继续吸烟会明显降低药物疗效、增加手术率和术后复发率，戒烟则有利于 CD 缓解及延长缓解期。因此，无论是活动期还是缓解期，CD 患者都应该戒烟。

2. 营养支持 CD 患者常有不同程度的营养不良，而且中重度营养不良常见。因此，应在及时评估患者营养状况基础上，高度重视营养支持治疗。尤其是儿童及青少年 CD 患者，由于营养不良会导致生长发育障碍。营养支持治疗是 CD 治疗的重要内容，其疗效至少等同于药物治疗。营养支持治疗包括患者日常饮食以及肠内外营养。日常饮食中应注重低脂肪、低糖、适量蛋白、高膳食纤维和高维生素饮食，确保易于消化吸收。另外，由于 CD 患者肠道功能消化及代谢功能低下，常见铁、钙以及维生素（特别是维生素 D、维生素 B）等物质的缺乏，应及时补充，必要时予要素饮食来补充叶酸、维生素及钙、铁、镁等微量元素。要素饮食具有补充营养、调节肠道菌群、抑制炎症反应、修复黏膜屏障等作用。部分 CD 患者对要素饮食有不同程度的不耐受，可予生态制剂、消化酶及解痉剂治疗。当患者营养状况极差或有进食及消化和吸收功能明显障碍时，应予胃肠外营养或同时行胃肠内和胃肠外营养。

3. 适度休息、清淡饮食、有规律的生活 CD 患者处于活动期时，常有一系列临床症状，这些临床症状会降低患者的食欲、精神及体力，影响日常生活。因此，CD 患者需要适度的休息。在缓解期，CD 患者通常无临床症状，基本上可以像正常人一样生活和工作，但是有规律的工作和生活是必要的，避免过度劳累和生活无节制。饮食以清淡易消化的食物为主，避免辛辣及其他对胃肠道有强烈刺激性的食物，避免海鲜及牛奶制品，尤其是在活动期，禁食生海鲜及牛奶。

（二）药物治疗

1. 药物治疗的基本原则

（1）制订 CD 患者的治疗方案之前应全面考虑其病程、活动性、病变累及部位及发作类型，并需要与患者讨论各种治疗方案的利弊，制定出兼具规范化和个性化的治疗方案。

对于活动期 CD 的诱导缓解治疗，尽管有学者倾向于升阶梯（step-up）治疗方案，但主流观念主张行降阶梯（top-down）治疗（图 8-1），尤其是具有不良预后倾向的中至重度活动期 CD。降阶梯治疗方案能让患者获益更多，从整个病程来看，性价比也更高。

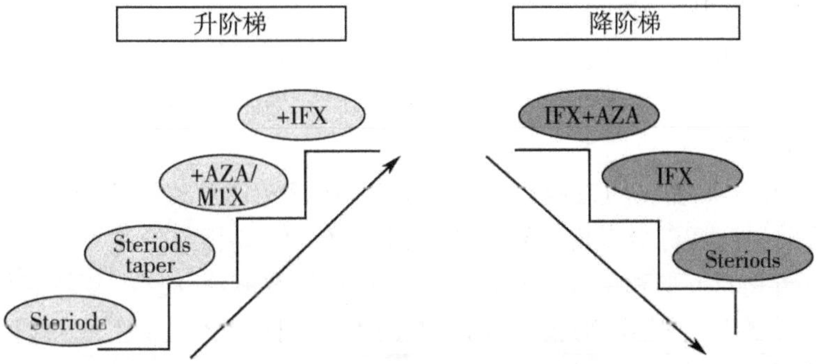

图 8-1 降阶梯和升阶梯治疗方案示意图

Steroids：激素；AZA：乙酰唑胺；MTX：氨甲蝶呤；IFX：英夫利昔

降阶梯治疗方案是指在活动期 CD 的早期即以生物制剂为主，可联合应用嘌呤类药物，多能及时控制临床症状，使患者由活动期迅速进入深度缓解期，最终达到阻止和（或）减缓疾病进展，改变 CD 的自然病程，避免肠道结构的损害和致残，维持肠道正常功能。若上述治疗无应答或应答不理想，再考虑改用激素行诱导缓解治疗。

升阶梯治疗方案是指活动期 CD 首先以激素行诱导缓解治疗，若无应答或应答不理想，再依次以嘌呤类药物及生物制剂行诱导缓解治疗，确保 CD 由活动期进入缓解期。

（2）CD 的治疗应强调早期干预，即在 CD 病程早期即进行治疗。早期干预的最佳时间窗口是起病后 1 年内，此阶段疾病以肠道炎症病变为主，无狭窄性、穿透性病变等并发症，无肠道结构损害和功能丧失。因此，应在及时明确诊断的基础上，在出现并发症前早期干预。对于具有不良预后倾向的 CD 患者，尤其应进行早期干预。早期干预对于深度缓解病情、延缓患者肠道结构和功能丧失的进程、减少并发症以及降低手术率和死亡率均具有重要意义。

（3）药物的合理选择受以下因素影响：药效及潜在不良反应之间的平衡，以前对治疗的反应（特别是治疗后复发、糖皮质激素依赖或无效的病例），肠外表现或并发症，药物的性价比。

（4）药物治疗的目的是诱导缓解和维持无激素的长期缓解，防治并发症，改善生存质量。改善生活质量是抗 CD 治疗的终极目的，包括缓解患者临床症状、消除精神及心理障碍、享受正常的工作和生活。

（5）维持缓解治疗和诱导缓解治疗同样重要。

2. 诱导缓解治疗

（1）初诊 CD 患者的治疗：

①轻度活动性局限性回盲部 CD：治疗首选布地奈德 9mg/d。美沙拉嗪的作用有限。不推荐使用抗生素。不必给予糖皮质激素治疗。

②中度活动性局限性回盲肠 CD：首选布地奈德 9mg/d，或全身使用糖皮质激素。也可选用嘌呤类药物或氨甲蝶呤（MTX）联合糖皮质激素。对于既往有激素依赖、激素抵抗或不耐受患者，可考虑 TNF 单抗治疗。

③重度活动性局限性回盲肠 CD：首选全身使用皮质激素。对于复发病例，适合使用抗治疗坏死因子－α（TNF－α，目前国内唯一在临床上应用的是 infliximab，IFX）治疗，可联合或不联合免疫调节剂治疗。对于那些不常复发的病例可再次使用糖皮质激素联合免疫调节剂治疗。手术治疗也是一种选择，但要权衡利弊。

④结肠病变：轻度活动期结肠 CD 可使用柳氮磺吡啶或全身使用糖皮质激素。中重度活动结肠 CD，可使用 IFX 加用或不加用免疫调节剂。对于不常复发的患者可重新使用激素加用免疫调节剂治疗。在首次使用免疫调节剂或 IFX 治疗前应考虑手术治疗的可能性。

⑤广泛性小肠病变：应该使用全身性糖皮质激素治疗联合应用嘌呤类药物或 MTX。对于复发病例，如果存在中重度疾病活动的客观依据，IFX 治疗联合或不联合嘌呤类药物是合适的选择。宜给予营养支持治疗。外科治疗也应在疾病的早期阶段进行考虑和讨论。对于临床症状提示预后较差的病例应早期使用嘌呤类药物、MTX 和（或）IFX 治疗。

⑥食管和胃、十二指肠病变：应予质子泵抑制剂治疗，必要时加用全身糖皮质激素治疗和嘌呤类药物或 MTX。对于严重或难治性病例可考虑选择 IFX 治疗。出现梗阻临床症状可行扩张或外科治疗。

（2）复发 CD 患者的治疗：

①早期复发：任何发生早期复发的患者（＜3 个月）都应该使用免疫调节剂以减少再次复发的风险。应根据既往的疗效和目前的病情综合考虑是否使用与过去诱导缓解相同的治疗方案或使用新的诱导治疗方案。同时应重新评估病变的范围和疾病活动性。对于存在中重度活动性的复发病例，应该考虑 IFX 治疗，因为早期（＜2 年）、未治疗过的 CD 患者使用 IFX 疗效优于嘌呤类药物，两者联合使用疗效更明显。所有的早期抗 TNF 治疗都能获得较好的疗效。

②反复复发 CD 患者的治疗：是指病情反复发作，但不是早期复发。对于反复复发的 CD 患者，应在检讨患者对过去治疗方案的依从性、详细评估患者病情（包括并发症及机会性感染）以及患者生活习惯和生活环境基础上，及时优化原治疗方案。在与患者及其家属以及外科等相关临床科室充分沟通的基础上及时转换治疗方案是必要的。

（3）激素抵抗或激素依赖性 CD 患者的治疗：存在活动性病变客观依据且对糖皮质激素抵抗或依赖的 CD 患者，应该使用 IFX 治疗（联合或不联合嘌呤类药物或 MTX），外科手术治疗也应在早期考虑和讨论。

（4）难治性 CD 患者的治疗：难治性 CD 是指根据患者的病情合理制定的规范化治疗方案无效。对于这类患者，应在检讨患者对过去治疗方案的依从性、再次详细评估患者病情（包括并发症及机会性感染）以及患者生活习惯和生活环境基础上，及时优化原治疗方案。同时，还应在与患者及其家属以及外科等相关临床科室充分沟通的基础上，及时转换治疗方案，包括外科治疗。

3. 维持缓解治疗　CD 诱导缓解治疗的目的使 CD 尽快由活动期进入缓解期。活动期 CD 患者通常经过 2 个月左右的规范化治疗后进入缓解期。一旦进入缓解期应立即开始维持缓解治疗。

判断 CD 患者是否进入缓解期的评估是综合性的，除了患者临床症状、体征完全消失，内镜下肠道黏膜在形态和组织病理学上完全愈合是最可靠的证据。因此，内镜检查是评估 CD 是否进入缓解期的必须检查内容。

无论 CD 患者接受何种诱导缓解治疗方案，维持缓解治疗药物首选嘌呤类药物，用法同诱导缓解治疗，时间至少 1 年以上，通常为 2 ～ 3 年。接受抗 IFX 诱导缓解治疗的 CD 患者，进入缓解期后仍可以 IFX 维持缓解治疗，剂量同诱导缓解治疗，每 8 周一次，时间至少 1 年以上，通常为 2 ～ 3 年。复发的 CD 患者，再次进入缓解期后，可参考原维持治疗方案。

无论是成人还是少年儿童 CD 患者，激素均不能用于维持缓解治疗，尤其是禁用于生长期儿童 CD 患者的维持缓解治疗。无论何种剂型，氨基水杨酸类药物对 CD 患者维持缓解治疗均无明确疗效，因而不能用于 CD 的维持治疗。

4. 主要治疗药物

（1）氨基水杨酸制剂：过去认为氨基水杨酸制剂对 CD 有治疗作用，但近期的一系列多中心临床试验结果表明，无论何种剂型，氨基水杨酸制剂对 CD 均无明确疗效，尤其是对小肠型 CD 无效。因此，氨基水杨酸制剂不宜用于 CD 治疗。

（2）糖皮质激素：糖皮质激素（以下简称激素）对 CD 有诱导缓解作用。泼尼松用法为 0.75 ～ 1mg/（kg·d）（其他类型全身作用激素的剂量按相当于上述泼尼松剂量折算），再增加剂量对提高疗效不会有多大帮助，反而会增加不良反应。达到临床症状及内镜下完全缓解时应及时开始逐步减量，每周减 5mg，减至 20mg/d 时，其后每周减 2.5mg 至停用。快速减量会导致早期复发。布地奈德肠溶片用法为每次 3mg，每日 3 次口服，一般在 8 ～ 12 周临床缓解后改为每次 3mg，每日 2 次。延长疗程可提高疗效，但超过 6 ～ 9 个月则再无维持作用。布地奈德肠溶片适用于轻重度活动性回肠和回结肠 CD。该药为局部作用激素，全身不良反应显著少于全身作用激素。

应用激素时要注意药物相关不良反应，并及时做相应处理。激素治疗时间超过 12 周，宜同时补充钙剂和维生素 D。

糖皮质激素的不良反应大体分为三大类：①为诱导缓解而使用超过生理剂量的激素产生的早期不良反应包括外貌（痤疮、满月脸、水肿和皮肤紫纹）、睡眠和情绪紊乱、精神异常、消化不良及糖耐量异常；②长期应用（通常 > 12 周，有时更少）的不良反应包括白内障、骨质疏松、股骨头坏死、肌病及易发生感染，糖皮质激素联合其他免疫抑制剂可增加严重感染的风险；③撤药反应，包括急性肾上腺功能不全（由于突然停药）和假风湿综合征（肌痛、全身不适和关节疼痛这些类似 CD 复发的临床症状），或颅内压增高。早期加用 AZA、IFX，辅以营养治疗或及时外科手术有助于完全停用激素。

布地奈德的不良反应轻于泼尼松，但主要不良反应相似，只是发生率稍低或相仿。

激素不能用于 CD 的维持缓解治疗，尤其是禁用于青少年 CD 患者的维持缓解治疗。

（3）嘌呤类药物：作为嘌呤代谢阻断剂可以阻断核苷酸合成，其免疫调节机制之一是通过调节细胞信号通路（Rac 1 通路）诱导 T 细胞凋亡。硫唑嘌呤（AZA）在体内先代谢成巯嘌呤，再代谢成 6- 巯基嘌呤（6-MP）。由于嘌呤类药物起效慢，因此不能单独用于活动性病变的治疗，主要用于缓解期维持治疗，维持长期无激素缓解。也可与激素或生物制剂合用于活动期的诱导缓解治疗。

① AZA：AZA 用药剂量及疗程要足。但该药不良反应常见，且可发生严重不良反应，应在严密监测下应用。

AZA 合适目标剂量目前尚不确定。ECCO 推荐的目标剂量范围是 1.5 ～ 2.5mg/（kg·d）。我国多数学者主张目标剂量范围为 1 ～ 2mg/（kg·d）。AZA 存在量效关系，剂量不足会影响疗效，剂量过大不良反应风险又太高。

AZA 在治疗过程中应根据疗效和不良反应进行剂量调整。目前临床上比较常用的剂量调整方案是，按照当地的推荐，一开始即给予目标剂量，用药过程进行剂量调整。另有逐步增量方案，即从低剂量开始，每 4 周逐步增量，至有效或外周血白细胞下降至临界值或达到当地推荐的目标剂量。该方案判断药物疗效需时较长，但可能减少剂量依赖不良反应。

使用AZA维持撤离激素缓解有效的患者，疗程一般为4年。如继续使用，其获益与风险应与患者商讨。大多数研究认为，使用AZA的获益超过发生淋巴瘤的风险。

AZA的常见不良反应为骨髓抑制，应严密监测。不良反应以服药后3个月内常见，尤其是1个月内最常见。但是，骨髓抑制可迟发，甚至可发生在1年后及以上者。因此，用药期间应全程监测，定期随诊。第1个月内每周复查1次血常规，重点监测全血细胞，第2～3个月内每2周复查1次血常规，之后每月复查血常规，半年后血常规检查间隔时间可视情况适当延长，但不能停止。前3个月每月复查肝功能，之后视情况复查。

欧美学者推荐在使用AZA前检查硫嘌呤甲基转移酶（TPMT）基因型，对基因突变者避免使用或严密监测下减量使用。TPMT基因型检查预测骨髓抑制的特异性很高，但敏感性低（尤其在汉族人群），应用时要充分认识此局限性。

②6-MP：欧美学者推荐的目标剂量为0.75～1.5mg/（kg·d）。使用方法和注意事项与AZA相同。

（4）氨甲蝶呤（MTX）：MTX发挥抗炎作用的主要机制不是因为其代谢产物聚谷氨酸可抑制二氢叶酸还原酶，而是抑制细胞因子和类花生酸的合成，并调节腺苷水平。MTX能够诱导缓解并有利于撤除激素。MTX使用指征同嘌呤类药物，但MTX目前主要用于对嘌呤类药物或抗TNF药物抵抗或不耐受的活动或复发CD患者。

与类风湿关节炎治疗不一样，氨甲蝶呤的剂量若小于每周15mg，对活动期CD治疗无效，标准诱导剂量应为每周25mg，肌内或皮下注射。12周达到临床缓解后，可改为每周15mg，肌内或皮下注射，亦可改口服，但疗效可能降低。疗程可持续1年，更长疗程的疗效和安全性目前尚无共识。MTX治疗期间应密切监测临床治疗应答，同时补充叶酸。

MTX的早期毒性作用是胃肠道反应（恶心、呕吐、腹泻、口腔炎），MTX治疗后2～3日服用叶酸（5mg/d）可以缓解胃肠道反应。10%～18%的患者因药物不良反应中断治疗。妊娠是MTX使用的禁忌证，用药期间及停药后数月（通常6个月）内应避免怀孕，已怀孕患者应终止妊娠。MTX的主要远期不良反应是肝毒性和肺炎，开始治疗前和治疗后前4周应每周行全血细胞和肝功能检查，4周后再每月监测1次。

（5）其他免疫调节剂：包括环孢素（CsA）和他克莫司钙蛋白神经素抑制剂对CD疗效有限。作用机制可能是通过阻断转录因子NFAT的核转位，从而阻止下游T细胞相关细胞因子的转录激活。但其是否可用于诱导缓解尚存在较大争议。

（6）生物制剂：CD发生的一个重要机制是免疫过激，其主要临床表现为一系列细胞因子和化学因子或免疫细胞表面免疫活性分子过度表达。因此，针对上述机制目前已研发出一系列生物制剂来治疗CD，尤其是针对CD患者普遍高表达的TNF-α，目前已成功开发出多种抗TNF-α单克隆抗体，包括英夫利昔（IFX）、阿达木（ADA）和赛妥珠单抗。上述三种药物在欧美已批准应用于临床治疗CD。在我国已经上市的是英夫利昔（IFX），即将上市的是阿达木（ADA）。

IFX为人鼠杂合型抗TNF-α单抗，ADA为全人源型抗TNF-α单抗。但IFX和ADA均是IgG1型TNF-α单抗，具有强大的抗炎效应，其机制是通过中和TNF-α，抑制TNF-α的免疫学活性，并诱导炎性细胞凋亡。赛妥珠单抗是聚乙二醇化抗TNF-α Fab片段单抗。虽然没有促凋亡效应，但已证实具有临床疗效。

这些抗TNF-α单抗药物对活动性CD诱导缓解治疗和缓解期CD的维持缓解治疗具有良好的治疗效果，总有效率在60%～70%。

IFX的给药途径为静脉滴注，使用方法为5mg/kg，静脉滴注，在第0、2、6周给予作为诱导缓解；随后每隔8周给予相同剂量作长程维持缓解治疗。阿达木单抗、赛妥珠单抗为皮下注射，剂量分别为40mg和400mg（或200mg）。给药途径会影响给药频率和药物相关不良反应。静脉给药可导致速发性和迟发性输注反应，皮下注射会导致注射部位的疼痛反应。给药途径是药物选择的决定因素之一，因此用药前应同患者沟通。在使用抗TNF-α药物之前，应仔细筛查患者体内有无急性感染或隐匿性结核等感染性疾病。

在使用IFX前，正在接受激素治疗的CD患者应继续原来激素治疗，在取得临床完全缓解后再将激素逐步减量至停用。对原先已使用免疫抑制剂无效者无必要继续合用免疫抑制剂；但对IFX治疗前未接受过免疫抑制剂治疗者，IFX与AZA合用可提高撤离激素缓解率及黏膜愈合率。对某一种抗TNF-α单抗不耐受的患者，尤其是严重不耐受时，可选用其他的抗TNF-α单抗药物。

IFX维持治疗期间复发者，应查找原因。如为剂量不足，可增加剂量或缩短给药间隔时间；如为抗体产生所致，可换用其他生物制剂（目前我国未批准）；如有机会性感染等并发症，应及时予以相关治疗。

目前尚无足够资料提出何时可以停用IFX。对IFX维持治疗达1年，保持撤离激素缓解伴黏膜愈合及CRP正常者，可以考虑停用IFX，继以免疫抑制剂维持治疗。对停用IFX后复发者，再次使用IFX可能仍然有效。

各种抗TNF-α单抗治疗CD时均有可能出现不良反应，最常见的是过敏反应、机会性感染。近期已有报道应用抗TNF-α单抗治疗的CD患者中出现骨髓抑制、淋巴瘤及风湿病。大多数抗TNF-α药物相关的不良反应在CD患者中都能进行分类，按适应证使用抗TNF-α药物是相对安全的。

IFX输注反应（输注2小时内或输注后短期内）罕见，可通过减慢输注速度或使用抗组胺药、解热镇痛药或糖皮质激素进行处理。曾有过敏反应的报道，也可出现关节痛和强直、发热、肌痛和全身不适等迟发型反应，尤其多见于两次输注间隔时间＞1年时。此时，可在生物治疗前给予氢化可的松预防，但随时间延长，氢化可的松易丧失疗效。

感染，包括继发的机会性感染和潜伏的感染复燃，是CD患者使用抗TNF药物时应考虑到的主要问题。应用IFX前应明确是否为感染性疾病，尤其是结核和病毒性肝炎。若存在感染性疾病，在综合评估后可在抗感染治疗的同时予IFX治疗；必要时可先行抗感染治疗，待感染控制后再行IFX治疗。由于有难以控制的脓毒血症的危险，急性感染（如脓肿）是使用IFX的绝对禁忌证。在IFX治疗期间，仍应密切关注感染性疾病。一旦出现感染性疾病，应及时予以抗感染治疗，并酌情调整CD治疗方案。

尽管市场监测尚未见抗TNF-α药物治疗CD后淋巴增殖性疾病或恶性肿瘤发生（缘于内源性TNF具有肿瘤抑制作用）的相关报道，但是目前相关研究随访时间较短，且最近一篇纳入所有抗TNF-α药物治疗IBD的临床试验的荟萃分析显示，使用抗TNF-α药物治疗后淋巴瘤发生风险较使用嘌呤类药物要高。IFX治疗所致的死亡风险并不比非生物治疗高。长期联合免疫抑制治疗（激素、巯嘌呤和抗TNF-α药物）不仅会增加机会性感染的风险，而且也很可能会增加肝脾T细胞淋巴瘤的发生风险。

（7）新一代生物制剂：治疗CD新一代生物药物是选择性黏附分子阻断剂——那他珠单抗。那他珠单抗是针对整合素 α_4 的人化单克隆抗体，可抑制白细胞黏附和向炎症部位的趋化。以前使用过抗TNF-α单抗的患者同样获得很好应答。尽管那他珠单抗在美国仅批准用于抗TNF-α单抗抵抗的CD患者，但研究显示该药用于维持治疗的效果更为显著。

另外一种选择性黏附分子阻断剂是Alicaforsen（人ICAMI的反义寡核苷酸），目前临床试验中应用剂量还没有显示治疗活动性CD的疗效。有关干扰素-γ单抗（芳妥珠单抗）、IL-12/23 p40和IL-68单抗的疗效已有综述报道。肠外给予IL-10和IL-11治疗CD没有疗效，但肠内给予IL-10和IL-11则具有治疗效果。IL-10和IL-11的肠道黏膜给药系统正在开发之中。其他新型治疗方法如干细胞移植的有效性和安全性尚有待进一步探讨。

（三）内镜治疗

1. 肠道狭窄　当狭窄为炎症所致的充血水肿引起时，有效的抗CD内科治疗可缓解。当狭窄为反复发作的炎症所致的瘢痕引起时，内科治疗则无效，应考虑进一步的治疗，包括内镜下的扩张治疗及手术治疗（包括切除狭窄，或切开狭窄部位行扩张性缝合）。在胃镜及结肠镜所能到达的狭窄部位，首选内镜扩张术。

2. 早期肠癌　CD继发的早期肠癌的及时诊断取决于内镜对肠道病变长期有效的监测，尤其是内镜下染色、放大及超声技术的应用。这些技术的应用可指导对可疑病灶进行定点活检，从而极大提高对早期肠癌的诊断效率。

对已经发生的早期恶性表现（如不典型增生），应进行分级，包括低度、高度或不能确定的不典型增生。

（1）隆起性不典型增生病灶，应内镜下 EMR 或 ESD 治疗，完整切除病灶。若其周围扁平黏膜未见不典型增生，其后行内镜监测即可。若无法行内镜下病灶完整切除，或不典型增生同时见于周围扁平黏膜，或切除病灶的病理检查结果显示病灶已癌变，应行结直肠切除术。

（2）具有扁平黏膜低度不典型增生的患者，应行结直肠切除，或 3 个月内再次内镜及活检监测。

（3）扁平黏膜的高度不典型增生和腺癌应行结直肠切除。

（四）外科治疗

尽管相当部分 CD 患者最终难以避免手术治疗，但因手术并不能治愈 CD，同时术后复发可能性大，CD 的治疗仍以内科治疗为主。因此，内科医师应在 CD 治疗全过程中慎重评估手术的价值和风险，并与外科医师密切配合，制定最合理的治疗方案，力求在最合适的时间施行最有效的手术。

虽然关于手术治疗的证据基于少数的前瞻性随机研究，然而有证据表明，广泛肠切除不再是必要的且可能有害。因此，目前的趋势是先不管已经病变的肠道，仅处理引起需要手术治疗的引起临床症状的肠段。这一策略大大减少了广泛切除导致的短肠综合征的风险。

1. 手术指征

（1）CD 并发症：

①肠梗阻：炎症性狭窄引起的梗阻如药物治疗无效可考虑手术治疗。由纤维狭窄所致的肠梗阻视病变部位和范围行肠段切除术或狭窄成形术。短段狭窄肠管（一般 < 4cm）可先行内镜下球囊扩张术，失败后再考虑手术治疗。局限性的回盲部合并梗阻时，如无明显的活动性炎症应行手术治疗。

②瘘管形成：肛周瘘管处理如前述。非肛周瘘管（包括肠皮瘘和各种内瘘）的处理是一个复杂的难题，应由内外科医师密切配合进行个体化处理。

③大出血：内科治疗（包括内镜止血）出血无效而危及生命者，需急诊手术。

④急性穿孔：需急诊手术。

⑤腹腔脓肿：并发腹腔脓肿的活动性小肠 CD 的最佳治疗手段是抗生素，经皮或经外科手术引流，必要时可进行延期肠切除手术。

⑥癌变。

（2）内科治疗无效：

①激素治疗无效的重度 CD，见前述。

②内科治疗疗效不佳和（或）药物不良反应已严重影响生活质量者，可考虑外科手术。

2. 外科手术时机需接受手术的 CD 患者往往存在营养不良、并发感染，部分患者长期使用激素，因而存在巨大手术风险。内科医师对此应有足够认识，以避免盲目的无效治疗而贻误手术时机、增加手术风险。围术期的处理包括改善营养状况、停用糖皮质激素、抗感染，为手术治疗创造良好的条件。

3. 手术治疗方式

（1）引流术：无论腹腔脓肿还是肛周脓肿，在明确诊断后，在规范化的抗 CD 治疗的同时，应优先考虑穿刺引流或置管引流，效果不理想时，及时行切开引流，同时联合抗感染治疗。

（2）切除术：消化道狭窄内镜下无法治疗或治疗不成功时、发生出血及穿孔等并发症以及继发进展期肠道肿瘤时均应及时行手术治疗，切除足够长的病变肠段，并行侧 - 侧吻合（功能性端 = 端吻合）。采用侧 - 侧吻合是因为 CD 患者回结肠切除后如进行端 - 端吻合，常出现吻合口狭窄、吻合口瘘，术后并发症的发生率较高。切除手术方式的选择上，腹腔镜肠切除优于传统手术，主要表现在更早肠道功能的恢复、缩短住院时间和降低术后死亡率，另外，腹腔镜手术可能具有减少 CD 患者腹部疝和肠粘连的发生率的优势。因此，虽然腹腔镜肠切除对技术要求较高，但是越来越多的证据表明对于首次回结肠切除，腹腔镜有明显优势。对于复杂的病例，腹腔镜肠切除仅在技术高度成熟的机构和临床研究中应用。

（3）其他手术方式：包括结肠狭窄成形术和回肠储袋 - 肛管吻合术（IPAA）。由于这些手术方式因为癌变率较高或并发症发生率较高，不宜作为 CD 结肠病变的治疗方式。

十、儿童 CD 治疗特点

由于儿童 CD 患者预后较差，同时还必须慎重考虑到生长发育，在制订儿童 CD 患者治疗方案时，应制定更合理、更优化的治疗方案。

（一）诱导缓解治疗

尽管皮质激素对儿童 CD 的诱导缓解治疗有可靠的疗效，但由于皮质激素会严重影响儿童的生长发育，儿童 CD 患者应避免使用皮质激素行诱导缓解治疗。布地奈德虽然也是激素，但主要在消化道黏膜表面起作用，全身不良反应较小，适用于轻度活动性回盲部儿童 CD 患者，但对中重度和广泛 CD 的疗效尚不可靠。

IFX 对儿童 CD 的诱导缓解和维持缓解治疗均有效，对中重度的儿童 CD 患者应作为首先治疗药物。

嘌呤类药物因其起效慢，通常在服用 2 ~ 3 个月后才产生明显效果，因而不适用于 CD 的诱导缓解治疗。

不论疾病活动性或部位，肠内营养（EEN）对儿童 CD 的诱导缓解治疗有效，而且副作用较小，并能促进生长发育，应优先考虑，并作为核心治疗内容。

对于儿童 CD 患者的治疗和护理，如果条件许可，应在儿科胃肠病学中心由多学科协作进行。

（二）维持缓解

激素对儿童 CD 维持缓解无效，而且影响生长发育，因此，激素（包括布地奈德）不能用于儿童 CD 患者的维持治疗。

儿童 CD 维持缓解最有效药物是嘌呤类药物。在诱导缓解后早期应用，可以显著延长缓解期。MTX 可作为对嘌呤类药物不耐受或无效的另一选择。嘌呤类药物治疗无效患者可选用沙利度胺，但有 25% 的患者因可能出现神经病变而不能使用。

无论何种剂型的氨基水杨酸，对儿童 CD 的维持缓解作用均不可靠，不宜使用。

（三）顽固性儿童 CD

对标准诱导治疗无效或不耐受的中重度儿童 CD 患者，IFX 联合免疫抑制剂可有效维持缓解，还对生长发育有益。联用免疫抑制剂能减少 IFX 免疫原性和增加血清 IFX 浓度。然而，服用多种免疫抑制剂会增加机会性感染风险。

若药物治疗无效，可考虑手术治疗，特别是伴有生长发育障碍和病变较局限的青春期前或青春期早期的儿童。手术治疗的适应证是局限性病变（如狭窄）或对治疗无效的回盲部病变，手术后可显著加快生长速率。手术治疗应在生长发育障碍早期进行，因为一旦进入青春期，“治疗窗口”即已错过。

十一、CD 与生育

对于育龄期的女性 CD 患者，由于妊娠发生于一个特殊的内外环境中，而妊娠也会明显改变 CD 患者的体内外环境，妊娠及其后的分娩和哺乳对 CD 本身的进程及抗 CD 治疗应答具有不可避免的冲突。因此，在制定处于妊娠状态的 CD 患者的治疗方案时，应兼顾各方利益，权衡利弊，制定更合理和更优化的治疗方案。

值得注意的是，任何抗 CD 的诊断和治疗对妊娠都具有现实的或潜在的风险，必须和患者及其家属进行充分的沟通。

（一）CD 活动性对生育能力的影响

（1）静止期 CD 患者的生育能力与普通人群一样。

（2）活动性 CD 可导致生育能力下降。可能机制包括炎症累及输卵管和卵巢，肛周炎症和既往外科手术损伤引起的性交障碍。

（3）对女性的影响明显大于男性。

（二）药物对生育能力的影响

1. 柳氮磺胺吡啶　可引起男性患者可逆性的精子活力下降，该作用呈剂量相关性，补充叶酸无效。
2. 5-ASA　未发现对生育有影响。
3. 抗肿瘤坏死因子抗体　未发现对生殖能力有明显影响。

（三）妊娠对CD病程的影响

（1）若静止期怀孕，则疾病复发风险与非妊娠妇女相当。

（2）若活动期怀孕，则2/3患者疾病继续处于活动期，这些患者中2/3病情会进一步恶化。

（3）随着妊娠和产次越多，疾病活动性和所需外科干预减少。

（四）妊娠与CD的活动性

缓解期CD患者妊娠风险与正常人相似，活动性CD患者存在早产和出生低体重儿的风险。

（五）抗CD药物对妊娠的影响

1. 氨基水杨酸制剂

（1）柳氮磺胺吡啶：是克罗恩病患者可以长期使用的一种药物。在妊娠和哺乳期均可以使用。由于柳氮磺胺吡啶影响孕妇叶酸的吸收，叶酸对胎儿神经管的发育有重要作用，因此，妊娠期间应补充叶酸（2mg/d）。

（2）美沙拉嗪：不会明显增加胎儿先天畸形发生，在妊娠期间使用是安全的，剂量可达3g/d。

2. 抗生素

（1）甲硝唑：最近有研究报道其可以增加早产率，慎用。

（2）氟喹诺酮类药物：并不增加先天畸形率、自发性流产率、早产率、低出生体重儿率，安全。

（3）阿莫西林、克拉维酸：安全。

（4）四环素：可引起胎儿骨骼发育不良和牙褪色，应避免使用。

（5）磺胺类药物：可致畸（兔唇）和死胎，避免使用。

3. 激素　皮质激素可以通过胎盘，但很快被11-脱氢酶代谢成为低活性产物，以泼尼松和泼尼松龙的代谢速度最快，在胎儿脐带血中浓度很低。因此，在妊娠中晚期使用激素是安全的。但妊娠早期使用激素仍可以导致兔唇畸形、早产率增加，应慎用。灌肠剂和肛门栓剂可以在妊娠早、中期使用。

目前尚无布地奈德在炎症性肠病孕妇中使用安全性的报道。有研究报道吸入测试性剂量（剂量远低于炎症性肠病的常规使用剂量）的布地奈德是安全的。

4. 嘌呤类药物　FDA分级是D级，因为其在风湿病患者中可以引起高流产率。IBD妊娠患者随访中发现，使用硫唑嘌呤或者巯嘌呤并不会增加早产、自发性流产、先天畸形、新生儿早产的风险。因此，尽管硫唑嘌呤和巯嘌呤被FDA分为D级，妊娠期间使用还是安全的。

5. 氨甲蝶呤　动物实验表明，氨甲蝶呤有致畸和胚胎毒性，并可通过改变染色体而导致流产，因此孕妇禁用。如果在使用氨甲蝶呤的过程中不慎怀孕，应终止妊娠。

氨甲蝶呤在细胞内代谢产物体内半衰期较长，完全排出体内的时间大约需要6周，因此计划怀孕的CD患者孕前至少6周应停用氨甲蝶呤，并补充高剂量的叶酸。男性同样需要停用氨甲蝶呤至少6周，使精子产生恢复正常。

6. 抗TNF-α单抗　目前国内临床应用的IFX和即将上市的ADA在FDA均属于B级药物。IFX和ADA均可以通过胎盘，但是否会在胎儿体内诱导抗体产生及是否对新生儿造成影响，目前尚不明确。有报道显示如果不在孕妇宫腔内使用，IFX可能是安全的。

7. 沙利度胺（反应停）　不仅可累及胎儿肢体，导致海豹儿畸形，还可引起眼睛、耳朵等先天异常。沙利度胺还可造成新生儿十二指肠瘘管、神经管畸形、血管瘤等。此外，应用沙利度胺的患者新生儿死亡率达40%。因此，妊娠期禁止使用沙利度胺，应用沙利度胺期间不慎怀孕时，应终止妊娠。

（六）妊娠期对症治疗药物

1. 止吐药　甲氧氯普胺（胃复安）较安全，且不会引起胎儿畸形。维生素B6可以缓解妊娠期间的恶心等不适临床症状，且没有致畸作用。昂丹司琼也是安全的。

2. 制酸药和质子泵抑制剂　制酸药在妊娠期使用是安全的，如硫糖铝和H_2受体拮抗剂。尽管人体未发现质子泵抑制剂（PPI）有致畸作用，但动物实验表明，PPI可致畸。因此，妊娠期间应该慎用。

3. 止痛药　阿司匹林可以导致孕期延长、早产、产程延长、分娩过程中失血过多等，禁用。其他NSAID相关研究不足，暂不推荐使用。可待因是安全的。

（七）妊娠期间的外科手术

（1）妊娠期间 CD 患者手术适应证同非妊娠患者，如肠梗阻、穿孔、出血、脓肿的形成。

（2）在病情危重的患者中，疾病和并发症的持续比手术对胎儿的风险更大，因此手术是必要的。

（3）手术包括结肠切除术、部分结肠切除术、节段切除术、回肠造口术。回肠造口术与吻合术相比，术后并发症较少。

（八）分娩方式

（1）分娩方式主要取决于产科需要和指征，同时也需要胃肠病学专家和（或）结直肠外科医生的协助。

（2）无肛周或直肠受累的 CD 患者，可根据产科评估行阴道分娩。

（3）肛周或直肠受累的 CD 患者应行剖宫产。

（4）回肠肛门储袋术后患者应行剖宫产。

（5）结肠或回肠造口术术后患者可阴道分娩。

（九）哺乳的药物治疗

（1）柳氮磺胺吡啶和美沙拉嗪在哺乳期使用是安全的。

（2）不宜使用甲硝唑和环丙沙星（通过乳汁分泌）。

（3）泼尼松和泼尼松龙在乳汁中的浓度很低，但为减少婴儿接触激素的风险，建议口服药物 4 小时后再哺乳。

（4）服用嘌呤类药物的患者可以继续哺乳。

（5）IFX 在乳汁中测量不到，因此可以在哺乳期使用。

十二、机会性感染

由于 CD 发生的重要机制是易感基因和环境因素共同作用，导致机体产生过激的免疫应答，损伤胃肠道，因此免疫抑制剂（包括激素、嘌呤类药物及生物制剂等）通过抑制患者免疫功能对 CD 发挥重要治疗作用。但是，免疫抑制剂的应用，尤其是长期联合应用时，可因剂量绝对或相对过大，导致 CD 患者免疫功能过低，从而诱发或加重机会性感染。

常见的机会性感染包括结核分枝杆菌感染、艰难梭菌感染、真菌感染、巨细胞病毒感染、肝炎病毒感染及疱疹病毒感染。

（一）结核分枝杆菌感染

尽管目前的卫生条件已有明显的改观，但结核分枝杆菌感染仍是常见疾病。CD 患者经长期的联合免疫抑制剂治疗后，免疫功能低下，易发生结核分枝杆菌机会性感染，多为肺结核。其中一部分患者是新感染结核分枝杆菌，另一部分可能是体内潜伏的结核分枝杆菌复燃。因此，经联合免疫抑制剂治疗的 CD 患者应高度警惕结核分枝杆菌的机会性感染，除关注相关临床症状外，还应及时行 TB-SPOT、PPD 及胸部 CT 等检查，务必及时发现，争取早期治疗。

对于 CD 患者结核分枝杆菌机会性感染的治疗，目前有两种观点。其一，无论是在活动期还是缓解期，立即停用所有的免疫抑制剂，以营养支持治疗和对症治疗为 CD 的主要治疗。同时，行规范化的抗结核治疗，10 个月后评估结核分枝杆菌感染，若结核分枝杆菌感染已治愈，可酌情再进行抗 CD 治疗（包括免疫抑制剂，但应避免联合应用），但仍应以异烟肼对结核分枝杆菌进行预防性治疗。其二，如果处于活动期，立即改联合免疫抑制剂治疗为单一免疫抑制剂治疗；如果处于缓解期，以单一嘌呤类药物行维持缓解治疗。同时，在加强营养支持治疗和对症治疗基础上，行规范化的抗结核治疗，并密切观察对结核分枝杆菌感染的治疗效果。若结核分枝杆菌感染逐渐得到控制，可继续原治疗方案；若结核分枝杆菌感染进一步加重，则必须停用免疫抑制剂。

（二）艰难梭菌感染

CD 患者经联合免疫抑制剂治疗后，通常情况下，可由活动期过渡到缓解期，临床症状将有明显改善。若在此治疗期间 CD 患者病情出现无法解释的反复，尤其是再发腹痛、腹泻，同时伴有发热时，应怀疑到可能有艰难梭菌感染。为明确诊断，应及时行结肠镜检查，观察有无假膜性肠炎表现，同时行肠黏膜艰难梭菌培养和血清艰难梭菌毒素水平检测。若为阳性，则艰难梭菌感染成立，应立即予万古霉素口服，标准剂量为 0.25g，3 次 / 日，持续一周，同时维持 CD 原治疗方案。应当注意的是，艰难梭菌有产毒株和非产毒株之分，正常人群可携带艰难梭菌。若无相关临床症状，则艰难梭菌感染不成立，当然无须抗艰难梭菌治疗。

（三）真菌感染

正常人群可携带真菌，当免疫功能正常时，并不致病。CD 患者经免疫抑制剂治疗后，免疫功能低下，可导致真菌机会性感染。CD 患者真菌机会性感染可见于呼吸道、消化道及泌尿尿道，以肺部真菌机会性感染最常见，而且治疗周期长，预后差。为明确诊断，应及时行真菌染色、血清真菌 D– 葡聚糖及 CT 等影像学检查。若机会性真菌感染成立，应立即予抗真菌药物治疗。若为消化道或尿道真菌感染，口服抗真菌药物 1 ~ 2 周即可，原 CD 治疗方案可继续。若为肺部真菌感染，应停用所有的免疫抑制剂，以营养支持治疗和对症治疗为 CD 的主要治疗，同时予规范化抗真菌感染，疗程应足够长，通常应在 3 ~ 6 个月，并及时通过血清真菌 D– 葡聚糖及肺部 CT 等检查来监测疗效。若肺部真菌感染已治愈，则应及时停止抗真菌治疗，并酌情制定新的 CD 治疗方案。

（四）巨细胞病毒感染

巨细胞病毒可寄生于正常人群，免疫功能正常时，并不致病。CD 患者经免疫抑制剂治疗后，免疫功能低下，可导致巨细胞病毒机会性感染。CD 患者经联合免疫抑制剂治疗后，通常情况下可由活动期过渡到缓解期，临床症状将有明显改善。若在此治疗期间，CD 患者病情出现无法解释的反复，尤其是再发腹痛、腹泻，同时伴有发热时，应怀疑到可能有巨细胞病毒感染。为明确诊断，应及时行结肠镜检查，观察有无形态及深浅不一的边缘锐利的溃疡，同时行血清巨细胞病毒抗体分析。若巨细胞病毒感染成立，应立即予抗病毒药物治疗。疗程通常为 2 ~ 4 周。

（五）肝炎病毒感染

肝炎病毒感染为一常见的临床现象。在行免疫抑制剂治疗的 CD 患者，由于免疫功能低下，可诱发或加重肝炎病毒感染。因此，在接受免疫治疗的 CD 患者，无论是否携带肝炎病毒，都应定期复查肝炎病毒，一旦肝炎病毒感染成立，应予抗肝炎病毒治疗。同时，可继续原抗 CD 治疗方案，或将原联合免疫抑制剂治疗改为单一免疫抑制剂治疗。

十三、预后

结肠和小肠肿瘤，是引起 CD 相关性死亡的最主要的原因。结肠 CD 炎症部位可能并发癌肿，结肠 CD 患者有发生结肠直肠癌的长期危险性，应重点监测。若病变范围和病程相同，其发生结肠直肠癌的危险性与溃疡性结肠炎相同。约 70% CD 患者最终需行手术治疗。而且，即使切除所有临床上明显的病损，CD 还是可能复发。

第二节　菌群失调性腹泻

健康人的胃肠道内寄居着种类繁多的微生物，这些微生物被称为肠道菌群。肠道菌群按一定的比例组合，各菌群间互相制约、互相依存，在质和量上形成一种动态平衡，对人体的健康起着重要作用。一旦机体内外环境发生变化，如长期应用广谱抗生素，肠道敏感菌被抑制，未被抑制的细菌则乘机繁殖，从而引起菌群失调，菌群正常生理组合被破坏，产生病理性组合而引起临床症状，称为肠道菌群失调症。常表现为急性或慢性腹泻，可引发疾病或加重病情，多种并发症甚至发生多器官功能障碍综合征和多器官功能衰竭。其诱因还包括急性感染、激素治疗、X 线照射及大面积烧伤、手术等。本症的发生率为 2% ~ 3%。

一、肠道菌群的特点

健康成人的胃肠道细菌大约有 10^{14} 个，包括需氧菌、兼性厌氧菌和厌氧菌，存在于肠道的正常菌群为类杆菌、乳杆菌、大肠埃希菌和肠球菌等，尚有少数过路菌，如金黄色葡萄球菌、铜绿假单胞菌、副大肠杆菌、产气杆菌、变形杆菌、产气荚膜杆菌、白色念珠菌等。根据细菌存在模式可以分成三类：①与宿主共生状态的原住菌（autochthonous microbiota）；②普遍存在于某种环境的普通菌（normal microbiota）；③偶然进入宿主的病原菌（pathogens）。

肠道内的细菌是一个巨大而复杂的生态系统，肠道正常菌群即生理微生物对宿主有消化、吸收、营养、生物拮抗等生理作用，参与人体的生理、生化、病理和药理过程，与人体形成了相互依存、相互受益、相互协调又相互制约的动态平衡统一体，成为宿主生命必需的组成部分。一方面肠道菌群参与肠道的感觉运动功能，另一方面通过肠道运动清除肠腔内多余的细菌来控制肠道微生态。正常情况下，肠道菌群和宿主、外界环境建立起一个动态的生态平衡，对人体的健康起着重要作用，任何打破其内外环境的举措都可导致菌群的失调。

二、肠道菌群失调分类

肠道菌群失调是指肠道正常微生态的失调，包括比例失调、定位转移及自身感染。

（一）比例失调

临床上，肠道菌群失调可分为轻度、中度和重度三型。①轻度：为潜伏型，菌群失调较轻，只能从细菌定量上发现变化，临床上常无不适或有轻微排便异常。为可逆性改变，即去除病因后，不经治疗也可恢复。②中度：临床主要症状为慢性腹泻，类似慢性肠炎、慢性痢疾、溃疡性结肠炎等。一般不能自然恢复，即使消除诱因，仍保持原来的菌群失调状态，需治疗后才能纠正。③重度：肠道的原籍菌大部分被抑制，而少数菌种过度繁殖，占绝对优势，例如假膜性肠炎。重度肠道菌群失调的患者必须及时积极治疗。

（二）定位转移

亦称易位，是指原存在于肠腔内的细菌和（或）内毒素，通过某种途径越过肠黏膜屏障，进入肠系膜淋巴结、门静脉系统，继而进入体循环以及肝、脾、肺等远隔器官的过程。分横向转移和纵向转移两类。横向转移指肠道正常菌群由原定位向周围转移。有报道表明大肠菌群向小肠转移，大量定植于小肠的盲襻、多发性憩室，引起小肠污染综合征。纵向转移指正常菌群从原定位向肠黏膜深处转移。其常先有菌群失调致肠黏膜充血、水肿与炎症，而后细菌经淋巴、血液致淋巴结、肝脾、腹膜及全身感染。

（三）自身感染

当机体抵抗力低下时，肠道的正常菌群可以转化为条件致病菌引起机体感染。自身感染多见于免疫功能受损或危重病患者，通常是肠道菌群比例失调和定位转移共同作用的结果。例如葡萄球菌、克雷伯菌属、假单胞菌、变形杆菌及白色念珠菌等常住原籍菌或过路菌，对抗生素有一定的耐药性，当抗生素消灭了敏感的具有屏障、拮抗作用的细菌时，宿主身上的耐药菌则过度繁殖引起自身感染；此外当宿主免疫功能低下时，也可由正常菌群成员引起自身感染。由于内源性感染需要一定条件，所以临床上称为机会感染或条件感染，这些细菌或真菌称为条件致病菌。

三、病因学

肠道菌群失调时，肠道正常菌群被抑制而数量减少，致病菌大量繁殖，多种因素（如药物的代谢、肠道动力异常、菌丛的变化，饮食和免疫等），尤其是应用广谱抗生素可致菌群失调，同时产生一些能诱导肠道炎症的物质，如细菌脂多糖、肽聚糖、脂蛋白等，并导致具有遗传易感性个体的肠道产生异常免疫反应致宿主发病。

（一）药物的代谢

肠道菌群在许多药物的代谢中起重要作用，如乳果糖、水杨酸偶氮磺胺吡啶等。抗生素导致肠道菌群的变化，主要在于药物的抗菌谱及其在肠腔内的浓度。患者在使用抗生素的治疗过程中，抑制致病菌的同时，扰乱了肠道正常菌群，尤其是肠道中原籍菌（专性厌氧菌）减少，导致包括大肠埃希菌、克雷自杆菌和变形杆菌等异常增殖，直接影响定植抗力而引起肠道菌群紊乱。如克林霉素和氨苄西林可造成大肠内生态学真空状态，使艰难梭菌增殖。

（二）肠道动力异常

小肠运动，尤其是消化间期移行性运动复合波被认为是阻止肠道菌群失调的一种调控机制。细菌过度生长与近段十二指肠逆行性蠕动增加、多发长时程的成簇收缩以及移行性运动复合波Ⅲ相的动力指数增加有关。而消化间期移行性运动复合波Ⅲ相具有清除肠内容物及细菌的作用，当消化间期移行性运动复合波消失或减弱，致使肠内容物滞留，导致细菌过度繁殖。

（三）菌丛的变化

菌丛组成在不同的个体中差异较大，对同一个人来说，在宿主不同的生理状态、细菌间的相互作用和环境的影响下每个菌种的生态学地位均会有所变化，但在相当长的时期内菌丛组成还是十分稳定的。在平衡状态下，所有的生态学地位都被占据。而细菌的暂时柄生可使生态平衡发生改变。

（四）饮食

运用测定细菌酶类的方法研究菌丛代谢活性的结果显示，饮食可使粪便菌丛发生明显改变，表现在无纤维食物能促进细菌易位。食物纤维能维持肠道菌群正常生态平衡，且细菌代谢纤维的终产物对小肠上皮有营养作用，纤维能维持肠黏膜细胞的正常代谢和细胞动力学。有研究报道加入纤维的低渣饮食对保存肠的结构和功能有好的效果。

（五）胃肠道免疫功能障碍

胃肠道正常免疫功能主要来自黏膜固有层的浆细胞，而浆细胞能产生大量的免疫球蛋白，是重要的胃肠道黏膜屏障，为胃肠道防止细菌侵入的主要物质。一旦黏膜屏障受损，胃肠道黏膜合成单体或合成分泌的功能发生障碍，致使胃肠道分泌液中缺乏分泌型 IgA，则可引起小肠内需氧菌与厌氧菌过度繁殖，从而造成菌群失调。

（六）其他

随着年龄的增高，肠道菌群的平衡可发生改变，益生菌减少，有害菌群增加，老年人如能适当添加益生菌制剂，也许能够提高免疫能力。此外，大面积烧伤、重症感染、手术等创伤均可能导致菌群的失调。

四、病理学

（一）细菌生长过盛

胃肠道的解剖和生理学异常会导致近段小肠内结肠型菌丛增殖，而出现各种代谢紊乱，包括脂肪泻、维生素缺乏和糖类吸收不良。并可伴发生于小肠假性梗阻、硬皮病、糖尿病性自主神经病变、慢性营养不良等。小肠内细菌生长过盛，其多种厌氧菌（主要有类杆菌、双歧杆菌、韦荣球菌、肠球菌和梭状芽孢杆菌）能水解结合胆盐，导致微胶粒形成障碍、肝硬化、无明显代谢紊乱的低胃酸症等。结肠菌丛的改变能导致因广泛小肠切除后伴有神经功能不全的 D- 乳酸性酸中毒。应用广谱抗生素，尤其是克林霉素和氨苄西林能使艰难梭菌增殖，产生一种蛋白质霉素，引起结肠黏膜坏死和溃疡，称为假膜性结肠炎。

（二）细菌产生 IgA 分解酶

溶血性链球菌属、绿色链球菌、肺炎链球菌属、流感嗜血杆菌属、脑膜炎双球菌、淋病双球菌属等菌能够产生分解 IgA 的蛋白酶，并能分解人血清中的 IgAI 和初乳中的分泌型 IgA。其中前 2 例细菌是构成口腔内菌群的主要菌种，后 4 种则为附着黏膜表面增殖的毒力性强的致病菌。由此可见，IgA 蛋白酶对于这些细菌在黏膜表面作为常住菌生存或致病都是至关重要的。

（三）肠道菌丛与结肠癌

结肠菌丛产生多种具有代谢活性的酶类，在一些自然产物、食物保存剂、染料、添加剂及污染物质变为致突变物质的反应中起媒介作用。许多细菌可因长期接触底物而使细菌酶系系统活性增高。若此底物为致癌物原（procarcinogen），则长期接触可使致癌物质的产生增加。

五、临床表现

肠道菌群失调的原发病的各种临床症状，并在原发病的基础上出现腹泻、腹胀、腹痛、腹部不适，少数伴发热、恶心、呕吐，并产生水、电解质紊乱，低蛋白血症，重症患者可出现休克症状。腹泻为肠道菌群失调的主要临床症状，大多发生在抗生素使用过程中，少数见于停用后。轻者每天 2 ~ 3 次稀便，短期内可转为正常；重者多为水样泻或带黏液。可达每天数十次，且持续时间较长。

菌群失调所致腹泻有如下特点：①如肠内有糖类的异常分解，则表现为发酵性消化不良，大便呈水样或糊样，多泡沫，呈酸性反应，每日数次至十数次，伴有肠鸣、腹胀与排气增多；如为成形便，则大便成堆，多泡沫，状如发酵的面团。大便镜检可发现大量未消化的淀粉团，用卢戈液可染成深蓝、蓝色、棕红等不同颜色；此外，卢戈液又可染出大量嗜碘性细菌（酪酸梭状芽孢杆菌、链状球菌），对证明这些细菌的存在有重要诊断意义。②某些小儿体内缺乏蔗糖酶、麦芽糖酶和转化酶，以致不能将双糖类食物分解、吸收。双糖类食物在小肠内积聚过多，因细菌繁殖与酵解作用引起腹泻，其大便中乳酸含量增高，可有轻度脂肪泻，停止给予双糖类食物后病情好转。③如肠内有蛋白质异常分解，则表现为腐败性消化不良，大便稀溏，呈碱性反应，黄棕色，有特殊臭味（硫化氢）。另外，菌群失调严重者可引起葡萄球菌性肠炎、肠白色念珠菌病，甚至真菌性败血症。

六、辅助检查

菌群分析是肠道菌群失调的主要检查方法，定性分析以直接涂片法为主，定量检查以细菌培养为主（需氧菌与厌氧菌培养）。

（一）直接涂片

直接涂片是目前广泛采用的分析方法，由于所需设备简单，操作简便，耗时短，适宜临床应用。该方法是通过显微镜观察革兰染色粪便涂片的菌群像，估计细菌总数、球菌与杆菌比例，革兰阳性菌与革兰阴性菌的比例，结合各种细菌的形态特点、有无特殊形态细菌增多等，当非正常细菌明显增多（如酵母菌、葡萄球菌和艰难梭菌），甚至占绝对优势时可能会引起严重的假膜性肠炎和真菌性肠炎，应引起高度重视。

（二）培养法

培养法是将新鲜粪便直接接种于多种不同的培养基上，对生长出来的菌落进行菌种鉴定，通过控制接种粪便重量的方法可以对肠道菌群进行定量培养。将每种细菌的数量与参考值进行比较，或计算双歧杆菌/肠杆菌（B/E）值，即可评估肠道菌群的状况。B/E 值 > 1 表示肠道菌群组成正常，B/E 值 < 1 表示肠道菌群失调，B/E 值越低，提示菌群失调越严重。

（三）其他

有条件的单位可选择下列检查，更有助于肠道菌群失调的诊断。

1. 以小亚基 RNA/DNA 为基础的分子生物学技术　对肠道菌群失调诊断有较高的价值。

2. 粪便中应用指纹技术检测肠道菌群　如肠杆菌基因重复一致序列 PCR（ERIC-PCR）指纹图动态监测。

3. 代谢组学特征分析　通过对人体的尿液、血液等生物体液和活检组织的代谢组学特征分析，经模式识别处理，可以得到具有正常菌群和菌群失调的早期诊断和病程监控效力的生物标识物。

4. 16S rRNA-PCR-DGGE 技术　该方法基于细菌 16S rRNA 的可变区 PCR 扩增子的序列特异性变性浓度/温度不同进行分离的，并且可以检测出序列中 1 个核苷酸的差异。粪便和肠黏膜样本分别进行分析，试剂盒提取 DNA，随后用带 GC 夹子的细菌 16S rRNA V3 区引物进行 PCR 扩增。用 Omega 10TM 全自动多功能凝胶成像分析系统拍照。DGGE 图谱中优势条带的相对含量采用 Gel-Pro 软件分析，并根据分析结果作基因型组成柱状图。条带回收后，行 DNA 序列分析，之后送交 DDBJ（DNA Data Bank of Japan）数据库获 Accession Number（AB125903 ~ 125926），相似性在 Gen-Bank 数据库中使用 BLASTT 具进行比较，以确定菌种，获得细菌种类及各自含量信息。

5. 重叠延伸 PCR 技术　根据不同机会致病菌基因的核苷酸序列，将目的基因分成 70 ~ 90bp 不等的多条引物，分段进行合成，利用相连片段间 20 ~ 30bp 重叠的核苷酸部分互相搭桥、互为模板，通过几轮连续的 PCR 反应将各个片段组合成为目的基因。

6. 实时荧光定量 PCR　设计机会致病菌通用引物，PCR 扩增时在加入一对引物的同时加入一个特异性的荧光探针，每扩增一条 DNA 链，就有一个荧光分子形成，实现了荧光信号的累积与 PCR 产物形成完全同步。本技术既可进行基因定量分析，又可分析基因突变（SNP），有望成为基因诊断和个体化用药分析的首选技术平台。而 SYBR 荧光染料是在 PCR 反应体系中，加入过量 SYBR 荧光染料，SYBR 荧光染料非特异性地掺入 DNA 双链后，发射荧光信号，而不掺入链中的 SYBR 染料分子不会发射任何荧光信号，从而保证荧光信号的增加与 PCR 产物的增加完全同步。运用实时荧光定量 PCR 技术可以对 DNA、RNA 样品进行定量和定性分析。

7. LAMP 快速检测法　LAMP 的反应体系为 25μL 反应混合物，包含以下试剂（最终浓度）：20mmol/L Tris-HCl（pH8.8），10mmol/L KCl，10mmol/L $(NH_4)_2SO_4$，0.1% 吐温 -20，0.8mol/L 甜菜碱，8mmol/L $MgSO_4$，1.4mmol/L dNTP 和每 8μL Bst-DNA 聚合酶。引物的需要量是：80pmol FIP 和 BIP，40pmol LF 和 LB，1pmol F3 和 B3。最后，添加 2μL 的模板基因组 DNA 到反应管。反应需要在 65℃恒温中进行 60 ～ 90 分钟。LAMP 反应结果通过实时浊度仪检测或基于钙黄绿素颜色改变而检测。

七、诊断与鉴别诊断

（一）诊断依据

1. 病史　具有能引起肠道菌群失调的原发性疾病。

2. 有肠道菌群失调的临床表现　如腹泻、腹胀、腹痛、腹部不适等临床症状。

3. 有肠道菌群失调的实验室依据　①粪便镜检球 / 杆菌比紊乱（成人参考值为 1 ∶ 3）；②粪便培养中计算 B/E 值 < 1；③粪便菌群涂片或培养中，非正常细菌明显增多，甚至占绝对优势。上述①与②项可作为临床诊断依据，为诊断肠道菌群失调所必须条件，如在实验室检查中出现任何一项阳性即可基本诊断本病，如实验室检查出现阳性机会越多，则诊断越可靠。

（二）鉴别诊断

肠道菌群失调症的诊断注意与其他原因引起的腹泻相鉴别，菌群分析可以鉴定肠道致病菌的种类。

八、并发症

肠道菌群失调症的并发症主要是消化不良、营养不良、食物中毒、婴幼儿夏季腹泻、糖尿病、急性坏死性肿瘤、消耗性疾病、恶性肿瘤、毒血症，甚至休克。

九、肠道菌群失调防治原则

（一）积极治疗原发病，纠正可能的诱发因素

如治疗各种肠道感染性疾病、代谢综合征、结缔组织病、改善肝肾功能受损的慢性疾病，避免滥用抗生素，以保护肠道正常菌群。处理好各种创伤、围术期的治疗工作。不治愈原发病，既难以防止肠道菌群失调的发生，发生后也不易被纠正。

（二）调整机体的免疫功能和营养不良状态

健康机体的原生菌能防止外来菌的入侵，但在饥饿、营养不良、免疫功能低下等情况下，为肠道菌群失调的发生创造了条件。因而营养支持、提高机体免疫力对本病的治疗有积极的意义。

（三）合理应用微生态制剂

1. 微生态制剂的分类　微生态制剂（microbioecological preparation）亦称微生态调节剂（microecological modulator），是根据微生态学原理，通过调节微生态失调，保持微生态平衡，提高宿主的健康水平，利用对宿主有益的正常微生物或促进物质所制成的制剂。目前国际上将其分成三个类型，即益生菌（probiotics）、益生元（prebiotics）和合生素（synbiotics）。

（1）益生菌：是指通过改善宿主肠道菌群生态平衡而发挥有益作用，达到提高宿主（人）健康水平和健康状态的活菌制剂及其代谢产物。近年来，国内外研制出多种益生菌活菌制剂，基本原理是用人或动物正常生理菌群的成员，经过选种和人工繁殖，通过各种途径和剂型制成活菌制剂及其代谢产物，然后再以投入方式使其回到原来环境，发挥自然的生理作用。目前应用于人体的益生菌有双歧杆菌、乳杆菌、

酪酸梭菌、地衣芽孢杆菌等。

（2）益生元：是指能选择性地促进宿主肠道内原有的一种或几种有益细菌（益生菌）生长繁殖的物质，通过有益菌的繁殖增多，抑制有害细菌生长，从而达到调整肠道菌群，促进机体健康的目的。最早发现的这类物质是双歧因子（bifidus factor），如寡糖类物质或称低聚糖。常见的有乳果糖、蔗糖低聚糖、棉子低聚糖、异麦芽低聚糖、玉米低聚糖和大豆低聚糖等。这些糖类既不被人体消化和吸收，亦不被肠道菌群分解和利用，只能为肠道有益菌群如双歧杆菌、乳杆菌等利用，从而达到调整肠道正常菌群的目的。

（3）合生素：是指益生菌和益生元同时并存的制剂。服用后到达肠腔可使进入的益生菌在益生元的作用下，再行繁殖增多，使之更好地发挥益生菌的作用，合生素是很有开发前途的生态制剂。

2. 微生态制剂使用的原则　提倡应用原籍菌制剂，选用从正常人体微生物群分离的有益菌，选用对抗生素没有内在耐药性的制剂更为安全。原则上不同时使用抗生素，特别是口服制剂，重症患者不能停用抗生素时，可加大微生态制剂的剂量和服药次数，也可加服益生元制剂。对轻度菌群失调的患者在尽可能去除诱因的基础上，视病情决定是否使用微生态制剂；中度患者需积极合理使用微生态制剂，加强综合治疗，改善全身情况；重度菌群失调应在中度菌群失调治疗的基础上，使用针对二重感染的病原菌或条件致病菌的抗生素，纠正水、电解质紊乱和低蛋白血症，加大微生态制剂用量，使之迅速恢复正常肠道菌群。

微生态制剂临床应用的安全性良好。但是，由于该类制剂大多数为活菌制剂，是否会发生抗生素的耐药基因的转移，而导致该菌在其他部位的感染目前罕见报道，也缺乏大样本循证医学的结论，临床上需引起注意。

十、预后

肠道菌群失调临床症状除引起严重吐泻脱水、失血、发生毒血症，甚至休克，预后较差外，一般预后良好。

第三节　假膜性肠炎

假膜性肠炎（pseudomembranous colitis，PMC）是一种主要发生于结肠，也可累及小肠的急性黏膜坏死、纤维素渗出性炎症，黏膜表面覆有黄白或黄绿色假膜，其多在应用抗生素后导致正常肠道菌群失调，艰难梭状芽孢杆菌（clostridium difficile，CD）大量繁殖，产生毒素致病，因此有人称其为CD相关性腹泻（clostridium difficile–associated diarrhea，CDAD）。CDAD占医院感染性腹泻患者的25%。该病多发生于老年人、重症患者、免疫功能低下和外科手术后等患者，病情严重者可以致死。

一、病因学

近年证实假膜性肠炎患者粪中分离出的难辨梭状芽孢杆菌，能产生具细胞毒作用的毒素（toxinB）和肠毒作用的毒素（toxinA），前者是假膜性肠炎的重要致病因素。这些毒素均可使仓鼠发生致死性回盲肠炎。毒素可造成局部肠黏膜血管壁通透性增加，致使组织缺血坏死，并刺激黏液分泌，与炎性细胞等形成假膜。在健康人群的粪便中，难辨梭状芽孢杆菌阳性率约5%，住院患者携带率约13%，无临床症状的克罗恩病患者约8%。在50%新生儿及15%～40%的婴儿粪中，虽可分离出此菌，甚至可有毒素产生，但并无致病作用。

难辨梭状芽孢杆菌为厌氧的革兰阳性菌，（6～8）μm×0.5μm，芽孢较大，呈卵圆形，位于菌体顶端。动物实验中，乳酸杆菌可降低本菌的毒力，令其他梭状芽孢杆菌毒力加强。广谱抗生素应用之后，特别是林可霉素、氯林可霉素、氨苄西林、阿莫西林等的应用，抑制了肠道内的正常菌群，使难辨梭状芽孢杆菌得以迅速繁殖并产生毒素而致病。

本病也可发生于手术后，特别是胃肠道癌肿手术后，以及其他有严重疾病如肠梗阻、恶性肿瘤、尿毒症、糖尿病、心力衰竭、败血症等患者，这些病例一般抗病能力和免疫能力极度低下，或因病情需要而接受抗生素治疗，机体的内环境发生变化，肠道菌群失调，有利于难辨梭状芽孢杆菌繁殖而致病。难辨梭状芽孢杆菌及其毒素为本病致病因素，但粪中毒素的效价高低与病情的轻重并不平行。由此说明该菌毒素并非影响疾病严重程度的唯一因素。

二、病理学

假膜性肠炎主要发生在结肠，偶见于小肠等部位。病变肠腔扩张，腔内液体增加。病变肠黏膜的肉眼观察，可见凝固性坏死，并覆有大小不一、散在的斑点状黄白色假膜，从数毫米至 30mm。严重者假膜可融合成片，并可见到假膜脱落的大、小裸露区。显微镜下可见假膜系由纤维素、中性粒细胞、单核细胞、黏蛋白及坏死细胞碎屑组成。黏膜固有层内有中性粒细胞、浆细胞及淋巴细胞浸润，重者腺体破坏断裂、细胞坏死。黏膜下层因炎性渗出而增厚，伴血管扩张、充血及微血栓形成。坏死一般限于黏膜层，严重病例可向黏膜下层伸延，偶有累及肠壁全层导致肠穿孔。

Price 和 Davies 将本病的黏膜病变分为三种：

（1）早期轻度病变显示黏膜灶性坏死，固有层中性粒细胞及嗜酸性粒细胞浸润和纤维素渗出。

（2）较重度病变示有腺体破坏，周围中性多形核细胞浸润伴有典型火山样隆起坏死病变，假膜形成。以上两者病变限于黏膜固有层浅表部位，间有正常黏膜。

（3）最严重病变为黏膜结构完全破坏，固有层广泛波及，覆有厚的融合成片的假膜。病变愈合后，假膜脱落，假膜下愈合的创面发红，在假膜脱落后 10 天左右，内镜检查可完全恢复正常。

三、临床表现

本病发病年龄多在 50 ~ 59 岁，女性稍多于男性。起病大多急骤，病情轻者仅有轻度腹泻，重者可呈暴发型，病情进展迅速。

（一）腹泻

腹泻是最主要的临床症状，多在应用抗生素的 4 ~ 10 天内，或在停药后的 1 ~ 2 周内，或于手术后 5 ~ 20 天发生。腹泻程度和次数不一，轻型病例，大便每日 2 ~ 3 次，可在停用抗生素后自愈。重者有大量腹泻，大便每日可 30 余次之多，有时腹泻可持续 4 ~ 5 周，少数病例可排出斑块状假膜，血粪少见。

（二）腹痛

腹痛为较多见的临床症状。有时很剧烈，可伴腹胀、恶心、呕吐，以致可被误诊为急腹症、手术吻合口漏等。

（三）毒血症

毒血症表现包括心动过速、发热、谵妄，以及定向障碍等表现。重者常发生低血压、休克、严重脱水、电解质失平衡以及代谢性酸中毒、少尿，甚至急性肾功能不全。

四、辅助检查

假膜性肠炎在使用抗生素期间或停用抗生素后短期内，特别是在应用林可霉素、氯林可霉素后，突然出现无红细胞的黏液腹泻；或腹部手术后病情反而恶化，并出现腹泻时，应想到本病。通过乙状结肠镜检查，见到假膜及粪中细胞毒素测定阳性可迅速获得诊断。

（一）实验室检查

周围血白细胞增多，多在（10 ~ 20）$\times 10^9$/L（10 000 ~ 20 000/mm^3），甚至高达 40×10^9/L（40 000/mm^3）或更高，以中性粒细胞增多为主。粪常规检查无特异性改变，仅有白细胞，肉眼血便少见。有低白蛋白血症、电解质失平衡或酸碱平衡失调。粪便细菌特殊条件下培养，多数病例可发现有难辨梭状芽孢杆菌生长。粪内细胞毒素检测有确诊价值，将患者粪的滤液稀释不同的倍数，置组织培养液中，观察细胞毒作用，1 ∶ 100 以上有诊断意义。污泥梭状芽孢杆菌抗毒素中和试验常阳性。

（二）内镜检查

在高度怀疑本病时，应及时做内镜检查。本病常累及左半结肠，而直肠可无病变。乙状结肠镜检查是重要的诊断手段之一。如病变在右半结肠，则需用纤维结肠镜检查。如在初期未发现典型病变者尚需重复进行。内镜肉眼观察：在早期或治疗及时者，内镜可无典型表现，肠黏膜可正常，或仅有轻度充血、水肿。严重者可见到黏膜脆性增强及明显溃疡形成，黏膜表面覆有黄白或黄绿色假膜。

（三）X线检查

腹部X线平片可显示肠麻痹或轻、中度肠扩张。钡剂灌肠检查可见肠壁增厚，显著水肿，结肠袋消失。在部分病例尚可见到肠壁间有气体，此征象为部分肠壁坏死，结肠细菌侵入所引起；或可见到溃疡或息肉样病变表现。上述X线表现缺乏特异性，故诊断价值不大。空气钡剂对比灌肠检查可提高诊断价值，但有肠穿孔的危险，应慎用。

五、诊断与鉴别诊断

（1）多发生在年老、体弱且有使用过广谱抗生素的历史。

（2）腹泻多为水泻，量多，病情严重时可排出大小不等的假膜，钝痛或痉挛性腹痛。中度发热或高热。

（3）腹部压痛明显，或反跳痛，肠鸣可增强或减少。

（4）辅助检查可有水、酸碱平衡紊乱。常有白细胞升高。大便培养、镜检：可见肠道菌群严重紊乱，常可培养出艰难梭状芽孢杆菌。大便常规见红、白细胞等。肠镜检查：见肠黏膜明显充血，水肿，糜烂，附有大小不等的白色、灰白色的假膜，是该病诊断的快速而可靠的方法。

对于年迈、重症、大手术后及曾长期大量应用抗生素的患者，如出现非特异性腹泻、发热、腹痛、白细胞升高等现象，且用一般抗生素止泻药物无效者，应考虑PMC的可能。需及时行便常规、球杆比例等检查，必要时还需行CD培养，在厌氧条件下经37℃采用CCFA培养基培养24 ~ 48小时可出结果。特异性诊断为毒素鉴定，目前A、B毒素检测较复杂，且结果出现较晚，故对临床指导意义有限，临床医生应灵活把握。

值得强调的是，结肠镜检查是诊断PMC快速而可靠的方法，是建立解剖诊断的最好方法，它可以直观病变分布的范围、病变程度，还可以追踪判断治疗效果。

本病应与溃疡性结肠炎、结肠克罗恩病、缺血性肠炎以及艾滋病结肠炎等相鉴别。

六、治疗

首先应注意抗生素的使用，避免滥用抗生素，减少假膜性肠炎的发病率，尤其是广谱抗生素的使用要有明确的目的，在取得预期的疗效之后应及时停药。对老年体弱手术者，尤其是进行腹腔和盆腔大手术后，以及免疫功能低下的癌症患者，应尽量避免使用易于诱发难辨梭状芽孢杆菌的抗生素。对必须使用抗生素的患者要加强警惕，早期发现，及时治疗，减少发生严重的假膜性肠炎。

（1）立即终止所有抗菌药物。

（2）支持疗法及抗休克：可输入血浆、白蛋白或全血，及时静脉补充足量液体和钾盐等。补液量根据失水程度决定，或口服葡萄糖盐水补偿氯化钠的丢失，纠正电解质失平衡及代谢性酸中毒。如有低血压可在补充血容量基础上使用血管活性药物。

（3）甲硝唑是本病的首选治疗药物，一般用法是250mg，每日3 ~ 4次，口服7 ~ 10天，95%患者治疗反应良好，用药后2天发热和腹泻可获缓解，腹泻一般在一周内消失，治疗后72小时内粪中测不到毒素B。重症病例频繁呕吐时可用静脉滴注法给药，但疗效明显低于口服给药法。用药期间应禁酒。

（4）万古霉素曾是本病的主要药物，但万古霉素的有效率和复发率与甲硝唑相似。万古霉素价格昂贵，已不作为本病的一线药物。万古霉素口服不吸收，对肾脏无损害，在肠内可达高浓度，静脉用药肠内浓度低，不宜采用。在甲硝唑用后有不良反应或复发的患者，可用万古霉素治疗，一般用法为125 ~ 250mg每日4次口服，共7 ~ 10天。

（5）杆菌肽对革兰阳性菌有抗菌作用，可用于本病，剂量为25 000U，每日4次口服7 ~ 10天，临床症状缓解与万古霉素相同，在消灭粪中病原菌方面不如万古霉素。杆菌肽的肾毒和耳毒性发生率高不宜注射用药，但口服法目前尚未发现不良反应。

（6）考来烯胺 2 ~ 4g，每日服 3 ~ 4 次，共服 7 ~ 10 天。此药能与毒素结合，减少毒素吸收，促进回肠末端对胆盐的吸收，以改善腹泻临床症状。国外已有应用特异性抗毒素治疗的报道。恢复正常肠道菌群，轻型病例停用抗生素后任其自行恢复。严重病例可口服乳酸杆菌制剂（如乳酶生）、维生素 C 以及乳糖、蜂蜜、麦芽糖等扶植大肠杆菌；口服叶酸、复合维生素 B、谷氨酸及维生素 B_{12} 以扶植肠球菌。

如为暴发型病例，内科治疗无效，而病变主要在结肠，或有显著的肠梗阻、中毒性巨结肠、肠穿孔时，可考虑行结肠切除或改道性回肠造口术。

七、预防与预后

（一）预防

首先应注意抗生素的使用，避免滥用抗生素，减少假膜性肠炎的发病率，尤其是广谱抗生素的使用要有明确的目的，在取得预期的疗效之后应及时停药。对老年体弱手术者，尤其是进行腹腔和盆腔大手术后，以及免疫功能低下的癌症患者，应尽量避免使用易于诱发难辨梭状芽孢杆菌的抗生素。对必须使用抗生素的患者要加强警惕，早期发现，及时治疗，减少发生严重的假膜性肠炎。

要经常向医务人员介绍有关假膜性肠炎的发病动态，防止耐药菌株的滋长。外源性难辨梭状芽孢杆菌可能是医院内的交叉感染，有人从医院的地板、盥洗室的用具以及护理假膜性肠炎患者的工作人员的手和粪便中检出难辨梭状芽孢杆菌或其芽孢。所以对假膜性肠炎病例要采取必要的隔离措施和环境消毒，防止通过房间、皮肤、医疗器械造成难辨性梭状芽孢杆菌的交叉感染。

（二）预后

本病若能得到早期诊断和及时治疗，大多数患者可以恢复，临床症状和体征得到改善及消失，粪便中致病菌转阴和毒素消失。若延误诊断，未能较好的控制病因，治疗的过程中出现并发症则后果严重，死亡率可高达 20% ~ 30%。

第九章

功能性胃肠病

第一节 功能性胃灼热

胃灼热（heart bum），是英语国家患者用于描述胸骨后烧灼样疼痛或不适临床症状的一个术语。不同国家及语言对胸骨后烧灼样疼痛或不适临床症状有不同的表述方式，我国患者就很少用胃灼热来表达这种临床症状，患者通常描述为胸骨后“灼热”“火烧样”疼痛或不适。胃灼热被认为是胃食管反流病（gastroesophageal reflux disease，GERD）最常见及典型临床症状，但有少数患者经过目前的检测手段未能发现与临床症状相关的胃食管反流，抑制胃酸治疗也不能缓解患者的临床症状，这部分患者目前被认为属功能性胃灼热（functional heartburn，FH）。功能性胃灼热是指缺乏 GERD 组织病理依据的动力障碍性或器质性疾病证据的发作性胸骨后烧灼样不适或疼痛。FH 是最常见的功能性食管疾患，依据最新罗马Ⅲ标准从以往非糜烂性胃食管反流病（non erosive reflux disease，NERD）中划分出来。

一、流行病学

社区人群中有胃灼热临床症状者比例较高，西方国家可高达 20% ~ 40%，亚洲国家社区人群临床症状患病率较低，但也可达 5% ~ 100%。目前文献中有关 FH 的流行病学研究多以胃灼热和反流临床症状为标准界定目标人群，包含了大量的 NERD，尚缺乏根据 FH 罗马Ⅲ标准进行调查的流行病学资料。此外，FH 患者就诊率低，一般认为只有 20% ~ 40% 的就诊率，男女均有发病。有报道，10% ~ 15% 的反流临床症状患者内镜检查时无食管炎的证据，pH 监测未证实病理性胃食管反流存在。另有研究认为功能性胃灼热占总体胃灼热患者构成比 10% 以下。

二、病理生理学

功能性胃灼热的病理生理机制尚不清楚。目前认为与酸反流、食管的高敏感性和心理等因素有关。

（一）食管内脏敏感性

食管对腔内各种机械和（或）化学性刺激反应性增强，产生不适、疼痛等感觉，被称为食管高敏感性。有研究发现 66 例食管酸接触时间正常的慢性胃灼热患者中，79% 的受试者食管内镜检查无异常，64% 食管下端括约肌（lower esophageal sphincter，LES）压力正常（10mmHg），89% 在食管酸灌注实验过程中出现胃灼热，52% 食管内气囊扩张诱发疼痛，这说明食管内脏敏感性异常是 FH 的一个主要原因。Yang 等研究发现，对 FH 患者进行食管扩张可缩短其皮质诱发电位的潜伏期，而食管酸灌注还可增加 FH 患者皮质诱发电位的幅度，提示 FH 患者系大脑皮质内脏神经元异常导致食管高敏可能。中枢神经信号处理系统是否存在异常也不清楚，有研究认为患者心理应激可能增强中枢对食管感觉传入信号的感受。

（二）酸反流

FH 患者虽然无病理性反流，但其在生理性反流时即可出现临床症状，这说明酸反流在胃灼热临床症状的发生中起重要作用。正常人虽然存在生理性反流，但不会出现胃灼热、胸痛等反流临床症状，而 FH 患者在生理性反流时即可出现临床症状，这表明患者的食管可能对腔内各种刺激处于高度敏感的状态。

食管对 pH 的轻微变化或酸以外的反流是否与胃灼热有关，目前尚不清楚。食管腔内多通道阻抗联合 pH 检测有可能阐明这一问题，但目前有说服力的数据不多，有待进一步研究。

（三）精神心理因素

FH 较 NERD 有更明显胸痛和躯体化临床症状，且对抑酸治疗效果差，常与精神心理因素有关。部分功能性胃灼热患者存在心理方面异常，如焦虑、躯体化障碍与社会支持较差。有研究显示，FH 患者在心理躯体化方面分数显著高于 NERD 患者。徐志洁等的研究亦显示精神心理异常在临床症状与酸反流不相关的胃灼热患者中的作用更为突出。心理因素对功能性胃灼热患者临床症状的发生亦有影响，但目前对心理学特征尚缺乏详尽的了解。有研究提示，情绪上的应激变化可通过大脑边缘系统和下丘脑使自主神经功能发生变化，并通过内分泌、免疫系统、酶系统和神经递质的中介作用引起食管和胃的功能失调。

（四）食管动力异常

Pehlivanov 等对 12 例胃灼热患者进行 24 小时同步压力 pH 和食管收缩监测，其中食管收缩监测采用高频腔内超声，发现 20 次与酸反流有关的胃灼热临床症状发作中，13 次出现持续食管收缩（sustained esophagus contraction，SEC）；无酸反流的 20 次胃灼热临床症状中出现 15 次 SEC，而 40 例配对的对照组只监测到 2 次 SEC，SEC 持续（44.9 ± 26.9）秒，并发现 15 例行食管滴酸实验的患者 8 例复制出胃灼热临床症状，其中 6 例（6/8，75%）出现 SEC，而 7 例 Bemstein 实验阴性的患者仅 1 例（1/7，14.3%）。因此，SEC 先于自发或诱发的胃灼热临床症状发生，推测食管动力异常参与了 FH 的发生。

（五）其他

曾有研究发现，NERD 存在食管黏膜上皮细胞间隙增宽（dilated intercellular spaces，DIS），DIS 是否可作为鉴别 NERD 与 FH 的客观依据引起广泛注意。然而动物实验研究发现动物在应激状态下也可出现 DIS 现象。有研究也提示在胃灼热患者食管测酸阴性，DIS 也比正常人增宽。进一步研究发现 DIS 增宽也存在于 PPI 试验阴性的胃灼热患者。因此 DIS 增宽并非鉴别 NERD 与功能性胃灼热的特征性改变。一些内分泌激素或药物、食物可影响 LES，使其张力下降引起胃灼热，如胰泌素、胆囊收缩素、多巴胺、咖啡、巧克力等；胃酸、胆汁和胰液都可反流至食管引起胃灼热；吸烟时，由于尼古丁可使 LES 松弛，也能引起胃灼热。

三、临床表现

FH 尽管类似 NERD 的胃灼热，也可由某种食物、卧位或腰带过紧等诱发或加重，但常常白天发作，并且无 NERD 的其他临床症状。主要临床症状是：①胸骨后的烧灼感，严重者表现为疼痛，疼痛可扩展到前胸、颈部，卧位或前躬位可加重临床症状；②饱餐后易发生，阿司匹林、白薯、咖啡、浓茶可诱发加重临床症状；③直立位、饮水或口服制酸药物可缓解。

四、辅助检查

（一）内镜检查

内镜检查可了解食管黏膜情况，观察有无反流性食管炎、食管溃疡及食管占位病变等。

（二）食管测压

食管测压可测定下食管括约肌的压力及食管体部运动情况。

（三）食管酸滴定试验

目前不常用，主要是了解食管对化学性刺激的敏感性有无增多。目前的认识水平把与胃食管反流相关的胃灼热归为胃食管反流病，把暂时未找到原因的胃灼热归为功能性胃灼热。但随着新技术的应用，如无线食管 pH 监测技术（Bravo）、多通道食管阻抗检测技术等的临床应用，也许我们可以逐渐发现更多的可以解释“胃灼热”临床症状的病理生理基础，对功能性胃灼热的定义、诊断标准将随认识水平的提高有所改变。

五、诊断与鉴别诊断

问诊时应注意病史的长短、严重程度、发生的规律、缓解因素等；了解患者生活史中饮酒、饮茶、饮咖啡等习惯，特别注意是否长期使用腌制品、喜食过热食物等；了解患者是否伴随有反酸、嗳气、咽下困难、恶心、呕吐、腹胀、消瘦等临床症状；了解患者的精神状态，是否工作压力过大、对收入和生活环境不满、是否长期失眠、社会支持如何；了解患者的用药史、手术史、其他疾病史等。根据罗马Ⅲ功能性胃肠病功能性胃灼热的诊断标准，功能性胃灼热必须符合下列条件：①胸骨后烧灼样疼痛或不适；②没有胃食管反流与临床症状相关的证据；③没有病理性食管动力障碍性疾病依据。诊断时要求病程超过 6 个月，且近 3 个月临床症状符合上述条件。与罗马Ⅱ标准要求过去 12 个月中必须累计 3 个月有临床症状相比，罗马Ⅲ标准对临床症状出现的时间要求缩短了，可能更加方便患者对临床症状的回忆。在不同时期功能性胃灼热有不同的定义与诊断标准，罗马Ⅲ诊断标准强调必须排除胃食管酸反流，包括与临床症状相关的正常范围内的“生理性”酸反流。因此，对于一个以胃灼热为主诉的患者，临床上诊断功能性胃灼热必须具备下列条件：①内镜检查未发现糜烂性食管炎；②食管测酸在正常范围且临床症状指数（指胃灼热临床症状发作与酸反流的相关次数占酸总反流次数的比例，超过 500% 为阳性）阴性；③质子泵抑制剂试验性治疗无效。

如何鉴别胃食管反流病，特别是 NERD 与功能性胃灼热成为目前研究与争论的热点。上述区分 NERD 与功能性胃灼热的步骤与流程在临床实践中有时难于实行，我国很多医院并不具备食管测酸条件，即使具备食管测酸条件很多患者也因各种原因不能或不愿接受测酸检查，即使接受了测酸检查且结果在正常范围也不能完全排除临床症状的发生与所谓的“生理性”酸反流有关，国内外很多的研究提示有典型胃灼热临床症状的患者行 24 小时食管酸测定发现有异常胃食管酸反流的阳性率只在 0% 左右。因此目前临床鉴别 NERD 与功能性胃灼热的最简便、最经济的方法是 PPI 试验性治疗。因为在充分抑制胃酸分泌的情况下，排除了胃酸反流进入食管的可能性，若患者依然存在胃灼热临床症状，就很难再把胃灼热临床症状与酸反流联系在一起了。PPI 试验通常使用 PPI 常规剂量的两倍，疗程 1 ~ 2 周。值得注意的是，PPI 试验性治疗有效并不能排除功能性胃灼热，因为该试验特异性并不高，则存在一定程度的安慰剂效应（图 9–1）

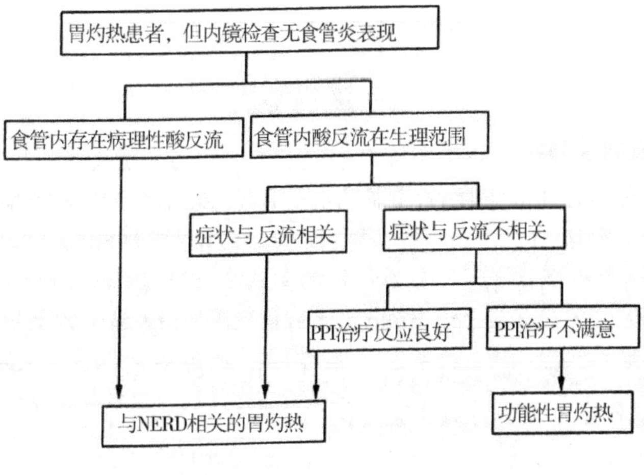

图 9–1　NERD 和功能性胃灼热的鉴别

综上所述，NERD 与 FH 是发病机制、临床特征与功能性疾病及抑酸治疗效果等方面不同的两种疾病，二者共同构成内镜阴性的胃灼热患者总体。由于临床症状学相似，故临床医师正确认识及区分 NERD 与 FH 尤为必要，有利于治疗方案的选择及临床疗效的观察。

六、治疗

（一）改变日常生活方式

调整饮食，避免烟酒、浓茶、咖啡，以高蛋白、高纤维素、低脂肪饮食为主。

（二）药物治疗

抗酸剂（氢氧化铝、铝碳酸镁等）、H_2受体拮抗剂（如西咪替丁、雷尼替丁、法莫替丁、尼扎替丁）、质子泵抑制剂（奥美拉唑、兰索拉唑、潘妥拉唑、雷贝拉唑、埃索美拉唑等）和促胃肠动力剂（如多潘立酮、伊托必利、莫沙必利等）。临床症状与酸反流密切相关者的药物治疗效果较好。其中质子泵抑制剂疗效尤为显著。PPI 治疗 FH 临床症状缓解率远远低于 NERD，Lind 等发现仅 45% 的 FH 患 者经 PPI 治疗后胃灼热临床症状明显缓解。

（三）抗焦虑或抗抑郁药物治疗及心理行为

有焦虑或抑郁临床症状的患者可用抗焦虑或抗抑郁药物治疗，也可减轻胃灼热临床症状。心理行为放松训练也有利于减轻 FH 患者的临床症状感知。

（四）抗反流手术治疗

经过保守治疗，患者临床症状仍严重，停药后临床症状很快出现，有严重并发症其治疗无效时，以往认为可考虑抗反流手术治疗。但是不主张使用内镜或外科抗反流手术治疗。

（五）增强下食管括约肌松弛的药物如巴氯芬的疗效尚有待进一步证实

通过临床实践进一步评价罗马Ⅲ功能性食管病诊断标准、应用新技术研究临床症状产生的机制、通过设计良好的临床研究探讨功能性食管病的有效治疗方法、评价干预措施对患者生存质量及医疗资源的影响是今后研究的方向。

第二节　食管源性功能性胸痛

胸痛的可能原因有很多，如心源性、食管源性、肺源性或肌肉骨骼来源。而食管源性功能性胸痛（functional chest pain of esophageal origin），又称为非特异性胸痛（nonspecific chest pain，NSCP）、非心源性胸痛（non-cardiac chest pain）、非典型胸痛（atypical chest pain），以发作性的胸骨后部位的内脏样疼痛为特点，并不存在心源性、食管源性、肺源性或肌肉骨骼器官疾病，是一种良性的慢性病。

一、流行病学

（一）世界及我国发病情况分布

胸痛的原因很多，由于心源性因素所致者多见。近年来文献报道因胸痛而行冠状动脉血管造影的患者中有 15% ~ 30% 患者冠状动脉正常，用冠状动脉血管痉挛很难解释临床症状；心脏方面检查无阳性发现、排除心源性胸痛诊断的患者约近 1/3。临床上称其为非心源性胸痛，可能与胃肠道、肌肉和呼吸系统方面的原因和（或）心理障碍有一定关联。在非心源性胸痛中，属于食管源性胸痛者超过了 50%；而在食管源性胸痛中，则有 48% ~ 79% 属于胃食管反流病。由于许多 40 岁以下的胸痛患者未行冠状动脉血管造影检查，故 15% ~ 30% 这一数字可能比实际的功能性疾病的患者数要低。食管源性功能性胸痛作为一种常见病，预计美国每年新发病例约为 450 000 例，一项研究指出其社区患病率高达 23% ~ 33%。这种疾病的特征是无法解释的胸部正中部位的内脏源性疼痛，很容易与心源性或其他会管疾病如贲门失弛缓症和胃食管反流病（gastroesophageal reflux disease，GERD）相混淆。多数患者经历持续性的疼痛，去急诊室或门诊就诊的次数增加。食管源性功能性胸痛患者在以胸痛为主诉的急诊室患者中所占的比例超过了 50%，而在急诊室接诊的患者中有 2% ~ 5% 为功能性胸痛患者，约占转诊到心内科门诊的新发胸痛患者的 50%。因此，诊断食管源性胸痛需要排除以上食管源性或非食管源性疾病。

疑似食管源性胸痛发病率不清，推测资料表明该病症属常见病。应用调查很难估计功能性胸痛所占的比例，因为其诊断在很大程度上取决于临床上所采用的排除诊断标准。食管源性功能性胸痛在中青年人群常见，临床症状发生在 15 ~ 34 岁的患者人数约是年龄大于 45 岁患者的两倍，无性别差异。

（二）对我国造成的疾病负担

近年来，在急诊就医的胸痛患者中，非心源性胸痛患者的数量在不断增加。即使在已经排除心源性胸痛的情况下，他们仍然经常来医院就医。这些导致患者的生活质量受到了显著的影响，并且与卫生保健措施的使用增加息息相关。而且，有研究显示非心源性胸痛患者中焦虑、抑郁和残疾的患病率较高。然而，许多非心源性胸痛患者在心脏科医师和基层医师的指导下进行治疗。常规生物医学疗法对于非心源性胸痛患者来说效果甚微。从医疗经济学角度来看，非心源性胸痛是重要的功能性躯体临床症状综合征中的一部分。

二、病因学

与胃肠道其他部位功能性胃肠病（functional gastrointestinal disorders，FGID）相似，功能性胸痛与各种功能性食管病之间存在重叠现象，常伴有社会心理异常，使临床表现加重。具体发病原因尚不清楚，近来的研究指出内脏高敏感性为大多数患者的共同特征，并且 GERD、功能障碍性疾病和精神疾病可能导致功能性胸痛。功能性胸痛患者更易患有情绪障碍、焦虑和神经质等，生活质量明显下降，即生理因素以及社会心理因素也会共同影响患者的临床症状。同时精神病学诊断的焦虑症、抑郁症和躯体化障碍患者很多均伴有慢性胸痛。

三、病理生理学

非心源性胸痛的确切机制尚不清楚,具体有以下假说: 骨骼肌肉原因,精神或行为疾病,胃食管反流病,动力障碍性疾病，内脏高敏感性（外周性和中枢性）。就食管源性功能性胸痛来说，内脏高敏感性具有相当重要的作用。在食管敏感性测试中，约 80% 的非心源性胸痛的患者显示食管下段感受阈值的降低，其中性别并不影响食管感受性和生物物理学特性，年龄却有一定的影响，可能是由于老年人的感受阈值较高。迷走神经在肠道水平对内脏疼痛传入并不直接发挥作用，只有某些类型似乎有疼痛调节的作用。内脏存在静默的脊髓痛觉传入纤维，在慢性炎症的状态下会变得敏感。迷走神经中的机械敏感性黏膜传入纤维对 pH 敏感，并且对其他的化学物质如高渗盐水、氢氧化钠、5- 羟色胺、缓激前列腺素等有一定的反应。不同食管的刺激（即耐酸、温度、胆汁、腹胀）可引起不同患者的相似临床症状，或在同一患者身上引起不同的临床症状。因此，胸痛并不是刺激特异性的。食管高敏感性的神经病理学依然不明确。一些已提出的机制包括对于正常感受输入的外周感受异常和中枢认知处理异常。生理学异常通常分为以下 3 类：感觉异常、中枢信号处理异常和食管运动功能异常。运动功能异常，特别是痉挛运动障碍性疾病是比较常见的。但是其在胸痛中所起的作用还没有得到很好地认识。食管纵行肌持续性收缩与疼痛可能有一定的联系。对于腔内刺激如酸、食管膨胀的敏感性增加也可能是主要的异常，但是功能性胸痛患者为何会达到高敏感状态仍然无法解释。生理性酸反流或伴随于吞咽、嗳气的自发性膨胀这些间歇性刺激可能与其相关。最近的研究也证实了传入信号的中枢神经系统处理的改变，包括感官决策理论、点刺激和皮质诱发电位和心率变异等各种不同的研究模式指出食管局部的刺激诱发的胸痛与中枢信号处理和自主反应相关。食管高敏感性还包括一些其他机制，如运动功能障碍和心理精神并发症等。以往认为动力异常是功能性胸痛的主要因素，现在认为感觉的异常与其病理生理更为相关，尽管功能性胸痛的病理生理机制与刺激敏感性有非常显著的关系，但还没有一种刺激可用于功能性胸痛的常规诊断。尽管内脏高敏感性目前尚无确切有效的治疗，但在基于临床症状的治疗过程中对于疾病的病理生理学认识仍具有很重要的作用。

四、临床表现

（一）临床症状

典型的临床症状为胸骨后非烧灼样疼痛或不适。

（二）体征

无明显阳性体征。

五、辅助检查

（一）一般实验室检查和影像学

一般实验室检查和影像学检查对于功能性胸痛的诊断价值不大，但可以作为鉴别诊断的一种手段。

（二）诊断性试验和特殊检查

1. PPI 试验　PPI 抗反流治疗后临床症状缓解可能是临床评价反流与胸痛关系的一种方法，因此 PPI 治疗试验也被推荐为胸痛的评估手段（奥美拉唑 40 ~ 80mg/d 或相当剂量）。对不明原因的胸痛患者，在排除了 GERD 的可能性、前来进行消化道评估时，首先采用 PPI 治疗的策略比检查后再开始治疗要经济。

2. 特殊检查　其他诊断方法很少能为排除功能性胸痛的诊断提供帮助，传统的食管压力测定方法所检测出的需要特殊处理的、明显的食管动力障碍不多；动态食管压力监测、酸灌注试验和球囊扩张试验有助于判断胸痛为食管源性，而不是心源性，可能为诊断提供参考。然而，这些检查方法或治疗的作用很小。

六、诊断与鉴别诊断

（一）诊断标准

功能性胃肠病的罗马Ⅲ诊断标准指出，源自食管的功能性胸痛诊断标准必须包括以下所有条件：①胸骨后非烧灼样疼痛或不适；②无胃食管酸反流引起临床症状的依据；③没有伴组织病理学异常的食管运动障碍。诊断前临床症状出现至少 6 个月，近 3 个月满足以上标准。

（二）鉴别诊断

1. 心源性胸痛　对功能性胸痛的患者，排除心源性胸痛的诊断是至关重要的。应根据患者的年龄、家族史和危险因素决定进一步检查的程度。多数患者可常规进行运动心电图检查，或同时行心脏放射性核素扫描；年龄大的患者通常要进行冠状动脉造影。部分有心脏病的患者，其胸痛很难用心脏检查所见来解释，这种情况下要非常仔细地分析，方可做出合并功能性胸痛的诊断。

2. 胃食管反流病　鉴别 GERD 是否为引起胸痛的原因也具有重要意义。鉴别诊断时，并不能仅依靠内镜，因为在无法解释的胸痛不到 20% 的患者具有食管炎。在明确酸反流是引起胸痛的原因方面，动态食管 pH 监测结合临床症状与反流关系的精确分析（SI 或 SAP 试验）是最敏感的方法，能够解释临床症状和反流事件之间的统计学关系。大剂量 PPI 治疗是确定与临床相关的反流临床症状的最快捷的方式，并且由于简易性和经济性而得到推荐。但是诊断的准确性仍有待商榷。其他诊断实验都具有一定的有限性。

同时该方法也有助于确定那些无食管酸暴露异常患者的酸相关性疼痛。结合有无食管酸暴露异常，40% 冠状动脉造影正常患者的胸痛属于酸相关的疼痛。

七、治疗

（一）治疗目的和原则

治疗的目的是针对发生机制进行治疗来缓解或消除临床症状。药物是治疗的基石，最重要的治疗药物是质子泵抑制剂和可调节中枢系统信号（内脏高敏感性）和自主反应的三环类抗抑郁药。近来新的诊断措施和治疗方法如食管肉毒杆菌毒素注射和催眠正在调查研究中。在不久的将来，其中的一些方法在这些患者的治疗中可以占据一定的地位。

在功能性胸痛治疗前应仔细除外心源性胸痛和胃食管反流病。如果不进行有创性检查，可按 GERD 予以试验治疗。然后，按功能性胸痛进行安慰治疗，可选用平滑肌松弛剂或抗胆碱药，要认识到这些治疗的局限性。对临床症状持续存在或丧失能力的患者最好能采用抗抑郁药如三环类抗抑郁药和更新的药物（如选择性 5- 羟色胺再摄取抑制剂）或心理 / 行为干预治疗。其他一些治疗尚处于探索阶段，还不能广泛推荐应用。不建议外科手术治疗。

（二）一般治疗

除外器质性疾病后，对患者进行人文关怀，能明显减少医疗资源的使用、提高工作能力。因此，心理治疗具有一定的价值。

（三）药物治疗

胸痛临床症状仍然持续存在，因此推荐给予对症治疗。

基本的治疗方法与其他疼痛性功能性胃肠病相似。作用于周围的治疗主要是针对减少食管疼痛激发因子、在食管水平阻断上调的感觉运动神经的活动；作用于中枢的治疗是针对发病机制中信号处理过程中的相关因素以及增强的自主神经反应性，或进行心理 / 认知干预。三环类抗抑郁药（tricyclic antidepressant，TCA）可以调节中枢信号处理（内脏高敏感性）和自主反应，并已被证明可以降低人类食管的敏感性。其常用剂量为 25 ~ 50mg/d，显著低于其抗抑郁的剂量，但是治疗功能性胸痛有效率高达 75%，初治成功的患者大多数临床症状能持续缓解。丙米嗪作为一种三环类抗抑郁药，在治疗慢性疼痛患者中起到了积极的作用。丙米嗪可以减少约 50% 的疼痛事件的发生，不过食管动力学测试并不能有效识别对于丙米嗪治疗有效的患者。新的抗抑郁药如曲唑酮（100 ~ 150mg/d，疗程 6 周）、丙米嗪（50mg 睡前服用，连续 2 个月）等新的抗抑郁药的治疗作用主要是干预心理失调和上调感觉运动活动，能治疗情感不安临床症状。用抗抑郁药减轻疼痛，不论三环类药物或新的抗抑郁药正在成为功能性胸痛治疗原则中常用的建议。

（四）外科治疗

外科干预是一种错误的选择。与食管动力相关的胸痛，行长段食管肌切开术早期可取得满意的疗效，但长期随诊并不能缓解疼痛。

（五）其他治疗

行为治疗对功能性胸痛也是有效的，包括教育、调节呼吸、放松训练、转移疼痛注意力以及在家练习新学到的技巧。

对于伴有痉挛性动力障碍的患者，食管括约肌注射肉毒菌素治疗功能性胸痛在早期疗效非常显著，需要重复注射，但不能除外安慰剂效应。

其他治疗方法尚无对照试用或处于尝试、探索阶段，如球囊扩张、口服茶碱、西地那非和其他药物等。

第三节　功能性吞咽困难

功能性吞咽困难（functional dysphagia，FD）是指食物通过食管时感觉食物黏着、停滞或食管疼痛，而无组织结构和生物化学方面异常证据的一类食管功能障碍性疾病。以咽部异物感、咽下困难为主要特征，并具有慢性和反复发作的特点，需经胃镜或钡餐透视排除食管器质性病变。这类患者除了食管运动功能异常外，食管腔内对各种刺激敏感性增强，患者心理应激、焦虑、抑郁，较其他功能性胃肠病更为多见。

一、病因学

功能性吞咽困难患者病因与发病机制尚不十分明确，目前认为可能与以下因素有关：

（一）食管动力异常

研究发现，同时进行食管压力测定和钡餐透视部分患者可见食管弥漫性同步收缩（传播速度 >8cm/s），伴有不同程度的钡剂清除能力下降。另外，食管无效蠕动可能是许多间歇性功能性吞咽困难的重要病理基础。

（二）食管感觉异常

与正常人相比，功能性吞咽困难患者食管对扩张刺激的敏感性增强。因此，有研究者认为患者食管感觉异常是其食管动力异常的根源。

（三）精神、心理因素

功能性吞咽困难患者常伴有焦虑、抑郁临床症状或有精神创伤史，情绪激动时吞咽困难更容易发生。

二、临床表现

常以食物阻塞感或吞咽后有黏附感为主要临床症状，具有慢性、反复发作的特点，临床症状有时可自行减轻或缓解；多伴有精神、心理障碍，部分患者在进流质食物或液体时可发生呛咳，甚至是肺吸入，反复肺吸入亦可导致急慢性支气管－肺感染。另外由于吞咽困难，长期无法正常摄食可能导致患者体重减轻、营养不良及贫血。功能性吞咽困难常见临床类型包括：

（一）弥漫性食管痉挛

弥漫性食管痉挛（diffuse esophageal spasm，DES）是以高压型食管蠕动异常为动力学特点的原发性食管运动功能障碍性疾病，可能发生于任何年龄，但有随着年龄增长而增加的倾向，尤其是神经质素质的女性，我国较少见。临床上常以慢性间歇性胸痛和吞咽困难为主要临床症状。病变范围常累及下 2/3 食管，但食管、胃连接处的功能正常。间歇性胸痛是最常见的首发临床症状，多为间歇性胸骨后疼痛，反复发作，有时酷似心绞痛。可出现咽下疼痛，吞咽困难多呈间歇发作，多无进行性加重，常与胸痛同时存在。其反流为食物反流，且较少出现。患者因迷走神经反射还可以出现心动过缓、头晕出汗甚至晕厥。胸部 X 线检查，可见食管体部呈串珠状、螺旋状，食管腔呈一系列同轴性狭窄。食管测压可见宽大畸形的收缩波，同步收缩 >30%，食管下端括约肌（lower esophageal sphincter，LES）、食管上端括约肌（upper esophageal sphincter，UES）压力及功能正常。由于一些食管器质性病变，如肿瘤浸润食管壁时，也可能产生食管痉挛样 X 线表现，因此在诊断 DES 前必须行胃镜检查，DES 患者在进行内镜检查时有时可见食管痉挛征象。

（二）特发性食管下端括约肌高压症

特发性食管下端括约肌高压症（idiopathic hypertensive LES，IHLES）的临床表现与贲门失弛缓及弥漫性食管痉挛极为相似，主要表现为间歇性吞咽困难及胸痛。食管测压可见 LES 静息压增高，具有正常的 LES 松弛，吞咽后原发性传导性蠕动发生率 >75%，食管蠕动收缩波幅、时限及传导速度正常。

（三）胡桃夹食管

胡桃夹食管是食管源性胸痛最常见的病因，可发生于任何年龄，40 ~ 50 岁以后多见，女性多于男性，临床表现为慢性、间歇性胸痛，部分患者伴有吞咽困难，常因精神刺激、抑郁和焦虑诱发。食管测压是诊断本病最重要的检查方法，可见食管下段高振幅蠕动收缩或伴有收缩时间延长。胡桃夹食管在无临床症状期间食管测压记录可正常，对于这些患者，酸灌注试验及腾喜龙（依酚氯铵）激惹试验有一定意义。

（四）精神性贲门失弛缓症

精神性贲门失弛缓症多见于神经质的青年人。临床表现很像贲门失弛缓症，但疼痛较严重。在 X 线检查时可有第三收缩波和鸟嘴状的贲门，但很少有食管扩张。内镜检查多正常。

（五）食管节段性失蠕动

食管节段性失蠕动是一种非特异性的食管蠕动异常，发病与精神因素和心理障碍有关，临床上常见吞咽困难和胸痛。食管测压显示食管末端呈低幅蠕动或无蠕动，但具有正常的 LES 静息压，吞咽时松弛功能正常。X 线检查可见食管钡剂通过迟缓及食管蠕动传导速度减慢，特别是中下段。

三、辅助检查

（一）内镜检查

内镜检查可直接观察食管及胃内是否有肿瘤、炎症等器质性病变，需仔细观察食管下段及贲门胃底部，必要时取活检排除局部器质性病变。

（二）X 线检查

X 线胸部平片可了解纵隔有无占位性病变压迫食管及食管有无异物等；食管 X 线钡餐检查可观察钡剂有无滞留，有助于观察食管病变，并可提供食管蠕动情况，同时除外肿瘤、食管裂孔疝等器质性疾病。由于患者临床症状并不是持续存在，钡餐检查有时呈现假阴性结果。

（三）食管测压

食管测压是诊断功能性吞咽困难的重要检查方法，可帮助判断食管运动功能状态，由于部分患者食管动力改变的多变性，必须长期随访，多次测压。

（四）24 小时食管阻抗 pH 测定

在 24 小时内连续测定食管腔内阻抗及 pH 的变化，以确定是否存在胃食管反流。

（五）食管功能核素检查

放射性核素对食管功能的检查是一种无创性检查方法，不需要插管，方法简单、迅速、安全，可用于食管通过时间及胃食管反流的测定。

四、诊断与鉴别诊断

根据罗马Ⅲ功能性胃肠病的诊断标准，FD 的诊断必须符合以下所有条件：①固体和（或）液体食物黏附、留存或通过食管感觉异常；②没有胃食管酸反流引起临床症状的证据；③没有伴组织病理学异常的食管动力障碍。诊断前临床症状出现至少 6 个月，近 3 个月临床症状符合以上标准。与罗马Ⅱ诊断标准要求过去 12 个月中必须累计 3 个月有临床症状相比，罗马Ⅲ诊断标准对临床症状出现的时间要求缩短了，可能更加方便患者对临床症状的回忆。做出该诊断前必须仔细排除食管器质性病变。内镜检查、钡餐造影，有助于发现肿瘤、肌肉收缩环、狭窄及病理性反流。如无阳性发现，予以食管压力测定可帮助做出诊断。此外，本病需与以下疾病相鉴别：

（一）贲门失弛缓症

贲门失弛缓症是一种原发性食管神经肌肉病变所致的食管运动功能障碍性疾病，以吞咽时下食管括约肌不能正常松弛或完全不松弛为特点，并有食管体部扩张和食管失蠕动。本症患者食管壁内迷走神经及其背核和食管壁肌间神经丛中神经节细胞减少，甚至完全消失，食管下端括约肌病变要比食管体部轻，结果导致吞咽时食管体部缺少应有的蠕动，同时伴有贲门括约肌松弛障碍和继发性食管扩张。本病好发于 20 ~ 50 岁中青年。主要临床表现为吞咽困难、食物反流和胸痛。吞咽困难是本病最早出现的临床症状，可因为情绪紧张、进食生冷、进食过快等诱发或加重。早期吞咽困难临床症状间断发生或不十分明显，患者可有胸骨后阻塞感，大量饮水、改变体位、深呼吸等可解除吞咽困难。随疾病进一步发展，吞咽困难加重，食管扩张，餐中或餐后可出现食物反流，反流物为食管内潴留食物。夜间入睡后也常有食物反流，甚至反流物误吸入呼吸道，可致支气管肺感染或夜间哮喘发作。

早期胸部 X 线检查无明显异常，晚期伴有食管明显扩张时可见纵隔增宽、纵隔旁阴影及气液平面。X 线食管钡剂检查时，早期食管下端狭窄呈漏斗状，食管扩张不严重，中晚期可见食管下段呈鸟嘴状，食管体部扩张，食管内潴留物较多，蠕动消失。食管通过时间测定可见食管通过时间显著延长。内镜检查可见食管内食物潴留，食管扩张，食管下端括约肌部位狭窄，但稍用力下推，镜身却容易进入胃腔；反转内镜可见贲门紧缩包绕内镜。如发现贲门口狭窄、僵硬，表明不光滑，还应考虑合并贲门癌可能，此外，胃内也需仔细观察，有时胃癌可发生假性贲门失弛缓。超声内镜可见部分贲门失弛缓症患者食管下端括约肌肌层明显增厚。食管测压对贲门失弛缓有重要的诊断意义，可见 LES 静息压升高或正常，当吞咽时，LES 无松弛或松弛不完全，食管体部压力和运动异常，静息压上升，吞咽时食管体部缺乏推进性的蠕动收缩。

（二）食管癌

发病年龄多在 40 岁以上，男性多于女性。好发于食管中段，其次是下段，早期临床症状常不明显，仅在吞咽粗硬食物时可能有不同程度的不适感觉，包括咽下食物哽噎感，胸骨后烧灼样、针刺样或牵拉摩擦样疼痛。食物通过缓慢，并有停滞感或异物感。临床症状时轻时重，进展缓慢。中晚期表现为进行性吞咽困难，最后水和唾液也不能咽下。患者逐渐消瘦、乏力，并出现远处转移。食管钡餐检查早期可见食管黏膜皱襞紊乱、粗糙或有中断现象，小的充盈缺损，小龛影或局限性管壁僵硬，蠕动中断；中、晚期有明显的不规则狭窄和充盈缺损，管壁僵硬。有时狭窄上方口腔侧食管有不同程度的扩张。内镜 + 组织活检为诊断金标准。

（三）胃食管反流病

部分胃食管反流病患者也可存在吞咽困难，常为间歇性、非进行性加重，为食管运动功能异常所致，当食管发生炎性狭窄时，可伴有较固定的吞咽困难，尤其进固体食物时，甚至可引发完全梗阻。食管测压结果显示 LES 静息压力降低，但并无松弛障碍，当伴有食管裂孔疝时可见 LES 高压带呈双峰曲线。当合并有反流性食管炎时可见食管下段黏膜充血、糜烂。24 小时食管 pH+ 阻抗监测是诊断 GERD 的金标准。

（四）癔症

有些癔症患者诉吞咽困难，自觉咽部有堵塞感、痰黏着感或咽部有异物活动，临床症状时轻时重、时有时无，但这种吞咽困难与吞咽活动无关，也并不妨碍患者进饮食。临床症状发生大多与精神因素有关，常见于精神紧张、情绪不稳定时。X 线检查很少有食管扩张，内镜检查、食管测压检查均正常。

（五）其他口咽、食管管腔或贲门部器质性病变

当口咽部、食管管腔或贲门部发生器质性病变时，食团体积相对过大引起吞咽困难，通常先出现固体食物吞咽困难，随后出现流质食物吞咽困难。鉴别诊断时，通常应做详细血液常规及生化学检查、内镜检查、食管功能检查、组织病理学检查、X 线钡剂检查及 CT 检查等。这类疾病主要包括：①内源性结构性病变。病变直接引起口咽或食管机械性梗阻导致吞咽困难。常见病变包括炎症性疾病（扁桃体周围炎、咽喉脓肿、食管结核、腐蚀性食管炎、放射性食管炎、真菌性食管炎等）、舌癌、咽喉部肿瘤、食管良性狭窄（食管平滑肌瘤、食管息肉、食管憩室、缺铁性吞咽困难等）及恶性狭窄（食管肉瘤、贲门癌等）。②外源性结构性病变。食管邻近器官组织肿瘤、增生肥大压迫食管，间接引起食管机械性梗阻导致吞咽困难。常见的病变包括纵隔病变（胸骨后甲状腺肿大、纵隔肿瘤、淋巴瘤、外伤血肿、纵隔气肿等）、心血管病变（左心房扩大、主动脉瘤、心包积液等）、颈椎病变（骨髓炎、关节肥大性骨关节病、结核及肿瘤等）、严重胸椎变形，以及单侧大量胸腔积液、高压气胸、肺不张、巨大肿瘤、肺脓肿等。

（六）继发性食管动力障碍

能够引起继发性食管动力障碍的疾病包括：①结缔组织病（系统性红斑狼疮、进行性系统硬化症、多发性肌炎、皮肌炎、硬皮病和重症肌无力）；②神经系统病变（脑干肿瘤、退行性病变及脊髓结核、帕金森病、肌萎缩侧索硬化、糖尿病周围神经病变等）；③传染性疾病（破伤风、脊髓灰质炎、狂犬病等）；④中毒（轻症有机磷中毒、肉毒杆菌食物中毒等）。

五、治疗

对于功能性吞咽困难患者的治疗主要包括耐心解释，解除患者精神、心理上的负担，说明其疾病的良性过程，嘱其避免可能的诱发因素。临床症状发作期鼓励患者进半流食和少食多餐，并禁食刺激性食物和过热过冷饮食及碳酸化合物饮料。进食时仔细咀嚼食物和努力调整可能存在的心理异常。由于功能性吞咽困难可随时间自行缓解，因此对于临床症状较轻的患者不必采取过度的治疗，只要注意饮食，避免精神紧张及焦虑即可；伴有精神问题者可予以镇静剂，如地西泮、阿普唑仑等。对于临床症状较重的患者，可考虑抗反流药物治疗（口服质子泵抑制剂 2 ~ 4 周抑酸），但如果无反流、食管炎证据或治疗无效，应该停用抗反流药物。另外，还可以试用平滑肌松弛剂、钙通道阻滞剂、抗胆碱类和抗焦虑、抑郁药物进行治疗。对于部分药物治疗无效的患者，可选用内镜下扩张或食管肌切开术。如部分患者由于长期、慢性和反复发作的吞咽困难，伴有营养不良、贫血或消瘦，应予以营养支持疗法。如完全不能进食者行胃肠外营养、维持水电解质平衡、输血等。鼓励患者少食多餐，使用半流食防止肺吸入等。

六、预后

本病虽属良性疾病，但由于其慢性、反复发作过程，严重影响患者的生活质量，因此，应对患者长期随访。老年患者应警惕同时合并食管、贲门癌的发生。

第四节　癔球症

癔球症（globus）是一种常见的主观感觉，中医又称“梅核气”，多表现为咽部非疼痛性异物感，吐之不出，咽之不下，也有患者描述咽部紧缩感，临床症状可持续或间歇发作，程度不等，无吞咽困难且进食常可缓解，干咽及不良情绪常可加重，但客观检查又查不出咽喉、食管等邻近器官的器质性病变，目前已将其归入功能性食管疾病中。目前确切的病因及病理机制尚不明确，可能与胃食管反流、精神心理因素及食管运动功能等有关。治疗方面主要包括控制反流、重视精神心理作用及催眠疗法等综合治疗。

一、流行病学

该病非常常见，据国外文献报道其发生率在正常人群中可达46%，但去医院就诊者不到总发病人数的1/3，其中到耳鼻咽喉科就诊者可达其门诊量的4%。近年来到消化科就诊者也越来越多，就诊者中以中年人多见，平均发病年龄为34 ~ 45岁，男女发病率相似，但女性更易因此临床症状而就诊。

二、病因学

尽管癔球症很常见，但其确切病因目前仍不清楚。与其他功能性疾病相似，癔球症的病因可能包括多种因素，涉及生理功能紊乱、精神因素及一些暂时无法解释的因素。主要包括：

（一）胃食管反流 / 食管咽反流

胃食管反流（gastroesophageal reflux，GER）引起癔球症的机制目前认为可能是胃内容物反流入食管或咽喉部位引起组织直接损伤，也可能是末梢食管酸敏感性增强，未达咽喉部的反流物通过刺激迷走神经反射性引起上食管括约肌压力增高等。

（二）精神心理因素

随着生物 - 心理 - 社会医学模式的发展，精神心理因素在功能性胃肠病和功能性食管病中的作用逐渐引起人们的重视。精神心理因素引起癔球症的机制可能包括：脑肠轴机制，即精神心理因素可通过中枢神经系统与肠神经系统的神经反射、脑肠肽等交互作用引起患者的胃肠临床症状；身心疾病中心身互动及心理因素的主导作用。

（三）食管运动功能紊乱

癔球症主要表现为咽部异物感，一些研究认为位于咽和食管连接部位的上食管括约肌（UES）功能异常以及食管体部运动功能异常可能与癔球症临床症状的产生有关。

（四）其他

对癔球症病因和机制的探索非常广泛，除胃食管反流病（gastroesophageal reflux disease，GERD）、精神心理因素以及食管运动功能之外，还有学者提出其他可能的原因，主要包括食管内脏高敏感、食管异位胃黏膜、甲状腺病理等。

三、病理生理学

癔球症患者可能存在食管上端括约肌（upper esophageal sphincter，UES）功能失调。Monika等采用高分辨率食管测压监测癔球症患者、GERD患者以及正常对照组随呼吸变化的UES压力，结果发现癔球症患者呼吸相关的UES静息压显著高于正常对照组和GERD患者组，且这种UES高动力表现与其他食管动力功能异常无关。癔球症患者在干咽时的UES峰压和湿咽时的UES收缩幅度稍高于对照组，但无统计学意义。

对食管体部进行扩张，可诱发癔球症感觉，提示食管体部运动功能障碍可能与癔球症相关。Farkkila等对21例癔球症患者作UES、食管体部及食管下端括约肌（lower esophageal sphincter，LES）测定，结果显示，7例食管动力完全正常，14例存在动力障碍，其中6例为非特异性食管动力障碍，3例为弥漫性食管痉挛，3例为阶段性无蠕动，1例为贲门失弛缓症，1例为LES高压。

癔球症患者可能存在食管内脏高敏感。C. L. Chen等用球囊扩张癔球症患者和对照组食管，并记录第一次感觉出现和疼痛出现时球囊的体积，研究发现癔球症患者食管内脏敏感性明显高于对照组。

癔球症患者中GER相当常见，但对二者之间是否有因果关系尚存争议。Julia等用24小时pH监测的方法发现癔球症患者即使没有反流临床症状，病理性反流发生率也较高，大部分患者反流可达食管末段1/3（距下食管括约肌5cm范围内病理性反流可达100%），且酸反流即使没有达到咽部也可引起癔球症临床症状，给予病理性酸反流的患者奥美拉唑治疗后，大部分患者临床症状有所改善。Corso 等比较 23 个癔球症患者和对照组（性别、年龄、食管测压等个体匹配）pH 监测的结果，发现两组的胃食管反流病检出率并无显著差别。有学者使用雷贝拉唑治疗癔球症两周，结果发现治疗前后的内镜表现，pH 监测下的酸暴露以及胃食管反流病的临床症状与癔球症并无相关，进而认为胃食管反流只是癔球症的一个加重因素而不是唯一病因。

四、病理学

癔球症属于食管功能性疾病，涉及炎症、肿瘤等病理改变多被归入器质性疾病，但仍有学者报道癔球症可能与食管异位胃黏膜中的幽门螺杆菌有关。该学者在连续的 6 760 例经过上消化道内镜检查的患者中发现 68 例食管异位胃黏膜，其中又有 16 例患者幽门螺杆菌阳性，所有幽门螺杆菌阳性的食管异位胃黏膜患者均有癔球症。

五、临床表现

癔球症多表现为咽部非疼痛性异物感，通常有以下临床症状特点：

（1）通常不影响进食或吞咽，进食固体食物或大量液体食物临床症状反而会有所改善。

（2）在两餐的空闲时间患者常会反复干咽，试图通过干咽来改善或清除临床症状，但反复干咽却反而会加重临床症状。

（3）应激或焦虑状态会加重临床症状。

（4）在哭泣时临床症状可改善。

（5）少数患者尚有窒息或压榨感，患者处于惊恐状态。

六、辅助检查

由于癔球症是功能性疾病，因此在诊断前需除外邻近器官的器质性病变。喉镜、上消化道内镜、食管钡透等用于除外咽喉及食管的炎症、肿瘤或良性增生等病变。颈部 B 超有助于除外甲状腺疾病的检出。X 线、CT 等有助于颈椎病变的检出。食管测压有助于与贲门失弛缓症等食管动力障碍疾病鉴别。

七、诊断与鉴别诊断

（一）诊断

诊断主要依靠临床病史，罗马Ⅲ诊断标准规定其诊断必须包括以下所有条件：

（1）持续性或间断性咽喉部哽咽感或异物感。

（2）餐间出现临床症状。

（3）无胃食管反流引起该临床症状的证据。

（4）无吞咽困难或吞咽痛。

（5）不存在病理改变的食管动力障碍性疾病。

诊断前临床症状出现至少 6 个月，近 3 个月符合以上诊断标准。

（二）鉴别诊断

鉴别需排除器质性疾病继发的本病症候，如食管憩室、贲门痉挛、早期食管癌等食管病变，鼻咽等邻近组织的病变，消化性溃疡、胆石症等其他消化系统病变，以上病变除原发临床症状外均可能伴发本病症。另外，妇女更年期综合征、变态反应、维生素缺乏、烟酒及粉尘的刺激、肠寄生虫等亦可引起咽部异物感。

由于临床症状较易混淆，鉴别诊断时应慎重排除吞咽困难及吞咽疼痛的存在。常规进行咽喉镜检查尚存争议，但必要时可在进行颈部体格检查后考虑进一步行咽喉镜检查以排除器质性病变，尤其对于具有报警临床症状，如吞咽困难、吞咽疼痛、体重减轻及声嘶等临床症状的患者更应如此。

八、治疗

由于癔球症的病因和机制仍未完全清楚，且在实践中对主观临床症状的评估很难把握，因此对癔球症的治疗及效果评价也没有统一标准。目前的一些治疗方法主要是针对可能的病因，包括抑酸治疗和针对精神心理的治疗等。

鉴于伴有反流的癔球症患者癔球症临床症状得分明显高于不伴有反流的患者，为实践中方便起见，有学者建议将癔球症患者分为胃食管反流 / 食管咽反流引起组及非胃食管反流 / 食管咽反流引起组，对于前者予以经验性的治疗反流是较合理的做法。在与患者沟通过程中耐心倾听患者诉说，了解患者心理活动，从而找出可能的诱因，耐心解释其咽部梗阻感可能与其前不久发生的“重大”生活事件及心理因素有关，引导其从不良生活事件的阴影中走出来。有学者认为催眠辅助放松疗法（hypnotically-assisted relaxation，HAR）对于癔球症患者来说是一种可以接受且有用的治疗。

九、预后

癔球症患者预后不尽相同。大多数患者的临床症状会随着时间得到改善，部分患者需要经历漫长的过程。经过治疗临床症状得到改善的患者当中，部分患者在 1 年内临床症状会再次发生。也有部分未接受任何干预的患者临床症状逐渐减轻消失，推测可能是由于随着时间的延长焦虑状态得到缓解的缘故。

第五节　功能性消化不良

功能性消化不良（functional dyspepsia，FD）是临床上最常见的一种功能性胃肠病，指由胃和十二指肠功能紊乱引起的，经常规检查（包括内镜和血清学检查）排除器质性疾病，或者常规检查的异常发现不能解释其病因的一组临床症状群。主要临床症状包括上腹痛、上腹灼热感、餐后饱胀和早饱，还有嗳气、食欲减退、恶心、呕吐等。FD 患病率高，严重影响患者的生活质量，造成大量医疗资源的消耗，因此近年来越来越受到重视。

FD 和慢性胃炎（chronic gastritis）均为常见病，因其临床症状和治疗用药相似，使一些临床医师易在概念上产生混淆，导致在临床诊断和选择治疗以及随访方案时不加区别。在已发表的研究论文中，也时有将两者混淆的现象。一方面，部分慢性胃炎患者常因临床症状反复频繁要求复查内镜检查；另一方面，部分 FD 患者也因慢性萎缩性胃炎（chronic atrophic gastritis，CAG）的内镜诊断而产生恐癌的心理负担。上述原因客观上使 FD 和慢性胃炎患者频繁就诊和随访，既浪费了宝贵的医疗资源，也加重了患者的经济负担，影响对疾病规范化诊治的普及推广。因此，理清 FD 和慢性胃炎概念的内涵，深刻理解其临床和预后特点，是规范诊治 FD 和慢性胃炎的关键所在，也是进一步研究和阐明其病理生理机制的基础，同时也是加强国际学术交流的前提。

消化不良是一组常见的临床症状，包括上腹疼痛或不适（上腹饱胀、早饱、烧灼感、嗳气、恶心呕吐以及难以描述的上腹部不适感等）。根据消化不良的病因，可分为器质性消化不良（organic dyspepsia，OD）和 FD。未经检查的消化不良（uinvestigated dyspepsia）是指患者有消化不良的临床症状，但未经胃镜等检查，即不能肯定其为 OD 还是 FD。已检查的消化不良（investigated dyspepsia）指患者接受过胃镜、血液生化等常规检查，如排除了消化性溃疡、反流性食管炎、上消化道肿瘤等器质性疾病，即为 FD。罗马Ⅲ：功能性胃肠病诊断标准中指出，FD 主要临床症状包括餐后饱胀、早饱、上腹部疼痛、上腹部烧灼感，要求临床症状病程在 6 个月以上，常规检查未发现能够解释消化不良临床症状的器质性疾病。此定义强调两点：一是推测临床症状来源于胃和十二指肠区域，且临床症状发作需要达到一定的频度（如上腹痛综合征要求中等程度、上腹疼痛每周至少　次），二是经常规检查未发现相关的器质性病因，如胃镜下未见明显糜烂或溃疡。由此可见，FD 是有明显消化不良临床症状而无明显的消化性溃疡、胃食管反流病、胃肿瘤等器质性疾病。FD 与既往所称的非溃疡性消化不良（non-ulcer dyspepsia，NUD）应有所区别，后者指具有消化不良临床症状而胃镜检查无消化性溃疡，其中可能包含了部分有慢性胃炎的患者。事实上，我们在临床工作中经常接诊的消化不良患者属未经检查的消化不良。上海市消化疾病研究所近期的一项研究显示，上海地区未经检查的消化不良患者中，OD 占 30.6%，FD 占 69.4%。

一、流行病学

流行病学调查显示，FD 广泛存在，西方国家的患病率达 25%，亚洲人群 FD 患病率为 8% ~ 23%。普通人群中，每年有 20% ~ 30% 的人诉有消化不良临床症状，其中约 2/3 与功能性消化不良相关。

FD 发病高峰多集中在中年人，患病率最高的年龄段为 41 ~ 50 岁。与其他功能性胃肠病，如肠易激综合征（irritable bowel syndrome，IBS）不同的是，目前多数研究认为不同性别之间 FD 患病率并无明显差异。FD 的危险因素包括有精神心理障碍者，较差的社会经济状况，负性生活事件，吸烟，过量的咖啡摄入，服用非甾体消炎药物等。

虽然人群中 FD 总的发病率很高，但通常只有约半数患者就医治疗，疼痛加重和焦虑是就医的主要预测因素。在我国，以消化不良临床症状为主诉的患者占消化内科门诊的 50%，其中，符合罗马Ⅲ诊断标准中 FD 诊断标准的约占总就诊人数的 28.5%。虽然 FD 是一种功能性疾病，但因其发病率高，病情反复，严重影响生活质量，导致患者反复求医。最近的一项研究显示，在英国 FD 每年对社会造成的直接和间接损失分别达 7.3 亿和 14.6 亿美元。

二、病因学

FD 是一种异质性疾病，其发病机制尚不明确，可能与以下因素有关。

（一）胃肠运动功能改变

胃肠运动功能紊乱可能是 FD 的主要发病机制。胃排空障碍和胃肠运动障碍，如胃食管反流、胃容受性或顺应性功能受损、胃排空障碍、小肠动力紊乱和胆汁反流都可导致消化不良临床症状。研究显示，约 40% 的 FD 患者存在胃容受性功能障碍，约 50% 的 FD 患者行胃测压检查后可发现胃窦部排空障碍，这些功能受损均与早饱临床症状相关。

（二）内脏高敏感

内脏高敏感可能是 FD 发病的核心机制。研究显示，FD 患者有 50% 对胃内球囊扩张的疼痛阈值显著降低。这种高敏感不仅限于机械性扩张，也可以是温度应激、酸暴露、化学物质或营养素刺激造成的，与 FD 患者疼痛、嗳气等临床症状的发生显著相关。目前 FD 患者内脏高敏感的机制尚不明确，可能与脑肠肽（如 5- 羟色胺、胆囊收缩素、胃动素、血管活性肠肽、降钙素基因相关肽及 P 物质等）及自主神经系统功能异常（尤其是迷走神经功能障碍）有关。

（三）胃酸

目前对于 FD 患者是否存在胃酸分泌异常，仍没有统一的说法。由于 FD 患者本身存在内脏敏感性增高、胃动力紊乱，因此胃酸对黏膜损害的作用增强，正常分泌量的胃酸也可引起上腹痛、上腹灼热感等临床症状；也有部分研究认为，对抑制胃酸治疗有效的患者可能存在内镜检查阴性的反流疾病（negative-endoscopy reflux disease，NERD）。但是其具体机制仍待进一步研究。

（四）幽门螺杆菌感染

FD 患者幽门螺杆菌（H. pylori，Hp）感染率约为 50%，高于普通人群。但是 Hp 是否参与 FD 发病，目前仍有争议。推测 Hp 感染的 FD 患者可能存在更高的胃酸分泌量，但是 Hp 感染与患者临床症状评分、胃排空速度、容受性舒张、对胃扩张的敏感性之间，并无明显相关性。目前的研究看来，Hp 根除治疗可以缓解部分 FD 患者临床症状，而且短期根除 Hp 治疗与长期服用抑酸剂的远期临床症状改善率相似，存在费用 - 效益比优势；但也有许多研究中，长期随访 Hp 根除患者发现其临床症状与未根除组并无明显差异。对此，国际上的 Maastricht 共识和美国胃肠病学协会指南在 FD 的处理中均推荐根除 Hp。由于我国 Hp 感染率较高，我国的 FD 诊治指南推荐对促动力药、抑酸剂无效的 FD 患者征得同意后予以根除 Hp 治疗。

（五）精神心理因素

精神心理因素是FD发病的重要因素之一。FD患者常伴有焦虑和抑郁等精神心理临床症状，其合并精神障碍的比例甚至高于器质性消化不良，且有研究发现，FD患者精神临床症状的轻重与消化不良临床症状的严重程度正相关。但是精神心理因素参与FD发病的具体机制尚不明确，目前认为，社会心理因素如焦虑、抑郁、受虐史与躯体应激相关，可能会引起胃肠道激素、脑肠肽分泌改变及胃肠动力紊乱。此外，精神因素假说认为，消化不良临床症状可能来自于抑郁、焦虑情绪的躯体化表现。不过，与抑郁相比较而言，焦虑更易引起FD临床症状，尤其是餐后不适临床症状，与焦虑显著相关。

（六）其他

除了上述因素，遗传、食物、免疫功能紊乱等异常也可能参与FD发病，但目前尚待进一步的研究证实。

三、临床表现

（一）临床症状

FD一般为隐匿起病，病情受精神或饮食因素影响而波动，反复发作，呈慢性病程。

1. 消化道临床症状　主要表现为上腹痛、上腹灼热感、餐后饱胀和早饱，其临床症状并不特异，可同时伴有上腹胀、嗳气、食欲减退等，不同患者的表现轻重不一。胃排空明显延迟的患者可有恶心、呕吐。

上腹痛、上腹灼热感是指位于胸骨剑突下至脐水平以上、两侧锁骨中线之间区域的疼痛或灼热感，为常见临床症状，多与进餐相关，部分患者进食后加重，也有部分患者表现为空腹痛、进食后缓解，或无规律性。有时患者无疼痛，而主诉为某种不适感。餐后饱胀和早饱也较常见，与进食明显相关。餐后饱胀是指正常进餐量即出现饱胀感。早饱是指进食后不久即有饱感，导致摄入食物明显减少。

2. 全身临床症状　部分患者还伴有焦虑、抑郁、失眠、头痛、注意力不集中等精神临床症状，但多数患者不会出现严重的体重减轻。

（二）体征

FD患者多无阳性体征，部分患者中上腹有轻微压痛或不适感。

四、辅助检查

对于有消化不良临床症状的患者，首先应区分是功能性还是器质性消化不良，防止漏诊器质性疾病，同时又不应该无选择性地“全面检查”。

（一）上消化道内镜检查

上消化道内镜检查是评估上消化道疾病状态的金标准，它不仅可以直视观察，并在需要时可以对黏膜进行活检。我国FD诊治指南建议将胃镜检查作为消化不良诊断的主要手段。多个国家和组织关于FD治疗的最新指南认为，2周内出现“报警临床症状”应推荐患者进行消化道内镜检查。提示器质性疾病的“报警临床症状和体征”有：消瘦、贫血、呕血、黑粪、吞咽困难、腹部肿块、黄疸等；消化不良临床症状持续性加重。没有报警临床症状的患者，年龄大于55岁应接受胃镜检查。临床研究发现，对于符合罗马Ⅲ诊断标准的FD患者，胃黏膜病理人多表现正常，也有部分患者表现为轻中度慢性炎症，以轻度炎症居多，中重度炎症相对较少，后者可能与Hp感染存在一定关系。

（二）其他检测

对于小于55岁且没有警报临床症状的患者，必要的实验室检查包括血尿便常规、肝功能、肾功能、血糖以及肿瘤标志物等，以明确消化不良临床症状是否由重要脏器功能受损和减退所致；必要时，亦应进行甲状腺功能、垂体、肾上腺和性腺激素等的测定，以排除可能引起消化不良临床症状的系统性疾病。腹部超声和CT等检查也有助于排除其他器质性疾病，提示临床症状的病因，必要时可选用。除此之外，医生还应考虑检测幽门螺杆菌检查，最佳的幽门螺杆菌检测试验方法为C^{13}尿素氮呼气试验。其他检测Hp的方法还包括快速尿素酶试验、组织学HE染色、粪Hp抗原测定、血清Hp抗体检查等。

对临床症状严重或对常规治疗效果不明显的FD患者，可行胃电图、胃排空试验、胃容纳功能和感知功能检查，对其动力和感知功能进行评估。但是这些试验与临床临床症状无明显相关性，主要用于某些特定的消化不良患者如糖尿病胃轻瘫或胃肠道动力弥漫性受损者。

五、诊断与鉴别诊断

罗马Ⅲ诊断标准FD推荐的处理流程是：对于有消化不良临床症状的患者，首先区分是FD还是器质性消化不良；排除器质性消化不良后，再根据临床症状演变与进餐的关系，区分为不同的亚型。

（一）诊断标准

根据FD的罗马Ⅲ诊断标准，FD的诊断标准需在诊断前临床症状出现至少6个月，近3个月满足以下标准：

1. 主要标准　必须包括以下1项或多项：①餐后饱胀；②早饱感；③上腹痛；④上腹烧灼感。而且没有可以解释上述临床症状的器质性疾病的证据（包括上消化道内镜检查）。

2. 亚型标准　根据临床特点，FD还可以分为餐后不适综合征（postprandial distress syndrome，PDS）和上腹痛综合征（epigastric pain syndrome，EPS）两个亚型。这两种亚型可能在心理因素、胃电节律等方面存在许多差异，但其具体病理生理机制仍在研究中。实际上，临床上有许多患者同时具有这两个亚型的临床特点，这种现象称为“临床症状重叠”。PDS和EPS各自的诊断标准需在诊断前临床症状出现至少6个月，近3个月满足以下标准：

（1）PDS的诊断标准：必须包括以下1项或2项：①发生在进食平常餐量后的餐后饱胀，每周发作数次；②早饱感使其不能完成平常餐量的进食，每周发作数次。支持诊断的条件有：①上腹胀或餐后恶心或过度嗳气；②可同时存在上腹痛综合征。

（2）EPS的诊断标准：必须包括以下所有条件：①至少中等程度的上腹部疼痛或烧灼感，每周至少1次；②疼痛为间断性；③不放射或不在腹部其他区域/胸部出现；④排便或排气后不缓解；⑤不符合胆囊或Oddi括约肌功能障碍的诊断标准。支持诊断的条件有：①疼痛可为烧灼样，但不向胸骨后传导；②疼痛常因进餐诱发或缓解，但也可发生在空腹状态；③可同时存在餐后不适综合征。

（二）鉴别诊断

1. 消化系统器质性疾病　如消化性溃疡、消化系统肿瘤、慢性肝病或慢性胰腺炎等。

（1）消化性溃疡：有消化不良临床症状的患者其胃溃疡或十二指肠溃疡的发生率约为15%。主要临床表现为慢性病程、周期性发作的节律性上腹疼痛，且上腹痛可为进食或抗酸药所缓解。X线钡餐可见龛影，有诊断价值；胃镜检查可见圆形或椭圆形溃疡，边缘光整，周围黏膜可有充血、水肿，可见皱襞向溃疡集中。确诊有赖于胃镜检查。

（2）消化道肿瘤：我国是胃癌高发国家，有消化不良临床症状的患者患有胃癌的比例小于2%。早期临床症状多数不特异，如食欲减退、消瘦、腹痛等，随着病情进展可由于癌肿位置不同而出现不同的特殊临床症状：如食管癌主要表现为进行性吞咽困难，胃癌可有呕血或黑粪，结肠癌多有大便形状改变，肝癌可能出现黄疸、右上腹痛。鉴别依赖内镜检查、影像学和肿瘤标志物等。

（3）慢性肝病：多有病毒性肝炎、长期饮酒等导致肝硬化的病史，可有乏力、食欲减退、腹胀等肝功能减退的临床症状，查体可发现腹腔积液，肝功能试验有人血白蛋白下降、胆红素升高及凝血酶原时间延长等异常。行B超或CT检查提示肝硬化，胃镜下可有胃底食管静脉曲张。

2. 其他消化道功能性疾病

（1）胃食管反流病（gatroesophageal reflux disease，GERD）：GERD和消化不良的临床症状常重叠表现在同一患者身上，因此对于消化不良患者应常想到GERD的可能，其鉴别主要基于患者临床症状。如果临床症状以反流、胸骨后烧灼感、反酸等为主，GERD是最可能的病因。停用抑酸药后进行正规的24小时pH和阻抗联合检测，能证明是否存在反流，是酸反流还是非酸反流，并评估反流事件与临床症状的联系。

（2）肠易激综合征（irritable bowel syndrome，IBS）：IBS是一种以腹痛或腹部不适伴排便习惯改变为特征的功能性肠病，且经检查可以排除引起这些临床症状的器质性疾病。根据罗马Ⅲ诊断标准，确诊需病程半年以上且近3个月来持续存在腹部不适或腹痛，并伴有下列特点中至少两项：临床症状在排便后改善；临床症状发生伴随排便次数改变；临床症状发生随粪便性状改变。可见，IBS 患者主要表现为下消化道临床症状，而 FD 患者以上消化道临床症状为主。值得注意的是，临床工作中常见消化不良与 IBS 合并存在的情况，IBS 中合并 FD 者最高达 85.2% 而且，同一患者可存在 FD 和 IBS 临床症状交替的现象。一项时间为 1 年的随访研究显示，约 22% 的 IBS 患者可转化为 FD，而 16% 的 FD 患者可以转化为 lBS 临床症状。

3. 系统性疾病　需与产生消化不良临床症状的一些系统性疾病相鉴别，如糖尿病、慢性肾功能不全、充血性心力衰竭、冠心病、胸腺疾病、甲状腺功能亢进、肾上腺功能减退等。还需与一些药物，如非甾体消炎药和某些抗生素引起不良反应鉴别。

六、治疗

FD 治疗目的在于缓解临床症状、提高生活质量、去除诱因、预防复发。应根据患者消化不良临床症状的临床特征，推敲其产生的具体病理生理学机制，制定个体化的治疗方案。

由于 FD 的临床症状多样、病因或临床症状发生机制复杂，FD 的治疗决策必须建立在准确、细致分析临床症状产生的病因和可能的病理生理机制环节上。与患者保持良好沟通，做好疾病知识宣教，应该作为 FD 治疗中的重点之一。影响胃肠道功能诱发 FD 的日常生活因素通常包括三个方面：一是心理和精神的不良应激；二是不良饮食习惯，包括刺激性食物；三是环境温度的影响。鉴于我国是幽门螺杆菌（Hp）感染高发地区，需强调的是：Hp 可能是部分 FD 患者产生消化不良临床症状的主要病因之一，根除 Hp 可使部分 Hp 阳性 FD 患者临床症状显著改善或消失。对 Hp 阳性的 FD，根除 Hp 应放在首位。在 FD 治疗过程中，应嘱患者根据自身的具体情况，调整生活和饮食方式。另外，应详尽解释 FD 临床症状和胃黏膜病变之间没有确切的相关性。

FD 临床症状产生的环节非常复杂，可能涉及胃酸刺激、胃排空障碍、胃肠运动节律改变、内脏感觉反应高敏感等。因此药物的选择和联合用药要应坚持个体化的原则。迄今为止，已确认对 FD 临床症状有缓解疗效的药物包括：根除 Hp 方案、抑酸药、促动力药、胃黏膜保护药、心理和精神调节药等。消化酶能改善消化吸收效率，对肠道渗透压有调节作用，同时可减少远端小肠和结肠内营养物质，有效控制条件致病菌的滋生，减少影响肠神经功能的代谢产物或毒素，从而改善胃肠道的运动和分泌，对缓解 FD 临床症状，具有辅助治疗作用。益生菌制剂也有助于减少胃肠道产生的有害代谢产物和毒素，对改善肠神经调控功能、改善胃肠运动、感觉和分泌的协调性有辅助治疗作用。FD 的疗效评估和随访，通常采用问卷形式。FD 诊治过程中，以排除恶性肿瘤为目的的内镜检查在上消化道恶性肿瘤高发国家和地区（如我国）值得推荐。文献报道东亚地区人群有 FD 临床症状者，如年龄在 42 ~ 45 岁，或者有上消化道报警临床症状者应推荐上消化道内镜筛查。

（一）一般治疗

首先应对患者进行健康教育，纠正不良生活习惯。应规律作息，避免过度劳累；避免可能诱发临床症状的食物（如辛辣、油腻食物）、烟、酒及非甾体消炎药物。

（二）药物治疗

1. 根除幽门螺杆菌治疗　尽管多数相关临床研究结果显示，幽门螺杆菌感染与 FD 临床症状以及临床症状的类型之间缺乏明确的关联，但是几乎所有的文献均发现根除幽门螺杆菌确实能够使部分患者的 FD 临床症状得到长远的改善。尽管得到临床症状改善的比例很低。在欧美病例数（number needed totreat，NNT）数值为 10.5 ~ 15.5。被推荐的根除幽门螺杆菌的方案有多个，其中经典的方案组成为 PPI、阿莫西林、克拉霉素和铋剂为组合的四联方案。还有很多方案被冠名为二线方案或补救方案。总之，被胃肠病学专家认可的方案，其根除成功率应为 90% 以上。尽管 FD 针状对于根除幽门螺杆菌治疗的反应率较低，接受幽门螺杆菌根除治疗的患者有一定比例（约 40%）出现不良反应（如恶心、饱胀、食欲减退、便秘、腹泻等），鉴于有反应患者的临床症状多能够得到长久的改善，得到几乎目前所有共识意见的支持。

2. 抗酸药　包括抑酸分泌药（PPI 和组胺 H_2 受体拮抗剂）和酸中和药（如硫糖铝等黏膜保护药）。

PPI 和 H_2 受体拮抗剂治疗 FD 的反应率在 7% ~ 10% 左右。改善 FD 临床症状的幅度，与安慰剂对照，相对危险度（relative risk，RR）值 PPI 为 0.87，95% 可信区间（confidence interval，CI）为 0.80 ~ 0.96；H_2RA 为 0.77，95% CI 为 0.65 ~ 0.92。理论上抑酸药能够改善胃酸相关的 FD 临床症状，如餐前的上腹痛、烧灼感等不适，以及慢性腹泻伴有餐后不可控制的排便。铋剂和硫糖铝单用也能使部分 FD 患者的临床症状得以改善。铋剂改善 FD 临床症状的幅度，与安慰剂对照为 RR 值为 0.60，95% CI 为 0.35 ~ 1.03；硫糖铝改善 FD 临床症状的幅度，与安慰剂对比，RR 值为 0.71，95% CI 为 0.36 ~ 1.40。这类抗酸药（或称黏膜保护药）改善 FD 临床症状的机制尚不清楚。其改善 FD 临床症状的类型包括酸相关临床症状以及动力障碍相关临床症状。

我国的指南推荐，针对临床症状以上腹痛、烧灼感为主的 EPS 亚型的患者，抗酸剂或抑酸剂应作为首选。此类药物包括抗酸剂和抑酸剂，后者又分为组胺 2（histamine receptor2，H_2）受体拮抗剂和质子泵抑制剂（proton pump inhibitors，PPI）。值得注意的是，由于我国消化性溃疡、胃癌的发病率较高，对于有指征但未行胃镜检查的患者应慎用此类药物，以免延误消化性溃疡乃至胃癌的诊断和治疗。

（1）抗酸剂或抑酸剂的疗效：①抗酸剂：主要有氢氧化铝、铝碳酸镁等，主要通过覆盖于黏膜表面、中和胃酸起到物理和化学保护作用，尤其适合伴有胆汁反流的患者。但此类药物不能调节胃酸的分泌，有些甚至可能造成反跳性的胃酸分泌增加，不良反应较多，疗效不如抑酸剂。② H_2 受体拮抗剂：包括西咪替丁、法莫替丁和雷尼替丁等。H_2 受体拮抗剂能抑制组胺引起的胃酸分泌，能明显抑制基础胃酸及食物和其他因素引起的夜间胃酸分泌。③ PPI: 包括奥美拉唑、兰索拉唑、泮托拉唑、埃索美拉唑和雷贝拉唑等。PPI 不可逆地抑制壁细胞质子泵活性，从而减少基础和刺激引起的胃酸分泌，其作用比 H_2 受体拮抗剂更强大、持久。此外，最近有研究显示，PPI 不仅可以抑制胃酸分泌，而且可以抑制中性粒细胞核内皮细胞活性，有助于减少食管、胃黏膜的炎症反应和氧化应激，从而改善 FD 临床症状。

（2）抗酸剂或抑酸剂的选择：目前使用此类药物时应当选择“step up”方案（抗酸剂 /H_2 受体拮抗剂 /PPI）还是“step down”方案（PPI–H_2 受体拮抗剂 – 抗酸剂）仍有争议。研究显示，这两种方案的治疗成功率类似（约 70%），但“step up”方案有费用 – 效率优势，而“step down”方案有助于在治疗初期增强患者信心。临床医生可根据实际情况选用。

（3）抗酸剂或抑酸剂的剂量和疗程：由于 FD 是一种异质性疾病，其病理生理机制复杂，临床症状差异明显，因此使用抗酸剂或抑酸剂的剂量和疗程各家报道不一，尚未形成固定模式。根据美国胃肠病学会建议，使用 PPI 治疗疗程为 4 ~ 8 周左右。关于抑酸剂的剂量，亚洲 FD 指南推荐使用常规剂量即可，因为常规剂量与大剂量 PPI 在改善临床症状方面无明显差异，而且大剂量 PPI 还可能引起停药后胃酸反跳和小肠细菌过度生长（small intestinal bacterial overgrowth，SIBO）。

3. 促胃动力药物治疗　FD 治疗中，促动力药的地位和作用并没有处在较高的位置，欧美与中国的状况相比，对促动力药物的治疗反应可能存在明显的种族差异。促动力药在亚洲人群 FD 的治疗反应 NNT 约为 3.95% CI 为 2 ~ 25；欧美为 9.95% CI 为 6 ~ 19。在一些欧美 FD 治疗相关的研究中，甚至不涉及动力药的疗效观察。有促动力药疗效叙述的研究结果显示，促动力药治疗 FD 的反应率为 42%（安慰剂为 31%，抑酸药为 34%，根除幽门螺杆菌为 38%）。促动力药改善 FD 临床症状与安慰剂对比，RR 值为 0.67，95% CI 为 0.55 ~ 0. 82。东方种族 FD 患者的临床症状对于促动力药的治疗反应较明显。

促动力药的应用得到亚太地区和中国胃肠动力学组 FD 诊治共识意见的推荐。多数文献推测促动力药改善 FD 临床症状的机制是改善胃排空。然而，相关的研究显示胃排空状态与 FD 临床症状之间缺乏确定的联系。另一方面，不同促动力药对胃肠运动的改善作用也不尽相同。促动力药改善 FD 临床症状的机制或许还有其他机制。有报道莫沙必利（mosapride）有减轻胃肠黏膜炎症的治疗作用，但是否因此对 FD 的临床症状有贡献，尚未确定。被推荐用于治疗 FD 的促动力药物有以下几类: ①多巴胺 2 受体（dopamine receptor 2，D_2）拮抗剂；② 5- 羟色胺 4 受体（5-hydroxy tryptamine receptor 4，5-HT_4）激动剂；③胃动素受体激动剂；④阿片受体拮抗剂；⑤中草药。根据我国 FD 诊治指南，具有餐后饱胀、早饱等临床症状的 PDS 亚型患 者应首选此类药物。

（1）促动力药物的疗效：① D_2 拮抗剂：主要有甲氧氯普胺、多潘立酮、伊托必利等。甲氧氯普胺兼

具 D_2 受体阻断剂和 5-HT_4 激动剂的作用，还能轻度拮抗 5-HT_3 受体，可促进胃排空，临床上多作为止吐药使用。但它可以通过血脑屏障，出现锥体外系临床症状，大剂量使用可能发生迟缓型运动障碍。多潘立酮是外周 D_2 受体阻断剂，直接作用于胃肠壁，无锥体外系异常、精神障碍等不良反应。伊托必利通过阻断 D_2 受体和抑制乙酰胆碱酯酶活性协同作用，是一种新型的促动力药。② 5-HT_4 激动剂：有西沙必利、莫沙必利、替加色罗等。莫沙必利能选择性地激动 5-HT_4 受体，而且基本没有心血管系统不良反应。西沙必利和替加色罗均是 5-HT_4 受体部分激动剂，能缓解 FD 患者消化不良临床症状，改善生活质量。但因其有心血管不良反应，目前已暂停使用。③胃动素受体激动剂。代表药物是红霉素及其衍生物。大剂量应用（3mg/kg）会激发高频率高振幅的胃窦收缩，使食物迅速进入十二指肠。但是它可造成体内微生态失衡，出现上腹痛、恶心、呕吐等不良反应，故临床应用受到限制。

（2）促动力药物的疗程：促动力药物可有效治疗 FD 临床症状，但其疗程尚无统一说法。从临床试验来看，人们多在服药 2 ~ 6 周后临床症状缓解。由于 FD 是一种慢性病，通常可持续数年，因此还需要长期的随机对照试验来证实。

（3）助消化药物和益生菌治疗：只有少量的 FD 治疗研究涉及消化酶对 FD 的治疗作用。结果显示消化酶对改善消化不良临床症状有较好的作用。还有研究显示，慢性胰腺炎和胰腺纤维化患者表现为胃排空障碍。与安慰剂相比，食物中添加消化酶明显改善这些患者的胃排空状况。这些患者应用消化酶前不同部位胃壁蠕动的电节律是紊乱的。食物添加消化酶后，胃窦部平滑肌点活动趋于一致。消化酶改善原本胃排空紊乱患者胃排空的机制尚不明确，推测是因为消化酶分泌情况改善后，到达结肠的未被消化吸收的营养物质减少，减少了结肠腔内杂菌的生长，改善了结肠菌群的构成，减少了毒素对肠固有神经的影响，使得胃肠运动趋于协调。这些理论推测能够通过益生菌改善胃排空功能的临床研究结果间接证实。研究显示，与单纯根除幽门螺杆菌根除治疗相比，幽门螺杆菌根除治疗同时给予乳酸杆菌，能够较好地改善幽门螺杆菌感染伴随的胃排空功能异常。研究结果还显示，补充益生菌能够明显改善消化不良临床症状。

根据我国 FD 诊治指南推荐，消化酶和微生态制剂可作为 FD 的辅助用药，能改善与进餐相关的腹胀、食欲减退等临床症状。

（三）精神心理治疗

FD 患者常伴有焦虑、抑郁等精神心理障碍，对于此类患者，单纯应用一般的内科治疗往往难以获得满意的疗效。最新的研究显示，抗焦虑或抗抑郁治疗可能比传统的 FD 一线治疗方案（如抑酸剂、促动力药物、根除 Hp 等）有更好的疗效，甚至对不伴有精神障碍的 FD 患者也有较好的效果，其具体机制尚在研究之中。越来越多的研究关注抗抑郁焦虑药物对 FD 临床症状的疗效。文献报道，小剂量三环类抗抑郁药和选择性 5- 羟色胺转运体抑制剂治疗 FD 取得令人满意的疗效。与安慰剂相比，抗抑郁药物改善 FD 临床症状的幅度 RR 值为 0.55，95%CI 为 0.36 ~ 0. 85。FD 临床症状对抗抑郁药物的反应率约为 64% ~ 73%。抗焦虑抑郁药物改善 FD 临床症状的机制尚未明确。推测与下列机制有关：①改善心理和精神因素，较轻诱发 FD 临床症状的精神因素；②减低皮质兴奋性或者协调皮质的功能，使其对肠固有神经系统的干扰降低，有助于胃肠运动、分泌和感觉的和谐功能恢复；③减低皮质的兴奋性，减轻皮质兴奋产生的抑制作用对中脑止痛核团，减轻脊髓下行疼痛反应通路；④减轻机体应激反应，使得辅助性 T 细胞和抑制性 T 细胞的功能和数量比例区域恰当，降低胃肠黏膜的炎症反应；⑤神经递质对胃肠道功能（运动、感觉和分泌）的直接调节作用。由于消化科专业医师对精神疾病或精神因素的识别能力有待提高，神经递质在中枢的作用和外周作用（胃肠道的和脊髓的）不尽相同。以胃肠道临床症状为靶标的抗抑郁药物选择，是 FD 处置领域中的巨大挑战之一，有待积累更多时间经验。目前认为，在 FD 处置中，有三种情况需要应用抗抑郁药物。① FD 临床症状是精神疾病的躯体化表现；②精神因素与胃肠道临床症状合并存在，相互促进；③不能确认患病的精神因素，甚至患者缺乏精神和心理障碍表现，常规胃肠病理生理环节作用药物疗效不理想。抗抑郁焦虑药物应用于 FD 治疗中的剂量和疗程可能不同于精神疾病的适应证。目前研究结果支持试用小剂量的三环类抗抑郁药或选择性 5- 羟色胺再摄取抑制剂（selective serotonin reuptake inhibitor，SSRI）；疗程和撤药策略尚缺乏证据达成共识。根据我国的 FD 诊治指南，推荐对促动力药、抑酸剂无效且伴有明显精神心理障碍的患者采用三环类抗抑郁药如阿米替林，或5-HT4再摄取抑制剂（SSRI）如氟西汀进行治疗。

多数应用抗焦虑抑郁药治疗FD的文献建议使用小剂量，一般为精神类疾病治疗起始剂量的一半。关于FD患者应用此类药物的疗程尚无明确定论，临床试验中多采用8～12周的疗程。由于抗抑郁药物常需2～3周才能起效，治疗初期应注意联合应用起效快的胃肠动力药物，以暂缓临床症状，增强患者信心。撤药时应逐渐建立，满疗程后每个两周减少初次剂量的1/4～1/2，撤药时间为4～8周。撤药期间可以联合应用胃肠道常规治疗药物，有利于成功撤药。值得注意的是，即便是抗焦虑抑郁药疗效显著，其毕竟也是对症治疗，应在治疗3～6个月内进行排除器质性疾病的复检，以防漏诊。

（四）其他治疗

除药物治疗之外，行为治疗、认知疗法和心理干预等也对FD治疗有一定效果。中医中药和针灸等传统医学手段在FD治疗实践中也有丰富的经验积累，但目前尚待进一步的研究证实。

七、预后

因缺乏器质性疾病基础，FD给患者带来的顾虑集中表现在上消化道临床症状引发的不适以及可能对生活质量产生的影响。部分患者因为FD临床症状致进食减少，导致不同程度的营养不良（包括营养成分不全面）。临床工作中，相当部分的FD患者由于对疾病认识的偏差，心理负担较重，成为FD影响患者生活质量的重要原因。其中，部分患者就是因为对内镜检查提示慢性胃炎，特别是慢性萎缩性胃炎（CAG），存在较大的思想顾虑和恐癌情结。FD是低风险和预后良好的疾病，特征包括：①处置得当不会有病情加重的不良预后；②经过患者的生活方式调整和适当的治疗，FD的临床症状能够得到较明显的缓解和控制；③如果诱因不能去除，FD临床症状可能会反复发作。充分了解相关知识，有利于引导患者规避日常生活中的诱发因素，减少临床症状复发。

第六节　嗳气症

嗳气是临床上常见的临床症状，也是常见的生理现象。嗳气过多，对患者造成显著困扰时才考虑为疾病状态的嗳气，即嗳气症（belchig disorder）。嗳气症曾被称为神经性嗳气，表现为反复发作的连续性嗳气，但缺乏可解释临床症状的结构和代谢异常的证据。罗马Ⅱ诊断标准将所有过度嗳气视为吞气症，而最新的罗马Ⅲ诊断标准则根据临床能否观察或检测到过度吞咽气体，将本病分为两个临床亚型：①吞气症；②非特异性过度嗳气。

一、流行病学

目前尚无依据罗马Ⅲ嗳气症诊断标准的成人流行病学方面的研究资料，但临床印象提示很少见。在智力发育迟缓的成人中，吞气症的发病率为8.8%。亚洲一个专科诊治中心的调查报告表明，连贯入组的首次诊断为功能性胃肠病的患者中只有1%符合罗马Ⅱ吞气症的诊断标准，而西方一指定的中心报道的一系列评价显示患病率为6%。依据儿童与青少年功能性胃肠病罗马Ⅲ诊断标准，日本青少年中吞气症发病率为2%，其中女性发病率高于男性；斯里兰卡青少年中吞气症发病率为7.5%，但未见明显性别差异；挪威因非器质性腹痛就诊的患儿中，吞气症的发病率为15%。

二、病因学

嗳气症的确切病因不明。目前倾向于认为吞气症为行为学障碍，但患者开始这一行为的原因未明。部分患者最初企图通过嗳气来解除本人认为是胃肠充气所造成的腹部不适和饱胀，但当习惯成自然之后，这一行为便失去了控制。事实上，绝大多数患者是由于不自觉地反复吞入大量空气才嗳气不尽，与进食无关。此症亦有癔症色彩，多在别人面前发作。过度嗳气也见于强迫症、神经性贪食症及脑炎患者。据报道，睡眠呼吸暂停综合征患者进行呼吸道正压通气治疗，也可出现吞气症临床症状。

三、病理生理学

人每一次吞咽都会咽下一定量的空气，在一项健康人的试验中可见每咽下 10mL 液体会伴有 8 ~ 32mL 的气体同时吞入。气体经由食管蠕动和食管下端括约肌（lower esophageal sphincter，LES）松弛而被转运并集聚于近端胃，摄入碳酸饮料或重碳酸盐也会如此。近端胃扩张激活胃壁内的牵张感受器，引发迷走 - 迷走反射，导致抗反流屏障（包括 LES 和膈脚）一过性松弛，胃内气体上行至食管，食管快速扩张，最后使得食管上端括约肌（upper esophageal sphincter，UES）松弛，胃内气体排出，从而保护胃免受过度扩张所致损伤。因此，可将嗳气看作一种气性的胃食管 - 咽反流，是生理性的胃减压机制。食管下端括约肌一过性松弛（transient lower esophageal sphincter relaxations，TLESR）为其主要机制。此即所谓的"胃性嗳气"，每天发生 25 ~ 30 次。胃性嗳气为非自主行为，完全由反射控制。在吞气症中，嗳气过程有明显的特点：即食管内气体迅速顺行和逆行但并不进入胃内，气体排出过程中伴有典型的嗳气音，即所谓的"胃上嗳气"。同步电阻抗 - 压力监测显示气体通过两种方式进入食管：大部分患者通过紧闭声门吸气，形成胸腔负压，随后 UES 松弛，气体被吸入食管。另有少部分患者通过咽、腭及舌肌收缩，将气体注入食管。以上两者皆与食管蠕动收缩无关。两种不同类型嗳气的比较见表 9-1。

表 9-1 两种不同类型嗳气的特征比较

	胃性嗳气（生理性）	胃上性嗳气（吞气症）
频率	数次 / 小时	高达 20 次 / 分
与进食的关系	摄入食物或碳酸饮料后	大多与进食无关
能否听见	常无声	响亮
并发症	CERD、功能性消化不良	焦虑、神经功能紊乱症

嗳气症患者吞入的空气，大部分通过胃性嗳气和胃上嗳气嗳出，少部分则下行进入肠道。此外，肠道气体内源性产生增加，如食物中难消化的糖类分解，细菌过度生长，胃肠动力异常导致清除胃肠积存的气体的能力降低等原因，使得部分患者胃肠道内存在过多气性内容物，从而出现腹部膨胀、腹胀感、排气增加等。

四、临床表现

（一）嗳气

令人烦恼的嗳气是嗳气症最主要的临床症状。吞气是一种生理现象，随之，餐后嗳气作为一种排出机制也正常，通常在进餐后每小时嗳气 3 ~ 4 次。而吞气症患者嗳气频率远高于胃食管反流病（gastroesophageal reflux disease，GERD）或功能性消化不良患者，可高达 20 次 / 分，伴明显嗳气音，这一尴尬的状况常导致患者社交孤立。许多患者说话时嗳气消失，提示分散注意力可降低患者嗳气频率，而过分关注嗳气行为，将导致嗳气频率增加。部分患者在紧张焦虑状态下嗳气频率也会明显增加。而胃上嗳气从未见于患者睡眠状态下。

（二）腹部膨胀与腹胀感

成人吞气症罕见腹部膨胀与腹胀感。2009 年，有学者报道了首例伴有腹部膨胀和腹胀临床症状的过度吞气患者，其腹部正位平片明确提示过度肠内积气，而未见气液平。吞气症患儿过度吞咽空气，也可导致进行性腹部膨胀。其临床症状表现为：晨起无腹胀，日间腹胀进行性加重，晚间时腹胀最为严重，夜间由于气体吸收或排气，腹部膨胀常可减轻。

（三）其他

排气增多、胃肠气胀、腹部或上腹部疼痛及便秘也可见于吞气症。据报道，某些伴严重心理障碍的患儿吞入大量气体后导致胃肠极度扩张，随之出现胃扭转、肠梗阻及呼吸困难。

（四）体征

部分患者可出现腹部鼓音增加，而肠鸣音正常，且无肠梗阻征象。

五、辅助检查

（一）食管阻抗监测

食管阻抗监测可帮助分辨胃性嗳气与胃上嗳气，如图 9-2 所示，蓝色部分代表气体的存在，虚线箭头指示气流运动方向。在胃性嗳气，食管上端括约肌松弛是一个延迟事件，使得自胃部进入食管的气体逸出。而在大多数胃上嗳气患者，膈肌下移，形成胸腔、食管负压，随后食管上端括约肌松弛，继而使得气体进入食管。而气体的排出，则由腹肌收缩使得腹部形变而引发。

（二）腹部平片

吞气症患者可表现为肠道积气，其腹部平片提示肠腔扩张，大量肠气，而无气液平。

（三）胃肠内镜检查

一般不需要。

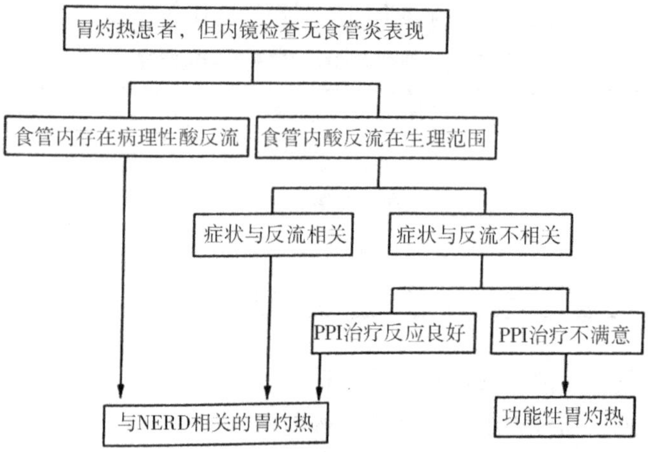

图 9-2　分辨两种不同类型嗳气

六、诊断与鉴别诊断

（一）诊断

确诊依赖于仔细的临床病史采集和观察吞气情况。典型病例无须进一步检查，但有时电可能需要进行食管电阻抗监测，有助于鉴别过度胃上嗳气与 GERD 和反刍。

1. 病史采集要点

（1）频繁嗳气：可高达 20 次 / 分，焦虑或精神紧张状态下频率增加。

（2）其他临床症状：可能伴反流、消化不良临床症状及精神心理障碍，可表现为腹胀、胃肠气胀、腹部膨胀、便秘及腹痛，无呕吐，无吞咽困难。

2. 体格检查要点　重点对颈部和腹部进行查体，以排除其他病因。

3. 罗马Ⅲ诊断标准

（1）成人嗳气症：

吞气症：必须包括以下所有条件：①每周出现次数令人不适的反复嗳气；②能客观地观察到或检测到吞咽气体；③诊断前临床症状出现至少 6 个月，近 3 个月符合以上诊断标准。

非特异性过度嗳气：必须包括以下所有条件：①每周出现数次令人不适的反复嗳气；②无过度吞咽气体导致（嗳气）临床症状的证据；③诊断前临床症状出现至少 6 个月，近 3 个月符合以上诊断标准。

（2）儿童吞气症：必须包括以下至少 2 项：①有吞气的动作；②胃肠道气体增加导致的腹胀；③反复嗳气和（或）排气增加；④诊断前至少 2 个月内，临床症状出现至少每周 1 次，符合上述标准。

（二）鉴别诊断

过度胃上嗳气患者除外部分反流、消化不良临床症状，罕见其他伴发临床症状。而体重减轻、疼痛、吞咽困难、胃灼热及反刍临床症状的存在则提示需要进一步检查与评估。了解有否心理障碍很重要，但吞气症与非特异过度嗳气皆无额外精神病理学证据。胃上嗳气的发生率在餐后并不显著增加，与其他功能性疾病相反，例如功能性消化不良与反刍综合征，进食可触发临床症状。消化不良患者中也有嗳气临床症状报道，但对抑酸治疗无反应。过度嗳气可同时伴有 GERD，在难以确诊的病例，可考虑 pH 监测或经验性抑酸治疗。反刍综合征可通过病史与观察临床症状而鉴别。吞气症患者可表现为腹痛、腹部膨胀、腹胀感，其腹部平片显示肠曲扩张，但无气液平，无梗阻征象，此类患者应与机械性肠梗阻相鉴别，以避免不必要的开腹探查对患者的损伤。

七、治疗

首先应明确过度嗳气是否由精神心理障碍所引起，应首先对其进行治疗。

（一）一般治疗

对患者解释临床症状以消除其担忧非常重要。向患者示范在嗳气时，胸廓扩张，同时有气体进入消化道，这一方法可能有帮助。嗳气习惯有时可通过嗳气时进行扩胸运动和吸气而制止。嗳气如果未完全成为习惯，有时可通过行为克制而逐渐遗忘。

（二）饮食调整

虽然临床医师常推荐饮食调整（避免舔吮硬质糖果或咀嚼口香糖，提倡进食时细嚼慢咽，避免饮用碳酸饮料，进餐时尽量少讲话等），但实际上效果并不明显，且目前缺乏严格的临床试验证据以证明其有效性。

（三）药物治疗

目前缺乏专门针对吞气症药物治疗的研究。从广泛意义上讲，对吞气症有效的药物信息可从大量的功能性疾病相关研究中获取。

1. 西甲硅油与二甲硅油　西甲硅油与二甲硅油的药理作用是物理性降低液体表面张力，从而消除胃肠道内的气泡，使气泡内气体得以排除。对于过度胃上嗳气患者，西甲硅油与二甲硅油等减少气体的药物似乎无效，因为过度胃上嗳气患者胃肠道气体量正常。对于吞气症患者，西甲硅油等常被推荐使用改善肠气增加、腹胀等临床症状，但疗效并不肯定。

2. 巴氯芬 γ－氨基丁酸 B 型（garmna–amino butyric acid receptors，GABAB）受体激动剂　巴氯芬可增加基础 LES 压力和减少 TLESR 次数，减少吞咽频率，这可能对吞气症和胃上嗳气患者有积极治疗作用。此外，巴氯芬的中枢神经系统效应对患者行为的影响，以及该药物降低胃机械敏感性等方面，可能也起到一定作用。

3. 镇静剂　一般不推荐，但当患者突发重度吞气症时（多见于伴严重心理障碍的患者），可因腹压增高而导致器官扭转、梗阻及呼吸困难，因此镇静剂如劳拉西泮，可用于帮助患者减少反复吞咽气体。

4. 肉毒毒素　一项开放性研究表明，特发性胃轻瘫注射肉毒毒素后，嗳气临床症状缓解。

（四）其他治疗

1. 行为治疗　考虑到过度胃上嗳气为行为学障碍，认知行为疗法不失为一种合理的选择方案。治疗师通过治疗让患者明白过度胃上嗳气为自身诱发的后天行为，因此也可戒除。部分治疗师会向患者演示其自身可自主性嗳气。

2. 言语治疗　在耳鼻咽喉科，言语治疗师需要对已行喉全切术的患者进行食管语音训练教学。对于过度胃上嗳气患者，言语治疗师则需要对其进行与前者相反的训练。而对于吞气症患者，言语治疗的目的则在于减少吞气行为。因此，言语治疗师本身对于胃上嗳气机制与治疗目有所了解是治疗成功的前提。Hemmink 等就对胃上嗳气患者进行言语治疗开展的开放性研究结果在一定程度上证明了言语治疗的可行性，但仍需更多证据支持。

3. 催眠和生物反馈疗法　有报道称催眠和生物反馈疗法可能有效。

4. 胃肠减压　对于严重的吞气症病例，可经鼻导管或经胃造瘘口置管进行胃肠减压，以缓解病情。

第七节　恶心与呕吐

恶心（nausea）是指一种不自主地产生急迫的、难以压抑的将要呕吐的感觉，常伴有上腹部或腹部不适和迷走神经兴奋临床症状，如流涎、出汗、皮肤苍白、血压下降及心动过缓等。呕吐（vomiting）系反射性腹壁肌肉和膈肌收缩、幽门括约肌和下食管括约肌松弛、舌根下收、声门关闭和后咽部开放，致使腹内压和胸内负压增大，胃内甚至小肠内容物经食管和口腔突出体外的现象。恶心、呕吐是人体的一种保护性反应，可将胃内甚至肠道内有害物质排出体外，但频繁而剧烈的恶心呕吐会引起营养不良、失水、电解质紊乱、酸碱失衡，甚至引起吸入性肺炎、食管或胃等器官的损伤。多数情况下是一种疾病的反应，为疾病的诊治提供重要的线索。

恶心和呕吐是常见的临床症状。恶心为发生呕吐的前兆，常于恶心发作后出现不同程度的呕吐，但也仅有恶心而无呕吐，或者呕吐前没有明显恶心的感觉。一般认为恶心和呕吐都是相关神经和肌肉的反射性活动及其产生的主观感觉，为消化系统或全身其他系统疾病的非特异性临床表现，两者具有相同的临床意义。部分患者经常规检查未能发现引起恶心、呕吐的器质性原因，曾被归类于心因性呕吐，然而并没有任何证据表明上述患者合并有精神表现，罗马Ⅲ诊断标准将其归为功能性胃肠道疾病的一种，并分为三类：周期性呕吐综合征（cyclic vomiting syndrome，CVS）、功能性呕吐（functional vomiting，FV）以及慢性特发性恶心（chronic idiopathic nausea，CIN）。

一、流行病学

一项人群调查发现，普通人群中3%的人每周曾有恶心感觉，2%每月至少呕吐一次，但其中由功能性原因引起的恶心、呕吐所占的比例目前尚不清楚。在罗马Ⅲ诊断标准达成和公布以前，由于缺乏明确的诊断标准，目前能够检索到的CIN和FV流行病学的资料很少。CVS最早在儿童中发现，近年研究发现成人患者且患病率有升高趋势。研究报道人群中CVS发病率为2%～7%，5～15岁的学龄期儿童发病率为1.9%，儿童起病中位年龄为4.8岁，而成人起病平均年龄为30岁。另外研究发现，发病年龄与发作周期长短呈负相关。

二、病因学

引起恶心呕吐的病因很多，按发病机制可归纳为下列几类：

1. 胃肠原性呕吐

（1）胃、十二指肠疾病：胃食管反流病、急慢性胃肠炎、消化性溃疡、急性胃扩张、胃扭转和幽门梗阻、十二指肠壅滞等。

（2）肠道疾病：急性阑尾炎、各型肠梗阻、肠扭转、急性出血坏死性肠炎、腹型过敏性紫癜等。

2. 非胃肠病因的反射性呕吐

（1）来自咽部的刺激：如吸烟、剧烈咳嗽、鼻咽部和喉部炎症及异物等。

（2）肝胆胰腺疾病：急慢性肝炎、肝硬化、肝淤血、肝癌、急慢性胆囊炎、胆石症、急慢性胰腺炎和胰头癌等。

（3）腹膜及肠系膜疾病：急性腹膜炎、肠系膜动脉压迫综合征等。

（4）泌尿生殖系统疾病：肾脏及输尿管结石或感染、生殖系统肿瘤、异位妊娠破裂等。

（5）其他系统疾病：心肌梗死、心力衰竭、内耳或前庭功能异常、青光眼、屈光不正等；内分泌系统疾病，如艾迪生病、甲状腺功能亢进、甲状旁腺功能亢进等；糖尿病酮症酸中毒。

3. 中枢性呕吐

（1）脑血管疾病：脑出血、脑梗死、脑血栓形成、高血压病和偏头痛等。

（2）其他颅内疾病：颅内肿瘤或其他系统肿瘤的颅内转移灶、各类脑炎和脑膜炎、脑挫伤和颅内血肿、癫痫持续状态等。

（3）颅外疾病的并发症：因尿毒症、肝性脑病. 糖尿病酮症酸中毒或低血糖等引起的脑水肿、颅内压升高等。

（4）药物的不良反应：某些抗生素、抗癌药、洋地黄、吗啡等可兴奋呕吐中枢。

4. 神经精神性呕吐　胃肠电节律紊乱、神经性厌食等。此类恶心、呕吐可能与遗传因素、环境因素、内脏高敏感、肠道炎症、肠道菌群改变及肠动力紊乱有关，而精神应激和心理社会因素则可能通过脑肠轴影响功能性恶心呕吐（functional nausea vomiting，FNV）临床症状的严重程度。

研究报道 CVS 可能与垂体一肾上腺轴释放促皮质素释放因子（corticotrophin releasing facLor，CRF）增多、脑肠轴自主神经调节紊乱以及胃节律过速有关，但尚需进一步实验证实。82% 的 CVS 患者有偏头痛史或偏头痛家族史，且偏头痛治疗药物可有效缓解甚至终止 CVS 发作，因此二者的发病机制可能有一定的联系。另外，80% 的 CVS 患者可明确诱发因素，儿童常见的诱发因素为兴奋或情绪紧张、进食过多、天气炎热、激素水平变化、偏头痛发作、晕动病以及劳累等；成人常见诱发因素包括感染、过敏、某些特定食物或食物成分、睡眠不足、心理因素等；某些女性患者 CVS 可能与月经周期有关。避免诱发因素是减少 CVS 发作的重要措施。

三、病理生理学

恶心和呕吐是一个复杂的反射动作。恶心时伴有流涎、胃张力和蠕动减弱、十二指肠张力增强，并出现十二指肠 – 胃反流。干呕时声门紧闭，出现痉挛性呼吸运动伴腹肌收缩，幽门括约肌关闭而食管各括约肌松弛。呕吐时腹壁肌肉持续性收缩、膈肌收缩位置下降、腹内压急剧升高，胃窦紧缩、贲门开放，胃内容物得以喷射而出。呕吐与反食不同，后者系指无恶心与呕吐的协调动作的胃内容物逆行至口腔。众多周知，脑肠轴功能紊乱在功能性胃肠病（functional gastrointestinal disorders，FGID）的临床症状发生中有重要作用。各种精神应激事件、情绪紧张、焦虑等可能会改变胃肠相关自主神经的功能，使得胃肠道传入大脑的信息有一定的失真，影响大脑对于胃肠道的正常调控；同时，上述因素也可能会通过直接影响大脑皮质的功能，直接影响胃肠道的感觉、运动和分泌。恶心与呕吐是神经和肌肉的复杂反射活动，其协调动作受大脑两个中枢的支配。呕吐中枢位于延髓，有两个功能不同的结构：一是神经反射中枢，即呕吐中枢（vomiting center），位于延髓外侧网状结构的背部；另一个是化学感受器触发带（chemoreceptor trigger zone，CTZ），位于延髓第四脑室的底面。前者接受来自消化道、大脑皮质、内耳前庭、冠状动脉以及化学感受器触发带的传入冲动，直接支配激发的呕吐动作；后者不能直接支配呕吐的实际动作，但能接受各种外来的化学物质或药物（如吗啡、洋地黄和吐根素等）与体内代谢产物（如感染代谢产物、尿毒症毒素等）的刺激，发出神经冲动并传至呕吐中枢引起呕吐。脑 – 肠神经反射轴的完整性是呕吐反射的必要条件。多巴胺受体在 CTZ 的呕吐介导机制有重要作用，该受体的兴奋性刺激可引发呕吐反射，受体拮抗剂可能对呕吐有治疗作用。5- 羟色胺可能也是一种与呕吐反射有关的神经递质。

四、分类

（一）慢性特发性恶心

慢性特发性恶心（CIN）是指每周发作数次的恶心，通常不伴有呕吐，经常规检查不能发现可解释恶心临床症状的器质性病因或生化异常。患者反复发作恶心但无呕吐而不存在可解释临床症状的病因时应怀疑本病。许多消化不良患者合并有恶心，诊断 CIN 时应注意排除消化不良引起的恶心。

（二）功能性呕吐

功能性呕吐（FV）是指原因不明的反复发作的非周期性呕吐，每周至少发生一次，缺乏解释呕吐的器质性原因。发作时间及方式无规律可循，每周可发生数次。研究发现食用大麻可引发类似功能性呕吐临床症状。因此在作出 FV 诊断之前，应注意询问食用大麻史并排除反刍综合征以及厌食症等。

（三）周期性呕吐综合征

周期性呕吐综合征（CVS）是以反复发作的周期性恶心呕吐为特点，且对同一患者而言，每次的发作时间、临床症状、严重程度以及持续时间基本一致。成人通常每年发作 3 ~ 4 次，儿童则可高达每月一次。

1. 典型的 CVS 发作可分为四个时相

（1）前驱期：突发恶心及急迫的呕吐感，可伴有腹痛、出汗、易怒、厌食及面色苍白等自主神经兴奋临床症状，持续 1 ~ 2 小时。

（2）呕吐期：以顽固性快速呕吐为特征，常无法进食、饮水，伴有腹痛，面色苍白，流涎，极度口渴，严重者可发生意识障碍。儿童此期一般维持 1 ~ 3 天，成人患者则可能为 6 ~ 9 天。

（3）恢复期：恶心呕吐及自主神经兴奋临床症状消失，患者感食欲恢复，无任何不适，回到发作间期状态。

（4）发作间期：持续时间较长，通常无任何不适表现。

2. 恶心、呕吐的临床特征和伴随临床症状　常对疾病诊断有提示作用，归纳如下：

（1）呕吐的时间：晨起呕吐见于尿毒症、慢性酒精中毒或功能性消化不良；如患者是育龄妇女. 应首先考虑早期妊娠反应；鼻咽部慢性疾患一般表现为晨起呕吐，部分胃食管反流患者卧位时因反流物至咽部也可发生晨起呕吐和声音嘶哑；进食后呕吐见于幽门梗阻；夜间呕吐见于幽门梗阻、小肠和结肠梗阻、肠系膜上动脉压迫综合征等。

（2）呕吐与进食的关系：餐后近期呕吐，特别是相同就餐环境中的集体发病，应考虑食物中毒所致；餐后即刻呕吐，可能为精神性呕吐；餐后 1 小时以上的呕吐称延迟性呕吐，提示为张力下降或胃排空延迟；餐后较久或数餐后呕吐，见于幽门梗阻。

（3）呕吐伴随的临床症状：伴腹泻提示胃肠道病变。

（4）呕吐的特点：精神性或颅内压增高性呕吐时，伴有恶心的临床症状很轻或者不伴有恶心的感觉，后者以喷射状呕吐为特点。

（5）呕吐物的性质：带有发酵、腐败气味者提示胃潴留；带粪臭味者提示低位小肠梗阻；含有较多胆汁说明梗阻水平在十二指肠乳头以下，不含胆汁则常表明梗阻水平在十二指肠乳头以上；含大量酸性液体者常需考虑胃泌素瘤、消化性溃疡等胃酸分泌较多的疾病，而无酸味的呕吐物可能是由于贲门失弛缓症等贲门部位梗阻。

3. 伴随临床症状方面

（1）伴腹痛、腹泻者多见于急性胃肠炎或细菌性食物中毒、霍乱、副霍乱和各种原因的急性中毒。

（2）伴有上腹痛及发热、寒战或有黄疸者应考虑胆囊炎或胆石症。

（3）伴头痛及喷射样呕吐者常由颅内压力增高引起。

（4）伴眩晕、眼球震颤者，多数与内耳或前庭器官病变有关。

（5）肿瘤化疗期间或某些抗生素应用期间出现的呕吐应首先考虑药物的不良反应。

（6）已婚育龄妇女出现的晨起呕吐应考虑是否有为早孕反应。

五、体格检查

体格检查对呕吐原因的诊断和指导治疗均有较大价值。注意了解呕吐患者的一般情况，如皮肤黏膜色泽、弹性、外周淋巴结情况，除了获得对诊断有用的资料外，重要的是初步了解呕吐造成的体液紊乱程度。仔细的眼、耳、咽喉部检查也十分必要。腹部体征的检查是呕吐患者体格检查的重点，需仔细和全面。

六、辅助检查

胃肠道检查包括胃镜、结肠镜、小肠镜以及小肠 CT 等以排除消化系统器质性疾病引起的恶心、呕吐。

生化检查排除代谢紊乱如代谢性酸中毒引起的恶心、呕吐。胃排空实验及胃动力检测可辅助诊断 FNV。研究报道 1/4 的 FNV 患者胃排空偏快，而胃排空延迟的现象基本没有。

脑部 CT 可排除神经系统疾病引起的恶心、呕吐。

七、诊断与鉴别诊断

（一）诊断

FNV的诊断为排除性诊断，需要全面详细的采集病史、体格检查并结合辅助检查排除器质性疾病引起的恶心、呕吐。诊断标准见表9-2。

表9-2　罗马Ⅲ：关于功能性恶心、呕吐的诊断标准

慢性特发性恶心
必须包括以下所有条件：
每周出现至少数次令人不适的恶心
常不伴呕吐
胃镜检查无异常、无可以解释恶心的代谢性疾病
诊断前临床症状出现至少6个月，近3个月符合以上诊断标准
功能性呕吐
必须包括以下所有条件：
平均每周一次或多次呕吐发作
无进食障碍、反刍综合征或DSM-IV所列的主要精神疾病证据
无自行诱导的呕吐，无长期使用大麻史，无中枢神经系统异常或可以解释反复呕吐的代谢性疾病
诊断前临床症状出现至少6个月，近3个月符合以上诊断标准
周期性呕吐综合征
发作（急性）与持续时间（1周）有固定模式的发作性呕吐
最近1年内间断发作3次或3次以上
发作间歇期无恶心或呕吐
支持条件：有偏头痛史或偏头痛家族史

（二）鉴别诊断

1. 反刍　可发生于健康成年人或有精神障碍的儿童。典型的表现是在进食开始或结束数分钟后，不费力地反流出未消化食物，通常每天或每餐发生。反流的食物一般无异味，患者一般无恶心等不适感。

2. 胃食管反流病　是一种主动的食物反流，不伴有恶心，也没有参与呕吐活动的腹部膈肌的收缩。临床多表现为反酸、胃灼热、咽部异物感等临床症状。24小时食管pH检测可明确诊断。

3. 神经性厌食　常见于青年妇女，患者体重明显减轻，在此之前可能有闭经并可有继发性内分泌紊乱。

八、治疗

（一）慢性特发性恶心

目前尚无肯定的治疗方法。

1. 5-HT_3受体拮抗剂　可能通过阻断延髓最后区或胃、十二指肠迷走神经传入纤维发挥抗恶心、呕吐作用，但其具体机制不清。对恶心临床症状有一定的缓解效果。

2. 氯丙嗪　是一种非特异性中枢神经系统的抗恶心药物，但由于其广泛的不良反应，临床使用受到了限制。

3. 其他药物　如三环类抗抑郁药可能有一定的效果。

（二）功能性呕吐

对于功能性呕吐治疗，改变生活方式、缓解紧张情绪及认知行为疗法可能有一定的效果。对于呕吐严重者应注意营养支持。目前没有研究报道三环类抗抑郁药对功能性呕吐临床症状有改善作用。

（三）周期性呕吐综合征

1. 急性期治疗　严重发作的患者需住院补液、止吐等支持治疗。目前常用的止吐药物包括昂丹司琼、氯丙嗪、甲氧氯普胺等，其他可能有效的药物有偏头痛治疗药物和三环类抗抑郁药（阿米替林、多塞平等）。

2. 发作间期　以预防为主，其中最主要的措施为避免诱发因素，如对于情绪紧张患者应注意安抚，合并偏头痛家族史者予以经验性偏头痛治疗，月经周期相关者可予以口服避孕药。对于发作频繁的患者（每月超过一次）可采用药物预防性治疗，左旋肉毒碱、小剂量三环类抗抑郁药可能有一定的效果，目前研究中的药物包括 α_2 受体激动剂如可乐亭等。

第八节　反刍综合征

反刍综合征（rumination syndrome）是指将刚摄入的食物反复地、不费力地反流到口腔，再咀嚼后咽下或吐出。典型的反刍综合征并不伴有嗳气或呕吐。这是一种反射反应，而非意识行为。反刍现象常见于山羊、牛等动物。这些动物的胃内有多个腔。在这些动物进食后，胃近端两个腔内的残留食物随逆蠕动协调地入口，然后再将反流的食物进行咀嚼和吞咽。这一过程通过降低食物微粒的体积并增加酸接触，有助于消化吸收。

人类中的这一现象并不常见，多发生于婴儿和渐进性残疾患者。但目前广泛认为在所有年龄段和所有认知水平的男性和女性中均可发病。总体上，女性反刍较男性常见。由于成人的反刍综合征未被充分认识，常误诊为继发于胃轻瘫（gastroparesis）或胃食管反流病（gastroesophageal reflux disease，GERD）的呕吐。在有反胃、呕吐（尤其是餐后发生）和体重减轻的患者的鉴别诊断中应考虑该病。

一、流行病学

反刍综合征最常见于婴儿和渐进性残疾患者。有报道称反刍综合征在残疾患者中的发病率为 6% ~ 10%。而在正常成人中的发病率尚未明确，但临床印象该病很少见。这可能与医师对该病的认知不足而导致的误诊有关。

二、病因学

反刍综合征的确切病因不明，可能与相关生理和心理因素有关。智力障碍、饮食行为失调以及精神障碍都可引起反刍。一些反刍综合征患者有严重的精神障碍，如抑郁和自杀倾向。同时，反刍也可能是控制体重的一种习惯性行为。

三、病理生理学

胃内容物是如何反流至口咽部的机制尚未明确。与动物不同，人并不需要将胃内容物逆蠕动回口中以消化适合量的食物。事实上，反刍患者的食管动力功能及蠕动波均正常。许多研究发现，食管的逆蠕动可能是腹腔内压力升高时食管下端括约肌（lower esophageal sphincter，LES）同步发生松弛而引起的，当上食管括约肌松弛时，食物便随逆蠕动进入口中。但并非所有的反刍综合征患者均会出现胃内压突然升高的情况。也有理论提出，反刍综合征是一种通过学习获得的自动的膈脚松弛，使得正常情况下餐后增加的胃内压超过了下食管括约肌的抗反流能力。但当胃内容物进入食管后，继发蠕动波却未将食物推送回胃内的机制仍不明确。

现多数研究认为，反刍是一种嗳气反射的适应性习惯表现，表现为 LES 压力降低或是胃扩张时出现一过性下食管括约肌松弛。嗳气时，吞入空气引起胃扩张可以刺激迷走神经一过性松弛下食管括约肌。近期研究发现，反刍综合征患者对胃扩张的敏感性和下食管括约肌松弛程度明显高于正常对照，提示其内脏高敏感性。

此外，心理因素对于该疾病的产生也起到重要作用。一项研究发现，67% 的反刍综合征患者存在精神方面的致病因素，如失去亲人或工作上的挫折。报道指出，1/3 的疾病患者存在心理疾病，如抑郁、焦虑、强迫症等。在儿童中，如得不到正常关怀的环境下，患儿易有情感和感觉缺失，从而出现反刍。健康的儿童也会因为与母亲缺乏情感交流而出现反刍。反刍行为也可以看成是一种自我刺激或者以帮助控制体重为目的的方法。

反刍综合征与神经性贪食症的也有一定的相关性。在一项研究中，20% 的贪食症患者有反刍现象，另一项研究中 17% 的女性反刍患者有贪食的病史。有贪食与无贪食的反刍患者的重要区别是贪食者吐出食物而不再咽下食物，并且可能通过手指刺激咽部自诱呕吐。有人推测，在贪食的反刍患者中，反刍是一种学习行为，不经过直接呕吐而达到控制体重、清除肠道的一种方法。由于存在控制体重的原因，贪食症反刍的治疗效果不佳。控制过度进食的治疗比直接控制反刍临床症状的治疗成功的可能性更大。这些贪食症的反刍可以看作进食障碍的变异临床症状。

四、病理学

反刍综合征多不伴有器质性改变，病理改变多由于胃内容物对食管黏膜的损害，内镜检查显示轻度食管炎常见。

五、临床表现

目前对成人反刍综合征认识较少，常将其误认为继发于胃轻瘫、GERD、厌食症或贪食症的呕吐。典型临床特征包括：

（1）反复出现胃内容物反流，常发生于进餐开始数分钟内；这一点可与胃轻瘫患者餐后的晚期呕吐相鉴别。

（2）发作常持续 1 ~ 2 小时。

（3）反刍物中含部分可辨认的食物，患者常自觉气味愉悦。

（4）反刍过程不费力，或反刍前即刻有嗳气感觉，或感觉有食物到达口咽部。

（5）反刍可于腹直肌强烈自主收缩后出现。

（6）反刍前常无干呕或恶心。

（7）反刍物进入口咽部时，患者会根据当时的社会环境决定对其作何种处理。反刍是一种典型的“进餐，呕吐，白天进餐，白天呕吐”的行为。临床经验提示许多反刍患者常伴有其他临床症状，如恶心、胃灼热、上腹部不适、腹泻和（或）便秘和体重减轻等。

六、并发症

严重的反刍综合征可引起营养不良、体重下降、口臭、口腔糜烂，长期患病导致电解质紊乱和慢性疼痛引起的功能失调。

七、辅助检查

诊断反刍综合征的最关键要素在于其临床表现。在没有详细询问病史的情况下，该疾病很容易漏诊或误诊。对于该病患者，并未提出常规的诊断检查。通常，此类患者需要行胃镜以确定是否有食管炎；此外，24 小时食管 pH 测定可用来检测病理性酸反流的存在。一般情况下，50% 的患者存在病理性胃食管反流，即 24 小时 pH 监测的食管内 pH<4 的时间比例 >4%。但该时间多发生在进食后的 1 小时内，并伴有 pH 的波动（提示食物的再吞咽），但常无食管夜间酸化，然而，这些检查对于反刍综合征无诊断价值。

近期的研究提示，进食后行食管阻力测试和食管高分辨率测压（esophageal high-resolution pressure，HRM）对反刍综合征的发现和诊断有较高的特异性。典型的食管压力异常表现为突然升高的胃内压伴随食管内压力的升高及逆蠕动波的产生。而食管阻力测试可以判断胃食管反流物的性质。该两项检查的组合可以有效区分反刍综合征及胃食管反流疾病引起的嗳气 - 反流现象。

八、诊断与鉴别诊断

反刍综合征的诊断标准见表 9-3。

表 9-3　成人、婴儿及青少年反刍综合征的罗马Ⅲ诊断标准

成人反刍综合征的诊断标准
必须包括以下所有条件：
1. 持续或反复地将刚咽下的食物反入口腔中，继之吐出或再咀嚼后咽下
2. 反刍之前无干呕
* 诊断前临床症状出现至少 6 个月，近 3 个月符合以上诊断标准
支持条件有：
1. 反刍之前通常无恶心
2. 反刍物变酸味时发作停止
3. 反刍物含有可辨认的食物，无异味
青少年反刍综合征的诊断标准
必须包括以下所有条件：
1. 反复无痛性反，再咀嚼或吐出
a. 进食后即发生
b. 睡眠中无临床症状
c. 正规的抗胃食管反流治疗无效
2. 无干呕
3. 无炎症性、解剖学、代谢性或肿瘤性疾病的证据可解释患儿的临床症状
* 诊断前至少 2 个月内，临床症状出现至少每周 1 次，符合上述标准

临床上需要将反刍综合征与其他伴随呕吐临床症状的胃轻瘫、胃食管反流、厌食症或神经性贪食症等疾病相鉴别。由于对该疾病的认知不足，临床医师常将反刍综合征误诊为胃轻瘫和其他呕吐相关疾病。详细的病史询问，可作为鉴别诊断的最主要工具。反刍患者的反流多发生在餐后，反流物中有可辨认的食物，无异味，且与呕吐物不同，反刍物可再次吞咽。在临床表现的基础上，辅助检查如内镜提示因胃内容物反流引起的轻度食管炎。24 小时食管 pH 监测可见由于反刍物的再吞咽 pH 在进食后 1 小时内反复波动，多小于 4。而夜间反流情况不常见。

餐后食管阻力测试与食管高分辨率测试可以有效辨别反刍综合征。此外，还应注意反刍综合征与神经性贪食症的鉴别。有贪食与无贪食的反刍患者的重要区别在于贪食症患者食物反流入口后将直接吐出而不再咽下，并且可能通过手指刺激咽部自诱呕吐。

九、治疗

对智力正常的成人和青少年反刍综合征的治疗主要包括心理治疗（临床症状解释和开导）、行为治疗和药物治疗。该疾病的药物治疗常使用质子泵抑制剂（proton pump inhibitors，PPI）、促动力药等控制胃灼热临床症状并保护食管黏膜，但均非根治方案。反刍综合征的最有效治疗方法包括行为调整和生物反馈。通过特殊的呼吸方法抑制反刍的冲动。行为矫正治疗就是通过持续的不相容或者竞争性的行为限制目标行为。由于反刍和有竞争性的反应不能同时发生，因此反刍行为被抑制。经过适当的习惯矫正和膈肌呼吸训练后，均匀的膈肌呼吸练习能有效地抑制反刍行为。对于临床症状仍持续的患者，研究报道胃底折叠术可以彻底缓解临床症状，但具体疗效仍有待检测。

十、预后

临床上关于反刍综合征治疗效果的资料仍较少。O'Brien 等对 38 位成人和青年反刍综合征患者的为期 3 年的随访显示，仅有 2 个患者反刍临床症状完全消失。尽管大部分患者临床症状仍持续，但他们的体重维持稳定，生活质量较好，与正常人没有明显区别。

第九节　肠易激综合征

肠易激综合征（irritable bowel syndrome，IBS）是消化科门诊最常见的功能性胃肠道疾病之一，其临床特征为腹痛或腹部不适同时伴有排便习惯异常改变，缺乏形态学和生化指标的异常。IBS 为一种全球性疾病，严重影响患者生活质量，耗费大量的医疗资源。其发病机制尚未明确，可能是多因素共同作用的结果。主要的发病机制包括遗传环境因素、胃肠动力改变、内脏高敏感性、肠道感染和炎症、慢性应激（心理异常、负性生活事件等）、肠道细菌过度增生和脑，肠轴相互调控障碍等。

一、流行病学

IBS 流行病学研究结果各异，同一地区、同一种族，不同的研究也会有明显的差异。由于 IBS 缺乏明确的病因与发病机制，其诊断的主要依据是临床症状，流行病学调查主要采用问卷的方式进行，诊断标准经历了 Manning 标准和 Rome Ⅰ、Rome Ⅱ和 Rome Ⅲ标准，各国各地区在统计流行病学时采用的标准不统一，同时存在社会、环境和文化差异，可能使IBS的发病率在不同国家和地区存在一定的偏差。在美国，IBS 的发病率为 7% ~ 15%，英国发病率为 2.5% ~ 22%，西班牙为 4.4% ~ 13.6%，意大利、法国、丹麦和瑞士低于 10%，而亚洲国家包括中国、日本、韩国、新加坡和印度其发病率为 6% ~ 11.5%。在我国，不同地区 IBS 的发病率也存在一定差异，如广东省 IBS 发病率为 10.7%，北京地区为 0.82%，而武汉地区消化内科就诊患者中 IBS 患病率为 10.7%。此外，Rome Ⅲ标准将 IBS 分为 4 个亚型，即腹泻型（IBS-D）、便秘型（IBS-C）、混合型（IBS-M）和未定型（IBS-U），不同 IBS 亚型发病率也有差异。国内研究显示 IBS-D 最多见，国外的研究显示 IBS-D 和 IBS-M 较 IBS-C 更常见。西方国家研究显示，女性较男性 IBS 发病率更高，为 2.0 ：1 ~ 2.5 ：1，但亚洲的一些研究显示男性 IBS 发病率较女性稍高或男女无差异，我国 IBS 发病率女性略高于男性，但与西方国家的多数研究结果不一致，可能与种族或文化相关。IBS 在成年人好发，国外研究显示好发年龄为 30 ~ 50 岁，在亚洲 50 岁以上人群 IBS 的发病率明显低于 50 岁以下者。

二、病因学

IBS 是一组临床症状的总称，病因仍不明确，发病机制复杂，涉及众多因素，而不同亚型的发病机制也不相同。目前认为可能的发病机制包括以下几个方面。

（一）胃肠动力障碍

胃肠动力异常被认为是 IBS 临床症状发生的重要病理生理机制，IBS 患者除了结直肠运动功能异常外，小肠、胃及食管也可能存在运动功能异常。具体表现如下：①肛门直肠运动异常：患者肛门直肠顺应性、模拟排便时肛管压力变化和结肠直肠抑制反射与正常人相比存在异常。在 IBS-D 患者，可能存在肛门顺应性下降；部分 IBS-C 患者肛门直肠测压显示存在盆底肌协调功能障碍。②结肠运动异常：有多项研究证实 IBS 患者存在结肠运动异常，表现为结肠传输时间异常，如 IBS-C 结肠传输时间延长，而 IBS-D 结肠传输时间缩短；IBS-D 患者结肠收缩运动频率和高幅推进收缩波（high amplitude propagaled contraction，HAPC）增加，而 IBS-C 患者 HAPC 则减少；IBS 患者袋状往返运动的频率明显增加，说明 IBS 患者结直肠抑制反射受损；部分患者出现餐后结肠推进性蠕动增加，乙状结肠动力增加，有研究还发现动力异常与临床临床症状关系密切。③小肠运动异常：小肠动力异常在 IBS 发病中可能起重要作用，IBS-D 患者小肠内容物转运速度加快，胃肠通过时间缩短，而 IBS-C 患者小肠转运速度减慢，胃肠通过时间延长。IBS 患者消化间期移行性复合运动（migrating motor complex，MMC）也存在异常，IBS-D 患者 MMC 周期较正常人缩短，而 IBS-C 患者则明显延长。此外，MMC 各相持续时间的变化、Ⅲ相波幅及动力指数、Ⅲ相波中断及传导障碍等异常现象存在于 IBS 患者；相当多的患者有丛状收缩，在 IBS-D 及 IBS-C 两种亚型均有发生。④ IBS 食管和胃运动异常：IBS 患者动力异常主要位于大肠和小肠，有部分研究显示 IBS 患者食管和胃也存在动力异常，如 IBS 患者食管下端括约肌（lower esopha-geal sphincter，LES）压力较低，食管体部重复性收缩和自主收缩增多，食管下段对气囊扩张的耐受性差，IBS 近端胃舒张功能受损，胃排空存在异常等，与 IBS 患者伴发上消化道临床症状重叠有关。

（二）内脏高敏感性

内脏高敏感性是指内脏组织对刺激的感受性增强，可以出现对化学或机械刺激的敏感，临床上一般通过引起各种感觉的容量阈值或压力阈值进行评估。致敏在肠道的表现为疼痛阈值的下降，即痛觉过敏，甚至在生理状态下不引起痛觉的刺激也能诱发疼痛，即痛觉异常。IBS 患者存在肠道、脊髓和大脑三个层面的敏感性。直肠气囊扩张试验表明 IBS 患者痛阈下降，对直肠扩张等机械性刺激敏感性增高。IBS-D 患者直肠对容量刺激存在高敏感、低耐受、低顺应性和肛门自控能力减弱，而部分 IBS-C 患者直肠对容量刺激的最低敏感性、最大耐受性、顺应性明显高于正常对照者。通过刺激直肠，IBS 患者出现感觉的腹部皮肤发射区较正常人增大，说明 IBS 患者脊髓敏感性增加。运用脑功能成像技术如功能性磁共振成像（fMRT）、正电子发射体层摄影术（PET）等发现，IBS 患者直肠扩张后大脑活动反射区域及范围如扣带皮质区、岛叶等对直肠扩张反应表现出更高的兴奋性较正常对照者均增强，表明中枢敏感性增高。

（三）肠道感染和炎症

30% ~ 40% IBS 患者有胃肠道急性感染的病史，已有的研究证实胃肠道感染为诱发肠易激综合征明确病因之一，称之为感染后肠易激综合征（post-infectious irritable syndrome，PI-IBS），是目前学者研究的热点。在急性肠道感染后发展为 IBS 可能与以下因素有关：

1. 遗传性因素　如编码肠黏膜屏障和天然免疫相关基因 TLR9、IL6 和 CDH1 为患者发展为 PI-IBS 的独立危险因素。

2. 心理社会因素　在 PI-IBS 发病中，研究显示心理学因素被认为是患者在肠道急性感染恢复后发展为感染后肠易激综合征独立危险因素之一，尤其是存在疑病症和负性生活事件的患者。而其他心理因素如抑郁、神经质、存在躯体临床症状等也可能增加 PI-IBS 发病率。

3. 感染原因素　PI-IBS 的发病与导致急性肠炎的病原体可能有一定关系，如空肠弯曲杆菌感染后发展为 PI-IBS 危险性较沙门菌感染后发生 PI-IBS 要高，可能与不同细菌毒力强弱有关。我国的研究认为志贺痢疾杆菌感染是 IBS 发生的危险因素，而在南亚（印度、巴基斯坦）寄生虫感染是 IBS 的危险因素。

4. 抗生素使用　在急性胃肠炎后，使用抗生素可能会增加 PI-IBS 发病率。Mearin 等研究发现，急性沙门菌肠炎患者使用抗生素后有 17.6% 会发展为 PI-IBS，而未使用抗生素患者 PI-IBS 发病率仅为 9.3%。

5. 性别和年龄　有研究显示女性更易在急性肠炎后发展为 PI-BS，年龄超过 60 岁患者发展为 PI-IBS 风险低于 60 岁以下的患者。其发生的机制可能有：对 PI-IBS 患者和动物模型研究显示，可以有以下机制参与了 PI-IBS 发病：①黏膜损伤和炎症：肠黏膜低度炎症和黏膜损伤是 PI-IBS 突出病理生理特点之一，在急性肠炎恢复后，肠黏膜绒毛变钝，炎性细胞（如 T 淋巴细胞、巨噬细胞、肠色素细胞等）浸润，炎性细胞明显增加。②肠道通透性增加：通过甘露醇 / 乳果糖测试肠道通透性，PI-IBS 患者直肠连通透性明显增加，肠道通透性增加使肠道黏膜屏障破坏，肠腔内细菌、异常炎性因子等通过肠道黏膜屏障影响肠道正常生理功能造。③肥大细胞增生：肥大细胞在 PI-IBS 和非 PI-IBS 发病中均起重要作用。肥大细胞在急性肠道感染后数量增多，脱颗粒增加，能分泌组胺、5- 羟色胺（5-hydroxy tryptamine，5-HT）、类胰蛋白酶等物质作用于肠道平滑肌、感觉神经元等，从而引起相应临床症状。④肠神经可塑性改变：在动物模型证实，支配肠道内源型神经系统 [肠神经系统，（enteric nervous system，ENS）] 和外源性神经系统 [自主神经系统（autonomic nervous system ANS）] 均存在可塑性改变，从而导致 PI-IBS 内脏高敏感性。ENS 存在突触超微结构如突触囊泡、PSD、突触素密度等形态学上改变，突触功能蛋白如突触素、PSD-95、NMDARI、Calbindin 及 GDNF 等关键蛋白表达异常增加，ENS 黏膜下和肌间神经丛感觉神经元

（AH 神经元）自发性电活动明显增加，兴奋性突触后电位增多，突触易化，对外源性刺激反应更敏感，支配肠道外源性神经如脊髓传入神经、背根神经节等在炎症后 PI-IBS 模型鼠中自发性电活动也明显增加，这些改变均可能与 PI-IBS 内脏高敏感性形成有关。⑤炎性细胞因子增多：在 PI-IBS 患者发现肠道局部和外周血中存在 IL-17、IL-10、11-8、11-6、IL-1、TNFα 等增多，肠道局部增加的炎性细胞因子可能作用于肠道感觉神经元和平滑肌，从而参与 PI-IBS 病理生理过程。

（四）遗传及基因多态性

遗传因素可能会促进 IBS 的发生，如单卵双胞胎 IBS 发生较双卵双生双胞胎高。IBS 患者伴有多种功能蛋白的基因多态性，目前较明确的有神经递质代谢或转运蛋白如 5-HT 转运体和受体存在基因多态性、炎症因子的基因等。在 IBS 人群 5-HT 转运酶（serotonin transporter，SERT）和 G 蛋白 β_3 多态性发生率与正常对照组有明显差异。我国广州 IBS 患者 5-HT 转换酶多态性较正常对照组也明显增高。

（五）心理社会因素

心理社会因素在 IBS 的发生、发展和预后中起重要的作用。IBS 患者往往具有很高的神经质水平，神经质被认为是 IBS 最明显的病理性人格特征。童年时期的创伤性经历（主要是虐待史和母爱剥离）是成年人 IBS 发生的独立危险因素，童年时期通过社会学习获得疾病行为也和成年后发生 IBS 明显相关。我们的研究发现父母采用的不良养育方式增加了儿童 IBS 的发生率，这些不良的父母养育方式主要是惩罚、过度保护和忽视。

此外，生活中的慢性应激也与 IBS 的发生、临床表现相关，这些应激主要指负性生活事件，日常生活的压力。IBS 存在多种精神心理共病，如焦虑、抑郁等。这些精神心理共病是 IBS 的危险因素，并且预示着患者更差的生活质量和预后。

（六）脑 - 肠轴失调

中枢神经系统对肠道传入信号的处理及对肠神经系统的调节异常可能与 IBS 的临床症状有关。脑 - 肠轴失调体现在 3 个层面，包括中枢神经系统异常、自主神经系统异常和肠神经系统异常。如 IBS 患者直肠扩张刺激增加前中部扣带回皮质（ACC/MCC）、前额叶皮质（PFC）、岛叶皮质（IC）及丘脑等区域活动性，以 ACC 最为显著，而且相对于正常对照组，IBS 患者上述区域对疼痛的刺激反映更加强烈。自主神经系统异常表现在 IBS 患者交感神经活动增加，副交感神经活动减弱。便秘型 IBS 患者存在胆碱能神经功能紊乱。肠神经系统异常主要来自动物实验，包括肠神经系统可塑性以及 ENS 相关的神经递质如 5-HT 的异常。脑 - 肠轴失调在 IBS 发病中可能有以下作用：①导致胃肠动力紊乱；②参与内脏高敏感发生；③与肠道感染炎症的协调效应；④社会心理因素。

（七）免疫紊乱

IBS 患者存在免疫紊乱，表现为外周和肠道局部免疫失调。在外周，IBS 患者固有免疫和适应性免疫存在异常。如 IBS 患者外周血单个核细胞和巨噬细胞 IL-6 和 IL-8 增多，IBS 患者外周血单个核细胞能分泌更多的促炎症因子。此外，IBS 患者外周血活化的 T 细胞数量增加，相应的细胞因子如 IL-5 和 IL-13 表达水平也增加。IBS 患者更多表现为肠道局部免疫紊乱，如 IBS 患者空肠、回肠、结肠肥大细胞数量明显增加，分泌的介质如组胺、类胰蛋白酶增加。IBS 患者直肠巨噬细胞来源的 IL-1β 表达明显增加。在腹泻型和混合型 IBS 患者升结肠、横结肠、降结肠和直肠上皮内淋巴细胞数量明显增加，黏膜固有层 T 淋巴细胞数量增多。

（八）肠道菌群紊乱

大量临床研究发现 IBS 患者肠道菌群失调，主要表现为肠腔益生菌数量减少，如双歧杆菌和乳酸杆菌，而肠杆菌数量增多，双歧杆菌 / 肠杆菌比值降低。并且黏膜菌群中类杆菌和梭菌增多而拟杆菌减少。小肠细菌过度生长（small intestinal bacterial overgrowth，SIBO）在 IBS 患者中的发病率较高，并 EL 和 IBS 的腹胀和排便异常等临床症状有关。口服不吸收的抗生素利福昔明后，大部分 IBS 患者乳果糖氢呼气试验结果恢复正常，并且腹胀等临床症状随之缓解。这意味着肠道菌群失调在 IBS 的发生发展中起重要作用。肠道菌群失调导致 IBS 发生可能的机制主要包括：①破坏肠黏膜屏障；②激活肠道免疫；③促进内脏高敏感的发生；④导致胃肠动力异常。

三、临床表现

IBS 的临床特征是慢性、反复发作的腹痛或者腹部不适，同时伴有排便习惯的改变。起病隐匿，诱因多不明确，病程最少 6 个月，最长可达数十年。临床症状易迁延不愈，可严重影响患者生活质量，但对患者生命无明显影响。

（一）腹痛

腹痛为IBS突出的临床表现，多无明确的诱因，在进食后可能会加重。主要位于左下腹、脐周或下腹部，疼痛程度不等，可以不被患者察觉，也可严重影响患者工作生活。性质可为痉挛性痛，也可表现为隐痛、刺痛，可放射至腰背部、季肋部或会阴部，腹痛在排便后可明显缓解或减轻。

（二）腹部不适

IBS 患者可能会表现为腹部不适，即腹部难以用腹痛来形容的不适感，并且不是腹胀，腹部不适的部位不固定，程度不一。

（三）排便习惯及大便性状改变

根据 IBS 患者不同的亚型，排便习惯改变可以表现为腹泻、便秘、腹泻和便秘交替或者腹泻向便秘转换等。大便性状改变可表现为大便稀水样或糊状，大便呈干球粪或者硬粪。需要指出的是部分患者可以出现腹泻、便秘交替，或腹泻转为便秘、便秘转为腹泻。

（四）其他腹部临床症状

IBS 患者还可能表现为排便紧迫感、排便费力、排便不尽感、腹胀或者大便带黏液。国外研究显示大约 96% 的 IBS 患者会出现腹胀。

（五）胃肠外临床症状

除了腹部临床症状外，IBS 患者存在更多的胃肠外临床症状，包括头痛、疲劳、肌痛、性交困难、尿频、尿急、排尿不尽感、头晕等临床症状，严重患者同时存在精神心理异常如焦虑、抑郁等。胃肠外的临床症状与 IBS 的严重程度相关，与他们伴有的神经精神异常有关，也可能与这部分患者并存其他疾病如纤维性肌痛、慢性盆腔痛和慢性疲劳综合征有关。

（六）体征

IBS 患者多无明显的阳性体征，部分患者可能有腹部轻压痛，无腹肌紧张及反跳痛，无腹部包块，肠鸣音多正常，部分患者肛门直肠指诊时存在肛门痉挛、直肠触痛。

四、辅助检查

IBS 根据典型的临床症状可以进行诊断，但对于有报警临床症状如便血、贫血、消瘦、腹部包块、夜间腹泻、腹痛、年龄 40 岁以上以及新出现的临床症状，有结肠癌、乳糜泻及炎症性肠病（inflammatory bowel disease，IBD）家族史，需要进一步进行相关检查，排除消化道器质性疾病。

（一）血常规、血生化检查

对于有报警临床症状的患者需要进行血常规、血生化包括肝功能、肾功能和血糖的检查，了解有无其他疾病引起的腹痛、腹部不适以及排便异常的改变。

（二）甲状腺功能检查

不作为 IBS 患者常规的辅助检查项目，对于存在腹痛、腹部不适及排便异常改变同时又存在甲状腺疾病相关临床症状和体征的患者如多饮、多食、出汗、消瘦等可进一步行甲状腺功能检查以排除甲状腺疾病。

（三）乳糜泻相关的血清学检查

对于腹泻型和混合型 IBS，可行血清抗肌内膜抗体和谷氨酰胺转移酶抗体水平定性检测，以排除乳糜泻的可能性。

（四）大便常规、潜血及虫卵检查

IBS 患者大便常规、潜血及虫卵检查均正常，对于最近出现的腹泻临床症状的患者，可行粪便相关检查以排除寄生虫感染以及大便有无明显红细胞、白细胞，有无潜血阳性。

（五）腹部影像学检查

对于存在报警临床症状的患者，可进一步行腹部超声、腹部或盆腔 CT、全消化道造影等检查以排除腹部器质性疾病。

（六）结肠镜

对于新近出现临床症状的 IBS 患者，年龄 40 岁以上并有结直肠癌家族史的患者，或者在随诊过程中患者消化道临床症状有变化，临床症状加重以及出现报警临床症状的患者应进一步行结肠镜检查排除结肠器质性疾病。对于 40 岁以下，有典型 IBS 临床症状以及无报警临床症状的患者结肠镜检查不推荐作为常规检查。

（七）呼吸氢试验

对怀疑有乳糖不耐受的患者可以行呼气氢试验以排除该疾病。此外，部分研究显示小肠细菌过度生长可能与 IBS 临床症状有关，呼气氢试验在小肠细菌过度生长诊断中有一定作用，但在 IBS 诊断中不作为常规检查。呼吸氢试验还可以了解肠道对单糖的耐受情况（如乳糖不耐受、果糖不耐受）、了解肠道传输时间等。

五、诊断

IBS 的诊断是基于临床症状为基础的临床诊断，因此详细地询问病史和细致的系统体格检查在 IBS 的诊断与鉴别诊断中至关重要。如果在询问病史和体格检查中发现有警报征象，如发热、体重下降、便血或黑粪、贫血、腹部包块以及其他不能用功能性疾病来解释的临床症状和体征时，应进行相关的检查以明确并排除器质性疾病。对新近出现临床症状的患者或临床症状逐步加重、近期临床症状与以往发作形式有不同、有结直肠癌家族史、年龄≥ 40 岁者，建议将结肠镜或钡剂灌肠 X 线检查列为常规检查。如无上述情况、年龄在 40 岁以下、一般情况良好、具有典型的 IBS 临床症状者，可常规行粪便常规（红细胞、白细胞和潜血试验、寄生虫）检查，根据结果决定是否需要进一步检查。也可以先予治疗，根据治疗反应，必要时再选择进一步检查。对检查方法的选择，要求既不漏诊器质性疾病，又尽可能减少不必要的检查，以免增加患者的经济和精神负担。

目前 IBS 的诊断采用基于临床症状学的国际公认的罗马Ⅲ诊断标准，见表 9-4。

表 9-4　IBS 的罗马Ⅲ诊断标准

反复发作的腹痛或不适 **，最近 3 个月内每个月至少有 3 天出现临床症状，合并以下 2 条或多条：
1. 排便后临床症状缓解
2. 发作时伴有排便频率改变
3. 发作时伴有大便性状（外观）改变

注：*：诊断前临床症状出现至少 6 个月，近 3 个月符合以上标准。在病理生理学研究和临床试验中，筛选可评估的患者时，疼痛和（或）不适出现的频率至少为每周 2 天；

**：不适意味着感觉不舒服而非疼痛。

根据患者粪便性状的不同，罗马Ⅲ诊断标准进一步将 IBS 分为四亚型，分别为 IBS 便秘型、IBS 腹泻型、IBS 混合型、IBS 未定型，具体见表 9-5。

表 9-5　IBS 的罗马Ⅲ亚型分类标准

1. 便秘型 IBS（IBS-C）块状 / 硬便 >25%，且稀 / 水样便 <25%
2. 腹泻型 BS（IBS-D）稀 / 水样便 >25%，且块状 / 硬便 <25%
3. 混合型 IBS（IBS-M）稀便和硬便均 >25%
未定型 IBS（IBS-U）排便性状改变未达到上述三型要求

六、鉴别诊断

根据患者的典型临床症状，在没有“报警临床症状”的情况下可以根据罗马Ⅲ的诊断标准做出IBS的诊断。需要与IBS进行鉴别的疾病主要是引起腹痛、腹部不适和排便习惯改变的胃肠道或者全身性器质性疾病，临床根据患者主要的临床症状进行相应的鉴别。

（一）肠道感染性疾病

如肠道寄生虫感染，包括血吸虫肠病、阿米巴痢疾、贾第虫病、HIV及相关的感染、病毒性胃肠炎、慢性细菌性痢疾等。仔细询问病史多有感染的其他表现如发热、脓血便等，相关生化及大便检查可进一步排除。

（二）与食物及饮食相关的胃肠道疾病

一些食物或者饮食因素可引起IBS样的临床症状，如乳糖不耐受、果糖不耐受、油腻食物、饮酒、咖啡因、食物过敏等，在询问病史时应注意排除。

（三）其他功能性胃肠病

IBS需要与其他功能性胃肠病如功能性腹痛、功能性消化不良、功能性腹泻/便秘等相鉴别，注意仔细询问病史并根据罗马Ⅲ标准进一步进行鉴别，但需要注意IBS可能与其他功能性胃肠病合并存在。

（四）炎症性肠病或其他器质性胃肠病

如克罗恩病、溃疡性结肠炎、显微性肠炎、胶原性肠炎、乳糜泻、缺血性肠炎、肠梗阻、胰腺功能不全、胆汁酸相关的疾病以及胃切除术后相关的术后综合征等。根据病史及相关实验室生化及肠镜检查多可进行鉴别，必要时可进一步行活检以排除相关的疾病如显微性肠炎。

（五）妇科相关的疾病

由于女性IBS患者更常见，需要与妇科疾病如子宫内膜异位症、痛经、卵巢癌等进行鉴别。

（六）神经系统疾病

需要与神经系统相关的疾病如脊髓病变、多发性硬化、帕金森病等进行鉴别。

（七）内分泌或者代谢性疾病

一些内分泌或者代谢性疾病也会表现出胃肠道长期的临床症状，如甲状腺疾病、糖尿病、胰腺内分泌肿瘤、高钙血症、卟啉病等，在诊断IBS时也需要进行鉴别。

（八）精神类疾病

IBS患者可能存在胃肠外临床症状，如头痛、头晕、焦虑等，需要与精神类疾病如惊恐障碍、躯体化临床症状以及焦虑障碍等进行鉴别。

（九）药物相关的胃肠道临床症状

很多药物可以导致腹痛、腹泻等，如抗生素、化疗药物、阿片制剂、抗抑郁药、非甾体消炎药、抑酸药以及降压药等，需要仔细询问患者有无服药史。

七、治疗

由于IBS的病因与发病机制仍未明确，导致IBS缺乏特异有效的治疗方法。目前IBS的治疗是多方面综合治疗，根据患者的疾病严重性、主要临床症状而选择不同的治疗方法。其主要治疗目的是消除患者顾虑，改善临床症状，提高生活质量。治疗原则是在建立良好医患关系基础上，根据主要临床症状类型进行对症治疗和根据临床症状严重程度进行分级治疗。注意治疗措施的个体化和综合运用。对于轻度的患者，进行健康教育，使患者消除顾虑。饮食调整大部分轻度的IBS患者可以缓解临床症状。对于中度的IBS患者，需进一步了解加重临床症状的因素，避免加重因素，进行精神心理疗法或行为学治疗，以及针对可能的病理生理学异常的药物治疗；对于重度的患者，行为学治疗以及心理药物治疗是重点。

（一）一般治疗

对于IBS患者首先应该建立良好的医患关系，良好的医患关系与患者的健康状况和疗效相关。IBS患者多有反复发生的临床症状，存在羞愧、害怕和无助感，感觉不被医生、家庭和朋友所理解，因此在对

IBS 患者问诊时应详细耐心，与患者建立良好的联盟，共同对付疾病。对患者进行健康宣教，结合疾病用患者可以理解的语言向患者解释疾病，学会倾听患者的倾诉，回答患者关心的问题，提供 IBS 相关新的研究和治疗手段，对患者进行支持，给患者希望。安慰和建立良好的医患关系是有效、经济的治疗方法，也是所有治疗方法得以有效实施的基础。

（二）饮食治疗

约 70% 左右的 IBS 患者认为饮食可加剧胃肠道临床症状，饮食种类或方式的改变可改善 IBS 患者的临床症状。IBS 患者的饮食治疗是以患者的自己感受为依据，即患者应该避免或减少诱发 IBS 临床症状的食品。从已有的研究表明 IBS 可能与以下饮食有关：过度饮食、油腻食物、奶制品、糖类、咖啡因、乙醇以及高蛋白食物，对于纤维素摄入尚存在争议。对于便秘患者可增加纤维素，但对于腹痛、腹胀等临床症状为主的患者需要减少纤维素的摄入。

随着饮食治疗研究的深入，低可发酵的低聚糖、双糖、单糖和多元醇（fermentable oligo-，di-and mono-saccharides and polyols，FODMAP）饮食治疗逐渐受到西方学者的重视。在 IBS 患者中，某些特定的糖类摄入如乳糖、乳果糖或其他可酵解的低聚糖、双糖、单糖及多元醇（FODMAP），与 IBS 临床症状相关。FODMAP 饮食在小肠吸收少，分子小而具有渗透活性，可被肠道细菌利用并发酵产生气体，可能在导致 IBS 临床症状发生中有重要作用。因此，低 FODMAP 饮食可能会减少 IBS 临床症状发生的机会，从而对 IBS 治疗有积极意义。

（三）药物治疗

目前尚无任何一种药物能完全有效治愈 IBS，治疗方案主要是针对各种类型的临床症状治疗。

1. 便秘型 IBS 的药物治疗

（1）纤维和膨胀剂：传统的膨胀剂包括欧车前子、甲基纤维素等，补充纤维素通常作为便秘型 IBS，而平时纤维素摄入不足的首要措施。

（2）轻泻药：渗透性轻泻药如聚乙二醇、乳果糖，刺激性的轻泻药如比沙可啶，对慢性便秘的患者疗效明确，对便秘型 IBS 的疗效仍在研究之中。用轻泻药时需要注意不良反应如腹胀、腹痛、电解质紊乱和腹泻。

（3）5-HT_4 受体激动剂普卢卡必利：普卢卡必利作为促动力药有对慢传输便秘患者有治疗作用，与以往的西沙必利相比，普卢卡必利具有选择性强、不良反应少及对肠道的促动力作用强的特点。

（4）氯离子通道激动剂：鲁比前列酮（lubiprostone）是前列腺素的衍生物，能选择性激活氯离子通道，促进氯离子、钠离子和水转运至肠腔，目前在美国已经用于慢性便秘及便秘型 IBS 的治疗。主要的不良反应为恶心、腹泻和腹痛。禁用于胃肠道梗阻和孕妇患者。

（5）其他可能对便秘型 IBS 有效的药物如鸟苷酸环化酶受体激动剂利那洛肽（linaclotide）、胆汁酸转运蛋白抑制剂等已完成临床研究，前者正在国内进行临床多中心的研究试验。它们均显示能缓解便秘型 IBS 的临床症状，提高患者的生活质量。

2. 腹泻型 IBS 的药物治疗

（1）止泻药：对腹泻型 IBS 患者可选用止泻药如洛哌丁胺可以减少腹泻型 IBS 患者的大便次数以及大便失禁，使大便成形，其主要机制是作用于肌间神经丛阿片受体，减慢结肠传输，但洛哌丁胺不能缓解腹泻型 IBS 患者腹痛的临床症状。

（2）5-HT_3 拮抗剂：5-HT_3 拮抗剂能抑制胃肠道动力，减少内脏敏感性和腹痛。如阿洛司琼，能明显缓解腹泻型 IBS 患者的腹痛、腹部不适及排便紧迫感等的临床症状，但因其能导致便秘、缺血性肠炎等较严重的不良反应限制了其临床应用。

（3）利福昔明：利福昔明为广谱的抗生素，很少被吸收，对革兰阳性和阴性厌氧菌及需氧菌均有作用。多中心临床试验提示短期内使用能缓解 IBS 患者的腹泻、腹胀临床症状，但因为没有被任何国家药监部门批准，缺乏长期应用的经验。

（4）其他可能对腹泻型 IBS 有效的药物：如阿片受体激动剂阿西马朵林、活性炭吸附剂、氯离子分泌抑制剂 Crofelemer、色氨酸羟化酶抑制剂等正在进行相关临床试验。

3. IBS患者腹痛的治疗

（1）解痉药：IBS患者的腹痛有中枢和外周的机制，可能与平滑肌的痉挛有关，解痉药如曲美布丁、东莨菪碱、匹维溴铵、美贝维林、阿尔韦林可以短期内缓解IBS患者腹痛的临床症状，但长期效果尚不明确。

（2）抗抑郁药物：抗抑郁药可以降低内脏敏感性，减慢胃肠传输，处理IBS患者并存的心理障碍。常用的药物包括三环类抗抑郁药如地昔帕明，在应用过程中应注意剂量. 常见的不良反应包括镇静、便秘、心悸和失眠。选择性5-羟色胺再摄取抑制剂（selective serotonin reuptake inhibitor，SSIU）可以缓解IBS的全身临床症状。

（3）心理行为学治疗：认知行为治疗、心理治疗、催眠疗法和应激处理能改善IBS的临床症状，提高IBS患者的生活质量，可用于难治性IBS患者和作为药物治疗的辅助治疗。

4. 益生菌　有研究表明常用的益生菌如双歧杆菌和乳酸杆菌可以减少IBS患者腹痛、腹胀、排便不尽感等，且没有明显不良反应，对腹泻患者的效果得到认可，但便秘的治疗需要进一步研究。大量研究证实双歧杆菌能明显缓解IBS患者腹痛/腹部不适等临床症状。但少量研究发现某些益生菌对IBS患者没有明显的治疗作用。由于研究设计不同，使用益生菌菌种和剂量剂型以及持续时间的差异，导致现有的研究结果之间没有可比性，针对IBS不同亚型应该选取哪种益生菌尚不明确。

5. 针灸、中药　已有研究表明中药和针灸对IBS有一定的疗效，特别是针灸对于腹泻、便秘、腹痛临床症状缓解有效果，但需要更为严格的多中心随机对照研究来证实。

第十节　功能性腹胀

功能性腹胀（functional bloating，FB）是功能性胃肠病的一种，主要是一种反复出现的腹部膨胀的感觉，伴有或不伴有可测量出的腹围增加。功能性腹胀在临床并不少见，由于发病机制尚未完全明了，治疗针对性不强，给患者的身心健康和社会医疗资源带来了极大的损失。

一、流行病学

功能性腹胀的确切发病率尚不清楚。多数流行病学研究未将功能性腹胀与功能性消化不良、肠易激综合征或其他功能性胃肠疾病加以区分，因此缺乏权威的流行病学统计资料。腹胀在亚洲普通人群中发病率为15%～23%。一项来自美国普通人群的流行病学统计资料显示，腹胀的发病率为19%，而同时伴有腹围增加者为8.9%。女性多见，约是男性的2倍。

二、病因学

功能性腹胀的病因并不明确，发病机制复杂，可能涉及肠道气体的堆积、胃肠运动功能异常、内脏高敏感、肠道菌群失调、精神心理因素异常、腹壁肌肉薄弱、食物不耐受及幽门螺杆菌（H. pylori，Hp）感染等。目前认为可能的发病机制主要包括以下几个方面。

（一）肠道气体的堆积

正常人的胃肠道内约有100mL气体，餐后增加约65%，大部分存在于结肠内。肠道气体大部分来源于吞入的空气，少部分来源于肠道细菌发酵食物残渣产生。肠道气体通过嗳气、肛门排气及血液弥散等排出。通常胃肠道内气体保持动态平衡，若上述的任何环节发生障碍，使气体排出减少或产生过多，均可使胃肠道积气增多而引起腹胀。有研究报道FB患者近端结肠气体排出障碍，近端结肠有积气现象。但是越来越多的研究通过腹部平片和CT扫描发现腹胀并不一定与气体产生量的增加有关。因此，肠道气体的堆积与腹胀临床症状的产生的相关性尚存在争议。

（二）胃肠运动功能异常

胃肠动力异常是多种功能性胃肠疾病的发病基础。胃肠运动功能异常导致肠道气体排出或传输障碍，这与FB的发生密切相关。FB患者的胃、小肠和结肠运动功能均可能存在异常。主要表现在胃顺应性下降、胃排空延缓、小肠运动低下或异常的十二指肠胃反流、消化间期小肠移行性复合运动异常和结肠传输时间延长等。

（三）内脏高敏感

内脏高敏感性指内脏对各种刺激的敏感性升高，尤其是对机械或化学刺激敏感。关于内脏高敏性的形成机制，目前并没有统一的认识，可能与肥大细胞和嗜铬细胞增多、5- 羟色胺功能紊乱及感觉传入神经通路异常等有关。

（四）肠道菌群失调

肠道菌群失调是指肠道菌群数量的增减和比例失调以及菌种性质的变化。肠道菌群失调在功能性胃肠疾病发生发展中的作用是近几年的研究热点。产甲烷的细菌增多可能与腹胀的发生相关。而且 FB 患者应用抗生素或补充微生态制剂后临床症状明显缓解，进一步证实肠道菌群失调在 FB 发病中起重要作用。

（五）精神心理因素异常

精神心理因素异常在 FB 发病中起重要作用，包括应激、社会压力和情绪状态（焦虑和抑郁）等。精神心理因素可能通过神经内分泌免疫网络和脑 – 肠轴对胃肠道产生影响。

三、临床表现

FB 主要是一种反复出现的腹部膨胀的感觉，伴有或不伴有可测量出的腹围增加。其临床特点是白天和饭后加重，夜间减轻或消失。临床症状的发生可能与高糖高脂饮食有关。女性多见，约 40% 女性患者在月经前后明显加重。FB 患者多无明显的阳性体征，部分患者可能有腹部膨隆或腹围增加，部分患者可能有轻压痛、肠鸣音活跃等。功能性腹胀易反复发作，严重影响患者生活质量。

四、辅助检查

FB 是一种功能性胃肠病，根据典型的临床症状可以进行诊断，但需要在全面病史采集和体格检查的基础上进一步排除消化道及全身器质性疾病，

（一）血常规、血生化检查

血常规、血生化包括肝肾功能、电解质、红细胞沉降率、甲状腺功能和血糖的检查，了解有无其他脏器疾病及全身系统性疾病引起的腹胀。

（二）腹部影像学检查

腹部平片和 CT 检查了解肠管胀气的情况。对于存在报警临床症状的患者，可进一步检查消化道造影、腹部超声、MRI 等以排除腹部器质性疾病。

（三）大便常规和潜血检查

FD 患者大便常规和潜血检查均正常。大便常规和潜血对于肠道器质性改变如肿瘤、溃疡和炎症具有一定的提示意义。

（四）内镜检查

对于 45 岁以上，近期出现腹胀，同时伴有消瘦、贫血、黑便、吞咽困难、腹部肿块等“报警临床症状和体征”的患者，应进行内镜检查排除胃肠道器质性疾病。

五、诊断与鉴别诊断

目前 FB 的诊断采用国际公认的罗马Ⅲ诊断标准：①3 个月内每月至少有 3 天反复出现腹胀感或肉眼可见的腹部膨胀；②诊断前临床症状出现至少 6 个月，近 3 个月满足上述标准；③没有足够的证据诊断功能性消化不良、肠易激综合征或其他功能性胃肠疾病与功能性消化不良、肠易激综合征或其他功能性胃肠疾病。

FB 为一排除性诊断，既要不漏诊器质性疾病，又不应无选择地对每例患者进行全面的实验室及特殊检查。因此，在全面的病史采集和体格检查的基础上，应先判断患者有无提示器质性疾病的“报警临床症状和体征”。需要与 FB 进行鉴别的疾病主要包括：

（一）其他功能性胃肠病

FB 需要与功能性消化不良、肠易激综合征等功能性胃肠病相鉴别。这些疾病均是基于临床症状学的诊断，应仔细询问病史进行鉴别。

（二）胃肠道器质性疾病

对于近期出现腹胀伴有报警临床症状的患者应排除胃肠道肿瘤、溃疡和炎症等器质性疾病。根据相关实验室生化及内镜检查多可进行鉴别。

（三）肝胆胰疾病

肝硬化、慢性胰腺炎和胆汁酸相关疾病等也会表现为腹胀，应进行生化和腹部影像学检查以鉴别。

（四）内分泌疾病

一些内分泌疾病如甲状腺疾病、糖尿病、胰腺内分泌肿瘤等均会出现腹胀，在诊断FB时也需要进行鉴别。

（五）风湿性疾病

系统性红斑狼疮、皮肌炎和硬皮病等常会伴有腹胀临床症状，应注意鉴别。

六、治疗

FB 病因与发病机制仍未完全阐明，因此目前治疗以改善临床症状为主，遵循综合治疗和个体化治疗的原则。

（一）饮食干预

建立良好的饮食习惯，避免诱发临床症状的食物。低的可发酵的低聚糖、双糖、单糖和多元醇（fermentable oligosaccharides，disaccharides，monosaccharides，and polyols，FODMAPs）饮食可能有利于改善腹胀临床症状。

（二）去泡剂/表面活性剂

二甲硅油表面张力较小，能消除胃肠道内的泡沫，而泡沫内储存了大量的气体，因此可明显缓解腹胀。最近一项多中心临床实验证实二甲硅油联合药用炭能明显缓解腹胀和饱胀感。

（三）解痉药

曲美布丁、匹维溴铵等解痉药能在一定程度上缓解腹胀的临床症状，但其作用机制尚不明确，可能与降低肠道平滑肌收缩性有关。

（四）氯离子通道激动剂

鲁比前列酮可通过选择性激活氯离子通道增加肠道黏液的分泌，促进小肠和结肠传输，进而改善腹胀。利那洛肽是一种新的肠上皮细胞尿苷酸环化酶 C 受体激动剂，可促进液体分泌和转运。越来越多的临床试验证实其在改善腹胀方面的良好疗效。

（五）促动力药

5-HT_4 受体激动剂如西沙必利、替加色罗和普卢卡必利等可促进胃肠动力，促进肠道气体的排出，能明显改善腹胀。

（六）益生菌

临床肠用的益生菌双歧杆菌、乳酸杆菌以及混合益生菌能降低患者腹胀评分，同时促进肠动力。但是少量的研究发现某些益生菌对腹胀作用并不明显。因此现有的研究结果并不一致，需要更多大样本高质量的随机对照研究。

第十章

肝脏疾病

第一节 甲型病毒性肝炎

甲型病毒性肝炎（甲型肝炎）是由甲型肝炎病毒（hepatitis A virus，HAV）感染引起的，主要通过粪一口途径传染的自限性急性肠道传染病。我国是甲型肝炎的高发区，自20世纪80年代在上海暴发流行后，近年呈现散发和小规模流行的特点。大部分HAV感染表现为隐性或亚临床性感染，少部分感染者在临床上表现为急性黄疸/无黄疸型肝炎。一般而言，甲型肝炎不会转为慢性，发展为重型肝炎者也十分少见，大部分预后良好。

一、病原学

HAV属微小RNA病毒科(picornavirus)，1973年Feinston应用免疫电镜在急性肝炎患者的大便中发现，1987年获得HAV全长核苷酸序列。HAV基因组由7 478个核苷酸组成，包括三个部分：①5'–非编码区；②结构与非结构编码区，单一开放读码框架（ORF）可编码一个大的聚合蛋白和蛋白酶，后者将前者水解为3 ~ 4个结构蛋白和7个非结构蛋白；③3'–非编码区。目前HAV只有一个血清型和一个抗原－抗体系统，感染HAV早期产生IgM抗体，一般持续8 ~ 12周，少数持续6月以上。

HAV对外界抵抗力较强，耐酸碱，能耐受600℃至少30min，室温下可生存1周；于粪便中在25℃时能存活30d，在贝壳类动物、污水、淡水、海水、泥土中能存活数月。采用紫外线（1.1W，0.9cm）1min、85℃加热1min、甲醛（8%，25℃）1min、碘（3mg/L）5min或氯（游离氯浓度为2.0 ~ 2.5mg/L）15min可将其灭活。

二、流行病学

（一）传染源

急性期患者和隐性感染者为主要传染源，后者多于前者。粪便排毒期在起病前2周至血清ALT高峰期后1周；黄疸型患者在黄疸前期传染性最强；少数患者可延长至其病后30d。一般认为甲型肝炎病毒无携带状态，近年有报道部分病例表现为病程迁延或愈后1 ~ 3个月再复发，但比例极小，传染源的意义不大。

（二）传染途径

HAV主要由粪－口途径传播。粪便污染水源、食物、蔬菜、玩具等可引起流行。水源或食物污染可致暴发流行，如1988年上海市由于食用受粪便污染的未煮熟的毛蚶而引起的甲型肝炎暴发流行，4个月内发生30余万例，死亡47人。日常生活接触多为散发病例，输血感染或母婴垂直传播极为罕见。

（三）易感人群

人群普遍易感。在我国，大多在儿童、青少年时期受到隐性感染，人群抗HAV–IgG阳性率可达80%。感染HAV后可获持久免疫力，但与其他型肝炎病毒无交叉免疫性。

三、发病机制及病理组织学

甲型肝炎的发病机制尚未完全阐明。经口感染 HAV 后，由肠道进入血液，引起短暂病毒血症。目前认为，其发病机制倾向于以宿主免疫反应为主。发病早期，可能由于 HAV 在肝细胞中大量复制及 CD_8^+ 细胞毒性 T 细胞杀伤作用共同造成肝细胞损害；在疾病后期，体液免疫产生的抗 HAV，可能通过免疫复合物机制破坏肝细胞。

其组织病理学特点：以急性炎症病变为主，淋巴细胞浸润，小叶内可见肝细胞点状坏死，也可引起胆汁淤积（淤胆型肝炎）和大块或亚大块坏死（重型肝炎）。

四、临床表现

感染 HAV 后，不一定都出现典型的临床症状，大部分患者感染后没有任何症状，甚至肝功能也正常，而到恢复期却产生抗 HAV-IgG，为亚临床型感染。经过 2 ~ 6 周的潜伏期（平均为 30d），少部分患者可出现临床症状，主要表现为急性肝炎，少数患者可表现为淤胆型肝炎（可参见“戊型肝炎”部分）和急性或亚急性重型肝炎（肝衰竭）（可参见“乙型肝炎”部分）。

（一）急性黄疸型肝炎

急性黄疸型肝炎 80% 患者以发热起病，伴乏力，四肢酸痛，似“感冒”。热退后患者出现食欲缺乏，伴恶心或呕吐，腹胀等消化道症状，临床似“急性胃肠炎”。皮肤及巩膜出现黄染，尿颜色深，似浓茶色。极少数患者临床症状重，可出现腹水、肝性脑病及出血倾向等肝功能衰竭的表现。总病程为 2 ~ 4 个月。

（二）急性无黄疸型肝炎

急性无黄疸型肝炎占 50% ~ 90%，尤以儿童多见。起病较缓，症状较轻，恢复较快，病程大多在 2 个月内。

（三）HAV 双重或多重感染

按与其他肝炎病毒感染的时间顺序，可分为混合感染、重叠感染。例如，甲肝病毒感染和乙肝病毒感染同时发生，称混合感染。在慢性乙型肝炎或乙肝表面抗原携带者基础上又发生甲肝病毒感染，称重叠感染。无论 HAV 是同时感染或重叠感染所引起的临床症状，少部分患者与单纯 HAV 感染所致的急性肝炎相似。大部分 HAV 与其他肝炎病毒同时感染或重叠感染患者的临床症状严重，病情也较复杂。重叠感染的预后取决于原有肝脏病变的严重程度，大多数患者预后良好。

五、辅助检查

（一）肝功能及凝血象检查

丙氨酸转氨酶（ALT）、天冬氨酸转氨酶（AST）明显升高，AST/ALT 比值常 < 10 如果患者可出现 ALT 快速下降，而胆红素不断升高（即所谓酶、胆分离现象）或 AST/ALT > 1，常提示肝细胞大量坏死。如果结合胆红素 / 总胆红素 > 10%，且伴血清谷氨酰转肽酶（γ-GT）、碱性磷酸酶（ALP）升高，则提示肝内胆汁淤积。绝大部分患者血清白蛋白及 γ 球蛋白、凝血酶原活动度（PTA）均在正常范围。PTA < 40% 是诊断重型肝炎（肝衰竭）的重要依据之一，亦是判断其预后的重要指标。

（二）病原学检查

1. 抗 HAV-IgM　在病程早期即为阳性，3 ~ 6 个月后转阴，极少部分患者的抗 HAV-IgM 在 6 个月后才转阴，因而是早期诊断甲型肝炎最简便而可靠的血清学标志。但应注意，接种甲型肝炎疫苗后 2 ~ 3 周，有 8% ~ 20% 接种者可呈抗 HAV-IgM 阳性。

2. 抗 HAV-IgG　于 2 ~ 3 个月达高峰，持续多年或终身。因此，它只能提示感染 HAV，而不能作为诊断急性甲型肝炎的指标。

3. HAV-RNA　PCR 检测血液或粪便中 HAV-RNA，阳性率低，临床很少采用。HAV-RNA 载量与轻、中度甲型肝炎患者血清 ALT、PTA 正相关，而与严重甲型肝炎患者血清 ALT、PTA 水平无明显相关。但是，HAV-RNA 载量与血清 C- 反应蛋白呈正相关，与外周血小板计数呈负相关。

六、诊断及鉴别诊断

（一）诊断依据

1. 流行病学资料　发病前是否到过甲型肝炎流行区，有无进食未煮熟海产品如毛蚶、蛤蜊等不洁饮食及饮用可能被污染的水等病史。

2. 临床特点　起病较急，以“感冒”样症状起病，常伴乏力、食欲差、恶心、呕吐、尿颜色深似浓茶色等症状。

3. 病原学诊断　血清抗 HAV-IgM 阳性，是临床确诊甲型肝炎的依据。

4. 临床要注意的特殊情况　如下所述。

（1）HAV 混合感染 / 重叠感染：患者原有慢性 HBV 感染或其他慢性肝脏疾病，出现上述临床症状；或原有慢性肝炎、肝硬化病情恶化，均应考虑重叠感染甲型病毒肝炎的可能，应及时进行有关病原学指标检测。

（2）甲型肝炎所致重型肝炎（急性肝衰竭）：占 0.5% ~ 1.5%。早期表现极度疲乏；严重消化道症状如腹胀、频繁呕吐、呃逆；黄疸迅速加深，出现胆酶分离现象；中晚期表现出血倾向、肝性脑病、腹水等严重并发症，PTA < 40%。

（二）鉴别诊断

1. 其他原因引起的黄疸　如下所述。

（1）溶血性黄疸：常有药物或感染等诱因，表现为贫血、腰痛、发热、血红蛋白尿、网织红细胞升高。黄疸大都较轻，主要为非结合胆红素升高，ALT、AST 无明显升高。

（2）梗阻性黄疸：常见病因有胆石症，壶腹周围癌等。有原发病症状、体征，肝功能损害轻，以结合胆红素为主，B 超等影像学检查显示肝内外胆管扩张。

2. 其他原因引起的肝炎　如下所述。

（1）急性戊型肝炎：老年人多见，临床表现与甲型肝炎相似。根据病原学检查可资鉴别。

（2）药物性肝损害：有使用肝损害药物的明确病史，临床常表现为发热伴皮疹、关节痛等症状。部分患者外周血嗜酸性粒细胞增高，肝炎病毒标志物阴性。

（3）感染中毒性肝炎：如流行性出血热，伤寒，钩端螺旋体病等所导致的肝功能试验异常。主要根据原发病的临床特点和相关实验室检查加以鉴别。

七、并发症

甲型肝炎的并发症较少，一般多见于婴幼儿、老年人等免疫功能较低者。临床常见的有胆囊炎、胰腺炎、病毒性心肌炎等疾病。少见并发症如皮疹、关节炎、吉兰－巴雷综合征等，可能与 HAV 感染后血清中有短暂的免疫复合物形成有关。严重并发症还包括再生障碍性贫血，发病率为 0.06% ~ 0.4%，机制尚未明确。

八、治疗

甲型肝炎一般预后良好，在急性期注意休息及给予适当的保肝药物治疗，如甘草酸制剂、还原型谷胱甘肽制剂等，1 ~ 2 周临床症状完全消失，2 ~ 4 个月肝脏功能恢复正常。HAV 感染，由于病毒血症短，不需要抗病毒治疗。对于有明显胆汁淤积或发生急性重型肝炎（急性肝衰竭者），则应给予相应的治疗。

九、预防

养成良好的卫生习惯，防止环境污染，加强粪便、水源管理是预防甲型肝炎的主要方法。在儿童及高危人群中注射甲型肝炎疫苗是预防甲型肝炎的有效方法。甲型肝炎减毒活疫苗在我国人群中广泛应用，其价格相对较便宜，但其抗体水平保持时间相对较短，而且必须在冷链条件下运输和保存。灭活疫苗在国内外人群中广泛使用，其抗体水平较高且持续时间较长（至少 20 年）、无须冷链条件下运输和保存，但其价格相对较贵。

十、预后

多在2～4个月临床康复，病理康复稍晚。病死率约为0.01%。妊娠后期合并甲型肝炎病死率10%～40%。极少数患者的病程迁延超过6个月或临床病程出现“复发”，但至今尚未确认真正的慢性甲型肝炎病例。

第二节　乙型病毒性肝炎

一、病原学

乙型肝炎病毒（hepatitis B virus，HBV）属于嗜肝DNA病毒科（hepadnavirus）正嗜肝DNA病毒属（orthohepadna virus）。1965年Blumberg等报道在研究血清蛋白多样性中发现澳大利亚抗原，1967年Krugman等发现其与肝炎有关，故称其为肝炎相关抗原（hepatitis associated antigen，HAA），1972年世界卫生组织将其正式命名为乙型肝炎表面抗原（hepatitis B surface antigen，HBsAg）。1970年Dane等在电镜下发现HBV完整颗粒，称为Dane颗粒。HBV基因组由不完全的环状双链DNA组成，长链（负链）约含3 200个碱基（bp），短链（正链）的长度可变化，为长链的50%～80%。HBV基因组长链中有4个开放读码框（open reading frame，ORF），即S区、C区、P区和X区，它们可分别编码HBsAg、HBeAg/HBcAg、DNA聚合酶及HBxAg。

二、流行病学

全世界HBsAg携带者约3.5亿，其中我国占9 000多万，约占全国总人口的7.18%（2006年调查数据）。按流行的严重程度分为低、中、高度三种流行地区。低度流行区HBsAg携带率0.2%～0.5%，以北美、西欧、澳大利亚为代表。中度流行区HBsAg携带率2%～7%，以东欧、地中海、日本、俄罗斯为代表。高度流行区HBsAg携带率8%～20%，以热带非洲、东南亚和中国部分地区为代表。本病婴幼儿感染多见；发病男性高于女性；以散发为主，可有家庭聚集现象。

1. 传染源　乙型肝炎患者和携带者血液和体液（特别是组织液、精液和月经）的HBV都可以成为传染源。

2. 传播途径　HBV通过输血、血液制品或经破损的皮肤、黏膜进入机体而导致感染，主要的传播途径有下列几种。

（1）母婴传播：由带有HBV的母亲传给胎儿和婴幼儿，是我国乙型肝炎病毒传播的最重要途径。真正的宫内感染的发生只占HBsAg阳性母亲的5%左右，可能与妊娠期胎盘轻微剥离等因素有关。围生期传播或分娩过程传播是母婴传播的主要方式，系婴儿因破损的皮肤、黏膜接触母血、羊水或阴道分泌物而传染。分娩后传播主要由于母婴间密切接触导致。虽然母乳中可检测到HBV，但有报道显示母乳喂养并不增加婴儿HBV的感染率。HBV经精子或卵子传播未被证实。

（2）血液、体液传播：血液中HBV含量很高，微量的污染血进入人体即可造成感染，如输血及血制品、注射、手术、针刺、血液透析、器官移植等均可传播。

（3）日常生活接触传播：HBV可以通过日常生活密切接触传播给家庭成员。主要通过隐蔽的胃肠道外传播途径，如共用剃须刀、牙刷等可引起HBV的传播；易感者的皮肤、黏膜微小破损接触带有HBV的微量血液及体液等，是家庭内水平传播的重要途径。

（4）性接触传播：无防护的性接触可以传播HBV。因此，婚前应做HBsAg检查，若一方为HBsAg阳性，另一方为乙型肝炎易感者，则应在婚前应进行乙肝疫苗接种。

（5）其他传播途径：经破损的消化道、呼吸道黏膜或昆虫叮咬等只是理论推测，作为传播途径未被证实。

3. 易感人群　抗HBs阴性者均为易感人群，婴幼儿是获得HBV感染的最危险时期。高危人群包括

HBsAg 阳性母亲的新生儿、HBsAg 阳性者的家属、反复输血及血制品者（如血友病患者）、血液透析患者、多个性伴侣者、静脉药瘾者、经常有血液暴露的医务工作者等。

三、发病机制与病理学

（一）发病机制

乙型肝炎的发病机制非常复杂，目前尚不完全清楚。HBV 侵入人体后，未被单核 - 吞噬细胞系统清除的病毒到达肝脏或肝外组织（如胰腺、胆管、脾、肾、淋巴结、骨髓等）。病毒包膜与肝细胞膜融合，导致病毒侵入。HBV 在肝细胞内的复制过程非常特殊，其中包括一个逆转录步骤，同时细胞核内有稳定的 cDNA 作为 HBV 持续存在的来源。

乙型肝炎慢性化的发生机制亦是研究关注的热点和难点。HBeAg 是一种可溶性抗原，其大量产生可能导致免疫耐受。非特异性免疫应答方面的功能障碍亦可能与慢性化有明显关系，慢性化还可能与遗传因素有关。在围生期和婴幼儿时期感染 HBV 者，分别有 90% 和 25% ~ 30% 发展成慢性感染；在青少年和成人期感染 HBV 者，仅 5% ~ 10% 发展成慢性。

慢性 HBV 感染的自然病程一般可分为 4 个时期：

第一时期为免疫耐受期：其特点是 HBV 复制活跃，血清 HBsAg 和 HBeAg 阳性，HBV-DNA 滴度较高，但血清丙氨酸氨基转移酶（ALT）水平正常或轻度升高，肝组织学亦无明显异常，患者无临床症状。与围生期感染 HBV 者多有较长的免疫耐受期，此期可持续存在数十年。

第二时期为免疫清除期：随年龄增长及免疫系统功能成熟，免疫耐受被打破而进入免疫清除期，表现为 HBV-DNA 滴度有所下降，但 ALT 升高和肝组织学有明显坏死炎症表现，本期可以持续数月到数年。成年期感染 HBV 者可直接进入本期。

第三时期为非活动或低（非）复制期：这一阶段表现为 HBeAg 阴性，抗 -HBe 阳性，HBV-DNA 检测不到（PCR 法）或低于检测下限，ALT/AST 水平正常，肝细胞坏死炎症缓解，此期也称非活动性 HBsAg 携带状态。进入此期的感染者有少数可以自发清除 HBsAg，一般认为每年有 1% 左右的 HB-sAg 可以自发转阴性。

第四时期为再活动期：非活动性抗原携带状态可以持续终身，但也有部分患者可能随后出现自发的或免疫抑制等导致 HBV-DNA 再活动，出现 HBV-DNA 滴度升高（血清 HBeAg 可逆转为阳性或仍保持阴性）和 ALT 升高，肝脏病变再次活动。HBV 发生前 C 区和 C 区变异者，可以通过阻止和下调 HBeAg 表达而引起 HBeAg 阴性慢性乙型肝炎。

在 6 岁以前感染的人群，最终 25% 在成年时发展成肝硬化和 HCC，但有少部分患者可以不经过肝硬化阶段而直接发生 HCC。慢性乙型肝炎患者中，肝硬化失代偿的年发生率约 3%，5 年累计发生率约 16%。

（二）病理学

慢性乙型肝炎的肝组织病理学特点是：汇管区炎症，浸润的炎症细胞主要为淋巴细胞，少数为浆细胞和巨噬细胞；炎症细胞聚集常引起汇管区扩大，并可破坏界板引起界面肝炎（interface hepatitis）。小叶内可见肝细胞变性、坏死，包括融合性坏死和桥形坏死等，随病变加重而日趋显著。肝细胞炎症坏死、汇管区及界面肝炎可导致肝内胶原过度沉积，肝纤维化及纤维间隔形成。如病变进一步加重，可引起肝小叶结构紊乱、假小叶形成最终进展为肝硬化。

目前国内外均主张将慢性肝炎进行肝组织炎症坏死分级（G）及纤维化程度分期（S）。目前国际上常用 Knodell HAI 评分系统，亦可采用 Ishak、Scheuer 和 Chevallier 等评分系统或半定量计分方案，了解肝脏炎症坏死和纤维化程度，以及评价药物疗效。

四、临床表现

乙型肝炎潜伏期 1 ~ 6 个月，平均 3 个月。临床上，乙型肝炎可表现为急性肝炎、慢性肝炎及重型肝炎（肝衰竭）。

（一）急性肝炎

急性肝炎包括急性黄疸型肝炎和急性无黄疸型肝炎。具体表现可参见“戊型肝炎”部分。5岁以上儿童、少年及成人期感染 HBV 导致急性乙型肝炎者，90% ~ 95% 可自发性清除 HBsAg 而临床痊愈；仅少数患者可转为慢性。

（二）慢性肝炎

成年急性乙型肝炎有 5% ~ 10% 转慢性。急性乙肝病程超过半年，或原有 HBsAg 携带史而再次出现肝炎症状、体征及肝功能异常者；发病日期不明确或虽无肝炎病史，但根据肝组织病理学或症状、体征、化验及 B 超检查综合分析符合慢性肝炎表现者。慢性乙型肝炎依据 HBeAg 阳性与否可分为 HBeAg 阳性或阴性慢性乙型肝炎。

（三）淤胆型肝炎

淤胆型肝炎（cholestatic viral hepatitis），是一种特定类型的病毒性肝炎。

（四）重型肝炎

重型肝炎又称肝衰竭（liver failure），是指由于大范围的肝细胞坏死，导致严重的肝功能破坏所致的临床综合征；可由多种病因引起、诱因复杂，是一切肝脏疾病重症化的共同表现。在我国，由病毒性肝炎及其发展的慢性肝病所引起的肝衰竭亦称“重型肝炎”。临床表现为从肝病开始的多脏器损害综合征：极度乏力，严重腹胀、食欲低下等消化道症状；神经、精神症状（嗜睡、性格改变、烦躁不安、昏迷等）；有明显出血倾向，凝血酶原时间显著延长及凝血酶原活动度（PTA）< 40%；黄疸进行性加深，胆红素每天上升≥ 17.1 μmol/L 或大于正常值 10 倍；可出现中毒性巨结肠、肝肾综合征等症状。

根据病理组织学特征和病情发展速度，可将肝衰竭分为四类：

1. 急性肝衰竭（acute liver failure，ALF） 又称暴发型肝炎（fulminant hepatitis），特点是起病急骤，常在发病 2 周内出现Ⅱ度以上肝性脑病的肝衰竭综合征。发病多有诱因。本型病死率高，病程不超过 3 周；但肝脏病变可逆，一旦好转常可完全恢复。

2. 亚急性肝衰竭（subacute liver failure，SALF） 又称亚急性重型肝炎。起病较急，发病 15 日至 26 周出现肝衰竭综合征。晚期可有难治性并发症，如脑水肿、消化道大出血、严重感染、电解质紊乱及酸碱平衡失调。白细胞升高、血红蛋白下降、低血糖、低胆固醇、低胆碱酯酶。一旦出现肝肾综合征，预后极差。本型病程较长，常超过 3 周至数月。容易转化为慢性肝炎或肝硬化。

3. 慢加急性（亚急性）肝衰竭（acute-on-chronic liver failure，ACLF） 是在慢性肝病基础上出现的急性肝功能失代偿。

4. 慢性肝衰竭（chronic liver failure，CLF） 是在肝硬化基础上，肝功能进行性减退导致的以腹水或门脉高压、凝血功能障碍和肝性脑病等为主要表现的慢性肝功能失代偿。

（五）肝炎肝硬化

由于病毒持续复制、肝炎反复活动而发展为肝硬化，其主要表现为肝细胞功能障碍和门脉高压症。

五、实验室检查

（一）血常规

急性肝炎初期白细胞总数正常或略高，黄疸期白细胞总数正常或稍低，淋巴细胞相对增多，偶可见异型淋巴细胞。重型肝炎时白细胞可升高，红细胞及血红蛋白可下降。

（二）尿常规

尿胆红素和尿胆原的检测有助于黄疸的鉴别诊断。肝细胞性黄疸时两者均阳性，溶血性黄疸以尿胆原为主，梗阻性黄疸以尿胆红素为主。深度黄疸或发热患者，尿中除胆红素阳性外，还可出现少量蛋白质、红细胞、白细胞或管型。

（三）病原学检查

1. 乙肝抗原抗体系统的检测意义 如下所述。

（1）HBsAg 与抗 HBs：成人感染 HBV 后最早 1 ~ 2 周，最迟 11 ~ 12 周血中首先出现 HBsAg。急

性自限性HBV感染时血中HBsAg大多持续1 ~ 6周，最长可达20周。无症状携带者和慢性患者HBsAg可持续存在多年，甚至终身。抗HBs是一种保护性抗体，在急性感染后期，HBsAg转阴后一段时间开始出现，在6 ~ 12个月逐步上升至高峰，可持续多年。抗HBs阳性表示对HBV有免疫力，见于乙型肝炎恢复期、既往感染及乙肝疫苗接种后。

（2）HBeAg与抗HBe：急性HBV感染时HBeAg的出现时间略晚于HBsAg，在病变极期后消失，如果HBeAg持续存在预示转向慢性。HBeAg消失而抗HBe产生称为血清转换（HBeAg Seroconversion）。一般来说，抗HBe阳转阴后，病毒复制多处于静止状态，传染性降低；但在部分患者由于HBV前-C区及BCP区发生了突变，仍有病毒复制和肝炎活动，称为HBeAg阴性慢性肝炎。

HBcAg与抗HBc血液中HBcAg主要存在于Dane颗粒的核心，故一般不用于临床常规检测。抗HBc-IgM是HBV感染后较早出现的抗体，绝大多数出现在发病第一周，多数在6个月内消失，抗HBc-IgM阳性提示急性期或慢性肝炎急性活动。抗HBc IgG出现较迟，但可保持多年甚至终身。

2. HBV-DNA测定　HBV-DNA是病毒复制和传染性的直接标志。目前常用聚合酶链反应（PCR）的实时荧光定量技术测定HBV，对于判断病毒复制水平、抗病毒药物疗效等有重要意义。

3. HBV-DNA基因耐药变异位点检测　对核苷类似物抗病毒治疗有重要指导意义。

（四）甲胎蛋白（AFP）

AFP含量的检测是筛选和早期诊断HCC的常规方法。但在肝炎活动和肝细胞修复时AFP有不同程度的升高，应动态观察。急性重型肝炎AFP升高时，提示有肝细胞再生，对判断预后有帮助。

（五）肝纤维化指标

透明质酸（HA）、Ⅲ型前胶原肽（PⅢP）、Ⅳ型胶原（C-Ⅳ）、层连蛋白（LN）、脯氨酰羟化酶等，对肝纤维化的诊断有一定参考价值。

（六）影像学检查

B型超声有助于鉴别阻塞性黄疸、脂肪肝及肝内占位性病变。对肝硬化有较高的诊断价值，能反映肝脏表面变化，门静脉、脾静脉直径，脾脏大小，胆囊异常变化，腹水等情况。在重型肝炎中可动态观察肝脏大小变化等。彩色超声尚可观察到血流变化。CT、MRI的临床意义基本同B超，但更准确。

（七）肝组织病理检查

对明确诊断、衡量炎症活动度、纤维化程度及评估疗效具有重要价值，还可在肝组织中原位检测病毒抗原或核酸，有助于确定诊断。

六、并发症

慢性肝炎时可出现多个器官损害。肝内并发症主要有肝硬化，肝细胞癌，脂肪肝。肝外并发症包括胆管炎症、胰腺炎、糖尿病、甲状腺功能亢进、再生障碍性贫血、溶血性贫血、心肌炎、肾小球肾炎、肾小管性酸中毒等疾病。

各型病毒型肝炎所致肝衰竭时可发生严重并发症，主要有以下几种。

（一）肝性脑病

肝功能不全所引起的神经精神综合征，可发生于重型肝炎和肝硬化。常见诱因有上消化道出血、高蛋白饮食、感染、大量排钾利尿、大量放腹水、使用镇静剂等，其发生可能是多因素综合作用的结果。

（二）上消化道出血

病因主要有：①凝血因子、血小板减少；②胃黏膜广泛糜烂和溃疡；③门脉高压。上消化道出血可诱发肝性脑病、腹水、感染、肝肾综合征等。

（三）腹水、自发性腹膜炎及肝肾综合征

腹水往往是严重肝病的表现，而自发性细菌性腹膜炎是严重肝病时最常见的临床感染类型之一。发生肝肾综合征者约半数病例有出血、放腹水、大量利尿、严重感染等诱因，其主要表现为少尿或无尿、氮质血症、电解质平衡失调。

（四）感染

肝衰竭时易发生难于控制的感染，以胆管、腹膜、肺多见，革兰阴性杆菌感染为主，细菌主要来源于肠道，且肠道中微生态失衡与内源性感染的出现密切相关，应用广谱抗生素后，也可出现真菌感染。

七、诊断

病毒性肝炎的诊断主要依靠临床表现和实验室检查，流行病学资料具有参考意义。

（一）流行病学资料

不安全的输血或血制品、不洁注射史等医疗操作，与 HBV 感染者体液、血液及无防护的性接触史，婴儿母亲是 HBsAg 阳性等有助于乙型肝炎的诊断，

（二）临床诊断

1. 急性肝炎　起病较急，常有畏寒、发热、乏力、纳差、恶心、呕吐等急性感染症状。肝大、质偏软，ALT 显著升高，既往无肝炎病史或病毒携带史。黄疸型肝炎血清胆红素 > 17.1 μmol/L，尿胆红素阳性。

2. 慢性肝炎　病程超过半年或发病日期不明确而有慢性肝炎症状、体征、实验室检查改变者。常有乏力、厌油、肝区不适等症状，可有肝病面容、肝掌、蜘蛛痣、胸前毛细血管扩张、肝大质偏硬、脾大等体征。根据病情轻重，实验室指标改变等综合评定轻、中、重三度。

3. 肝衰竭　急性黄疸型肝炎病情迅速恶化，2 周内出现Ⅱ度以上肝性脑病或其他重型肝炎表现者，为急性肝衰竭；15 天至 26 周出现上述表现者为亚急性肝衰竭；在慢性肝病基础上出现的急性肝功能失代偿为慢加急性（亚急性）肝衰竭。在慢性肝炎或肝硬化基础上出现的渐进性肝功能衰竭为慢性肝衰竭。

4. 淤胆型肝炎　起病类似急性黄疸型肝炎，黄疸持续时间长，症状轻，有肝内胆汁淤积的临床和生化表现。

5. 肝炎肝硬化　多有慢性肝炎病史。可有乏力、腹胀、肝掌、蜘蛛痣、脾大、清蛋白下降、PTA 降低、血小板和白细胞减少、食管胃底静脉曲张等肝功能受损和门脉高压表现。一旦出现腹水、肝性脑病或食管胃底静脉曲张破裂出血则可诊断为失代偿期肝硬化。

（三）病原学诊断

1. 慢性乙型肝炎　如下所述。

（1）HBeAg 阳性慢性乙型肝炎：血清 HBsAg、HBV-DNA 和 HBeAg 阳性，抗 HBe 阴性，血清 ALT 持续或反复升高，或肝组织学检查有肝炎病变。

（2）HBeAg 阴性慢性乙型肝炎：血清 HBsAg 和 HBV-DNA 阳性，HBeAg 持续阴性，抗 HBe 阳性或阴性，血清 ALT 持续或反复异常，或肝组织学检查有肝炎病变。

2. 病原携带者　如下所述。

（1）慢性 HBV 携带（免疫耐受状态）：血清 HBsAg 和 HBV-DNA 阳性，HBeAg 阳性，但 1 年内连续随访 3 次以上，血清 ALT 和 AST 均在正常范围，肝组织学检查一般无明显异常。

（2）非活动性 HBsAg 携带者：血清 HBsAg 阳性、HBeAg 阴性、抗 HBe 阳性或阴性，HBV-DNA 检测不到（PCR 法）或低于最低检测限，1 年内连续随访 3 次以上，ALT 均在正常范围。肝组织学检查显示：Knodell 肝炎活动指数（HAI）< 4 或其他的半定量计分系统病变轻微。

八、鉴别诊断

（一）其他原因引起的黄疸

1. 溶血性黄疸　常有药物或感染等诱因，表现为贫血、腰痛、发热、血红蛋白尿、网织红细胞升高，黄疸大多较轻，主要为非结合胆红素升高。治疗后（如应用肾上腺皮质激素）黄疸消退快。

2. 肝外梗阻性黄疸　常见病因有胆囊炎、胆石症、胰头癌、壶腹周围癌、肝癌、胆管癌、阿米巴脓肿等。有原发病症状、体征，肝功能损害轻，以结合胆红素为主。肝内外胆管扩张。

（二）其他原因引起的肝炎

1. 其他病毒所致的肝炎　巨细胞病毒感染、EB 病毒等均可引起肝脏炎症损害。可根据原发病的临

床特点和病原学、血清学检查结果进行鉴别。

2. 感染中毒性肝炎　如流行性出血热、恙虫病、伤寒、钩端螺旋体病、阿米巴肝病、急性血吸虫病、华支睾吸虫病等。主要根据原发病的临床特点和实验室检查加以鉴别。

3. 药物性肝损害　有使用肝损害药物的病史，停药后肝功能可逐渐恢复。如为中毒性药物，肝损害与药物剂量或使用时间有关；如为变态反应性药物，可伴有发热、皮疹、关节疼痛等表现。

4. 酒精性肝病　有长期大量饮酒的病史，可根据个人史和血清学检查综合判断。

5. 自身免疫性肝病　主要有原发性胆汁性肝硬化（PBC）和自身免疫性肝炎（AIH）。鉴别诊断主要依靠自身抗体的检测和病理组织检查。

6. 肝豆状核变性（Wilson 病）　先天性铜代谢障碍性疾病。血清铜及铜蓝蛋白降低，眼角膜边沿可发现凯－弗环（Kayser–Fleischer ring）。

九、预后

（一）急性肝炎

多数患者在 3 个月内临床康复。成人急性乙型肝炎 60% ~ 90% 可完全康复，10% ~ 40% 转为慢性或病毒携带。

（二）慢性肝炎

慢性肝炎患者一般预后良好，小部分慢性肝炎发展成肝硬化和 HCC。

（三）肝衰竭

预后不良，病死率为 50% ~ 70%。年龄较小、治疗及时、无并发症者病死率较低。急性重型肝炎（肝衰竭）存活者，远期预后较好，多不发展为慢性肝炎和肝硬化；亚急性重型肝炎（肝衰竭）存活者多数转为慢性肝炎或肝炎后肝硬化；慢性重型肝炎（肝衰竭）病死率最高，可达 80% 以上，存活者病情可多次反复。

（四）淤胆型肝炎

急性者预后较好，一般都能康复。慢性者预后较差，容易发展成胆汁性肝硬化。

（五）肝炎肝硬化

静止性肝硬化可较长时间维持生命。乙型肝炎活动性肝硬化者一旦发生肝功能失代偿，5 年生存率低于 20%。

十、治疗

（一）急性乙型肝炎

急性乙型肝炎一般为自限性，多可完全康复。以一般对症支持治疗为主，急性期症状明显及有黄疸者应卧床休息，恢复期可逐渐增加活动量，但要避免过度劳累。饮食宜清淡易消化，适当补充维生素，热量不足者应静脉补充葡萄糖。避免饮酒和应用损害肝脏药物，辅以药物对症及恢复肝功能，药物不宜太多，以免加重肝脏负担。急性乙型肝炎一般不采用抗病毒治疗，但症状重或病程迁延者可考虑给予核苷（酸）类抗病毒治疗。

（二）慢性乙型肝炎

根据患者具体情况采用综合性治疗方案，包括合理的休息和营养，心理疏导，改善和恢复肝功能，系统有效的抗病毒治疗是慢性乙型肝炎的重要治疗手段。

1. 一般治疗　包括适当休息（活动量已不感疲劳为度）、合理饮食（适当的高蛋白、高热量、高维生素）及心理疏导（耐心、信心，切勿乱投医）。

2. 常规护肝药物治疗　如下所述。

（1）抗炎保肝治疗：只是综合治疗的一部分，并不能取代抗病毒治疗。对于 ALT 明显升高者或肝组织学有明显炎症坏死者，在抗病毒治疗的基础上可适当选用抗炎保肝药物。但不宜同时应用多种抗炎保肝药物，以免加重肝脏负担及因药物间相互作用而引起不良反应。

（2）甘草酸制剂、水飞蓟宾制剂、多不饱和卵磷脂制剂及还原型谷胱甘肽：他们有不同程度的抗炎、抗氧化、保护肝细胞膜及细胞器等作用，临床应用这些制剂可改善肝脏生化学指标。联苯双酯和双环醇等也可降低血清氨基转移酶的水平。

（3）腺苷蛋氨酸注射液、茵栀黄口服液：有一定的利胆退黄作用，对于胆红素明显升高者可酌情应用。对于肝内胆汁淤积明显者亦可口服熊去氧胆酸制剂。

3. 抗病毒治疗　对于慢性乙型肝炎，抗病毒治疗是目前最重要的治疗手段。目的是抑制病毒复制改善肝功能；减轻肝组织病变；提高生活质量；减少或延缓肝硬化、肝衰竭和 HCC 的发生，延长存活时间。符合适应证者应尽可能积极进行抗病毒治疗。

抗病毒治疗的一般适应证包括：① HBV-DNA ≥ 10^5 拷贝 /mL（HBeAg 阴性肝炎者为≥ 10^4 拷贝 /mL）；② ALT ≥ 2×ULN；③如 ALT ＜ 2×ULN，则需肝组织学显示有明显炎症坏死或纤维化。

（1）普通 α－干扰素（IFN-α）和聚乙二醇化干扰素：它通过诱导宿主产生细胞因子，在多个环节抑制病毒复制。以下预测其疗效较好的因素：ALT 升高、病程短、女性、HBV-DNA 滴度较低、肝组织活动性炎症等。

有下列情况者不宜用 IFN-α：①血清胆红素＞正常值上限 2 倍；②失代偿性肝硬化；③有自身免疫性疾病；④有重要器官病变（严重心、肾疾患、糖尿病、甲状腺功能亢进或低下以及神经精神异常等）。

IFN-α 治疗慢性乙型肝炎：普通干扰素 α 推荐剂量为每次 5MU，每周 3 次，皮下或肌内注射，对于 HBeAg 阳性者疗程 6 个月至 1 年，对于 HBeAg 阴性慢性乙肝疗程至少 1 年。聚乙二醇化干扰素 α 每周 1 次，HBeAg 阳性者疗程 1 年，对于 HBeAg 阴性慢性乙肝疗程至少 1 年；多数认为其抗病毒效果优于普通干扰素。

干扰素者治疗过程中应监测：①使用开始治疗后的第 1 个月，应每 1 ～ 2 周检查 1 次血常规，以后每月检查 1 次，直至治疗结束；②生化学指标，包括 ALT、AST 等，治疗开始后每月检测 1 次，连续 3 次，以后随病情改善可每 3 个月 1 次；③病毒学标志，治疗开始后每 3 个月检测 1 次 HBsAg、HBeAg、抗 -HBe 和 HBV-DNA；④其他，如 3 个月检测 1 次甲状腺功能、血糖和尿常规等指标，如治疗前就已存在甲状腺功能异常，则应每月检查甲状腺功能；⑤定期评估精神状态，尤其是对有明显抑郁症和自杀倾向的患者，应立即停药并密切监护。

IFN-α 的不良反应与处理：①流感样综合征：通常在注射后 2 ～ 4h 发生，可给予解热镇痛剂等对症处理，不必停药。②骨髓抑制：表现为粒细胞及血小板计数减少，一般停药后可自行恢复。当白细胞计数＜ 3.0×10^9/L 或中性粒细胞＜ 1.5×10^9/L，或血小板＜ 40×10^9/L 时，应停药。血常规恢复后可重新恢复治疗，但须密切观察。③神经精神症状：如焦虑、抑郁、兴奋、易怒、精神病。出现抑郁及精神症状应停药。④失眠、轻度皮疹、脱发：视情况可不停药。出现少见的不良反应如癫痫、肾病综合征、间质性肺炎和心律失常等时，应停药观察。⑤诱发自身免疫性疾病：如甲状腺炎、血小板减少性紫癜、溶血性贫血、风湿性关节炎、1 型糖尿病等，亦应停药。

（2）核苷（酸）类似物：核苷（酸）类似物作用于 HBV 的聚合酶区，抑制病毒复制。本类药物口服方便、抗病毒活性较强、直接不良反应很少，但是治疗过程可产生耐药及停药后复发。

①拉米夫定（lamivudine）：剂量为每日 100mg，顿服。其抗病毒作用较强，耐受性良好。随着其广泛使用，近年来耐药现象逐渐增多。

②阿德福韦酯（adefovir dipivoxil）：剂量为每日 10mg，顿服。在较大剂量时有一定肾毒性，应定期监测血清肌酐和血磷。本药对初治和已发生拉米夫定、恩替卡韦、替比夫定耐药变异者均有效。目前主张对已发生拉米夫定、恩替卡韦、替比夫定耐药变异者加用阿德福韦酯联合治疗；反之，对于已发生阿德福韦酯耐药变异者，加用另外的三种药物之一治疗仍有效。

③恩替卡韦（entecavir）：初治患者每日口服 0.5mg 能迅速降低患者 HBV 病毒载量。其耐药发生率很低。本药须空腹服用。

④替比夫定（telbivudine）：为 600mg，每天 1 次口服。抗病毒活性很强，耐药性较低。

⑤特诺福韦（tenofovir）：对初治和拉米夫定耐药变异的 HBV 均有效。在美国和欧洲国家已上市。

核苷（酸）类似物的疗程：HBeAg 阳性慢性肝炎患者使用口服抗病毒药治疗时，如 HBV-DNA 和

ALT 复常，直至 HBeAg 血清学转换后至少再继续用药 6 ～ 12 个月，经监测 2 次（每次至少间隔 6 个月）证实 HBeAg 血清学转换且 HBV–DNA（PCR 法）仍为阴性时可以停药，最短疗程不少于 2 年。

对于 HBeAg 阴性慢性肝炎患者如 HBV–DNA（定量 PCR 法）检测不出，肝功能正常，经连续监测 3 次（每次至少间隔 6 个月），最短疗程不少于 3 年可以停药观察。

核苷（酸）类似物治疗过程中的监测：一般每 3 个月测定一次 HBV–DNA、肝功能（如用阿德福韦酯还应测定肾功能），根据具体情况每 3 ～ 6 个月测定一次乙肝 HBsAg、HBeAg/ 抗 HBe。

治疗结束后的监测：不论有无应答，停药后 6 个月内每 2 个月检测 1 次，以后每 3 ～ 6 个月检测 1 次 ALT、AST、HBV 血清标志和 HBV–DNA。如随访中有病情变化，应缩短检测间隔。

（3）抗肝纤维化：有研究表明，经 IFN–α 或核苷（酸）类似物抗病毒治疗后，肝组织病理学可见纤维化甚至肝硬化有所减轻，因此，抗病毒治疗是抗纤维化治疗的基础。

根据中医学理论和临床经验，肝纤维化和肝硬化属正虚血瘀证范畴，因此，对慢性乙型肝炎肝纤维化及早期肝硬化的治疗，多以益气养阴、活血化瘀为主，兼以养血柔肝或滋补肝肾。据报道，国内多家单位所拟定的多个抗肝纤维化中药方剂均有一定疗效。今后应根据循证医学原理，按照新药临床研究管理规范（GCP）进行大样本、随机、双盲临床试验，并重视肝组织学检查结果，以进一步验证各种中药方剂的抗肝纤维化疗效。

十一、预防

（一）对患者和携带者的管理

对于慢性乙肝患者、慢性 HBV 携带者及 HBsAg 携带者，应注意避免其血液、月经、精液及皮肤黏膜伤口污染别人及其他物品。这些人除不能献血及从事有可能发生血液暴露的特殊职业外，在身体条件允许的情况下，可照常工作和学习，但要加强随访。

（二）注射乙型肝炎疫苗

接种乙型肝炎疫苗是预防 HBV 感染的最有效方法。乙型肝炎疫苗的接种对象主要是新生儿，其次为婴幼儿和高危人群。乙型肝炎疫苗全程接种共 3 针，按照 0、1、6 个月程序，即接种第 1 针疫苗后，间隔 1 及 6 个月注射第 2 及第 3 针疫苗。新生儿接种乙型肝炎疫苗越早越好，要求在出生后 24h 内接种。接种部位新生儿为大腿前部外侧肌肉内，儿童和成人为上臂三角肌中部肌内注射。

对 HBsAg 阳性母亲的新生儿，应在出生后 24h 内尽早注射乙型肝炎免疫球蛋白（HBIG），最好在出生后 12h 内，剂量应≥ 100IU，同时在不同部位接种 10μg 重组酵母乙型肝炎疫苗，可显著提高阻断母婴传播的效果。新生儿在出生 12h 内注射 HBIG 和乙型肝炎疫苗后，可接受 HBsAg 阳性母亲的哺乳。

（三）切断传播途径

大力推广安全注射（包括针刺的针具），对牙科器械、内镜等医疗器具应严格消毒。医务人员应按照医院感染管理中标准预防的原则，在接触人的血液、体液、分泌物、排泄物时，均应戴手套，严格防止医源性传播。服务行业中的理发、刮脸、修脚、穿刺和纹身等用具也应严格消毒。注意个人卫生，不共用剃须刀和牙具等用品。

第三节　戊型病毒性肝炎

一、概述

戊型病毒性肝炎（viral hepatitis E，戊型肝炎），是由戊型肝炎病毒（hepatitis E virus，HEV）引起的急性消化道传染病，既往称为肠道传播的非甲非乙型肝炎。本病主要经粪 – 口途径传播，可因粪便污染水源或食物引起暴发流行，多发生于青壮年，儿童多为亚临床型；主要发生在亚洲、非洲和中美洲等发展中国家。临床表现为急性起病，可有发热、食欲减退、恶心、疲乏、肝大及肝生化检查异常，部分病例可出现黄疸，孕妇患病常病情较重，病死率高。

二、流行病学

1. 传染源　主要是潜伏期末期和急性期早期的患者，其粪便排病毒主要出现在起病后 3 周内。最近文献报道，从猪、羊和大鼠等动物血清中也检测到 HEV，因此这些动物有可能作为戊型肝炎的传染源。

2. 传播途径　本病主要是经过消化道传播，包括水、食物和日常接触传播；有报道静脉应用毒品者，抗 HEV 阳性率明显增高，提示可能存在血液传播。水源传播常常是暴发流行的原因，如 1986 年 9 月至 1988 年 4 月我国新疆南部发生的粪便污染水源导致的大流行，总计发病近 12 万例，死亡 700 人。食物传播可以造成小规模的暴发。

3. 人群易感性　人群普遍易感，但以青壮年发病率高，儿童和老年人发病率较低。儿童感染 HEV 后，多表现为亚临床型感染，成人则多为临床型感染。孕妇感染 HEV 后病情较重，病死率较高。我国一般人群的抗 HEV 阳性率为 18%。戊型肝炎流行多发生在农村人群。

4. 流行特征　本病主要发生在亚洲、非洲和中美洲等一些发展中国家，其中印度、尼泊尔、孟加拉国、巴基斯坦和缅甸等国为高流行区，我国和印度尼西亚等为中流行区。我国各省市自治区均有本病发生，其中吉林、辽宁、河北、山东、内蒙古、新疆和北京曾有本病暴发或流行。本病发生有季节性，流行多见于雨季或洪水后。男性发病率一般高于女性，男女发病率之比为（1.3 ~ 3）：1。

三、病原学

1989 年在日本东京举行的国际非甲非乙型肝炎学术会议上，正式将其命名为戊型肝炎（hepatitis E）和戊型肝炎病毒（hepatitis E virus，HEV），确定戊型肝炎是 HEV 通过消化道传播引起的急性肠道传染病。

戊型肝炎病毒（HEV）属于嵌杯病毒科，为 RNA 病毒，呈圆球状颗粒，直径 27 ~ 38nm，平均 33 ~ 34nm，无包膜。HEV 抵抗力弱，4℃保存易裂解，对高盐、氯化铯、氯仿敏感，其在碱性环境中较稳定，在镁或锰离子存在下可保持其完整性。HEV 基因组为单股正链 RNA，全长 7.2 ~ 7.6kb，编码 2 400 ~ 2 533 个氨基酸，由 3 个开放读码框架（ORF）组成。HEV 有 8 个基因型，1 型分布于我国及东南亚和非洲，2 型见于墨西哥，3 型见于美国，4 型见于我国和越南，6 ~ 8 型分别见于意大利、希腊和阿根廷。

四、发病机制

该症和甲型肝炎相似，HEV 感染所导致的细胞免疫是引起肝细胞损伤的主要原因。HEV 病毒血症持续时间在不同个体差异较大，可以是一过性感染，也可持续至发病后 100 天。HEV 可引起急性肝炎、重型肝炎和淤胆型肝炎，其具体发病机制尚不完全清楚。

五、病理学

急性戊型肝炎的组织病理学改变有其特点，主要表现为汇管区炎症、库普弗细胞增生，肝细胞气球样变、形成双核，常有毛细胆管内胆汁淤积。可有灶状或小片状肝细胞坏死，重者甚至大面积坏死，尤以门脉周围区严重。

六、临床表现

（一）潜伏期

本病的潜伏期为 10 ~ 60d，平均 40d。我国曾对 3 次同源性戊型肝炎流行进行调查，结果潜伏期为 19 ~ 75d，平均 42d。

（二）临床类型

人感染 HEV 后，可表现为临床型或亚临床型感染。临床戊型肝炎可表现为急性肝炎、重型肝炎（肝衰竭）和淤胆型肝炎，无慢性肝炎发生。

1. 急性肝炎　如下所述。

（1）急性黄疸型肝炎：总病程 2 ~ 4 个月，可分为三期。黄疸前期：持续 1 ~ 21d，平均 5 ~ 7d；

起病较急，有畏寒、发热和头痛等上呼吸道感染的症状，伴有全身乏力、食欲减退、恶心、呕吐、厌油、腹胀、肝区痛、尿色加深等。黄疸期：持续 2 ~ 6 周；发热消退，自觉症状好转，但尿黄加深，出现眼黄和皮肤黄疸，肝脏肿大，可有压痛和叩击痛，部分患者可有脾大。部分患者可有一过性灰白色大便、皮肤瘙痒等梗阻性黄疸表现。恢复期：本期持续 2 周至 4 个月，平均 1 个月；表现为症状逐渐消失，黄疸消退。

（2）急性无黄疸型肝炎：除无黄疸外，其他临床表现与黄疸型相似，但较黄疸型轻，恢复较快，病程大多在 3 个月内。部分患者无临床症状，呈亚临床型，易被忽视。

2. 重型肝炎（肝衰竭） 在急性黄疸型基础上发生，多见于孕妇和既往有 HBV 感染者，以及老年患者等。孕妇感染 HEV 后易发展成急性或亚急性重型肝炎（肝衰竭），尤其是妊娠晚期的孕妇，其病死率可达 20%。其他诱因如过度疲劳、精神刺激、饮酒、应用肝损药物、合并细菌感染等。具体可参见“乙型肝炎”部分。

3. 急性淤胆型肝炎 曾称为“毛细胆管肝炎”“胆汁淤积性肝炎”。起病类似急性黄疸型肝炎，但自觉症状较轻。黄疸较深，持续 3 周以上，甚至持续数月或更长。有皮肤瘙痒，大便颜色变浅，肝大。肝生化检查血清胆红素明显升高，以结合胆红素为主，常伴 γ-谷氨酰转肽酶（GGT）、碱性磷酸酶（ALP）、总胆汁酸及胆固醇等升高，而自觉症状常相对较轻。血清转氨酶常轻度至中度增高。大多数患者可恢复。

七、实验室检查

1. 肝生化检查 主要表现为丙氨酸氨基转移酶（ALT）和天冬氨酸氨基转移酶（AST）明显升高；重型肝炎时常表现为酶胆分离；淤胆型肝炎时则表现为肝内胆汁淤积，即除 ALT 和 AST 升高外，可伴有 GGT 和 ALP 明显升高。在重型肝炎时常有血清白蛋白明显下降、凝血酶原时间延长和凝血酶原活动度下降至 40%。

2. 病原学检查 如下所述。

（1）抗 HEV-IgM 和抗 HEV-IgG：抗 HEV-IgM 阳性是近期 HEV 感染的标志。急性肝炎患者抗 HEV-IgM 阳性，可诊断为戊型肝炎。抗 HEV-IgG 在急性期滴度较高，恢复期则明显下降。如果抗 HEV-IgG 滴度较高，或由阴性转为阳性，或由低滴度升为高滴度，或由高滴度降至低滴度甚至阴转，亦可诊断为 HEV 感染。少数戊型肝炎患者始终不产生抗 HEV-IgM 和抗 HEV-IgG，故两者均阴性时不能完全排除戊型肝炎，需结合详细的流行病学暴露史进行诊断。

（2）HEV-RNA：采用 RT-PCR 法在粪便和血液标本中检测到 HEV-RNA，可明确诊断。但本方法尚未作为临床常规检测手段应用。

八、诊断

应根据患者的流行病学史、临床表现、实验室检测和病原学检查综合诊断。

1. 流行病学史 HEV 主要经粪 - 口途径传播，戊型肝炎患者多有饮生水史、进食海鲜史、生食史、外出用餐史、接触戊型肝炎患者史或到戊型肝炎地方性流行地区出差及旅游史。

2. 临床表现 戊型肝炎为自限性疾病，一般仅根据临床表现很难与其他型肝炎区分，尤其是甲型肝炎。但一般而言，急性黄疸型戊型肝炎的黄疸前期持续时间较长，病情较重，黄疸较深；孕妇常发生重型肝炎，在中度、轻度黄疸期即可出现肝性脑病，常发生流产和死胎，产后可导致大出血，出血后常使病情恶化并导致多脏器功能衰竭而死亡。

3. 实验室诊断 急性戊型肝炎患者血清抗 -HEV 阳转阴或滴度由低到高，或抗 HEV 阳性滴度 > 1 ∶ 20，或逆转录聚合酶链反应法（RT-PCR）检测血清和（或）粪便 HEV-RNA 阳性。

九、鉴别诊断

需要和其他肝炎病毒所导致的肝炎及药物等其他原因所致的肝损害相鉴别，请参见甲型肝炎。

十、治疗

戊型病毒性肝炎目前无特效治疗方法，主要是休息、支持和对症治疗，以及抗炎、抗氧化等保肝治疗，可以参考甲型肝炎的治疗。

十一、预防

本病的主要预防策略是以切断传播途径为主的综合性预防措施，包括保护水源，防止水源被粪便污染，保证安全用水；加强食品卫生和个人卫生；改善卫生设施，提高环境卫生水平。

目前尚无批准的戊型肝炎疫苗可用于预防。

十二、预后

戊型肝炎为自限性疾病，一般预后良好，总的病死率为 1% ~ 2%，

第四节　脂肪肝

脂肪性肝病（fatty liver disease）是指脂肪（主要是三酰甘油）在肝脏过度沉积的临床病理综合征。正常肝内脂类含量占肝重的 4% ~ 5%，脂类蓄积超过 5% 或组织学上每单位面积见 1/3 以上肝细胞脂肪变时，称为脂肪肝。

临床上根据患者有无过量饮酒史，将脂肪肝分为酒精性脂肪肝（alcoholic liver disease，ALD）和非酒精性脂肪肝（non-alcoholic fatty liver disease，NAFLD）。

非酒精性脂肪性肝病（non-alcoholic fatty live disease，NAFLD）是一种与胰岛素抵抗（insulin resistance，IR）和遗传易感性密切相关的获得性代谢应激性肝损伤。病理学改变与酒精性肝病（alcoholic liver disease，ALD）相似，以弥漫性肝细胞大泡性脂肪变为主，但患者无过量饮酒史，疾病谱包括单纯性脂肪肝（non-alcoholic simple fatty liver，NSFL）、非酒精性脂肪性肝炎（non-alcoholic steatohepatitis，NASH）及其相关肝硬化和肝细胞癌。

NAFLD 除可直接导致失代偿期肝硬化、肝细胞癌和肝移植复发外，还可影响其他慢性肝病的进展，并参与 2 型糖尿病和动脉粥样硬化的发病。代谢综合征相关恶性肿瘤、动脉硬化性血管疾病以及肝硬化严重影响 NAFLD 患者生活质量和预期寿命。

一、流行病学

随着肥胖及相关代谢综合征全球化的流行趋势，NAFLD 现已成为欧美等发达国家和我国富裕地区慢性肝病的重要病因。普通成人 NAFLD 患病率 20% ~ 33%，其中 10% ~ 20% 为 NASH，后者 10 年内肝硬化发生率高达 25%。尽管酒精滥用和丙型肝炎病毒（HCV）感染与肝脂肪变关系密切，但是全球脂肪肝的流行主要与肥胖症患病率迅速增长密切相关，随着体重增加而增高。肥胖症患者 NAFL 患病率为 60% ~ 90%、NASH 为 20% ~ 25%、肝硬化为 2% ~ 8%。近 20 年来亚洲国家 NAFLD 增长迅速且呈低龄化发病趋势，中国上海、广州和香港等发达地区成人 NAFLD 患病率在 15% 左右。

二、病因及发病机制

1. 病因　NAFLD 与代谢综合征，即肥胖、2 型糖尿病、高三酰甘油血症以及高血压等密切相关，被认为是代谢综合征在肝脏的一种病理表现。

NAFLD 可能病因有：脂类代谢障碍；胰岛素抵抗（代谢综合征）、皮下脂肪萎缩；药物（胺碘酮、地尔硫䓬、抗反转录病毒强活化治疗、类固醇及他莫昔芬等）；再次喂养综合征；严重体重丢失（空肠回肠改道术、胃旁路术、饥饿等）；全肠外营养；毒物暴露（如有机溶液）等。

2. 发病机制　NAFLD 的发病机制尚不明确，目前大部分学者认可“二次打击”理论，即在肝细胞脂肪变性基础上，以线粒体活性氧（reactive oxygen species，ROS）为核心的氧应激和脂质过氧化（lipid

peroxidation，LPO）对肝脏造成进一步损害。

初次打击，主要是胰岛素抵抗（insulin resistance，IR）使胰岛素抑制脂肪酶的活性下降，外周脂肪组织分解增多，形成大量的游离脂肪酸（free fatty acids，FFAs），FFAs 容易通过门静脉系统进入肝脏，肝脏对 FFAs 氧化和利用不足，脂肪酸的增加，肝内脂肪蓄积；再次打击，主要是氧应激及脂质过氧化损伤，导致脂肪变的肝细胞发生炎性反应、坏死甚至纤维化。

正常情况下，FFAs 在肝脏与外周脂肪组织间循环，肝细胞内无脂质沉积。但存在胰岛素抵抗时，脂肪细胞对胰岛素敏感性降低，胰岛素抗脂解作用受损，代偿性出现高胰岛素血症，外周脂肪分解增加，进入肝细胞的 FFAs 增多，进一步加重 IR，如此形成恶性循环，导致肝内脂肪蓄积。

NAFLD 患者肝细胞内 Fe^{2+}含量明显高于正常人，与 IR 相关性铁超载有关。胰岛素可促进转铁蛋白受体在细胞膜上转位，促使肝细胞吸收 Fe^{2+}，促进肝内铁沉积。Fe^{2+}是 ROS 生成关键酶的辅基，还可以加快脂质过氧化反应速度。ROS 产物破坏红细胞，血红蛋白释放 Fe^{2+}增多，氧自由基可使铁蛋白释放 Fe^{2+}增加，肝细胞本身破坏可释放 Fe^{2+}，Fe^{2+}增多后可促进 ROS 形成，形成恶性循环。Fe^{2+}激活库普弗细胞和贮脂细胞，引起免疫反应及肝损伤。

细胞色素 P450（cytochrome P450，CYP）中的 CYP2EI 和 CYP4A 是细胞色素 P450 参与脂肪酸羟化的两个重要酶，底物缺乏时可进行无效循环，形成 ROS，造成脂质过氧化。饥饿、糖尿病和肥胖时，CYP2E1 表达增加。NASH 鼠模型研究中发现，肝脏 CYP2E1 明显升高与过氧化氢及脂质过氧化水平相关，其能被抗 CYP2E1 抗体强烈抑制。

ROS 是线粒体呼吸链氧化还原反应过程中产生的超氧阴离子、过氧化氢、羟自由基的总称。当产生大量 ROS 时，ROS 及其代谢产物的毒性超过肝脏抗氧化能力时，促氧化物质与抗氧化物质之间动态平衡失调，形成氧化应激状态，造成肝组织损害，是 NASH 主要原因。

有些药物，如马来酸、胺碘酮和枸橼酸等极易穿过线粒体外膜，在酸性线粒体内膜中释放质子，产生强大的阳性离子流，阻碍呼吸链电子传递，从而影响 FFA-B 氧化过程，使更多的质子与氧结合，形成大量 ROS。

食物中缺乏胆碱和蛋氨酸，将导致线粒体氧化呼吸链上复合体Ⅰ（NADH-泛醌还原酶）功能失常，使 ROS 生成增多。

某些疾病，如 Wilson's 病，编码铜转运 ATP 酶的核基因突变，肝细胞线粒体内铜沉积过多，形成 Cu-DNA 复合体，影响线粒体氧化呼吸过程，造成 ROS 生成增多。

全肠道外营养和空回肠旁路术，造成营养缺乏和肠道菌群失调，小肠细菌过度生长，细菌毒素产生和吸收增多。内毒素可引起肝损害，抑制线粒体氧化呼吸链，促进肝细胞释放 TNF-α，促使 ROS 大量生成。

营养缺乏、饥饿状态下，外周脂肪分解 FFAs 增加，加重肝脏 FFA-β 氧化过程，促使 ROS 生成增多。

大量 ROS 生成以后，除引起氧化应激对肝脏产生损害外，还通过脂质过氧化、细胞因子及肝细胞凋亡途径产生对肝脏的损害。

ROS 与膜磷脂中的不饱和脂肪酸、核酸等大分子氧化反应形成脂质过氧化物。二者通过共价键与线粒体生物膜上的蛋白结合，造成细胞膜损害，ROS 进一步泄露。ROS 可以导致肝细胞、库普弗细胞和脂肪细胞释放肿瘤坏死因子（tumor necrosis factor α，TNF-α）、转移生长因子（transforming growthfactor β_1，TGF-β_1）和白细胞介素 8（interleukin 8，IL-8）等细胞因子。TGF-β_1促进星状细胞合成胶原蛋白增多，激活组织谷氨酰转移酶，后者使细胞骨架蛋白发生交联，尤其介导丝蛋白交织折叠，有助于 Mallory 小体形成。TNF-α 是强烈的中性粒细胞趋化因子，可以引起大量的中性粒细胞浸润，导致肝细胞实质性损害；同时它可以促进线粒体细胞膜上 PTP 孔开放，使大量细胞色素 C 氧化酶泄漏，这两方面可同时阻碍线粒体氧化呼吸链上的电子传递，进一步增加 ROS 的产生和脂质过氧化，造成恶性循环。

三、分类

1. 根据病因分类　根据病因，本病可分为原发性和继发性。原发多由于胰岛素抵抗，多源性代谢紊乱、肥胖和代谢综合征等；继发性多由于营养不良，包括胃肠外营养不良、药物、毒物、肝豆状核变性、病毒性肝炎及不明原因脂肪变性等。

2. 根据病理学分类　NAFLD 的病理改变以肝腺泡 3 区大泡性或以大泡性为主的混合型肝细胞脂肪变性为主要特征，伴或不伴有肝细胞气球样变、小叶内混合性炎性细胞浸润以及肝纤维化。根据肝内脂肪变、炎症和纤维化的严重程度，将 NAFLD 分为单纯性脂肪性肝病、非酒精性脂肪性肝炎、非酒精性脂肪性肝炎相关肝硬化。

单纯性脂肪肝性病：肝小叶内超过 30% 的肝细胞发生脂肪变，以大泡性脂肪变性为主，根据脂肪变性在肝脏累及的范围可将其分为轻、中、重 3 型。肝细胞无炎症、坏死。

非酒精性脂肪性肝炎：肝腺泡 3 区气球样变，腺泡点灶状坏死，门管区炎症伴门管区周围炎症。腺泡 3 区出现窦周 / 细胞周纤维化，可扩展到门管区及周围，出现局灶性或广泛的桥接纤维化。

非酒精性脂肪性肝炎相关肝硬化：肝小叶结构完全毁损，代之以假小叶形成和广泛纤维化，大体为小结节性肝硬化。可分为活动期与静止期。脂肪性肝硬化发生后肝细胞脂肪变性可减轻甚至完全消退。

四、临床表现

本病起病隐匿，缺乏特异的临床表现。约 25% 的轻度脂肪肝无明显临床症状，随着病情的发展，中、重度脂肪肝症状可较明显，有类似慢性肝炎或消化不良的表现，出现两肋胀痛或隐痛，疲劳、乏力、食欲缺乏、恶心呕吐、上腹胀或疼痛等。

五、病情评估

1. 人体学指标　疑似 NAFLD 患者应测身高、体重、腰围、臀围和血压。身高和体重用来计算体重指数（BMI）。BMI 反映躯体肥胖，腰围和腰臀比例反映内脏肥胖。应重视近期体重波动（每个月体重下降 > 5kg 或半年体重增加 > 2kg）对肝脏的不良影响。

2. 实验室检查　丙氨酸氨基转移酶（ALT）和天冬氨酸氨基转移酶（AST）升高最常见，通常为正常值上限的 1 ~ 4 倍。也有部分患者的氨基转移酶水平正常。AST/ALT 比值 < 1（如为酒精性肝病比值 > 2），当肝细胞损害严重度增加时，比值可能会升高。碱性磷酸酶（ALP）可以升高到正常值上限的 2 倍。γ－谷氨酰转肽酶（GGT）也会升高。β 球蛋白、铁蛋白、三酰甘油、胆汁酸等升高。血清白蛋白、胆红素和凝血酶原时间一般无变化。

3. 影像学检查　首选 B 超，敏感度为 82% ~ 89%，特异度为 93%。可以准确判断体内和肝脏脂肪分布类型，大致反映脂肪肝的有无及其程度，并可提示是否存在显性肝硬化和肝内占位性病变。

CT 平扫肝脏密度普遍降低，肝 / 脾 CT 平扫密度比值≤ 1 可明确脂肪性肝病的诊断。此外，CT 还能识别其他肝病变（如肿块）。CT 或超声检查均不能区分脂肪变性和脂肪性肝炎。

4. 肝活检　目前此项检查尚存在争议，但活检是诊断 NASH 和确定预后的唯一可依赖的方法。

肝活检组织学评估主要用于：经常规检查和诊断性治疗仍未能明确诊断的患者；有进展性肝纤维化的高危人群但缺乏临床或影像学肝硬化证据者；入选药物临床试验和诊断试验的患者；由于其他目的而行腹腔镜检查（如胆囊切除术、胃捆扎术）的患者；患者强烈要求了解肝病的性质及其预后。

六、诊断及鉴别诊断

1. 诊断标准　对于疑似 NAFLD 的患者，应仔细询问患者乙醇摄入情况。完善实验室检查，包括 ALT、AST、碱性磷酸酶、血清胆红素、白蛋白水平、凝血酶原时间和病毒性肝炎的诊断性检测。如果临床和实验室评估排除了乙醇和其他肝病原因，应考虑影像学检查，如超声、CT 等。

2. 临床诊断　诊断需符合以下三个条件：①无饮酒史或饮酒折含乙醇量 < 140g/w（女性 < 70g/w）；②除外病毒性肝炎、药物性肝病、全胃肠外营养、肝豆状核变性等可导致脂肪肝的特定疾病；③肝活检组织学改变符合脂肪性肝病的病理学诊断标准。由于肝组织学诊断难以获得，NAFLD 工作定义为：肝脏影像学表现符合弥漫性脂肪肝的影像学诊断标准且无其他原因可供解释；和（或）有代谢综合征相关组分的患者出现不明原因的血清丙氨酸氨基转移酶（ALT）和（或）天冬氨酸氨基转移酶（AST）以及 γ－

谷氨酰转肽酶（GGT）水平持续增高半年以上。减肥和改善 IR 后，异常酶谱和影像学脂肪肝改善甚至恢复正常者可明确 NAFLD 的诊断。

3. 临床分型诊断标准

（1）单纯性脂肪肝病：凡具备下列第①～②项和第③或第④项中任何一项者即可诊断。①具备临床诊断标准①～③项；②肝功能检查基本正常；③影像学表现符合脂肪肝诊断标准；④肝脏组织学表现符合单纯性脂肪肝诊断标准。

（2）非酒精性脂肪性肝炎：凡具备下列第①～③项或第①和第④项者即可诊断。①具备临床诊断标准①～③项；②存在代谢综合征或不明原因性血清 ALT 水平升高持续 4 周以上；③影像学表现符合弥漫性脂肪肝诊断标准；④肝脏组织学表现符合脂肪性肝炎诊断标准。

（3）非酒精性脂肪性肝炎相关性肝硬化：凡具备下列第①～②项和第③或第④项中任何一项者即可诊断。①具备临床诊断标准①～③项；②有多种代谢紊乱和（或）脂肪肝的病史；③影像学表现符合肝硬化诊断标准；④肝组织学表现符合肝硬化诊断标准，包括 NASH 合并肝硬化、脂肪性肝硬化以及隐源性肝硬化。

4. 病理学诊断　NAFLD 病理特征为肝腺泡 3 区大泡性或以大泡为主的混合性肝细胞脂肪变，伴或不伴有肝细胞气球样变、小叶内混合性炎症细胞浸润以及窦周纤维化。与成人不同，儿童 NASH 汇管区病变（炎症和纤维化）通常较小叶内严重。

参照美国国立卫生研究院（NIH）NASH 临床研究网病理工作组指南，常规进行 NAFLD 活动度积分（NAFLD activity score，NAS）和肝纤维化分期。

NAS 积分（0 ～ 8 分）：①肝细胞脂肪变，0 分（＜ 5%）；1 分（5% ～ 33%）；2 分（34% ～ 66%）；3 分（＞ 66%）。②小叶内炎症（20 倍镜计数坏死灶）：0 分，无；1 分（＜ 2 个）；2 分（2 ～ 4 个）；3 分（＞ 4 个）。③肝细胞气球样变：0 分，无；1 分，少见；2 分，多见。NAS 为半定量评分系统而非诊断程序，NAS ＜ 3 分可排除 NASH，NAS ＞ 4 分则可诊断 NASH，介于两者之间者为 NASH 可能。规定不伴有小叶内炎症、气球样变和纤维化但肝脂肪变＞ 33% 者为 NAFL，脂肪变达不到此程度者仅称为肝细胞脂肪变。

肝纤维化分期（0 ～ 4）：0，无纤维化；1a，肝腺泡 3 区轻度窦周纤维化；1b，肝腺泡 3 区中度窦周纤维化；1c，仅有门脉周围纤维化；2，腺泡 3 区窦周纤维化合并门脉周围纤维化；3，桥接纤维化；4，高度可疑或确诊肝硬化，包括 NASH 合并肝硬化、脂肪性肝硬化以及隐源性肝硬化（因为肝脂肪变和炎症随着肝纤维化进展而减轻）。不要轻易将无脂肪性肝炎组织学特征的隐源性肝硬化归因于 NAFLD，必须寻找有无其他可能导致肝硬化的原因。

5. 影像学诊断　规定具备以下 3 项腹部超声表现中的 2 项者为弥漫性脂肪肝：①肝脏近场回声弥漫性增强（“明亮肝”），回声强于肾脏；②肝内管道结构显示不清；③肝脏远场回声逐渐衰减。

CT 诊断脂肪肝的依据为肝脏密度普遍降低，肝 / 脾 CT 比值＜ 1.0。其中，肝 / 脾 CT 比值＜ 1.0 但＞ 0.7 者为轻度，≤ 0.7 但＞ 0.5 者为中度，≤ 0.5 者为重度脂肪肝。

6. 代谢综合征诊断　符合以下 5 项条件中 3 项者诊断为代谢综合征。①肥胖症：腰围＞ 90cm（男性），＞ 80cm（女性），和（或）体重指数（BMI）＞ 25kg/m^2；②三酰甘油（TG）增高：血清 TG ≥ 1.7mmol/L，或已诊断为高 TG 血症；③高密度脂蛋白胆固醇（HDL-C）降低：HDL-C ＜ 1.03mmol/L（男性），＜ 1.29mmol/L（女性）；④血压增高：动脉血压≥ 130/85mmHg 或已诊断为高血压；⑤空腹血糖（FBG）增高：FBG ≥ 5.6mmol/L 或已诊断为 2 型糖尿病。

7. 鉴别诊断　需除外酒精性肝病、病毒性肝炎、自身免疫性肝病、肝豆状核变性等可导致脂肪肝的特定肝病；除外药物（他莫昔芬、氨甲蝶呤、糖皮质激素等）、全胃肠外营养、炎症性肠病、甲状腺功能减退症、库欣综合征以及一些与胰岛素抵抗相关的综合征（脂质萎缩性糖尿病等）等可导致脂肪肝的情况。

七、治疗

NAFLD 的主要死因为动脉硬化性血管事件，而肝病残疾和死亡仅见于 NASH 并发肝硬化者。因此，NAFLD 诊治的首要目标为改善胰岛素抵抗，防治代谢综合征及其相关终末期器官病变，从而改善患者生活质量和延长存活时间；次要目标为逆转肝脂肪变，减少胆囊炎和胆结石的发生；附加要求为防治 NASH，阻止肝病进展，减少肝硬化的、干细胞癌及其并发症的发生。

1. 健康宣传教育，改变生活方式　通过健康宣教纠正不良生活方式与行为，参照代谢综合征的治疗意见，推荐中等程度的热量限制，肥胖成人每日热量摄入需减少 2 092 ~ 4 184kJ（500 ~ 1 000kcal）；改变饮食组分，建议低糖低脂的平衡膳食，减少含糖饮料及饱和脂肪和反式脂肪的摄入，增加膳食纤维含量；中等量有氧运动，每周 4 次以上，累计锻炼时间至少 150 分钟。

2. 控制体重，减少腰围　合并肥胖的 NAFLD 患者如果改变生活方式 6 ~ 12 个月体重降低 < 5%，建议谨慎选用二甲双胍、曲布西明等药物进行二级干预。除非存在肝衰竭、中重度食管胃静脉曲张，重度肥胖症患者在药物减肥治疗无效时可考虑上消化道减肥手术。

3. 改善胰岛素抵抗，纠正代谢紊乱　NAFLD 患者积极治疗原发疾病，控制饮食，增加运动量等 3 ~ 6 个月后，血脂总胆固醇（TC）> 6.46mmol/L，低密度脂蛋白 – 胆固醇（LDL–C）> 4.16mmol/L，高密度脂蛋白 – 胆固醇（HDI–C）< 0.90mmol/L 及三酰甘油（TG）> 2.26mmol/L 时，除非存在明显的肝功能损害（血清氨基转移酶 > 3 倍正常值上限）、肝功能不全或失代偿期肝硬化等情况，应酌情使用血管紧张素受体阻滞剂、胰岛素增敏剂（二甲双胍、吡格列酮、罗格列酮）、他汀类及贝特类药物，以降低血压和防治糖脂代谢紊乱及动脉硬化。

二甲双胍在人体内的主要作用部位是肝脏，能刺激人体细胞内的胰岛素受体 I 的酪氨酸酶活性，从而有效地改善了胰岛素受体与胰岛素的结合能力。同时二甲双胍能显著增强外周组织对胰岛素的敏感度，通过组织肝糖原分解来减少肝的葡萄糖产物出现，抑制肿瘤坏死因子（TNF– α）的表达，减少肝脏脂肪蓄积和 ATP 消耗，从而有效改善机体的胰岛素抵抗水平，有助于 NAFLD 治疗。

八、保肝抗炎药物防治肝炎和肝纤维化

在基础治疗的前提下，保肝抗炎药物作为辅助治疗的适应证：伴有肝功能异常；合并代谢综合征；肝活检证实为 NASH 而非 SFL；基础治疗半年无效或所有治疗方法可能会诱发和致肝病恶化；存在慢性肝病相关征象等。常用药物如下。

（1）护肝降酶类：主要作用为保护肝功能和降低肝损害，如水飞蓟宾，能稳定肝细胞代谢，抗肝细胞坏死，减轻脂肪变，降低 ALT；硫普罗宁，能促进肝细胞的再生和修复，减少 TG 堆积，降低氨基转移酶；熊去氧胆酸，能促进内源性胆汁酸分泌和排出并抑制其重吸收，拮抗疏水性胆汁酸的细胞毒作用，保护肝细胞膜，其他有甘草酸制剂、双环醇和还原型谷胱甘肽等。

（2）抗脂质氧化物：磷脂是肝窦内皮和肝细胞的膜稳定剂，能抗脂质过氧化，激活脂解酶系统，如多烯磷脂酰胆碱，具有抗氧化、抗肝纤维化，抑制施万细胞活化和保护肝细胞等功能。体外实验证实 PPC 可降低施旺细胞分泌转化生长因子 – β（TGF– β）而作用于人肝细胞，抑制铁负荷引起的氧应激，具有抗氧化作用。维生素 A、C、E 以及胡萝卜素、硒、乙酰半胱氨酸、甜菜碱等，可缓解脂质过氧化引起的肝组织损害；其他有 S– 腺苷蛋氨酸等。疗程通常需要 6 ~ 12 个月。

九、积极处理肝硬化的并发症

应根据临床需要采取相关措施，防治肝硬化门静脉高压和肝衰竭的并发症。NASH 并肝衰竭、失代偿期肝硬化以及 NAFLD 并发肝细胞癌患者可考虑肝移植手术治疗。肝移植术前应全面评估代谢危险因素及其并发症，术后仍需加强代谢综合征组分的治疗，以减少 NAFLD 复发和提高患者的生存率。

4. 肝肾综合征　失代偿期肝硬化出现大量腹水时，由于有效血容量不足引起肾皮质血流量减少、肝脏合成舒张血管物质减少而缩血管物质增多，以及高胆红素对肝脏的损害等因素，可引起肝肾综合征。其特征为少尿或无尿、低血钠和低尿钠，而肾脏本身无器质性病变，因而又称为功能性肾衰竭。多在大量放腹水、大量应用利尿剂和上消化道大出血后发生。

5. 原发性肝癌　多数原发性肝癌发生在肝硬化的基础上。临床上出现肝区疼痛、肝脏进行性肿大，或迅速出现大量腹水，出现黄疸、不规则发热等要警惕原发性肝癌。AFP 是最重要的血清学指标，同时需结合超声波、CT，必要时行肝活检。

三、诊断、治疗及预后

（一）诊断

肝活检是证明肝硬化，鉴别病因和评估瘢痕形成程度的金标准。活检标本要足够大，并应包括汇管区和中央静脉区。超声和 CT 可描述硬化肝脏的特征性改变，如肝结节、体积缩小、肝左叶突起物，以及门静脉高压的存在，如脾肿大、静脉曲张等，但不能用于确诊。非侵入性肝纤维化的血清学标记物发展较快但不宜广泛应用。

（二）治疗

肝硬化目前尚无特效治疗，主要是一般支持治疗及预防、治疗各种并发症。

1. 一般治疗　如下所述。

（1）休息：在肝硬化代偿期应动静结合，可参加轻体力活动，但均以不引起疲乏感为原则。肝功能明显异常，合并有肝硬化并发症时，则应以卧床休息为主。

（2）饮食治疗：肝硬化患者以高热量、高蛋白、高维生素及适量脂肪饮食为原则。出现肝性脑病前兆的患者应少用甚至不用蛋白质。出现腹水时应严格控制水分和盐的摄入量。禁用损害肝功能的药物。

（3）支持治疗：失代偿期患者可静脉补充葡萄糖、维生素和氯化钾等营养物质，补液应特别注意维持水、电解质和酸碱平衡，白蛋白严重降低时可静脉补充清蛋白。

2. 药物治疗　病毒复制活跃的患者应根据情况选择干扰素或核苷类似物，给予抗病毒治疗。秋水仙碱有分解胶原和抗炎症作用，剂量为 1mg/d，分 2 次服用，每周 5d。水飞蓟素可保护肝细胞膜，促进肝细胞再生，每次 2 片，每日 3 次。可适量补充维生素，维生素 C 有促进代谢和解毒作用，维生素 E 有抗氧化和保护肝细胞作用，有凝血障碍者可注射维生素 K_1，B 族维生素有防止脂肪肝和保护肝细胞作用。

3. 腹水的治疗　如下所述。

（1）钠、水的摄入：腹水患者必须限钠，给予低盐饮食，每日钠摄入量应控制在 < 90mmol/d（0.2g/d）。对于有低钠血症的患者，血钠在 126 ～ 135mmol/L 且血清肌酐正常者，可继续利尿疗法，无须限水；血钠在 121 ～ 125mmol/L 且血清肌酐正常者应停止利尿；血钠在 121 ～ 125mmol/L 且血清肌酐升高 > 150μmol/L 者，应停止利尿，给予扩容疗法；血钠≤ 120mmol/L 者应停止利尿，用胶体物质或盐类给予扩容，但应控制血钠升高速度，避免每 24h 血钠升高 > 12mmol/L。

（2）应用利尿剂：首选螺内酯，剂量可由 100mg/d 增加至 400mg/d。如效果不佳，可加用呋塞米，最大可用 160mg/d。使用螺内酯和呋塞米的剂量比例为 100mg：40mg，同时密切检测临床和生化指标。

（3）治疗性腹腔穿刺术：治疗性腹腔穿刺术是治疗大量腹水或顽固性腹水的首选治疗方法。抽吸腹水量 < 5L 时，应补充血浆扩容剂，如 150 ～ 200mL 琥珀酰明胶（佳乐施）或尿素交联明胶，不需要用清蛋白扩容。抽吸大量腹水时应补充清蛋白 8g/L 扩容，即 20% 清蛋白 100mL/3L 腹水。

（4）经颈静脉肝内门 – 体分流术（TIPS）：TIPS 是一种治疗难治性腹水很有效的方法，在很大程度上代替了门 – 腔分流术。TIPS 可使肾素 – 血管紧张素 – 醛固酮系统功能继发性降低，从而增加钠和水的排出。行 TIPS 后有大约 25% 患者发生肝性脑病，60 岁以上患者发生率更高。需要频繁行穿刺术的患者（一般在每月 3 次以上）可考虑 TIPS 治疗。还有研究表明，TIPS 可使 60% ～ 70% 患者的胸腔积液消退。

（5）肝移植：所有肝硬化腹水患者都应考虑肝移植。

4. 并发症的治疗 如下所述。

（1）上消化道出血：根据症状及体征估计出血量，迅速恢复血容量（静脉补液或输血），并密切检测生命体征，采取有效止血措施并预防肝性脑病、肝肾综合征等严重并发症。止血措施可根据实际情况，采用内镜下注硬化剂至曲张的静脉或用皮圈套扎曲张静脉，或两种方法同时使用。药物止血治疗，如食管胃底静脉曲张破裂出血，可使用垂体后叶素、血管加升素等降低门静脉压力的药物；如消化性溃疡所致出血，可使用抑制胃酸分泌的药物。

（2）自发性细菌性腹膜炎：腹水中性粒细胞计数 > 250×10^6/L 的患者可经验性地使用抗生素治疗。无症状、有肠鸣音的患者可使用口服抗生素治疗，第三代头孢菌素已被证明为有效。如抗生素治疗 2d 后腹水中性粒细胞计数比治疗前降低不到 25%，应考虑治疗失败，应高度怀疑继发性腹膜炎。SBP 患者如出现肾功能不全的体征，应输注清蛋白，前 6h 为 1.5g/kg，然后 1g/kg，用 3d。所有 SBP 患者都应考虑肝移植。

（3）肝性脑病：目前尚无特效疗法，需采取综合措施。去除诱发肝性脑病的诱因如上消化道出血、感染等，纠正低钾低氯性碱中毒等代谢紊乱，促进氨等毒性物质的清除，清洁肠道、控制肠道菌群及降低肠道 pH。

（4）肝肾综合征：无有效治疗方法。可采取以下措施：去除诱因，如上消化道出血、感染等；限制水、钠摄入，保持水、电解质平衡；输注右旋糖酐 40、清蛋白或腹水回输等方法，对低排高阻型肝肾综合征有疗效；使用八肽加压素、多巴胺舒张肾血管，增加肾皮质血流量，提高肾小球滤过率。

5. 肝移植 肝移植是目前治疗肝硬化及其并发症最有效的方法。

（三）预后

目前 Child-Pugh 分级法是国际上通用的肝脏储备功能的分级标准（表 10-1），用肝合成功能不全的参数来评估进展性肝病患者的预后。尚无肝功能储备的动力试验。任何类型的手术都会增加肝硬化患者的发病率和死亡率，此风险与患者术前的 Child 评分密切相关。

表 10-1 Child-Pugh 分级标准

项目	计分		
	1	2	3
肝性脑病	无	1 ~ 2 级	3 ~ 4 级
腹水	无	轻，易控制	中、重，顽固
血清胆红素（μmol/L）	17.1 ~ 34.23	4.2 ~ 51.3	>51.3
血清白蛋白（g/L）	≥ 35	35 ~ 25	< 25
凝血酶原活动度（%）	> 50	30 ~ 50	< 30

注：A 级：5 ~ 6 分；B 级：7 ~ 9 分；C 级：10 ~ 15 分。

第十一章

胆囊疾病

第一节　急性胆囊炎

急性胆囊炎是胆囊的急性化学或细菌性炎症病变。早在 1877 年 Charcot 即第一次报道了急性胆系感染的病例。据统计，90% ~ 95% 的急性胆囊炎是由胆囊结石引起（结石性胆囊炎），5% ~ 10% 为非结石性胆囊炎，病因包括局部缺血、运动障碍、直接化学损伤、微生物、寄生虫感染以及变态反应等。急性非结石性胆囊炎是一种特殊类型的急性胆囊炎，通常起病严重，预后比急性结石性胆囊炎差，总病死率为 15%。

一、流行病学

所有腹痛的患者中，有 3% ~ 10% 为急性胆囊炎患者。在 50 岁以下的腹痛患者中，急性胆囊炎患者所占比例为 6.3%，而在年龄为 50 岁及以上的腹痛患者中急性胆囊炎患者可占到 20.9%。近年来急性胆囊炎的患者数逐年增多。急性结石性胆囊炎在女性患者中的发病率较男性高，在 50 岁左右时男女比率约为 1 ∶ 3，而 50 岁以后的比率约为 1 ∶ 1.5。相反，急性非结石性胆囊炎的男性发病率较高，男女比例为 1.5 ∶ 1。每年有 6% ~ 8% 的急性胆囊炎患者因症状恶化而行胆囊切除术。

二、病因学

90% ~ 95% 的急性胆囊炎是由胆囊结石引起，5% ~ 10% 为非结石性胆囊炎。前者的危险因素包括艾滋病、蛔虫、妊娠、肥胖等。同时，短期服用纤维素类、噻嗪类、第三代头孢菌素类、红霉素、氨苄西林等药物，长期应用奥曲肽、激素替代治疗均可能诱发急性胆囊炎。急性非结石性胆囊炎的危险因素主要有：大手术、严重创伤、烧伤、肠外营养、肿瘤、感染以及糖尿病等。

（一）艾滋病

艾滋病全称为“获得性免疫缺陷综合征”（acquired immuno deficiency syndrome，AIDS），导致胆道疾病可能通过两种机制：一种是 AIDS 相关性胆管病变；另一种是急性非结石性胆囊炎。而在 AIDS 患者中也有患有硬化性胆管炎的患者。

1. AIDS 相关性胆管病变　在患有 AIDS 1 年以上的中年患者经常可以观察到其患有急性胆囊炎。90% 的患者以右上腹痛为主诉，行腹部超声时可以观察到肝内及肝外胆管扩张。约有 81% 的患者腹部彩超及 78% 的患者 CT 可以观察到异常。肝脏生化检查可以观察到碱性磷酸酶水平的增高。

2. 非结石性胆囊炎　AIDS 导致的非结石性胆囊炎患者的特征是：①发病年龄小于无 AIDS 患者；②存在口服给药；③右上腹痛；④碱性磷酸酶及血清胆红素异常增高；⑤与巨细胞病毒和隐孢子虫感染相关。有研究指出，急性胆囊炎是 AIDS 患者进行开腹手术的最常见的病因。

（二）药物

Michielsen 等进行研究表明，部分药物可以导致胆囊结石的形成，从而间接地导致急性胆囊炎的发生。由药物导致胆囊疾病的发病机制如表 11-1 所示。

表 11-1 药物导致胆囊疾病的发病机制

发病机制	药物
直接化学毒性促进胆汁形成结石	肝动脉灌注
抑制 ACAT 活性	黄体酮、贝特类降脂药
增加肝脏脂蛋白受体	雌激素
诱导胆囊结石患者发生胆囊炎	利尿剂
促进胆汁中钙盐的沉积	头孢曲松、奥曲肽
免疫机制	抗微生物药物（红霉素、氨苄西林）

（三）蛔虫

蛔虫病的并发症包括肝、胆道及胰腺疾病。发生于胆道的并发症包括：①非结石性胆囊炎；②急性胆管炎；③急性胰腺炎；④肝脓肿；⑤由蛔虫导致的胆囊结石形成。当蛔虫由十二指肠乳头进入胆道后，会导致肝脏及胆道的损伤，从而引起胆道疾病。通常进入胆道的蛔虫在 1 周内便会返回十二指肠，如果它们逗留超过 10 天，就会死亡并且为结石的形成提供病灶。蛔虫病相关的胆道疾病在女性多发（男女比例约为 1 ： 3），婴幼儿少见。怀孕的女性较未怀孕的女性发生胆道并发症的危险性要高。在蛔虫病的流行地区，蛔虫是胆囊结石的常见原因。

（四）妊娠

有研究指出，胆囊结石发生的危险性从进入青春期开始增高，进入更年期后开始下降。同样也有研究得出应用口服避孕药会致胆囊疾病的危险性增加的结论。因此，有人认为雌激素和黄体酮的水平与胆囊结石的形成有关。事实上，在妊娠期间常规行腹部超声检查可发现 3.5% 的孕妇存在胆囊结石，而胆囊结石也是妊娠女性发生胆囊炎最常见的原因，约占所有胆囊炎的 90% 或更大的比例；胆囊炎也成为继阑尾炎之后，妊娠女性发生腹痛的第二大原因，发生率为 1/1 600 ~ 1/10 000。而因为在怀孕期间行胆囊切除术的女性很少，因此腹腔镜手术是否增加孕妇及婴儿的危险尚没有定论。

（五）急性胆囊炎与“5F”

通常，患有胆囊结石的患者有 5 个特征，可以用 5 个英文单词来总结，即 5F：fair（白皙），fat（肥胖），female（女性），fertile（育龄期），forty（40 岁）。而拥有这 5 项特质的人们体内的雌激素与黄体酮的水平较高。Framingham 等对年龄在 30 ~ 59 岁的人群进行了长达 10 年的随访，用以评估胆囊结石的危险因素。他们得出结论，年龄在 55 ~ 62 岁的患者患有胆囊结石的危险性最高，并且绝大多数患者是在其 50 ~ 60 岁被诊断为胆囊结石。同时，胆囊结石在女性人群的发病率是男性的 2 倍，此差距会随着年龄的增长而逐渐缩小。

胆囊结石是与肥胖有关的主要疾病之一。同时，Framingham 等也证实了患有胆囊结石的患者比没有胆囊结石的患者更易发生肥胖，而这种趋势在女性患者要更明显。不仅肥胖，节食也与胆囊结石相关。有研究证明，胆囊结石与胆囊炎在 BMI ≥ 34 的女性和 BMI ≥ 38 的男性中的发生率显著高于非肥胖人群。

三、病理生理学

对多数患者来说，结石是其发生胆囊炎的常见原因。急性结石性胆囊炎可能是因为胆囊颈部或胆囊管被结石或由结石引起的局部黏膜糜烂和严重性水肿造成梗阻所引起。这种梗阻导致胆囊压力的增加并随之引起浆膜下水肿、静脉和淋巴管梗阻、细胞浸润和区域局限性缺血。有两个因素会影响病程的发展，即梗阻的程度以及梗阻持续的时间。如果梗阻发生在局部且持续时间较短，则患者表现为胆绞痛；如果梗阻为完全性且持续时间较长，则会发展为急性胆囊炎。这类患者如果未能接受早期治疗，病情会日趋严重，并有发生并发症的危险。急性胆囊炎病理分型如下：

1. 水肿性胆囊炎　胆囊毛细血管及淋巴管扩张，胆囊壁水肿，胆囊组织结构完整，浆膜下水肿。
2. 坏死性胆囊炎　胆囊部分区域出现出血和坏死，胆囊壁内压力逐渐增高，血流阻塞，组织学显示血管血栓形成及阻塞，散在区域性坏死，但这种改变仅局限于表面，不累及胆囊全层。

3. 化脓性胆囊炎 胆囊壁有白细胞浸润，并且存在坏死、化脓。在这个阶段，存在明显的炎症的修复过程。增大的胆囊开始收缩，胆囊壁因为纤维增生开始增厚。胆囊壁内形成脓肿并且逐渐累及全层，胆囊周围脓肿形成。

4. 慢性胆囊炎 慢性胆囊炎发生在反复发生的轻度胆囊炎之后，其特点是胆囊壁黏膜萎缩及纤维化。它也可能是由于胆囊结石的慢性刺激，并且常常引起急性胆囊炎。

5. 急性胆囊炎的特殊类型 急性胆囊炎存在四种特殊的类型。

（1）非结石性胆囊炎：其继发坏疽和穿孔的危险性较高。

（2）黄色肉芽肿性胆囊炎：当胆囊结石阻塞合并感染发生组织坏死时，胆汁浸润到组织间质 Rokitansky-Aschoff 窦，引起其破裂，其内的胆汁和黏蛋白释放并浸润胆囊壁及周围组织，同时胆汁中的胆固醇和脂质诱发组织细胞增生并吞噬胆固醇形成特有的泡沫细胞。因此，黄色肉芽肿性胆囊炎的形成是间质组织对胆汁外渗的反应。

（3）急性气肿性胆囊炎：该病是由于产气荚膜梭菌等产气的厌氧菌感染导致胆囊产生气体所致，以胆囊壁和腔内存在气体为特征，仅占胆囊炎总数的 1%。常突然发病，除右上腹痛、恶心、呕吐外，患者多迅速呈中毒表现，并有可能发展为败血症及坏疽性胆囊炎，经常见于糖尿病患者。

（4）胆囊扭转：可以是先天的，也可以是后天获得的或其他原因。解剖学上的两个异常与之相关：一是胆囊仅靠胆囊管和胆囊动脉二者间很短的系膜悬吊在腹膜腔内；二是胆囊虽借系膜位于肝内的正常位置，但该系膜较长，足以发生任何方向上的扭转。急性胆囊扭转不但引起右侧腹痛，而且触诊时可在下腹触及一扭转梗塞的胆囊。该病的治疗为胆囊切除术。

四、病理学

病理学上可发现胆囊体积增大、浆膜表面充血并可有坏疽或坏死区。胆囊壁水肿和增厚，在胆囊壶腹部或胆囊管处可发现梗阻的结石，胆囊腔内可有脓或血性胆汁。显微镜检查时可发现黏膜脱落物。发病 24 小时内，可发现嗜中性粒细胞，并且随着时间进展而变得明显。

约 65% 急性胆囊炎患者，病理也存在慢性胆囊炎的表现，如胆囊壁纤维化、慢性炎细胞浸润和 Rokitansky-Aschoff 窦以及黏膜扁平等。

五、临床表现

急性胆囊炎的临床表现为腹痛（大部分为右上腹痛）、恶心、呕吐、发热。

（一）腹痛

几乎每位患者均存在胆囊区持续性疼痛，常发生于进餐之后、夜间或清晨，可能与结石梗阻引起胆囊强力收缩有关。结石通常嵌顿在胆囊壶腹部或胆囊管，随着急性胆囊炎的发生、进展，依次出现胆囊扩张、水肿、静脉和淋巴管梗阻以及缺血等过程。此时的疼痛可能是因胆囊扩张引起；随后则由胆囊及相邻腹膜表面的炎症所致。因为不同患者的体型及胆囊的确切部位不同，疼痛部位可能发生于右上腹、上腹部或两者皆有。疼痛的放射区也位于右侧并朝向右肩胛骨尖端周围。若炎症刺激了膈肌时可出现右肩痛。疼痛的持续性和严重性可用于区别胆绞痛发作和急性胆囊炎。前者极少存在数小时以上，经常为一过性的痉挛性疼痛，后者则持续 30 ~ 60 分钟无缓解。

（二）恶心和呕吐

恶心和呕吐出现于 60% ~ 70% 的患者中，是除腹痛外唯一有价值的症状。其发生可能是与胆囊压力迅速上升导致的反射现象有关。由于患者呕吐后感到舒适，故常有诱发呕吐的想法。

（三）发热

约 80% 的患者表现为体温增高，但当患者年纪较大或免疫功能受损，以及服用类固醇或非类固醇抗炎药物时可能无发热。

触诊时可在右上腹、上腹正中或两处均存在压痛。约半数患者有肌紧张；1/4 的患者存在反跳痛。

Murphy 征阳性率在 76% ~ 96%。当发生弥漫性腹膜炎时，会导致十二指肠远端发生麻痹性肠梗阻，从而引起肠鸣音消失。约 40% 患者可触及胆囊区肿块，该肿块可能是扩张的胆囊或因炎症反应而黏附在胆囊上的大网膜。而疾病晚期出现的包块则是发生了胆囊周围脓肿的标志。

六、并发症

急性胆囊炎的并发症主要有胆囊穿孔、胆汁性腹膜炎、胆囊周围脓肿、胆瘘等，这些都是胆囊壁缺血和坏死的后果。其发生率为 7% ~ 26%，总病死率为 0 ~ 10%。急性胆囊炎患者一旦出现并发症，往往提示预后不佳。

（一）胆囊穿孔

胆囊穿孔占并发症的 1/3，经常发生于急性胆囊炎、创伤或肿瘤等情况，当胆囊的坏疽区发展到坏死至胆汁漏至腹腔时，便发生胆囊穿孔。

（二）胆汁性腹膜炎

发生于各种情况导致胆汁进入腹腔时，包括胆囊炎导致的胆囊穿孔、胆道手术后缝合不完全等情况。

（三）胆囊周围脓肿

因胆囊穿孔而引起的胆囊周围脓肿是由大网膜或相邻器官如结肠、胃、十二指肠所包围形成，占所有并发症的 50%。脓肿既可在胆囊与其周围组织结构之间形成，也可在胆囊与胆囊后面肝的裸区之间形成。

（四）胆瘘

当胆囊与一部分胃肠道发生附着并且向其腔内穿透时便成为瘘，约占急性胆囊炎并发症的 15%。通常发生在十二指肠，其次是结肠，胆囊空肠瘘和胆囊胃瘘少见。当较大结石从胆囊排至小肠并且其大小足以堵塞狭细的末端回肠肠腔时，患者会发展为胆石性肠梗阻。

七、辅助检查

（一）实验室检查

血清学检测没有明显的特异性。85% 的患者白细胞计数增高，但在服用抗生素或老年患者中可能无增高。约 50% 患者胆红素增高，可能与胆色素经受损的胆囊黏膜进入血循环或由于胆囊周围炎症过程继发胆总管括约肌痉挛引起胆道系统生理性梗阻有关。当评估疾病的严重程度时，应测定胆红素、肌酐、尿素氮及凝血酶原时间的值。

（二）影像学检查

1. 胆道核素造影　急性胆囊炎的特异性检验是用锝（^{99m}Tc）氨基二乙酸衍生物进行胆道核素造影（^{99m}Tc-IDA 扫描）。其对于急性结石性胆囊炎的诊断敏感性几乎为 100%，特异性为 95%。在急性胆囊炎时，可能是因胆囊出口或胆囊管梗阻导致胆囊不显影。该检查还可发现胆总管或肝总管的完全梗阻，但是其分辨能力的程度却不足以对结石或其他病变进行鉴别。

2. 腹部超声　虽然超声检查能准确地发现胆囊内的结石，但此项检查对急性结石性胆囊炎并不特异。

（1）早期：多为胆囊稍增大、壁稍增厚。

（2）急性化脓性胆囊炎：①胆囊肿大，壁毛糙；②黏膜水肿，出血和炎症浸润：可见胆囊壁弥漫性增厚，呈“双边”影；③胆囊积脓的表现：腔内透声差，内可见稀疏或致密的细小或粗大的弱强回声点，不形成沉积带，部分患者胆汁可无异常；④常伴有胆囊结石或胆囊颈部结石嵌顿；⑤急性胆囊炎发生穿孔时，可见胆囊壁局部外膨或回声缺损，胆囊窝局限性积液以及包裹的大网膜强回声；⑥胆囊壁内动脉血流明显减少；⑦超声莫非征阳性。

八、诊断与鉴别诊断

（一）急性胆囊炎诊断标准

（1）急性胆囊炎的早期诊断会为早期治疗提供帮助并且可以降低死亡率。其诊断标准如表 11-2 所示。

表 11-2 急性胆囊炎的诊断标准

诊断依据	诊断标准
症状和体征	右上腹疼痛（可向右肩背部放射），Murphy 征阳性，右上腹包块 / 压痛 / 肌紧张 / 反跳痛
全身反应	发热，C 反应蛋白升高（≥ 30mg/L），白细胞升高
影像学检查超声、CT、MRI	检查发现胆囊增大（长轴直径 >8em，短轴直径 >4cm），胆囊壁增厚 [>4mm，当患者不存在慢性肝病和（或）腹腔积液或右心衰竭]，Murphy 征阳性（用超声探头压迫胆囊时出现疼痛），胆囊颈部结石嵌顿、胆囊周围积液，胆囊壁“双边征”等表现

注：确诊急性胆囊炎：症状和体征及全身反应中至少各有 1 项为阳性；疑似急性胆囊炎：仅有影像学证据支持。必须排除急性肝炎、其他急性腹部疾病和慢性胆囊炎。

（2）当怀疑有急性非结石性胆囊炎时，应行胆道核素造影，但其准确性仅为 88%。同时，假阳性率也较高。

（二）急性胆囊炎严重程度评估

急性胆囊炎严重程度可以从轻度自限性到暴发性危及生命。我们可以把其分为轻度、中度及重度三个阶段。具体分级如表 11-3 所示。

表 11-3 急性胆囊炎严重程度分级

严重程度	评估标准
轻度	胆囊炎症较轻，未达到中、重度评估标准；健康人群没有其他器官功能障碍，仅仅有胆囊轻度炎症，进行胆囊切除术是安全及低风险的
中度（腹腔镜手术应在发病 96 小时内进行）	①白细胞 $>18 \times 10^9$/L ②右上腹可触及包块 ③发病持续时间 >72 小时 ①局部炎症严重：坏疽性胆囊炎、胆囊周围脓肿、胆源性腹膜炎，气肿性胆囊炎、肝脓肿
重度（急性胆囊炎伴有器官功能障碍）	①循环障碍 [低血压，需要使用多巴胺 >5g/（kg · min）维持，或需要使用多巴酚丁胺] ②神经功能障碍（意识障碍） ③呼吸功能障碍，氧合指数 < 300mmHg（1mmHg =0.133kPa） ④肝功能失代偿，凝血酶原时间国际标准化比值 >1.5 ⑤肾功能不全，少尿（尿量 <17mL/h），血肌酐 >20mg/L ⑥血小板 $<10 \times 10^9$/L

大部分急性胆囊炎患者的病情属于轻度或中度，对于此类患者需要解决的问题是是否在胆囊炎急性期进行胆囊切除术，或者在胆囊切除术后是否有其他的治疗措施。重度胆囊炎患者需要紧急手术或者引流来救治生命。

1. 轻度急性胆囊炎　此程度胆囊炎未达到中、重度胆囊炎评估标准，患者没有器官功能障碍，对于此类患者进行胆囊切除术的危险性低。

2. 中度急性胆囊炎　符合中度评估标准 1 ～ 4 项中任何 1 项；炎症程度的增加导致胆囊切除术的难度增加。

3. 重度急性胆囊炎　诊断标准符合重度评估标准中任何 1 项为重度急性胆囊炎，此类患者存在器官功能障碍。

（三）鉴别诊断

（1）急性胆囊炎应当与其他急腹症鉴别，包括急性阑尾炎、穿孔性或穿透性十二指肠溃疡、急性或穿孔性胃溃疡及急性胰腺炎等。通常这些疾病通过仔细询问病史和详细的体格检查很容易进行鉴别。

多数急性阑尾炎较容易与胆囊炎进行鉴别，但如果患者存在较长的腹膜后位阑尾时，因其尖端紧靠胆囊，故鉴别尚有困难。此时，应行胆道核素造影进行鉴别。

（2）急性胆囊炎还必须与包括由于肝脏迅速增大或肝脏急性炎症而引起腹痛的疾病相鉴别，例如病毒性肝炎、急性酒精性肝炎、有心衰和淋球菌性肝脏周围炎等。通常这些疾病与急性胆囊炎不难鉴别。

九、治疗

急性胆囊炎需要及时的治疗，尤其是当患者存在胆囊扭转、化脓性胆囊炎时。

（一）抗感染治疗

对于大多数急性胆囊炎患者需进行抗感染治疗，而对于所有急性胆囊炎患者均应进行胆汁和血液培养。在我国引起胆道系统感染的致病菌中，革兰阴性菌约占2/3，前3位依次为大肠埃希菌、铜绿假单胞菌、肺炎克雷伯菌。革兰阳性菌前3位依次为粪肠球菌、屎肠球菌、表皮葡萄球菌。14.0% ~ 75.5%的患者同时合并厌氧菌感染，其中以脆弱拟杆菌为主。

1. 抗感染治疗适应证　目的可以分为三种：假定或经验性治疗、明确或特异性治疗以及预防治疗。经验性治疗是指当怀疑患者存在感染并且致病菌未明确，微生物检查结果尚未得出时，应用抗生素进行治疗。当微生物检查结果回报后，抗生素就应做相应的调整，此时为明确或特异治疗。预防治疗指对于可能发生的感染进行初级和次级预防。

除了轻度急性胆囊炎，其余的急性胆囊炎的患者都需应用抗生素治疗。轻度急性胆囊炎若腹部疼痛不明显，实验室和影像学检查提示轻度的炎症反应（与胆绞痛相类似），可以口服抗菌药物甚至无须抗菌药物治疗，具体推荐药物下文会详细介绍。同时，这类患者可适当使用非甾体消炎药物。如果已经进行胆囊切除术的患者，可以应用抗生素作为预防用药。

2. 在选择抗生素时应该考虑的因素

（1）对于致病菌的抑菌活性：在胆囊炎的致病菌中，大肠埃希菌和肺炎克雷伯菌对第三代、第四代头孢菌素耐药率分别为56.6%和31.1%，对氟喹诺酮类药物耐药率分别为64.6%和29.2%。铜绿假单胞菌对亚胺培南、头孢哌酮舒巴坦耐药率分别为28.7%、19.8%。屎肠球菌对抗菌药物耐药率高于粪肠球菌，革兰阳性细菌对万古霉素和替考拉宁耐药率较低。

（2）急性胆囊炎的严重程度：抗生素的选择应首先评估疾病的严重程度。使用抗生素时剂量应充足。已经经验用药的患者在通过微生物学培养确定致病菌并进行药敏测试之后，应根据结果及时更换抗生素种类。

（3）患者有无肝肾功能障碍：因为大部分头孢菌素类、青霉素类、氨基苷类抗生素、碳青霉烯类抗生素都是通过肾脏代谢，因此当患者肾功能不全时，应下调抗生素的剂量（而使用头孢曲松时，需要评估肝脏功能，相对来讲，其对肾脏功能的要求不是很高）。桑福德抗微生物治疗指南及古德曼吉尔曼治疗学的药理学基础均推荐肾功能的评估应依靠以下公式：

血清肌酐清除率 =（140– 年龄）× 最佳体重 /（72× 血清肌酐 mg/dL），女性按计算结果 ×0.85

男性最佳体重（身高在150cm及以上）= 50kg + 0.9kg/cm×（身高 –150cm）

女性最佳体重（身高在150cm及以上）= 45.5kg + 0.91kg/cm×（身高 –150cm）

（4）患者抗菌药物接触史。

（5）抗生素的抗菌谱：需要注意的是，由于广谱抗生素的应用可能抑制肠内微生物（如第三代、第四代头孢菌素），并影响维生素K的吸收，导致出血性疾病，因此如果患者的胆道损伤已经影响到肠肝循环时，应该给予静脉注射维生素K。

3. 渗入胆囊壁的药物的选用　通常人们认为在治疗胆道疾病时，应该选择能够渗入胆囊壁的抗生素。但是，这种观点尚存在争议。现在尚没有临床或实验数据支持这个观点。能够较好地渗入胆囊壁的药物如表11–4所示。

表11–4　能够较好地渗入胆囊壁的药物

类别	药物
青霉素类	氨苄西林、哌拉西林、哌拉西林 / 他唑巴坦
头孢菌素	

续　表

类别	药物
第一代	头孢唑林
第二代	头孢美唑、氟氧头孢、头孢替安
第三，四代	头孢哌酮 / 舒巴坦、头孢曲松、头孢他啶、头孢吡肟、头孢唑兰
喹诺酮类	环丙沙星、帕珠沙星
β 内酰胺类	氨曲南
碳青霉烯类	美罗培南、帕尼培南 / 倍他米隆
林可酰胺类	克林霉素

4. 胆汁及血培养　对于急性胆囊炎，尤其是重度急性胆囊炎患者，应及时进行胆汁和血培养。急性胆囊炎患者微生物学检查的临床意义取决于疾病的严重程度。尽管多数轻度和中度急性胆囊炎患者可以不依赖于微生物学的检测结果而痊愈，但是胆道感染的患者是较容易合并术后并发症，并且重症患者有更高的死亡率。在胆囊炎发病 24 小时内，胆汁培养的阳性率为 30%，在发病 72 小时，胆汁培养的阳性率为 80%。胆汁培养阳性的患者可能发展为重度胆囊炎。因此，急性胆囊炎患者需及时行微生物学检查及药敏测试，并且分开送一份胆囊壁的样本，如果有必要的话，行病理组织学检查。急性胆囊炎胆汁培养的阳性率在 40% ~ 50%。相对来说，血培养的重要程度具有限制性。

5. 非留体消炎药的应用　已经有胆绞痛症状的患者应用非留体消炎药物（nonsteroidal antiinflammatory drugs，NSAID），如双氯芬酸钠或吲哚美辛之类，可以起到止痛的效果，并且可以抑制胆囊壁前列腺素的释放。一项 NSAID 治疗胆绞痛患者的随机对照试验（双氯芬酸钠，75mg，肌内注射）显示，NSAID 可以缓解患者的疼痛，并且预防疾病发展为急性胆囊炎。尽管有报道证明 NSAID 可以改善慢性胆囊炎患者的胆囊功能，但没有报道证明在急性胆囊炎病情开始之后，应用 NSAID 可以缓解疾病，是否常规应用有待进一步研究。

轻度急性胆囊炎的推荐用药：轻度急性胆囊炎通常为单一的肠道致病菌感染，如大肠埃希菌等，因此可以应用口服单一抗生素进行治疗。推荐药物如表 11–5 所示。因为肠道微生物会产生 β – 内酰胺酶，因此推荐使用 β – 内酰胺酶抑制剂，如哌拉西林 / 他唑巴坦、氨苄西林 / 舒巴坦等。轻度急性胆囊炎的患者，伴有轻度的腹部疼痛。实验室检查及影像学存在轻度的炎症反应，临床症状与胆绞痛类似，可以口服抗生素或无须使用抗生素。对于中度急性胆囊炎患者，广谱青霉素、第二代头孢菌素都可以作为患者首选经验性用药，同时应静脉给药，具体药物如表 11–6 所示。而对于重症急性胆囊炎患者，因为其经常为多重耐药菌感染，故首选广谱的第三代和第四代头孢菌素类药物。

表 11–5　轻度急性胆囊炎的推荐用药

种类	药物
口服喹诺酮类	左氧氟沙星，环丙沙星
口服头孢菌素类	头孢替安，头孢卡品
第一代头孢菌素	头孢唑林
广谱青霉素 / β – 内酰胺酶抑制剂	氨苄西林 / 舒巴坦

表 11–6　中度急性胆囊炎推荐用药

种类	药物
合 β – 内酰胺酶抑制剂的复合制剂	哌拉西林 / 他唑巴坦，氨苄西林 / 舒巴坦
第二代头孢菌素	头孢美唑，头孢替安，氧头孢烯类，氟氧头孢
当怀疑或证实存在厌氧菌感染	上述药物之一 + 甲硝唑

若首选用药无效，则应改用氟喹诺酮类和碳青霉烯类。需要注意的是，不恰当或过度使用第三代和第四代头孢菌素和碳青霉烯类抗生素，会导致耐药菌的出现。具体推荐用药如表 11–7 所示。

表 11–7　重度急性胆囊炎推荐用药

种类	药物
首选	
第三代和第四代头孢菌素	头孢哌酮 / 舒巴坦，头孢曲松，头孢他啶，头孢吡肟，头孢唑兰
β – 内酰胺类	氨曲南
当怀疑或证实存在厌氧菌感染	上述药物之一 + 甲硝唑
第二选择	
喹诺酮类	环丙沙星，氧氟沙星，帕珠沙星 + 甲硝唑（当存在厌氧菌感染或共同感染时）
碳青霉烯类	美罗培南，亚胺培南 / 西司他丁，帕尼培南 / 倍他米隆

6. 抗生素的给药方案　当选定合适的抗生素后，为了达到更好的临床效果，避免细菌耐药性的出现，就应基于药物的药代动力学和药效学决定其合适的剂量。Andes 等将抗生素分为时间依赖性抗生素和浓度依赖性抗生素。时间依赖性抗生素是指抗生素的抗菌能力和达到有效浓度时间长短有关系，达到最小有效浓度后再增加药物浓度不会提高其抗菌效能，因此，为了获得更好的临床疗效，应严格控制抗生素的给药间隔。这类抗生素主要包括 β – 内酰胺类和大环内酯类。和其相对应的是浓度依赖型抗生素，代表有氨基苷类和喹诺酮类，这类抗生素抗菌活性主要和其峰浓度有关。因此，当为患者选择合适的抗生素后，应根据其类型制定合适的剂量及给药时间。

急性胆囊炎抗菌治疗 3 ~ 5 天后，如果急性感染症状、体征消失，体温和白细胞计数正常可以考虑停药。

（二）胆囊穿刺引流

虽然急性胆囊炎的标准治疗是早期进行胆囊切除术，但对于中度和重度胆囊炎的患者来说，胆囊穿刺引流有可能是更适宜的，目前有两种胆囊穿刺引流术，即经皮经肝胆囊穿刺置管引流术（percutaneous transhepatic gallbladder drainage，PTGBD）和经皮经肝胆囊穿刺抽吸术（percutaneous transhepatic gallbladder aspiration，PTGBA）。

1. PTGBD　是急性胆囊炎非手术操作的一个基本治疗方法。它适用于中度胆囊炎保守治疗无效时以及重度胆囊炎患者。这项技术的优势在于其操作的简便性。但其缺点在于拔管的时间限制性，即只能在引流管周围形成窦道之后才能拔除引流管，患者带管时间长，而在此期间引流管随时有脱落的危险。同时，尚无随机对照试验证明此项技术与保守治疗的优劣性。

2. PTGBA　是在超声引导下进行的经皮经肝胆道穿刺抽吸。它与 PTGBD 相比优点很多，比如并发症相对比较少、置管时间短等，也因此对患者日常生活的影响较小。但需要注意的是，在进行 PTGBA 时有发生胆汁漏到腹腔的可能，所以应选择经肝穿刺，并且在抽吸时胆囊内容物要全部被抽吸干净。应用较大型号的穿刺针在抽吸时较为容易，尤其是包含炎症物质的胆汁或胆汁淤滞，但是在拔出穿刺针时胆瘘发生的可能性较大。而应用小型号穿刺针时发生胆瘘的危险相对降低，但吸取胆汁的难度也相应增加。

（三）外科手术治疗

胆囊切除术已经被广泛用于急性胆囊炎治疗。同时，腹腔镜胆囊切除术也已经被广泛地用于临床，其已作为胆囊切除术的首选术式。腹腔镜胆囊切除术的并发症通常为胆道损伤、肠道损伤、肝脏损伤，以及伤口感染、肠梗阻、腹腔出血、肺不张、深静脉血栓，以及尿路感染等。其与开腹胆囊切除术对比，具有并发症发病率低、住院时间短、术后恢复快等优点。

1. 急性胆囊炎胆囊切除术术式选择　多项研究显示，对于急性胆囊炎的患者更早的腹腔镜胆囊切除术有更好的疗效。而腹腔镜胆囊切除术要在一定程度上优于开腹手术。当然也要遵循个体化原则，根据患者的病情而定，如果患者病情较重，手术难度较大无法行早期胆囊切除术时，应在抗菌药物、对症支持等保守治疗无效时，行经皮经肝胆囊穿刺置管引流术（4 级）或行胆囊造瘘术，待患者一般情况好转后行二期手术切除胆囊。而一些特殊患者，如因为胆囊穿孔导致弥漫性腹膜炎的患者、存在胆总管结石的患者以及伴有严重心肺疾病的患者等，此类患者应根据病情选择合适的治疗方案。

此外，如果在腹腔镜胆囊切除术过程中存在困难时，比如在此操作下不能安全地完成或当出血或胆汁渗漏不能止住并有损伤重要组织的危险时，均应立即改为开腹胆囊切除术。对于急性胆囊炎来说，从腹腔镜胆囊切除术转换为开腹胆囊切除术的发生率很高。

2. 急性胆囊炎胆囊切除术手术时机

（1）轻度急性胆囊炎：可以选择早期即进行胆囊切除术。

（2）中度急性胆囊炎：可以选择早期胆囊切除术。但如果患者存在严重的局部炎症，应进行胆道穿刺引流。可以根据病情，如果早期胆囊切除术难度太大，可以选择延后进行并辅以辅助治疗。

（3）重度急性胆囊炎：必须尽快纠正多器官功能障碍，以及尽快进行经皮经肝胆囊穿刺置管引流术以减轻局部炎症，抗菌治疗的同时延期手术切除胆囊。

3. PTGBD 术后患者的手术时机　对于危重症急性胆囊炎患者，尤其是对于年龄较大或合并有并发症的急性胆囊炎患者来说，PTGBD 是一种有效的治疗方法，它可以改善患者症状，控制病情发展。但是到目前为止，尚没有此类患者进行胆囊切除术的最佳时间的随机对照试验。一般来说，在进行 PTGBD 后，如果患者症状改善，并且没有相应并发症发生（如肝内血肿、胆囊周围脓肿、胆汁性胸腔积液、胆汁性腹膜炎等），即应早期进行二期手术切除胆囊。

4. 胆囊及胆总管结石的患者手术术式及时机　在进行内镜取石后进行腹腔镜胆囊切除术的最佳时机腹腔镜胆囊切除术和利用内镜逆行胰胆管造影进行内镜取石术（endoscopic stone extraction，ESE）的联合应用已经被认为是急性胆囊炎的有效治疗措施。但是到目前为止，腹腔镜胆囊切除术的时机仍然具有争议性。有几篇相关的病例报道应用两种措施的间隔为几天。因此建议患者在进行 ESE 之后如果没有相关的并发症发生，应当在同一次的住院期间内尽早地进行胆囊切除术。

（四）胆石消融疗法

对于腹腔镜胆囊切除术存在相对或绝对禁忌的急性结石性胆囊炎患者，如果同时存在晚期心肺疾病或肝病，可试用鹅胆酸与熊胆酸（UDCA）联合疗法或 UDCA 单药治疗。如胆囊尚有功能，约 60% 患者的多发性小胆石（< 5mm）有可能被消融。但若 CT 已发现胆石钙化，则疗效较差，只有约 10% 患者的结石可被消融。在进行治疗后，胆囊结石一般以每月 1mm 速度消融。此后 5 年内，复发率约为每年 10%，但 5 年后复发很少见。

利用聚焦超声束进行的体外震波碎石疗法（extracorporeal shock wave lithotripsy），可使较大结石破碎，而能通过胆囊管，进入胆总管。仍滞留在胆囊后方的碎片，以 UDCA 进行消融。经此处理后，50% 以上病例的胆石可望消失，但他们中间约 50% 仍将复发，特别是多发性胆石和胆囊收缩功能不良的患者。

十、预后

急性胆囊炎的死亡率在 0% ~ 10%。老年人（年龄在 75 岁及以上）的死亡率要高于年轻人。有伴随疾病如糖尿病等会增加死亡的风险。虽然存在很多关于急性胆囊炎的病死率和发病率的研究，但因为疾病的诊断、就诊时间、手术类型及伴随疾病、住院期间医院的护理都是因人而异的，因此不同的研究结果之间很难进行比较。

据报道，胆囊切除术后患者死亡的原因绝大多数与术后感染有关，例如肝脓肿、败血症等。自 1980 年以后，术后感染逐渐下降，死亡的原因逐渐变为心肌梗死、心力衰竭以及肺栓塞。在 20 世纪 60 年代以前，胆囊造口术的最常见的死亡原因为肺炎和败血症。而目前其主要原因包括恶性肿瘤、呼吸衰竭以及心力衰竭等。

第二节　慢性胆囊炎

在临床上，慢性胆囊炎可按其病因分为慢性结石性胆囊炎（chronic calculous cholecystitis，CCC）以及慢性非结石性胆囊炎（chronic acalculous cholecystitis，CAC）。

一、病因学

慢性结石性胆囊炎是因为胆囊结石造成反复发作的炎症及慢性阻塞，导致胆囊收缩功能减退、胆汁淤积以及细菌的过度增长，并最终导致炎症反应的进一步恶化。

二、病理生理学

慢性非结石性胆囊炎的组织病理学改变除了其没有因为结石的嵌入导致的侵蚀或溃疡外，其他组织病理学改变与慢性结石性胆囊炎相类似，包括单核细胞浸润和纤维化。而慢性非结石性胆囊炎的化生程度比结石性要显著。运动障碍意味着胆囊收缩与 Oddi 括约肌的不同步，它是导致胆囊收缩素异常的无结石性胆囊炎临床症状的根源。也有报道指出，胆囊排空异常是结石性胆囊炎的早期阶段。

三、病理学

急性胆囊炎的主要特征是胆囊壁显著增厚，随后还有浆膜下出血，显著的炎性浸润和黏膜坏死。若未进展至穿孔时，上述各项异常表现可在 3 ~ 4 周时间消退。与此同时，在急性胆囊炎的第 1 周末开始有肉芽肿形成，2 ~ 3 周后开始出现成纤维增生和胶原形成。而这些均是慢性胆囊炎的典型表现，至第 5 周时会变得更为明显。肉芽肿中常包含胆固醇的裂片，还存在 Rokitansky–Aschoff 窦和黏膜外翻。黏膜本身变薄并失去其绒毛的外观；肌层则可见纤维化。

四、临床表现

慢性胆囊炎临床症状不典型，多数患者是反复发作性右上腹或上腹部疼痛或不适，常出现在餐后，通常为进食油腻食物后，时间间隔不定期，疼痛程度轻重不一。发病时可能伴有恶心和呕吐，患者呕吐后会感到舒服。腹部不适可持续几小时或数日。不同患者在疼痛间隔期表现不一。通常无发热或无其他炎症表现，病程可能为连续迁延性，也可中断数年之久。由于临床症状不典型，查体常无阳性体征，部分患者经过数次检查后被诊断为功能性肠病、肠易激综合征或功能性消化不良。

慢性结石性胆囊炎患者的腹痛通常是因结石阻塞胆囊管或壶腹部造成暂时性出口梗阻引起的胆囊绞痛所致。而在进食后因为胆囊收缩素（cholecystokinin，CCK）释放会导致胆囊收缩从而使梗阻处受到挤压，导致患者常在进食后发生疼痛。疼痛通常沿右侧向右肩胛骨尖端放射，部分患者疼痛放射至背部或胸骨下区。亦有部分患者不能耐受油脂性食物，存在腹胀、打嗝、胃部灼热和上腹部隐痛等临床症状。

只有在症状发作时体格检查才能存在阳性体征，包括右上腹或上腹部压痛及肌紧张，但通常无反跳痛。

五、辅助检查

血液检查通常无明显改变，白细胞计数及分类、血红蛋白、红细胞沉降率通常在正常范围。部分患者有所增高，类似急性胆囊炎。腹部 X 线检查可以看到钙化的胆结石。而影像学检查首选腹部超声。

慢性非结石性胆囊炎的主要诊断手段是动态超声（dynamic ultrasonography，DUS）、口服胆囊造影（oral cholecystography，OCG）等。

1. 胆囊收缩素刺激的肝脏亚氨二醋酸核素扫描　目前可以用胆囊收缩素刺激的肝脏亚氨二醋酸核素扫描（CCK–HIDA）来评估胆囊排空能力来协助诊断。大多数研究认为在实施 CCK–HIDA 后，当胆囊胆汁排空率在 1 小时少于 35% 时可以认为有胆囊运动障碍存在，并适宜进行胆囊切除术。但必须与临床症状相结合方能进行诊断。

2. 口服胆囊造影　口服胆囊造影（oral cholecystography，OCG）是在服用碘番酸 14 小时后，药物经肝排出进入胆囊浓缩后拍腹部X线片，可显示胆囊结石、息肉或肿瘤等病变。进食脂肪餐后可了解胆囊收缩功能。但因影响因素多、正确诊断率低，目前主要用于选择胆囊结石的非手术疗法时来评价胆囊功能。

六、诊断与鉴别诊断

慢性非结石性胆囊炎的临床症状不典型，可有典型或不典型胆绞痛，或仅有餐后上腹不适等消化道症状；B超可见胆囊壁粗糙、囊壁增厚、胆囊缩小、萎缩，胆囊排空功能减退或排空功能丧失。但是，由于该病诊断自由度大，其临床症状不典型，多数疾病都可出现类似消化道症状，难以从症状上鉴别，而B超下胆囊壁粗糙十分常见，因操作者判断导致误差可能性大。

需要注意的是，慢性非结石性胆囊炎的临床症状与多种消化道疾病重叠，一部分慢性胆囊炎患者同时患有其他疾病，如慢性胃炎、乙型病毒性肝炎、脂肪肝等，以至于在诊断胆囊疾病后出现漏诊并存的其他疾病；或者将并存的其他疾病引起的症状误作胆囊炎或胆囊切除术后症状，延误并存疾病的及时治疗。

而对于慢性结石性胆囊炎的患者，其胆结石家族史、既往黄疸病史、肥胖及多次生育可作为疾病背景，具有上述背景的患者出现腹胀或上腹部不适等症状时，高度怀疑该病。

七、治疗

由于对此种疾病认识的缺乏，在医学领域，此病的手术适应证尚存在争议。导致患者重复地进行看病及检查。慢性胆囊炎通常以保守治疗为主。对于症状轻、不影响正常生活的患者，可选用保守治疗，即通过低脂饮食，长期口服利胆药物，如消炎利胆片、熊胆胶囊、羟甲烟胺（利胆素）等进行长期系统治疗，若腹痛时可用颠茄类解痉药物对症治疗。

对于症状重或反复发作的胆绞痛且伴有胆囊结石的患者，可选择手术治疗。腹腔镜胆囊切除术是其标准的手术治疗方案。

慢性非结石性胆囊炎患者行胆囊切除术占所有胆囊切除术的5% ~ 20%。腹腔镜胆囊切除术对于慢性非结石性胆囊炎的有效性是众所周知的。

八、预后

慢性结石性胆囊炎一般不缩短寿命，但一旦出现临床症状，2年内的复发率约为40%。晚期发展为胆囊癌的患者较罕见。

第十二章

消化道内镜治疗

第一节　消化道狭窄扩张及支架置入术

消化道狭窄属于临床上的常见病、多发病。常因进食困难而出现营养不良，甚至恶病质而危及生命。大多数病例为食管、贲门狭窄，其次为幽门及结直肠狭窄。消化道狭窄扩张及支架置入术是目前治疗狭窄的有效而可靠的方法。本节按照解剖部位即上消化道和下消化道，分别对其狭窄的扩张及支架治疗进行阐述。

一、上消化道狭窄扩张

（一）适应证及禁忌证

1. 适应证　如下所述。

（1）良性病变：术后吻合口狭窄，消化性溃疡瘢痕狭窄，腐蚀性食管炎、胃炎所致食管、幽门狭窄，内镜下黏膜切除或剥离后形成的瘢痕狭窄，食管静脉曲张硬化治疗后狭窄，贲门失弛缓症，食管蹼、膜或环等先天性异常。

（2）恶性病变：食管癌、贲门癌、胃窦癌及十二指肠癌。

2. 禁忌证　如下所述。

（1）严重心肺疾病，如急性心肌缺血、严重心律失常、心肺功能不全。

（2）消化道急性穿孔。

（3）狭窄部位有活动性溃疡。

（4）严重凝血功能障碍及出血倾向。

（5）患者不能配合。

（二）术前准备

（1）常规检查血常规、凝血功能、胸部X线片及心电图。

（2）术前停用抗凝药物（如阿司匹林、波立维、华法林等）至少3天。

（3）术前行上消化道造影、胃镜检查并活组织检查. 明确狭窄部位、长度及病因。

（4）术前要禁食禁水至少12小时，必要时需持续胃肠减压或胃镜清除食管或胃、十二指肠内潴留物。

（5）术前给予镇静并解除胃肠道痉挛，肌内注射地西泮10mg、山莨菪碱10mg。

（6）术前向患者及家属交代扩张术的必要性和安全性，以及术中可能出现的并发症，并签署知情同意书。

（7）器械准备：根据病变的部位、性质及狭窄程度选择所需内镜、扩张器械及导丝等，以及术中出血、穿孔等并发症发生所需治疗器械，如钛夹等。

（三）扩张器

1. 探条扩张器（Savary-Guiland扩张器）　主要应用于食管、贲门狭窄扩张治疗。一套扩张器7根，由直径为5 ~ 18mm的7根探条和1根导丝组成，每根探条长70cm，为头端圆锥形的中空性探条。

2. 水囊扩张器（Rigiflex TTS水囊扩张器）　经内镜活检孔道插入，导管长度180cm，可通过2.8mm

的活检孔道。球囊长 8cm，有直径分别为 6、8、10、12、15 和 18mm 的导管与压力表相连。

3. 气囊扩张器（Rigiflex ABD 气囊扩张器） 用于贲门失弛缓症及胃、十二指肠狭窄的扩张治疗。循导丝插入导管长度 90cm，气囊长度为 10cm，气囊直径有 30、35 和 40mm 三种。导管直径均为 4.7mm，导丝可通过其孔道。导管与压力表相连。

（四）操作步骤

1. 探条扩张法 主要用于非动力性狭窄，如炎症、术后瘢痕及肿瘤等形成的狭窄。应在 X 线下进行，也可盲目扩张，具体步骤如下。

（1）直视下内镜靠近狭窄处，观察狭窄部位，并测量狭窄处至门齿的距离，根据狭窄口径选择所需扩张器。

（2）经胃镜活检孔道送入导丝，使导丝越过狭窄段并头端至胃远端。

（3）操作者一边缓慢退出胃镜，一边同步向胃内送入导丝。

（4）拔出胃镜后，沿导丝插入探条扩张器，当探条通过遇到阻力时，可在 X 线监视下慢慢将探条锥形端直径最粗段送过狭窄段远端，并保留探条 1 ~ 2 分钟。

（5）缓慢退出扩张器，并保留导丝于原位不动，逐级更换较大号扩张器重复以上扩张治疗。一次扩张治疗最好使用不超过 3 根不同直径的探条。

（6）扩张结束后将探条和导丝一同拔出。

（7）再次行内镜检查确认狭窄扩张程度及确定有无出血和穿孔，并进入胃腔观察。

2. 气囊（水囊）扩张法 主要用于动力性狭窄，如贲门失弛缓症。以 Rigiflex ABD 气囊扩张器为例，该气囊不能通过活检钳孔，操作时先置入导引钢丝，可在 X 线透视下或内镜监视下进行。内镜监视下扩张步骤如下。

（1）清除食管内潴留物，直视下内镜靠近狭窄处，观察狭窄部位，并测量狭窄处至门齿的距离，根据狭窄口径选择所需扩张器。

（2）经胃镜活检孔道送入导丝，使导丝越过狭窄段并头端至胃远端。

（3）操作者一边缓慢退出胃镜，一边同步向胃内送入导丝。

（4）根据狭窄口径选择合适的扩张气囊，并循导丝插入气囊扩张导管。

（5）在胃镜监视下调整气囊位置，使气囊中央位于狭窄中段。

（6）缓慢向气囊内充气，气囊充气压力一般为 20 ~ 40kPa，维持 1 分钟，内镜观察黏膜出血情况，如无明显出血，可于 2 分钟后再次充气。

（7）扩张完成后缓慢拔出气囊及导丝。

（8）再次内镜观察扩张情况并确定有无出血及穿孔等并发症。

（五）术后处理

扩张后不宜马上进食，需密切观察病情及并发症的发生。术后禁食 3 小时后，如无并发症发生，可进少量冷质流食，以后逐渐增加进食量。如需再次扩张，间隔时间应在一周以上。

（六）术后并发症的预防及处理

术后常见并发症包括出血、穿孔、感染、胃食管反流和吸入性肺炎等。出血需在扩张后即刻观察，如少量出血，无须特殊处理可自行停止，如有明显出血，可行内镜下电凝止血，或黏膜下注射 1 ∶ 10 000 肾上腺素止血，必要时也可用钛夹止血。穿孔发生率为 0.4% ~ 0.6%。如发生胸部及颈部皮下气肿、肝浊音界消失，应立即胸腹透视或泛影葡胺或钡剂造影检查，如发生较小穿孔，多在禁食、胃肠减压、补液及抗感染治疗后愈合，如穿孔较大则需外科手术治疗。

胃食管反流在给予抑酸剂或抗酸剂，以及动力剂后可明显改善。继发感染及吸入性肺炎等给予抗感染治疗后一般均可控制。

二、上消化道狭窄支架置入术

消化道晚期肿瘤并发消化道梗阻，因失去手术机会，可选择消化道支架置入使管腔再通达到外科姑息治疗的目的。临床应用支架主要有塑料支架及金属支架，塑料支架因内径固定，插入困难，容易造成损伤，目前较少使用。金属支架目前使用较多的是自膨胀金属支架，本章节主要介绍自膨胀金属支架置入方法。

（一）食管、贲门狭窄支架置入术

1. 适应证与禁忌证　如下所述。

（1）适应证：食管、贲门恶性肿瘤无法进行手术者，食管、贲门良性狭窄反复扩张疗效差的患者。

（2）禁忌证：并发严重心肺疾患及其他严重疾病不能耐受内镜检查治疗，食管上段较高部位狭窄；狭窄较重导丝无法通过者；患者不能合作。

2. 术前准备　同狭窄扩张部分。

3. 操作方法　如下所述。

（1）首先进行常规内镜检查，观察狭窄部位，狭窄程度，计算狭窄长度及狭窄口距门齿的距离，选择合适的支架。

（2）狭窄严重的患者需先行狭窄扩张术，再行支架置入术。

（3）插入胃镜，从活检孔插入导丝，使导丝越过狭窄段，留置于胃内，退出胃镜。

（4）在导丝引导下插入推送器及支架，到达预定位置后逐渐释放支架于食管或贲门狭窄处，然后退出推送器及导丝。

（5）再次进镜，观察支架的位置及膨胀情况。

（二）胃、十二指肠狭窄支架置入术

胃、十二指肠狭窄多由胃、十二指肠以及周围脏器恶性肿瘤浸润或压迫所致，尤其在肿瘤晚期，常规外科手术只能选择姑息性手术，且创伤较大。胃、十二指肠支架置入术是应用内支架置入技术对狭窄或梗阻的胃、十二指肠段进行扩张，再次建立通道的微创介入治疗方法，因其具有创伤小、临床效果好、可重复操作等特点，目前临床上应用广泛，是外科姑息性手术的替代疗法之一。

1. 适应证和禁忌证　如下所述。

（1）适应证：胃、十二指肠以及周围脏器恶性肿瘤（外科手术不能切除）浸润或压迫所致管腔狭窄；部分良性狭窄，如术后胃、十二指肠吻合口狭窄等。

（2）禁忌证：同狭窄扩张术。

2. 术前准备　如下所述。

（1）术前检查：如狭窄段镜身无法通过，可行碘油造影定位，了解梗阻段部位及狭窄程度；腹部影像学检查，了解周围脏器肿瘤与肠管的关系。

（2）知情同意：向家属交代支架置入的可行性及必要性，以及可能发生的并发症，签署知情同意书。

（3）胃肠道准备：术前禁食禁水 4 小时，胃肠减压引流胃内潴留液。

3. 操作步骤　如下所述。

（1）送入导丝：经胃镜活检孔道将导丝连同导管送入胃内，通过狭窄段并尽可能深入上部小肠，然后撤出导丝。

（2）通过导管注射泛影葡胺造影，进一步确定狭窄长度。

（3）再次通过导管送入软头硬导丝深入空肠，保留导丝并缓慢退出导管。

（4）沿导丝送入球囊扩张导管对狭窄段进行预扩张。

（5）将支架及推送器沿导丝送至狭窄处，固定推送器后撤外鞘管使支架缓慢释放。

（6）退出推送器及导丝，再次进境观察支架膨胀情况，或通过碘油造影 X 线下观察支架膨胀情况。

4. 术后注意事项　术后 3 ~ 4 小时即可进食流质。以后循序进食固体食物，但禁食多渣食物。

5. 术后并发症预防与处理　如下所述。

（1）出血：多与术中操作不当有关，导致胃或肠壁损伤出血。熟练掌握操作技术，轻柔操作可以避免或减少损伤发生。

（2）穿孔：因操作不当在送入推送器时导致肠壁穿孔，或支架置入后，头端与肠壁成角压迫肠壁导致穿孔。避免粗暴操作，支架长度选择恰当、置放位置合理可避免。

（3）支架移位脱落：与支架选择不当、支架置入位置偏离，也可发生于外压性肿瘤体积缩小等有关。如支架向近端移位，可经内镜取出支架，重新放置。如支架向远端移位，则可通过异物钳钳夹支架上缘向上提拉调整位置。如支架完全从狭窄段移位脱落，必要时需外科手术介入。

（4）梗阻性黄疸及胰腺炎：当狭窄位于十二指肠乳头及附近时，放置支架可能会发生支架堵塞胰胆管开口导致胆管梗阻及胰腺炎，多见于置入覆膜支架时，如选择非覆膜支架其发生率可明显下降。必要时可选择放置胰胆管支架。

（5）支架置入术后再狭窄：多为肿瘤在支架内生长或压迫支架，以及食物堵塞支架所致，也可因支架移位引起。可以通过在原支架内再次置入支架，清理堵塞支架食物等办法解决。

三、下消化道狭窄

下消化道狭窄分良性狭窄和恶性狭窄。良性狭窄指术后吻合口狭窄、炎性狭窄，而恶性狭窄多为结直肠恶性肿瘤或周围脏器肿瘤压迫所致。关于良性狭窄的治疗可选择经内镜球囊扩张，必要时可行支架置入。对于恶性狭窄，当晚期肿瘤导致肠腔狭窄梗阻并广泛浸润无法手术切除，或因脏器功能不全等原因不能耐受手术时，可选择内镜下支架置入治疗。

（一）结直肠狭窄扩张

1. 适应证　结直肠术后吻合口狭窄，结直肠炎性狭窄，如炎症性肠病、肠结核等。

2. 禁忌证　无绝对禁忌证，下列情况应慎重。

（1）重度内痔或肛周静脉曲张出血期。

（2）急性炎症、溃疡性结肠炎出血期。

（3）有严重的出血倾向或凝血功能障碍。

（4）严重心肺功能衰竭。

（5）疑有肠道广泛粘连梗阻。

3. 术前准备　如下所述。

（1）术前检查：结肠镜检查明确狭窄部位及程度，如狭窄段镜身无法通过，可行碘油造影定位，了解梗阻段部位及狭窄程度。凝血功能检测。

（2）知情同意：向家属交代狭窄扩张的可行性和必要性，以及可能发生的并发症，并签署知情同意书。

（3）肠道准备：肠道狭窄如无明显梗阻，可口服肠道清洁剂清洗肠道，如存在肠道梗阻，需术前清洁灌肠。

（4）术前给予镇静并解除肠道痉挛：肌内注射地西泮 10mg、山莨菪碱 10mg。

（5）仪器准备：结肠镜、X 线机、扩张球囊、导丝、压力泵。

4. 操作步骤　如下所述。

（1）经内镜活检孔道将导丝连同导管送入肠腔，并通过狭窄段尽可能深入，然后撤出导丝。

（2）通过导管注射泛影葡胺造影，进一步确定狭窄长度。

（3）再次通过导管送入软头硬导丝深入空肠，保留导丝并缓慢退出导管。

（4）沿导丝送入球囊扩张导管对狭窄段进行逐级扩张，最大直径可扩张至 20mm，每次扩张持续 90 分钟，先后扩张 2 ~ 4 次。一周后结肠镜检查，如仍有狭窄，可再次扩张治疗。

5. 并发症　主要并发症为出血和穿孔。扩张术中及术后都要在内镜下观察出血情况，一般出血均可在内镜下喷洒去甲肾上腺素盐水或黏膜下注射 1 ∶ 10 000 肾上腺素盐水可止血成功。较小穿孔可在胃肠减压及抗感染保守治疗闭合，如穿孔明显需外科手术进一步修补治疗。

（二）结直肠狭窄支架置入

1. 适应证　如下所述。

（1）恶性肿瘤浸润压迫引起肠腔狭窄或阻塞(晚期肿瘤导致肠腔狭窄梗阻并广泛浸润无法手术切除)。

（2）结肠或者直肠瘘。

（3）外科术后结、直肠吻合口狭窄。

（4）也可作为外科手术前过渡期的应急治疗。

2. 禁忌证　无绝对禁忌证，相对禁忌证同狭窄扩张部分。

3. 术前准备　如下所述。

（1）结肠镜检查或结肠造影检查：结肠镜或使用水溶性含碘造影剂结肠造影了解肠道梗阻程度和梗阻部位。

（2）其他影像学检查：利用 CT、彩超等检查手段了解病变部位和周围情况。

（3）肠道准备：肠道狭窄如无明显梗阻，可口服肠道清洁剂清洗肠道，如存在肠道梗阻，需术前清洁灌肠；对已有肠道梗阻临床症状者提前禁食，对完全性肠梗阻者及时给予留置胃管进行胃肠减压。

（4）知情同意：向家属交代支架置入的可行性和必要性，以及可能发生的并发症，并签署知情同意书。

（5）术前镇静并解除肠道痉挛：肌内注射地西泮 10mg、山莨菪碱 10mg。

（6）仪器准备：结肠镜、X 线机、支架及推送器、导丝。

4. 操作方法　如下所述。

（1）将导丝连同导管在 X 线监视下经内镜孔道送入，直至通过狭窄段。

（2）交换软头硬导丝，并通过造影导管口造影定位及预扩张。

（3）留置导丝，经导丝送入支架推送器，到达狭窄部位近侧端，释放支架。支架置入后退出输送器保留导丝，再引入导管注入造影剂观察支架扩张后肠腔通畅情况，或进镜观察支架膨胀情况。

5. 术后注意事项及处理　术后给予静脉输液、消炎、止血等治疗。明确梗阻已解除即可准予进食流质，以后循序进食固体食物。

6. 并发症预防及处理　如下所述。

（1）出血：出血常见原因为操作过程中损伤肠黏膜或肿瘤组织，一般出血量较少，无须特殊处理。如出血量多可经静脉给予止血药或内镜下喷洒去甲肾上腺素及凝血酶等止血多可成功。

（2）肠壁穿孔：发生率低，一般 <1%。发生原因主要为操作不当强行插送结肠镜或硬性插送支架推送器所致；或者因为应用软导丝不能引导支架推送器越过肠曲锐角而使推送器尖端损伤肠壁所致。一旦发生肠壁穿孔应立即撤除器械终止操作，留置胃肠减压管，并加强抗感染治疗，必要时外科手术修补。在 X 线监视下操作结肠镜及支架输送器，且手法轻柔，避免强行推送是防止发生结肠穿孔的关键。

（3）支架移位脱落：肠管收缩和蠕动，使结肠支架较易移位和脱落，其移位率高达 40%，通常在置入后一周内发生。支架移位常与肠腔狭窄程度轻而选择支架直径偏小有关，或支架置入偏位、支架长度过短等有关。或者在支架置入后接受放化疗使肿瘤体积缩小，肠腔增宽，发生支架移位。而且覆膜支架较裸支架更易移位。支架移位后未及时复位调整可发生支架脱位，进而造成支架脱落。因此，在操作中准确判断结肠狭窄程度及选择合适内径及长度的支架对于预防支架移位脱落至关重要。同样释放支架时，在 X 线密切监视下判断好支架释放部位能够避免支架偏位发生。

（4）支架再狭窄：多由支架移位、粪块嵌顿以及肿瘤向支架内浸润生长所致。因此，在结肠支架置入时要规范，置入后尽量低渣饮食，服用矿物油或乳果糖等软化粪便减少梗阻发生。而针对肿瘤浸润生长导致支架再狭窄可选择支架内二次支架置入治疗。

第二节　上消化道异物取出术

消化道异物系指误吞或故意吞食进入消化道的各种物体。小而光滑的异物多可通过消化道自行排出，较大或锐利的异物因通过幽门困难，往往潴留在胃内，并可损伤消化道黏膜，甚至出血、穿孔。在内镜诊疗技术开展之前，消化道异物主要靠外科手术取出，创伤较大。而内镜下取出异物具有方法简单，成功率高，并发症少且痛苦小。目前绝大多数异物可经内镜取出，减少了患者手术的痛苦及医疗费用。

一、上消化道异物处理原则

（一）急诊内镜取异物

对于一些较大而锐利的异物、不规则硬性异物及有毒的异物因一般不易自行排出，且胃里存留时间长会引起消化道损伤、梗阻和中毒等严重后果。在确定没有穿孔的情况下，均应行紧急内镜检查，并积极试取。

（二）择期内镜取异物

对小而光滑又无毒性的异物，因可自行经消化道排出，可暂不行内镜下异物取出术，待不能自行排出时，可择期内镜取出。对于胃内结石，可先口服药物溶解，若药物治疗无效时，再择期行内镜下取出或碎石。

二、适应证与禁忌证

（一）适应证

上消化道内任何异物，凡自然排出有困难均可在内镜下试取。

（二）禁忌证

（1）有内镜检查禁忌证。

（2）并发有消化道穿孔，异物可能已全部或部分穿出消化管外，不宜在内镜下试取。

三、操作

（一）术前准备

（1）内镜检查前患者需空腹 4 ~ 6 小时。

（2）术前 X 线摄影或造影检查了解异物的大小、形态和异物所在部位。尽量避免吞钡检查，以免影响内镜观察。

（3）小儿、成人不能配合者可适量使用镇静剂，必要时可作静脉麻醉。

（4）根据异物的大小和形状选用不同的取异物器材。常用的取物器材有活检钳、鼠齿钳、鳄嘴钳、三抓钳、五抓钳、圈套器、网篮、内镜专用手术剪等。

（二）操作方法

根据X线检查结果提示，进行常规胃镜检查，寻找异物，并观察消化管有无损伤及损伤程度。食管异物一般较易发现，胃内的异物往往位于胃底体大弯侧的黏液湖中，如在食管和胃内反复寻找未发现异物，应进一步在十二指肠寻找。找到异物后，根据异物的大小和形态选择取异物器材，将异物取出。

1. 圆形或光滑的异物取出　玻璃球、小型胃柿石、果核等可选用网篮式取物器将其套住取出。

2. 长条形异物的取出　打火机、牙刷、筷子、笔、体温表、直尺可选用圈套器取物。将圈套器套住其较钝的一端，且距异物的端侧应在 1cm 之内，否则容易在贲门或咽喉部受阻，无法取出。

3. 扁平状异物的取出　硬币、纽扣、刀片、骨片、电池、钥匙等扁平状异物可选用活检钳、鼠齿钳、鳄嘴钳等钳物器或圈套器钳住异物并取出。

4. 锐利异物取出　较细小的异物如牙签、鱼刺、枣核、尖锐的骨头等，如异物一端刺入消化道壁内，另一端游离，可钳夹游离尖锐端；缓慢退镜取出。若异物两侧尖锐端都刺入消化道壁，则先游离一侧端，再钳夹取出，尤其在食管，操作时尽量轻柔，以防穿孔。刀叉、刀片、张开的别针、带金属钩的义齿等不规则较锐利的异物，可预先在内镜头端装一橡皮保护套，取到异物后，将其锐利端拉入橡皮套管中，缓缓退出。

5. 软物的取出　常见异物为食管肉团块堵塞在第二和第三生理性狭窄处，可用异物钳将其撕扯开，用圈套器分次取出。蛔虫团块、布团或棉花团亦可直接用钳物器钳住取出。

6. 胃内结石的取出　直径较大的胃石不易直接取出，如结石不是很坚硬，可以用异物钳或圈套器将其分割呈小块分次取出。如结石较坚硬，可用激光碎石，将结石碎为小块取出。也可服用可乐等碳酸饮料溶解结石，待结石体积变小，再试取石。

（三）术中注意事项

（1）取到异物后，应尽量收紧取物器材，并使其紧贴内镜，这样有利于异物与内镜同时退出。

（2）异物取出时在贲门或咽喉部等狭窄部位容易被卡住而难以退出。此时应将内镜朝前推进，将异物推入胃内或食管中，反复调整异物的位置，直至异物能顺利通过狭窄处。将异物随内镜退至咽喉部时，还应将患者的头向后仰，亦有利于异物的取出。

（3）嵌顿性异物可试用各种器械先缓缓将其松动，待嵌顿解除后方可取出，切忌强行牵拉造成损伤。

（4）异物取出过程中注意有无消化道损伤，如有损伤应及时处理。

四、并发症及其处理

（一）消化道损伤

大的锐利物在取出过程中可能会损伤消化道管壁，尤其是在贲门、食管、咽喉部，轻者多为黏膜损伤，发生黏膜撕裂和出血，严重可发生消化道穿孔。因此，操作要轻柔，切忌粗暴，以防损伤。对发生黏膜损伤出血者，需暂禁食，采用抑制胃酸分泌、补液及口服黏膜保护剂等治疗；如出血明显，可在内镜下止血，行黏膜下注射或钛夹止血，一般均可成功。如发生穿孔，可行内镜下钛夹夹闭，并行抗感染治疗。内镜无法治疗者，应尽早外科手术修补。

（二）继发感染

异物取出过程中发生消化道黏膜损伤后可继发细菌感染。患者在感染的部位有剧烈疼痛，并伴有寒战、发热。治疗上应予禁食、制酸、使用广谱抗生素。如有脓肿形成，必要时需手术治疗。

第三节　贲门失弛缓症的内镜治疗

贲门失弛缓症（achalasia）是由不明原因引起的食管运动异常的疾病，引起食管肌肉紧张［尤其是食管下端括约肌（LES）］以及食管蠕动消失。食管下端括约肌的不充分放松直接导致食物或者液体在食管内残留，难以进入胃腔。最常见的临床症状是液体和固体食物的吞咽困难（94%），而随着病情进展，约有 76% 的患者出现反流的临床症状。其他较常见的临床症状还有胸骨后烧灼感（52%）、胸痛（41%）以及体重下降（35%）。贲门失弛缓症是一种比较罕见的疾病，每年发生率约 1/10 万，尽管如此，贲门失弛缓症仍是食管疾病中诊断率最高的疾病。贲门失弛缓症的发生没有性别趋势，高发年龄段为 25 ~ 60 岁。贲门失弛缓症起病不明显，患者往往在起病数年之后才寻求医疗手段，但通常都被误诊为胃食管反流病（GERD）。因此对于长期吞咽困难的患者，在按照 GERD 治疗之后疗效欠佳，应该考虑到贲门失弛缓症的可能。另外，对于吞咽困难伴近期体重下降明显的患者，必须排除一切恶性肿瘤存在的可能性。

关于贲门失弛缓症的治疗，以往主要是药物治疗和外科手术治疗。鉴于贲门失弛缓症的病因，目前所有治疗手段都仅仅是缓解 LES 痉挛，但对食管蠕动的消失无任何作用。总的来说目前所有手段并不能根治此病，更多的是达到缓解病情。药物治疗（如硝酸酯）是疗效最低的治疗手段，但外科手术治疗创伤较大，因此人们开始发展其他效果明显而且对患者创伤较小的治疗手段。本节主要介绍贲门失弛缓症的内镜下微创治疗，包括肉毒素注射、球囊扩张以及肌切开术。

一、内镜下药物注射治疗

除了口服药物，肉毒杆菌毒素治疗也是一种降低LES压力的选择手段，对于有明显手术禁忌证的患者，可以选择肉毒杆菌毒素治疗。但肉毒杆菌毒素治疗的远期疗效明显低于球囊扩张和外科手术治疗。

通过内镜操作，到达食管下段，靠近贲门附近口侧。然后在每个象限向食管肌层注射 25U 肉毒杆菌毒素，总共 100U。根据研究发现，肉毒杆菌毒素治疗一个月后，下段食管压力可降低 50%，而 75% 的患者可感觉到吞咽困难明显缓解。然而，肉毒杆菌毒素的药效最终会因为体内降解而逐渐消失，高达50%的患者在6～12个月需要再次治疗。另外，食管肌层的注射可导致瘢痕形成，这将会不同情况地增加外科肌切开术或者内镜下肌切开术的风险和难度。

二、内镜下球囊扩张术

球囊扩张术（pneumatic baloon dilation，PBD）的目的不仅仅是扩开食管下端括约肌，而且是通过球囊扩张将食管括约肌扯断，因此标准的球囊扩张和探条扩张远不能达到治疗目的。虽然内镜医师上交过多份不同的指南草案，但是目前标准指南是使用3.0cm直径的球囊，这种球囊可充气至3.5～4.0cm直径。如有需要，这种治疗可以重复操作。球囊扩张术不但比肉毒素杆菌毒素可以有更好的远期改善（44%），而且还有较低的食管穿孔率。球囊扩张术后所有患者需行上消化道造影术，来观察食管有否受伤。

许多研究显示，球囊扩张术后50%～93%的患者临床症状缓解。这情况将可以在短期内维持（12～24个月），但是随着时间进展，33%的患者会在5年内临床症状复发。行球囊扩张术的患者必须要无外科手术禁忌证，因为球囊扩张术最严重的并发症是食管破裂（发生率20%）。对于疑似食管裂开的病例我们必须提高警惕。食管小穿孔可通过内科保守治疗治愈，包括抗生素、肠外营养，或者使用内镜下金属钳封补伤口。但是对于面积较大的裂口，甚至并发纵隔感染，则需要及时的外科手术治疗。

除了PBD的重大术中并发症，部分患者（15%～35%）也会有术后并发症，包括胃食管反流病。对于这类患者，可予以质子泵抑制剂（PPI）治疗。

三、内镜下肌切开术

与外科手术Heller肌切开术以及腹腔镜下Heller肌切开术不同，近几年发展起来的经口内镜下肌切开术（peroral endoscopic myotomy，POEM）是直接从在食管内侧对肌肉进行切开，这是一种微创手术，对患者的损失更小，患者术后恢复更快。2007年，Pasricha等学者在猪的食管上完成了世界第一例POEM。后来Inoue等也报告了17例贲门失弛缓症患者完成POEM手术。此后中国和欧洲均有相关的研究，POEM逐渐成为贲门失弛缓症的新一代治疗手段。

经过食管测压、胸部及上腹部CT、上消化道钡餐造影、胃镜检查等术前检查后，明确排除肿瘤性或其他脏器压迫导致不适临床症状，确诊为贲门失弛缓症的患者可接受POEM治疗。由于手术耗时较长，因此要求患者没有麻醉禁忌证。

另外，考虑到患者吞咽困难以及食物常停留在食管内，因此推荐患者术前禁食24小时，以及术前行常规胃镜检查清除食管内容物。这样可以减少食物残留在食管内，减轻食管黏膜水肿，有助于术后伤口愈合。

通常像操作ESD一样，通过一种标准的单腔胃镜来操作POEM，但同时也可以使用多种特殊制造的内镜刀来进行黏膜下隧道的建立以及括约肌地切开。

（一）POEM的步骤

POEM包括四个步骤：①常规内镜检查；②建立隧道；③环状肌切开；④缝补切口。

（1）首先常规行胃镜检查，观察患者食管和胃底贲门口情况。通常会在术前要求患者禁食24小时，因此食管内食物残留不会很多。另外，穿孔造成气胸或者纵隔气肿是POEM最常见的并发症，可导致血氧饱和度下降、患者感呼吸困难等，国内的周平红报道了其POEM术后皮下气肿发生率达55.5%，气胸发生率达25.2%。因此推荐进行CO_2气泵，即使发生纵隔气肿，CO_2也较一般气体容易吸收，可提高手术的安全性。

（2）食管及胃的常规检查如无明显异常，可进行第二部操作：建立隧道。我们可使用生理盐水＋靛胭脂在EGJ（食管－胃交接）口侧10cm处进行黏膜下注射来抬起黏膜下层。使用靛胭脂是为了染色，让抬起的黏膜下层呈现紫蓝色，指导下一步切割或分离的方向。由于生理盐水较容易吸收，影响手术操作，因此可以使用玻璃酸钠＋靛胭脂进行黏膜下层的注射。成功抬起黏膜下层后，可将内镜调至endo-cut模式，80W电流，将IT刀在抬起的黏膜下层上方的黏膜层进行切开。切开黏膜层，暴露黏膜下层后，向肛侧方向，继续在黏膜下层注射玻璃酸钠＋靛胭脂来抬起黏膜层。使用 endo-cut 模式，80W 电流，用 IT 刀分离黏膜下组织。IT 刀的刀头有一个陶瓷小球，可避免切割分离使导致肌层穿孔。我们需要这样重复地黏膜下注射＋黏膜下层的组织分离，建立隧道，一直到越过贲门口 3 ~ 5cm 处即可。在分离黏膜下组织、建立隧道的时候，必须注意保持以切线方向，以免导致穿孔。使用玻璃酸钠＋靛胭脂可以更好地指导分离隧道方向。我们通常也会使用透明帽来帮助剥离黏膜下组织。

（3）完成隧道建立之后，在隧道内的贲门位置可以清晰地看到与隧道纵轴垂直的食管下端括约肌，这时内镜医师需要根据患者的各项指标（临床症状 Eckardt 评分、食管测压中的食管下段压力、残余压等）来确定需要长切开还是短切开，或者是否需要全层切开。通常会在 EGJ 上方 5cm 开始一直到贲门口下 3cm 切断括约肌。在切断食管下端括约肌时，需要注意的是切割方向要与隧道纵轴平行，这样就可以尽量避免切断括约肌外层的食管肌层。

（4）在完成食管下端括约肌切开之后，内镜离开隧道，可以发现食管腔贲门口明显松弛扩张。当手术满意后，可用金属夹子缝补黏膜下隧道切口。

POEM 术对于传统外科或腹腔镜下 Heller 肌切开术有明显的优势，但并不是完全没有缺点。它要求很大量的训练、实践，因此需要一个标准化的 POEM 培训计划来保证其疗效。

（二）POEM 的疗效

在 Inoue 等学者的研究中，POEM 术后所有患者的吞咽困难情况得到明显缓解，且 5 个月有效率可高达 100%。Chiu 等报告了 16 例贲门失弛缓症术后 3 个月的随访，结果显示所有患者的 Eckardt 临床症状评分均有显著的下降，其中 58.3% 的患者术后高分辨测压 4s-IRP 恢复正常。学者 Swanstrom 报告了平均随访时间长达 11 个月的结果显示吞咽困难的缓解率达 100%，胸痛的缓解率达 83%。Eric 学者等对比了 Heller 肌切开术和 POEM 术，结果发现 POEM 的有效率与 Heller 肌切开术相当。虽然 POEM 的短期有效率令人鼓舞，但其长期有效率还需要大样本量更长时间的随机对照试验观察才能确定。同时 POEM 的并发症也是不可避免的。穿孔引致气胸或者纵隔气肿是 POEM 最常见的并发症。国内周平红教授报道了其 POEM 术后皮下气肿发生率达 55.5%，气胸发生率达 25.2%；而出血的发生率较小，仅有 0.8%。而目前进行 POEM 广泛推荐 CO_2 气泵，因此即使发生纵隔气肿，CO_2 也较一般气体吸收快，大大提高了 POEM 术的安全性。食管下端括约肌不同程度地切开后，可导致胃食管反流病（GERD）。GERD 也是 POEM 术后的并发症。Inoue 学者的研究中，17 例患者中有 1 例出现 LA-B 级反流性食管炎，并且开始了标准 PPI 治疗。Chiu 等也发现，术后 20% 的患者食管存在异常的酸暴露。Swanstrom 学者更长的随访时间结果发现，食管异常酸暴露的发生率可达到 50%。由于 POEM 不能像 Heller 肌切开术后再进行常规的胃底折叠术，因此这部分患者术后 GERD 的治疗问题尚待解决。

（三）POEM 术后复查

根据目前研究显示，POEM 在短期治疗能获得较好的疗效，但长期治疗效果仍不明确，因此 POEM 术后的患者需要进行定期随访，跟踪病情发展。通常建议患者术后 1 个月和 1 年返院复查食管测压、上消化道钡餐造影和上消化道内镜检查。

四、总结

目前针对贲门失弛缓症的有创性治疗手段包括肉毒素注射、球囊扩张、外科 Heller 肌切开术、腹腔镜下 Heller 肌切开术以及最近几年发展起来的经口内镜下肌切开术（POEM）。目前研究发现，POEM 对比肉毒素注射和球囊扩张术，有更显著和更持久的治疗效果。而对比外科 Heller 肌切开术以及腹腔镜下 Heller 肌切开术，POEM 具有相同的治疗效果，但产生更小的治疗性创伤，这不但能让患者更好恢复，还能降低治疗“门槛”。

总体来说，目前的研究发现 POEM 是一种非常有前景的治疗手法，但其远期治疗效果仍需要进一步的研究总结。

第四节　上消化道黏膜下肿瘤的内镜治疗

黏膜下肿瘤（submucosal tumor，SMT），也叫作上皮下病变（subepithelial lesions，SEL）通常没有临床症状，而在常规胃肠镜检查中偶然发现。黏膜下肿瘤的治疗方法包括内镜下切除、腹腔镜切除、外科手术，黏膜下肿瘤的性质直接决定了它的治疗方法。

一、上消化道黏膜下肿瘤的种类及切除的必要性

（一）上消化道黏膜下肿瘤的种类

上消化道黏膜下肿瘤包括一系列良性、潜在恶性、恶性的病变，主要包括胃肠间质瘤、平滑肌瘤、神经内分泌肿瘤、脂肪瘤、颗粒细胞瘤、囊肿、异位胰腺、布氏腺瘤和淋巴管瘤等。

（二）上消化道黏膜下肿瘤切除必要性

以几种常见的上消化道黏膜下肿瘤举例说明。胃肠间质瘤（gastrointestinal stromal tumors，GIST）是胃肠道最常见的间叶性肿瘤，由于胃肠间质瘤有低度的潜在恶性，所以一旦发现就要长期随访或是切除，尽管患者常常没有临床症状，且病变生长缓慢。绝大多数微小病变经长期随访风险不大，但长期的随访无疑会为患者带来沉重思想负担，既然所有的巨大恶性病变均是由小而大生长，如果能采取高效、安全、微创的方法去除这些微小病变，无疑是有益的。而且切除病变后通过病理检查还可以对其危险度进行评估。

类癌也是一种常见的潜在恶性 SMT，病变往往位于黏膜深层和黏膜下层。其危险度与病变的浸润深度和病变的大小两个因素密切相关。最大径 <2cm 的直肠类癌转移率 <2%，而在 1 ~ 1.9cm 和 >2cm 的转移率分别为 10% ~ 15% 和 60% ~ 80%，因此类癌一经诊断就可作为切除的适应证。另外，一些上皮来源的恶性肿瘤内镜及超声内镜下表现与黏膜下病变极为相似，但进行内镜下切除后，病理提示为上皮来源的恶性肿瘤。出于以上原因，黏膜下病变的治疗是有重要诊治意义的。切除黏膜下病变传统方法是外科手术，近年来腹腔镜切除消化道 SMT 成了热门的话题。但与消化道内镜下切除相比其创伤还是较大的。正确地采用内镜下切除治疗 SMT 可减少患者痛苦，且术后恢复快，远期生活质量高，治疗费用低。

二、上消化道黏膜下肿瘤的内镜下切除技术

随着多种内镜下切除辅助设备的问世使黏膜下肿瘤的内镜切除技术日渐成熟和完善。多种经内镜黏膜下肿瘤的切除技术也相继出现，包括经内镜黏膜切除术（endoscopic mucosal resection，EMR）、经内镜结扎术、经内镜黏膜下剥离术（endoscopic submucosal dissection，ESD）、经内镜黏膜下肿瘤切除术（endoscopic submucosal enucleation，ESE）、经内镜全层切除术（endoscopic full-thickness resection，EFR）、经内镜黏膜下隧道剥离术（endoscopic submucosal tunneling dissection，ESTD）等，均可以用来切除黏膜下肿瘤。

（一）黏膜深层 SMT 的切除技术

对于黏膜深层和黏膜下层的病变，EMR、结扎辅助 EMR（ligation device assisted-EMR，EMR-L）以及 ESD 技术可将之切除。

EMR 是切除起源于黏膜层及黏膜下层消化道 SMT 的有效方法。一些内镜下技术可使病变成为息肉样结构而更容易切除，比如“剥脱活检”技术，这项技术应用双腔道内镜，通过其中一个钳道伸出鼠牙钳，夹持病变，另外一个钳道应用圈套器切除病变；还有透明帽辅助 EMR 技术（EMR-C），应用透明帽吸起病变后，圈套器切除病变；还有结扎辅助 EMR 技术（EMR-L），将病变应用结扎器结扎后，圈套术切除病变。

Inoue 等首先报道了 EMR-C 技术是切除胃肠道黏膜层肿块的简单方法。起源于黏膜肌层的食管平滑肌瘤、胃肠道的颗粒细胞瘤也可以应用 EMR-C 技术切除。Lee 等报道了应用 EMR-L 技术成功切除 25 例食管黏膜层及黏膜下层病变，内镜下完全切除率为 100%（25/25），病理学证实完全切除率为 96%（24/25）。切除后有 4 例患者即刻出现出血，镜下止血确切，没有患者出现迟发性出血或穿孔。但是，EMR-C 及 EMR-L 技术受到黏膜下肿瘤直径的限制（因为透明帽和结扎器的直径是有限的），较大的病变，也能依

靠EMR分片切除技术进行切除。应用IT刀（insulated – Lip electrosurgical knife）的ESD技术可以整块切除病变，弥补了EMR分片切除病变无法进行准确病理评估的缺点，但是，ESD耗时较长，而且往往依赖于术者的技术水平。EMR操作过程：

（1）黏膜下注射生理盐水或甘油果糖，观察病变非抬举征。

（2）若病变非抬举征阴性，使用圈套器完整圈套病变及少许病变周围的黏膜，高频电圈套术切除病变。

（3）整块组织取出送病理，有必要者行免疫组织化学检查。

（4）创面及边缘如有出血，可使用氩离子电凝术或电止血钳凝固血管止血。

（二）固有肌层SMT的切除技术

对于那些起源于固有肌层的肿瘤，内镜下切除发生出血、穿孔的风险相对较高。切除固有肌层肿瘤的内镜技术主要包括ESE、ESD、EFR、ESTD和经内镜结扎术。Park等首先报道了应用IT刀对固有肌层来源肿瘤进行核除。Jeong等也对这一技术进行了研究，并证实该项技术对于胃固有肌层来源肿瘤（尤其是对于位于贲门，以及胃体上部的病变）的切除是安全、有效的，并且能提供病理学诊断。对于一些胃的固有肌层肿瘤，应用ESD技术对病变进行完整剥离也是一个可行的、相对安全的方法。Lee等的研究证实，ESD技术切除胃固有肌层内生性生长的病变是可行的。Hwang等的研究表明，ESD切除EUS检查提示固有肌层结构清晰的病变是简单、有效的，内镜下完整切除率为64%（16/25），其中固有肌层结构清晰的瘤体完整切除率为93.8%（15/16），而结构不清晰的完整切除率仅为11.1%（1/9）。有3例患者出现术后穿孔，这3例患者均为固有肌层结构不清晰者。Bialek A等报道了，EUS可以预测肿瘤完整切除率：成功RO切除者的EUS往往提示瘤体与固有肌层非紧密联结。Chun等总结出直径<20mm，且触之活动性良好的固有肌层肿瘤适合ESD切除。

ESD操作方法：

（1）使用氩离子电凝术围绕病变周围进行标记。

（2）黏膜下注射生理盐水或甘油果糖，使病变表面黏膜充分隆起。

（3）钩刀逐层剖开病变表面黏膜，找到病变位置，IT刀完整剥离病变，取出送病理。

（4）如剥离过程中出现出血，可使用电止血钳或氩离子电凝术进行止血；如出现穿孔，及时将内镜注气将空气更换成弥散力更强的二氧化碳气体，病变完整剥离后，使用金属夹由穿孔处边缘向中央夹闭，逐渐缩小穿孔直径，完成穿孔闭合。Wang等首先报道了经内镜全层切除（endoscopic full-thickness endoscopic resection，EFR）技术用来治疗胃的非腔内生长黏膜下肿瘤。Zhou等也报道了不需要腹腔镜辅助的EFR技术切除胃固有肌层肿块26例，完整切除率达100%，平均手术时间105分钟（60 ~ 145分钟），切除瘤体大小平均为2.8cm（1.2 ~ 4.5cm）。全部患者无出血、腹膜炎、腹腔脓肿发生。

Xu等的研究中表明，经内镜黏膜下隧道剥离术（endoscopic submucosal tunneling dissection，ESTD）治疗食管、贲门的固有肌层来源肿块是一种有前景的新方法，这种方法可以切除直径达到4cm的病变。Linghu等报道了ESTD技术可以用来切除食管较大的固有肌层病变，在他的研究中，切除的5例病变平均直径达到了5.7cm，平均手术时间为77分钟（50 ~ 120分钟），全部病变均完整切除，无并发症发生。值得一提的是，在隧道剥离过程中，瘤体有时容易和大血管压迹相混淆，术中的EUS检查可以用来确定肿瘤的位置。EUS还可以用来评估ESTD治疗后食管隧道的愈合情况。

经内镜黏膜下隧道剥离术操作方法：

（1）胃镜前端附加透明帽，吸净食管腔内潴留液体和食物残渣。距离病变位置上方5 ~ 8cm处行食管黏膜下注射（亚甲蓝、肾上腺素、甘油果糖混合液）。用钩刀或三角刀纵行或横行切开黏膜约2cm，显露黏膜下层。

（2）分离黏膜下层，建立黏膜下“隧道”。

（3）用钩刀或三角刀从上而下建立隧道至病变处。注意保证食管黏膜层完整，对于创面出血点随时电凝止血。

（4）找到病变后，更换IT刀，完整剥离病变，并将病变从隧道口取出送病理。

（5）自隧道口退出内镜，金属夹呈“一”字形夹闭隧道口。

（6）整个过程使用二氧化碳注气。经内镜结扎术治疗固有肌层黏膜下肿瘤。尽管大量文献证实经内镜黏膜下肿瘤核除术和 ESD 技术是治疗消化道黏膜下肿瘤有效的方法，但其耗时较长，且依赖于术者的熟练程度。由于术中视野的原因，一些直径较小的肿瘤，尤其是直径 <1cm 的肿瘤，其切除率反而不如直径较大的肿瘤。出于这一原因，一些直径 <1cm 的黏膜下肿瘤可以应用经内镜结扎术进行处理。这项技术已被证明是治疗胃肠道小的黏膜下肿的安全、有效的选择之一。

Sun 等报道了应用经内镜结扎技术治疗 50 例食管固有肌层肿块，切除率达 100%（50/50），没有出血和穿孔发生。内镜下完整结扎黏膜下肿瘤和少许周围正常黏膜，结扎部组织由于缺血坏死，会在 1 ~ 2 周后脱落。在 Sun 等的另一个研究中，29 例胃固有肌层肿块应用经内镜结扎术治疗，其中 28 例病变切除完整，1 例病变由于结扎不完整造成没有完整切除。Sun 等还证明了经内镜结扎术对于十二指肠黏膜下肿瘤的切除是安全有效的。

但是，对于位于胃底穹隆部的固有肌层肿块经内镜结扎术可能由于皮圈的过早脱落而造成术后穿孔。为防止术后穿孔的发生，结扎后可在瘤体边缘放置 3 ~ 5 枚金属夹减少皮圈造成的胃壁张力。当然，经内镜结扎术也有缺点，其致命的弱点就是无法获取病变组织，行组织学检查和免疫组化。经内镜结扎剥离技术（ligation-assisted endoscopic enucleation，EE-L）可弥补这一不足，EE-L 是将经内镜结扎技术和 ESD 技术结合在一起，既能使剥离过程简单、有效，又能获得病变组织，是治疗消化道固有肌层肿块的新方法。

经内镜结扎剥离技术治疗小的固有肌层黏膜下肿瘤的操作过程：

（1）内镜前端放置结扎器，进镜至胃内，找到病变位置，结扎器完整包裹病变，使用内镜的吸引按钮，将病变完整吸入结扎器内，释放皮圈，将病变完整结扎。

（2）观察病变结扎情况，如必要可使用 EUS，确定病变是否在皮圈内，病变是否结扎完整。如结扎不理想，可使用异物钳移除皮圈，重新进行结扎。

（3）确定病变结扎完整后，于皮圈周围放置 2 ~ 3 枚金属夹以降低胃壁张力，防止皮圈过早脱落。

（4）钩刀逐层剖开病变表面黏膜，将病变完整剥离，并送病理检查。

（5）创面以金属夹封闭，必要时可联合使用组织黏合剂。各种内镜下治疗胃肠道黏膜下肿瘤的方法见表 12-1。

表 12-1　各种内镜下治疗黏膜下肿瘤的技术

	适应证	禁忌证	并发症	优点	缺点
ESMR-C	直径 <2cm，非固有肌层来源	直径 >2cm，固肌层来源	轻微出血	比 EMR 更加简单、易行，切除成功率高	受透明帽直径限制，仅能切除小的病变
ESMR L	直径 <1cm，非固有肌层来源	直径 >1cm，固有肌层来源	目前研究中尚无并发症发生	没有"内生性限制"比 EMR 切除更为彻底，切除率高	受结扎器直径限制，仅能切除小的病变
ESE	胃固有肌层肿瘤	不符合适应证的病变	穿孔；轻微出血	该技术不受瘤体直径限制，也可用来切除与固有肌层连接紧密的黏膜下肿瘤	操作相对困难，仅能达到内镜下完全切除
ESD	非固有肌层来源黏膜下肿瘤，和部分固有肌层来源肿瘤	EUS 提示瘤体与固有肌层之间结构清晰	出血、穿孔	病变切除完整，可提供完整、可靠的病变学依据	该技术高度依赖操作人员的熟练程度，且耗时较长
EFR	大的胃固有肌层来源肿瘤	暂无	出血、穿孔	病变切除完整，可提供完整、可靠的病变学依据	该技术高度依赖操作人员的熟练程度，且耗时较长

续 表

	适应症	禁忌症	并发症	优点	缺点
ESTD	食管、贲门大的固有肌层来源肿瘤	暂无	轻微出血	在切除肿瘤体同时保持了消化道管壁的完整性	该技术高度依赖操作人员的熟练程度，且耗时较长
Endoscopic Ligation	固有肌层来源肿瘤，且直径 < 1cm	直径 > 1cm	穿孔、轻微出血	简单、易行、耗时短	该方法受肿瘤直径限制且无法提供病理学诊断依据

三、经内镜治疗黏膜下肿物的各种配件

（一）电刀

1. 针形刀（needle knife） 其优点在于前端较尖，切开效力高。其缺点是易引起穿孔。

2. IT 刀（insulation-tipped diathermic knife） 其优点在于前端装有绝缘陶瓷，可防止穿孔发生；纵向切开较容易。其缺点是横向切开具有难度，需要熟练配合内镜操作；有时不能在直视下进行剥离，存在盲区。二代 IT 刀（IT2 刀）在原 IT 刀基础上做了改进，绝缘陶瓷底部设计有 3 个电极，可轻松实现横向切开。

3. 螺旋伸缩刀（flex knife） 其优点是易于操控；通过摆动刀身和外鞘，可以从各个方位对病变进行剥离。缺点是随时需要掌控好刀身长度，防止穿孔发生。

4. 钩形刀（hook knife） 其优点是可旋转功能易于定位，可对病变进行全方位切开；可对黏膜下层血管进行电凝，防止出血的发生；切开前将黏膜提起，降低穿孔的发生率。缺点是穿孔发生率高于 IT 刀。

5. 三角刀（triangle tip knife） 其优点在于不需要旋转：可用于 ESD 的任何步骤（标记、预切开、切开、剥离、止血）。缺点是刀头造成的灼伤效果较大。

6. 海博刀（hybrid knife） 集染色、标记、黏膜下注射、黏膜切开、切圆、黏膜下剥离、冲洗、止血八大功能于一身，专用于 ESD。分为 I 型海博刀和 T 型海博刀。

7. Flush 刀 其先端类似于针状电刀，可行切割、分离、止血，外套管先端多孔结构，可连接专用水泵用于黏膜下注射及喷水冲洗，高压水流可直接穿透黏膜层。

8. 射水针刀（splash needle） 具有两种功能的 ESD 刀，针刀的长度是可变的，具有送水功能，可以确保良好的视野。

（二）透明帽

透明帽均为圆柱形、透明塑料质地，前端平面圆形或斜面，直径 12.8 ~ 18mm，长度 2 ~ 4mm。作用：充分显露黏膜下层，提供剥离空间，保持良好视野。

（三）黏膜下注射液

根据美国消化内镜协会（ASGE）的建议，理想的黏膜下注射液应包括以下特点：①提供厚的黏膜下液体垫（submucosal fluid cushion，SFC）；②在黏膜下可维持足够长的时间保证 ESD 的顺利完成；③保证切除标本的完整性，从而完成正确的病理检测；④价格便宜，容易获得，便于保存；⑤对组织无毒性，无损伤；⑥容易注射。各种黏膜下注射液的优缺点总结见表 12-2。

表 12-2 各种黏膜下注射的优缺点

黏膜下注射液	黏膜下注射液体垫维持时间	优点	缺点
0.9% 生理盐水	+	易于注射，便宜，容易获得	分散快，液体垫维持时间短
3.0% 高渗盐水	+ +	易于注射，便宜，容易获得	组织损伤，注射部位炎症反应
羟丙基甲基纤维素	+ + +	液体垫维持时间长，相对便宜	组织损伤，注射部位炎症反应
透明质酸	+ + +	液体垫维持时间长	价格高，可能促进残留肿瘤细胞生长

续　表

黏膜下注射液	黏膜下注射液体垫维持时间	优点	缺点
甘油果糖	+ +	便宜，容易获得	组织损伤，注射部位炎症反应
高渗葡萄糖（20%、30%、50%）	+ +	便宜，容易获得	组织损伤，注射部位炎症反应
白蛋白	+ +	易于注射，容易获得	价格高
纤维蛋白原	+ + +	易于注射，液体垫维持时间长	价格高，不易获得
自体血液	+ + +	如未及时注射，可能凝固	受宗教信仰限制，数据资料有限

（四）电热止血钳

电热止血钳是带有旋转功能的止血钳，能够精确地抓住出血点，实施快速、高效止血。

（五）注水设备

良好的冲洗设备可以保证 ESD 术中视野清晰，尤其适用于 ESD 术中的止血治疗。该设备可很好地与内镜连接，踩踏脚踏板后，水能顺畅流出，冲洗术野。

第五节　早期食管癌的内镜治疗

消化道早期癌的内镜治疗适应证是“淋巴结或者血行转移可能性极低的病变”，即局部切除便可治愈的病变。因此，对切除标本应进行详细的病理组织学分析，以评估淋巴结及血行转移的风险，判断是否需要追加外科切除等其他治疗方法。为保障能够进行准确而详细的病理组织学检查，内镜下要尽可能完整切除包括病变边缘以及病变基底部在内的组织。本节将对早期食管癌内镜治疗的适应证，以及根据病变状况如何选择适当的内镜切除手法做一概述。

早期食管癌的内镜治疗大致可分为两种：根治性的内镜切除法和姑息性的内镜组织破坏法。内镜切除法创面小，且可保留消化道功能，是早期食管癌的首选治疗手段。现在，早期食管癌的内镜切除法主要有两种，即以吸引法为主的标准内镜下黏膜切除术（endoscopic mucosal resection，EMR）和近年发展普及起来的内镜黏膜下剥离术（endoscopic submucosal dissection，ESD）。食管壁薄，缺乏浆膜层，内腔狭窄，易受心脏搏动和呼吸的影响，因而食管病变的 ESD 治疗技术难度较大。在此将介绍 EMR、ESD 两种手法的各自特征，以及目前存在的问题。进而概述其他的内镜组织破坏法，如光线动力学治疗（photodynamic therapy，PDT）及氩离子血浆凝固术（argon plasma coagulation，APC）烧灼法。

一、内镜治疗的适应证及操作方法

（一）食管浅表癌内镜治疗的适应证

日本食管癌学会的“食管癌诊断治疗指南（2012 年 4 月版）”中阐述了内镜治疗的适应证以及相对适应证（图 12–1）。

1. 适应证　“食管壁浸润深度局限于黏膜上皮内（EP），或者黏膜固有层（LPM）的病变，淋巴结转移极为少见。因此内镜治疗可以获得根治效果。”食管癌中，浸润深度局限于黏膜层（T1a）的 EP、LPM 病变，外科切除后发现淋巴结转移的概率极低。EMR 术后 5 年生存率在 90% 以上，且死亡患者中大部分是其他疾病所致，治疗效果不逊色于外科手术。另一方面，食管癌外科手术的侵袭度很大，手术并发症常见、术后生活质量（quality of life，QOL）下降，困扰着患者的问题。因此在目前内镜下切除应作为 EP/LPM 癌首选治疗手段。ESD 可以详细设计切除范围，因此只要是 EP/LPM 癌，即便病变面积大，都可采用 ESD。既往面积超过 2/3 周的病变也曾列为 ESD 适应证。但是大面积的切除，如黏膜缺损达 3/4 周以上时，术后狭窄发生率高。一旦出现狭窄便需要频繁的扩张治疗；且治疗后饮食也同样受限制，显著影响患者的生活质量。因此，面积太大者不主张采用 ESD，主要是考虑到术后狭窄，而并不是淋巴结转移风险因子等肿瘤学问题。

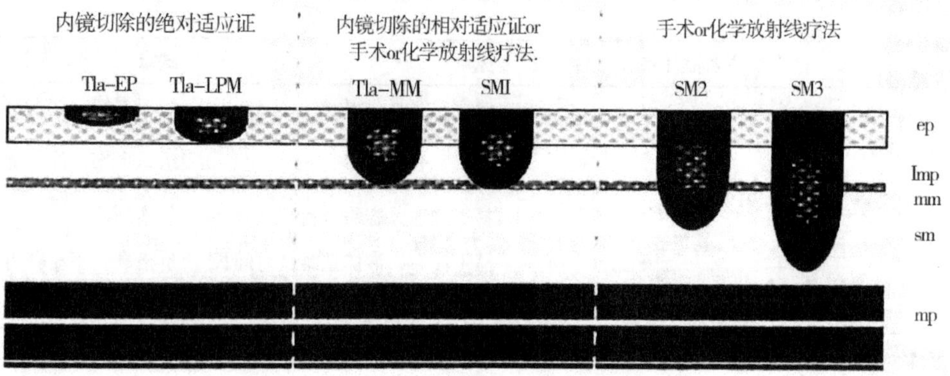

图 12-1　浅表性食管癌浸润深度与治疗方针

2. 相对适应证　食管“壁浸润深度达到黏膜肌板（MM），或者稍微浸润到黏膜下层（SMI:200μm以内）的病变，可以内镜切除。但是因为有淋巴结转移的可能性，只能作为相对适应证”。癌浸润深度达到黏膜肌板（MM），或者黏膜下层轻度浸润（200μm以内：SMI）的病变，其淋巴结转移率为10%～15%，通常外科切除为第一选择。但是，反过来也可以说，80%以上的病例没有淋巴结转移，如果对这类早期癌也施行与进展期癌同等的治疗，则会降低早期发现癌变的利益优势。因此，鉴于外科手术受术后并发症以及术后QOL显著受损等问题，对于高龄或者全身状况不佳患者，以及患者本人意愿希望回避手术等，可作为内镜治疗的相对适应证。应注意如果术前内镜诊断或者ESD后病理组织评价结果表明淋巴结转移的风险很大，还是应推荐追加手术在内的其他治疗。淋巴结转移的高危因素有：肉眼型为0～Ⅰ型、0～Ⅲ型、长径在50mm以上病变等。文献报道此类病变应首先考虑手术或者放射、化学治疗。另外，病理组织学诊断表明有下述任何一种表现：①低分化型扁平上皮癌；②脉管侵袭阳性；③IFN-β、γ阳性、淋巴结转移率高者，应考虑追加手术或者放射、化学治疗。相反地，若不存在上述高危因素，MM癌的淋巴结转移率则可能降低到4.2%（敏感度为95.8%）。因此，MM癌也可作为内镜治疗的相对适应证，但是目前尚未得到公认。

综上所述，除了病变本身的因素以外，尚需要根据患者年龄、全身状况等综合判断，以选择最佳治疗方案。

3. 适应证之外的病变　黏膜下层浸润深度达200μm以外的病变有30%～50%的淋巴结转移率，外科手术切除为第一选择。但是也有将该类病变作为内镜治疗的研究性适应证，即以局部控制病变为目的而施行的姑息性内镜治疗。

根据文献报告，SM癌的淋巴结转移率，SM1癌为8%～27%，SM2癌为22%～36%，该类病变的标准治疗是外科手术切除。但同时可见，这类患者中2/3无淋巴结转移，可望回避脏器侵袭极大的外科切除。浸润深度到SM2以内的癌，单纯从技术上讲也是可以内镜切除的。因此在内镜切除原发病灶后，对有淋巴结转移风险的病例追加化学、放射疗法的治疗方案，有望成为低侵袭度治疗的手段之一。日本临床肿瘤协会（Japan Clinical Oncology Group，JCOG）实施的一项Ⅱ期临床试验（JCOGO508），将目前以黏膜下层浸润的临床病期第Ⅰ期鳞状上皮癌患者作为研究对象，评价内镜切除与化学、放射疗法联合治疗的有效性和安全性。如果试验证明该联合方案可以获得与外科切除匹敌的成绩，即可成为新的治疗方案之一。

（二）内镜切除手法的选择

EMR一次切除的病变大小受限，完整切除率为23%～57%，而ESD的完整切除率在90%以上。EMR术后复发率较高（1.9%～26%），并且分割切除次数越多，局部复发率越高。另外分割切除，也会给浸润深度或脉管侵袭的病理学判定带来困难。尤其MM/SMI食管癌的淋巴结转移风险增高，该类病变需要详细的病理学探讨，所以更应完整切除。

EP/LPM的小病变可以作为EMR适应证病变，而较大的病变或者怀疑为M3、SM1的病变应选择ESD。但是，如果病变位于食管内腔狭窄弯曲部位，且受心脏搏动或者呼吸性移动的影响大时，则食管

ESD 的难度增大。并且由于纵隔内负压，穿孔时容易导致纵隔气肿，甚至气胸等严重并发症。因此需要根据病变实际状况，慎重选择治疗方法。

内镜治疗后的切除边缘残留病变，可以考虑再次内镜切除。但是化学、放射治疗后的残遗或者复发等黏膜抬举困难的病变，或有出血倾向的病例而无法内镜切除时，可以考虑光动力学治疗（photodynamic therapy，PDT）或者氩离子血浆凝固术（argon plasma coagulation，APC）烧灼。

（三）内镜治疗方法

1. 内镜黏膜切除术　常规观察后施行碘染色以确认病变范围（可根据需要在病变边缘做标记）后，在病灶的口侧 2 ~ 3mm 处施行黏膜下注射使病变膨隆抬高。如果注射的液体外漏，得不到足够膨隆高度时不应勉强继续操作。

（1）EMR-C 法：将透明塑料帽安装在内镜的前端，并调整使从活检孔道出口位于透明塑料帽斜面后端。病变部施行黏膜下注射后，从活检孔道插入圈套器。在正常黏膜处略微吸引封闭住透明帽开口后再将圈套器展开，使圈套器在透明帽前端形成圆圈以完成 pre-looping 的准备。然后再强力吸引使目标病变被整个吸入帽内并套扎，接通高频电流切除。该法适用于直径 15mm 以内的病变。

（2）Double-channel（双腔道）法：此法需要使用双腔道内镜。病变部施行黏膜下注射后，其中一个活检孔道插入高频圈套器，另一个活检孔道插入挟持钳。在食管腔内展开圈套器，将挟持钳伸入圈套器的圈内。收回圈套器并稍闭合。用挟持钳抓住病变边缘的正常黏膜后，再次展开圈套器，并适当上提挟持钳以抓起病变将其充分套入圈套器圈内，同时收紧圈套器后接通高频电流切除。该法适用于直径在 l0mm 以内的病变。

（3）EEMR-tube 法：该法使用全长 60mm、外径 18mm、内径 14mm 软透明的硅胶管（EEMR-tube）。管子的前端可与食管密切接触，并有插入套圈器的专用腔道和封闭管腔的气囊。其形状略有弯曲利于大面积吸引黏膜。具体手法如下。

将 EEMR-tube 套在镜身后插镜到食管。EEMR-tube 表面涂抹润滑剂后慢慢推人病变附近（将前端斜面的短径端置于黏膜下注射部位），插入圈套器并展开在病变上方（套圈器放在 7 ~ 8 点方向位置时则插入以及展开的阻力较小）。EEMR-tube 的气囊内注射约 5mL 的空气使气囊膨胀以封闭管腔。将病变吸入管腔内后套扎。套扎住后前后略微抖动圈套，如确认有一定的可动性则表明没有卷入肌层，则可通电（高频电流）一起切除。该法同样适用于直径 15mm 以内的病变。

上述各个方法的优点和缺点如表 12-3 所示。

表 12-3　各种食管 MR 手法的比较

	EMRC 法	双腔道法	EEMR-tube 法
效果	一般能够一次性切除的病变大为 15mm 左右	一般能够一次性切除的病变大为 15mm 左右	一般能够一次性切除的病变大小为 15mm 左右
长处	手法简便，能够切除较大的病通过使用不同大小的透明帽，可调整切除病变的大小 极少导致穿孔，但是如果黏膜下层注射液量少时可造成穿孔	凡是把持钳子能够抓住的小病变均可确实地切除掉可以调整切除病变的大小，极少穿孔	能带切除较大的病变。利用 EEMR-tube 的侧孔和活检孔道的双腔法，小范围的病变也以切除。穿孔率在 1% 以下
短处	如有食管狭窄，透明帽无法通过时，需要施行气囊扩张术	手技手法繁杂需要熟练能够切除的范围较小	手技手法繁杂需要熟练如有食管狭窄，透明相帽无法通过时，需施行气囊扩张术

2. 内镜黏膜下剥离术　食管 ESD 的特征：食管壁薄且缺乏浆膜层，管腔狭窄，呼吸性移动和心脏搏动的影响，椎体、气管等的压迫，不能反转操作，误吸的风险高。

上述特征表明食管 ESD 的难度高，仅是肌层的暴露也有导致纵隔气肿的可能，而穿孔更是严重并发症。因此应当熟练掌握食管 ESD 的技巧，准确而安全地施行。

ESD 前准备：安全、准确地施行食管 ESD，最好使用能够直观下进行剥离操作的尖端性刀具。为便于左右均等地处理病变，尽可能使用活检孔道位于 6 点方向，最好使用附有 water-jet 功能的内镜。内镜前端安装透明帽。使用二氧化碳气体可预防或减轻纵隔气肿和皮下气肿。局部注射液应选择组织损害少的高张性甘油果糖或透明质酸钠，易于形成理想高度的黏膜下膨隆。

（1）基本手法：

①标记：碘染色以确认病变范围后，在其 2 ~ 5mm 外侧做标记。标记点要小而锐。如果刀具过于按压黏膜，食管壁因为薄而会出现穿孔。在 Barrett 食管癌的情况下，时有遇到病变范围诊断困难的情况，因此至少要在病变的 5mm 以外做标记。如果病变口侧邻接鳞状上皮时其范围诊断更为困难，最低要在口侧 10mm 处做标记。

②局部注射：食管壁厚度 3 ~ 4mm，针头垂直于黏膜面刺入容易穿透黏膜下层达肌层或外膜。应尽量以锐角刺入或边注射边刺入黏膜下层。注射点之间如出现低谷时要适当追加注射使之消除。如果局部注射膨隆形状不良，而透明质酸钠又不会被马上吸收，则会给以后的切除带来困难，因此局部注射时要慎重施行。助手慢慢注射，如感到注射有抵抗时要及时告知术者。

③预切、黏膜切开、修整：为预防剥离过头，一般首先在病变肛侧做好预切并修整、深切（deeper cut）达到黏膜下层以明确黏膜下层剥离的终点。然后再在病变口侧进行黏膜切开和修整、深切。预切要确实地将黏膜肌板切开，然后通过旋拧镜杆或使用角度钮进行横向切除。

④黏膜下剥离：黏膜下层的剥离从病变口侧开始是食管 ESD 的铁原则。用前端透明帽顶推以充分确认黏膜下层和肌层。黏膜下层的中层稍深的部分组织稀疏适合剥离。另外，如果剥离过程中遇到食管固有腺时，应在该腺体的下方切除。为避免穿孔或肌层暴露，电刀要尽量与肌层平行，从而可以避免刀具与肌层接触的状态下通电。

为保障剥离操作的顺利进行，需要预防出血以保持良好视野。对黏膜下层的细小血管，电刀的凝固便可止血。但是直径 1mm 以上的血管需要止血钳施行预防止血处置。止血钳止血时要在抓住出血点后稍微提牵以离开固有肌层后通电。高频装置的设定：soft coagulation mode effect 3 ~ 5，60 ~ 100W。

（2）食管 ESD 的顺序：食管 ESD，几乎所有病变都可以从同样的方向、采用相似的方式进行处置。因此食管 ESD 的最佳顺序可以自己下功夫形成独自的做法。在此介绍 ESD 的代表性的 C 字法和隧道法。

① C 字法：首先将病变的一侧黏膜（通常是水或者血液易于潴留而造成处置困难的食管左侧）进行 C 字切开，然后进行该侧的黏膜下层剥离。剥离到一定程度后，再切开对侧的黏膜并剥离黏膜下层。最后处理病变中央的竖长形的残留部分。此法可以减少因剥离的病变口侧倒向肛侧而造成的肛侧剥离困难。

②隧道法：切开黏膜并加以深部修整，剥离出病变中央附近的黏膜下层后，顺着黏膜下层由口侧向肛侧打通 1 ~ 2 条隧道，最后剥离残余的黏膜下层。此法在打通隧道时的黏膜下层的剥离非常容易且迅速，但是如果边缘黏膜切开的深度不够，则会造成最后剩余黏膜下层的剥离困难。关于 ESD 中使用的各种工具如下：前端透明帽、针刀、IT 刀（insulation-tipped knife）、Flush knife、Flex、Hook 刀、APC 等。各自的特征请参考有关专业书籍。

（四）并发症

食管癌的内镜切除时主要并发症有出血、穿孔、纵隔气肿、吸入性肺炎，其中最严重的是穿孔。如果导致纵隔炎会造成严重的全身炎症反应。以下阐述并发症的原因及对策。

1. 出血　ESD 时，辨清血管逐一加以处理以预防出血。食管黏膜下层血管大多在中、深层纵向走行，因此横向黏膜切除易于导致出血。最好横向黏膜切开稍浅一些，将血管露出后再追加修整。黏膜下层的剥离在血管和肌层之间（黏膜下层的略深部位）施行可减少血管损伤。血管处理或者血管损伤后的止血，大都可用 ESD 凝固。但是 1mm 以上较粗的血管，需要使用止血钳。过度的热凝固是导致迟发性穿孔的原因之一，因此止血处理时，应针对出血点施行所需最小的凝固处理。

2. 穿孔　食管 ESD 中的穿孔，在标记、黏膜切开、黏膜下层剥离等任一阶段都有可能发生。但大多发生在刀具与肌层接触的状态下进行黏膜下层剥离时。最基本的是，充分施行黏膜下局部注射以在黏膜下层造成安全空间，不怠慢血管处理和对出血的控制。保持良好视野，在可以直接看到的情况下施行剥离操作很重要。另外，使用 IT-2 刀可以迅速进行黏膜地切开，但是如将刀具平倒下去押切容易造成穿孔，需要予以注意。

ESD的术中穿孔，相比EIR，其穿孔的口径通常较小。穿孔发生后在注意继发性穿孔有无扩大的同时，尽可能使用clip将穿孔部位闭合。穿孔后的术后管理，通常是禁饮食，使用抗生素，或者根据情况施行肠外营养等保守治疗大多可以愈合。气胸并发时尚需要胸腔引流，出现纵隔脓肿时需要开胸引流等处置，因此与外科医师的配合非常重要。吸引法EMR造成的穿孔，多为可以直观胸腔内脏器的大穿孔，钳夹闭合困难时应考虑外科治疗。迟发性穿孔的预测比较困难。在肌层表面止血多的情况，或者明显损伤了内环行肌的情况下，饮食应推迟数日，观察确认病情稳定后再开始。

3. 纵隔气肿　即便没有穿孔，ESD后CT检查可以确认到有相当的概率出现纵隔气胸。固有肌层暴露时，或者ESD操作时间长时易发生。但是如果不伴有发热、明显的胸痛等显示纵隔炎的临床症状时，大多不需特殊处理。

4. 吸入性肺炎　治疗时间过长时，尤其在高龄患者容易出现吸入性肺炎。除了适当的口腔内吸引等以外，如果术中呕吐反射较强的情况下，应考虑气管插管。颈部食管病变的ESD，最好在全身麻醉下施行。

5. 术后食管狭窄的对策　病变占周长的2/3以上，纵向长径达3cm以上的情况下，容易出现食管EMR后狭窄。因此日本食管学会食管癌治疗指南中也指出内镜治疗的绝对适应证要求病变占周长范围在2/3以下，超出此范围的病变则为相对适应性病变。

对于术后食管出现狭窄的病例，内镜下气囊扩张术是有效手段之一。但是，狭窄成形后的情况下由于纤维化变得硬且实，气囊扩张术常常变得难以收到预期效果。因此在狭窄形成之前施行扩张术很重要。一般在瘢痕化刚刚开始，狭窄尚未完成之前的软溃疡阶段便开始内镜气囊扩张术，即“预防性扩张术”。井上等报告对6例食管全周性ESD后施行了预防性扩张术。术后第1 ~ 3天开始扩张，扩张期间平均103天，扩张次数平均31次左右可得到充分的扩张。另外术后口服肾上腺皮质激素或者内镜气

囊扩张术的同时黏膜下层局部注射激素等方法治疗或缓解术后狭窄。因此目前对全周性病变等大面积变，也被考虑纳入内镜治疗的适应证。

但是鉴于上述ESD后严重的食管狭窄对患者术后生活质量（OOL）的严重影响，并且外科手术也采用胸腔镜或腹腔镜下的食管切除再建术以减轻手术侵袭性，加之ESD适应性病变的放射线化学疗法的根治率也较高等的情况下，ESD治疗并非占有绝对的优势。因此在决定治疗方针时，需衡量各治疗法在治疗期间以及治疗后的QOL的影响，通过反复斟酌以选择最佳方案。

关于术后食管瘢痕狭窄的治疗目前尚无明确的有效工具。临时支架（temporary stent）也有脱落，或者拔去困难以及拔去后再狭窄等问题。其他有通过自身细胞培养得到的口腔黏膜上皮细胞膜贴到ESD后的食管溃疡底以预防狭窄的动物实验阶段的研究。虽然目前尚需要克服存活性、费用、癌变等多重困难障碍，但是如果能够实用化，将更会增大食管ESD作为较低侵袭性治疗手段的优势。

二、其他内镜下组织破坏法

（一）氩离子血浆凝固术

氩离子血浆凝固术（argon plasma coagulation，APC）是以氩气为电导体的非接触型高频凝固法。目前应用于各种消化管疾病的内镜治疗。其特点是并发症少，术后疼痛小。APC使用离子化的气体氩，其优点是可以离开病变数毫米以上的位置将病变凝固。面积较大的病变也可以施行。理论上凝固深度可达3mm。但是在伸展的食管，3mm的凝固深度也可能损伤固有肌层，因此食管病变的APC烧灼时最好在黏膜下层注射生理盐水以保障安全。

除了上述针对黏膜内的食管病变的APC疗法以外，APC疗法可缓解进展期食管癌患者癌性狭窄导致的哽咽，食管支架放置后的肿瘤的内生长（ingrowth）和过度生长（overgrowth）的治疗等方面的应用。

（二）光动力学疗法

本疗法是通过光动力学反应治疗肿瘤等疾病的一种新型疗法，该法利用肿瘤亲和性光感受性物质（photosensitize，PS）在肿瘤组织及新生血管的特异性集聚的特性，以及激光激活的光化学反应进行治疗。原理是以卟啉（porphyrin）为代表性物质的PS与糖蛋白结合被吞噬到肿瘤细胞内，由于肿瘤细胞

的 PS 排泄速度慢，从而与正常组织之间产生浓度差。待此浓度差达到最大时用激光照射使 PS 发生光化学反应，产生具有强酸性的一级酸。一方面通过诱导凋亡，造成肿瘤细胞死亡；另一方面导致新生血管内皮细胞坏死而造成继发性肿瘤组织的缺血性坏死。

食管癌治疗时的具体方法是：首先静脉注射光敏剂 photophrin，患者由此对光产生过敏的需要隔离日光。48 小时后和 72 小时后，肿瘤组织和正常组织之间的浓度差达到最大时，以激光照射（YAC-OPO laser）病变及病变周围（5mm）。第二次照射时，需要除去表面坏死物质以便使浸润到黏膜下层的肿瘤组织也能得到确实照射。日光隔离可以逐步放宽，大约在注射 photophrin 后 2 周左右便可出院。

主要适应证是外科手术或者放射治疗的高风险患者，拒绝接受上述其他治疗的患者，以及放射治疗后或者 EMR/ESD 后遗残复发病变。与 APC 的不同之处是，即便浸润到黏膜下层的食管癌也可以成为适应证。

三、Barrett 食管腺癌的内镜治疗

（一）适应证

1. 浸润深度　Dunber 等报道外科手术切除的 Barrett 食管黏膜内癌 1 350 名患者的 meta 分析表明黏膜内癌的淋巴结转移率为 1.93%。该转移率低于外科手术的死亡率，因此认为 Barrett 食管黏膜内癌可以施行内镜治疗。日本 2012 年 4 月修订的食管癌治疗指南中以鳞状上皮癌为基准，规定内镜治疗的适应证为浸润深度在 LPM 以内的病变。但是，淋巴结转移的风险因子不单纯局限于浸润深度，组织类型、溃疡、病变的大小等，尚需要进一步探讨。

2. 周在性　ESD 虽然不存在切除面积的限制，但是大面积切除时需要考虑如何预防术后狭窄的问题。不过从预防异时性多发性癌发生的角度看，全周性切除病变周围的非癌组织也有一定的可取之处。但目前尚未达成一致的见解，有待进一步研究。

（二）Barrett 癌 ESD 的特征

Barrett 癌的 ESD 有以下特点：

（1）Barrett 癌所致管腔狭窄部位，要求精密的操作。不但上下角度弯曲的操作，尚需左右角度弯曲以及单手操作的技术。

（2）胃食管反流导致的食管纤维化。

（3）黏膜比鳞状上皮厚。基本策略是，首先切开、剥离病变肛侧，将病变从胃侧移到食管，然后按照食管癌 ESD 的做法施行口侧切开，再从口侧向肛门侧进行剥离。

（三）追加治疗的条件

胃癌可以根据病变的大小、组织类型、有无溃疡、浸润深度、脉管浸润等因素，判断淋巴结转移的风险因子。但是，Barrett 癌的淋巴结转移的风险因子尚不明确。因此日本食管学会的治疗指南中并没有记载关于 Barrett 癌的追加治疗的条件，该问题需要进一步研究。

第六节　早期胃癌的内镜治疗

早期胃癌中，没有淋巴结转移风险的病变可以施行内镜切除术（endoscopic resection，ER）治疗。ER 包括内镜下黏膜切除术（endoscopic mucosal resection，EMR）和内镜黏膜下剥离术（endoscopic submucosal dissection，ESD）。EMR 具有安全性和简便性的优势，在临床上至今仍广泛应用。但是由于技术上的限制，直径 lcm 以上的病变或者黏膜下层有纤维化的病变，常需要多次分块切除，因此易产生病变残遗或者局部再发的问题。鉴于上述 EMR 的缺陷，ESD 则将重点放在整块切除病变而发展起来的技术。其最大的优势是可以进行完整且详细的病理组织学的分析，从而能够更准确、更完整地评价病变根治程度。ESD 近年成为早期胃癌内镜治疗的主流，并越来越得到广泛的普及和临床应用。治疗方案的选择必须以胃癌的根治为目标。需要强调的是内镜切除仅是局部病变的控制，与外科切除的最大的不同点在于无法清扫淋巴结。为保障内镜治疗质量，需要进行详细的术前检查，慎重选择适应证。并且在切除

后予以恰当的病理组织学评价，根据其评价结果决定随访时机或追加治疗手段。除了根据病变部位和病变性状以外，同时要结合患者身体状态等因素来全面衡量内镜治疗的利与弊。应当不拘泥于内镜治疗，多方面斟酌治疗手段的妥当性，来最终选择治疗方案。临床实际中，有病例最终判断应选择外科切除，也有不加以治疗反而是最佳选择的病例。

一、内镜治疗的适应证

（一）绝对适应证（表 12-4）

表 12-4　胃癌 ESD 治疗的绝对适应证和相对适应证

浸润深度	溃疡	分化型	未分化型	脉管浸润
M	−	≤ 2cm* ＞ 2cm**	≤ 2cm** ＞ 2cm	ly（−），v（−）
	+	≤ 3cm** ＞ 3cm	≤ 2cm	
SM1		≤ 3cm** ＞ 3cm		

注：*：绝对适应证；**：相对适应证。

2cm 以上，未分化型黏膜癌；2cm 以下，伴有溃疡的未分化型黏膜癌；3cm 以上，伴有溃疡的分化型黏膜癌；3cm 以上，黏膜下层轻度浸润分化型癌，均应首选外科切除治疗。根据日本胃癌学会发表的《胃癌治疗指南》中指出内镜治疗适应证的原则是：

（1）淋巴结转移的可能性几乎没有的病变（cN_0）。

（2）技术上能够完整切除的大小和部位。满足上述原则的具体适应证的条件如下：

① 2cm 以下肉眼评价为黏膜癌的病变（cT_{1a}）。

②病理类型为分化型（pap，tub1，tub2）。

③对于凹陷型病变，要求不伴有溃疡才能作为适应证。

（二）相对适应证（表 12-4）

早期胃癌外科切除的 5 年生存率（除外其他疾病死亡），M 癌为 99.3%、SM 癌为 96.7%。对此日本国立癌症中心和癌症研究会附属医院，对 5 265 例单发性早期胃癌（未分化型癌除外）施行的病理组织学的研究表明，M 癌不伴有溃疡者不论病变大小，以及伴有溃疡但直径在 3cm 以下的病变，其淋巴结转移率均在 0.7% 以下，而 3cm 以下的 SM1 癌（浸润深度 500μm 以内）不论有无溃疡，其淋巴结转移率则在 3. 3% 以下。因此日本胃癌学会《胃癌治疗指南》中提出 2cm 以上的不伴有溃疡的病变或者伴有溃疡但直径在 3cm 以下的分化型癌，都可作为相对适应证而成为 ER 的治疗对象。日本消化内镜学会在《消化内镜指南》中要求，相对适应证病变治疗时应进行详细的病理组织学分析，判定根治性，并推荐该类病变最好施行 ESD。

另外 2cm 以下不伴有溃疡的未分化型 M 癌，其淋巴结转移率为 2.6%。日本临床肿瘤研究组（Japan Clinical Oncology Group，JCOG）正在进行一项临床研究，研究该类病变的 ER 治疗的可能性。目前有文献报告指出，上述相对适应证病变的 ESD 治疗在预后以及安全性方面与外科切除疗效相似，不过这仅是停留在溯及性探讨阶段的研究，因此可以说相对适应证病变的内镜治疗尚处于临床试验阶段。

二、组织学评价的重要性

关于浸润深度（癌的深度）、脉管侵袭（淋巴管或静脉内癌的浸润）等与判断有无淋巴结转移的风险度的相关因子，百分之百准确的术前诊断是不可能的。因此，临床根治度的评价必须通过详细的病理组织学的分析来判定。治疗之前应考虑到内镜切除后的结果为非治愈性切除的可能性（即切除的病变是淋巴结转移的可能性比较高的病变），ESD 后尚需要追加外科手术的可能性。为此，应用 ESD 的完整切除是绝对条件。从这个意义上，ESD 并未使内镜切除由“诊断性切除”蜕变到“根治性切除”的根本性转换，换言之，ESD 依然未跳出内镜切除的开发初期，即 ESD 切除依然属于广义“巨大活检”（jumbo biopsy）的范畴。

三、知情同意

胃癌治疗方针选择，应根据上述知识和《胃癌治疗指南》向患者及家属进行以下内容的说明。

1. 病变的适应证　如下所述。

（1）病变所在位置。

（2）病变大小。

（3）病变的病理类型。

（4）预测的浸润深度。

（5）根据该病例的状况，进一步说明作为术前诊断中的临床诊断以及术前评价的局限性，即根治度的评价最终需要以切除后标本详细的病理组织学的结果为基准，并且根据该病理结果存在需要追加外科手术的可能性等情况。

2. 治疗技术　如下所述。

（1）内镜切除的方法以及该方法的优势和缺陷。

（2）预计所需时间。

（3）可能出现的并发症及其对策。

3. 根治度的评价　如下所述。

（1）以“胃癌治疗指针”为基准的根治度的评价。

（2）有无追加外科手术切除的必要性及其理由。

四、术前检查

（一）内镜检查

根据胃癌治疗指南决定内镜治疗的适应证时，需要对病变做出如下诊断：①病理类型；②病变大小；③浸润深度；④病变部位；⑤有无并发溃疡。在病变范围的诊断中，靛胭脂色素内镜以及 NBI 联合放大内镜非常有效。进一步施行活检以确认病理类型。对呈现明显的 SM 深部浸润的病变不可轻易施行 ER。另外，施行 ESD 时不但各种器具的使用手法相异，镜杆的硬度或者先端弯曲部的大小的差异，都会影响术中视野变化和靠近病变距离的处理方式。所以术前内镜检查时应考虑如何选择最佳的内镜或刀具，拟定具体的如何切开及剥离操作的策略。

1. 病理类型诊断（分化型、未分化型）　胃癌根据其组织学分化度诊断是分化型（intestinal type）还是未分化型（diffuse type）。内镜下将两者完全区别是不可能的，原则上必须参考术前活检的病理诊断。

内镜下病理类型的鉴别诊断的要点是：首先，肉眼形态为 0 ～Ⅰ型、0 ～Ⅱ a 型的病变几乎都是分化型癌，然后关于 0 ～Ⅱ b 型、0 ～Ⅱ c 型，病变边缘部的色调可以参考。具体而言，红色或者与周围黏膜同色的是分化型，褪色性病变则多为未分化型癌。在肉眼形态最多的 0 ～Ⅱ c 型病变，色素散布后明了化的表面结构也可成为参考指标。即边缘呈不规则的棘状凹陷边界的病变为分化型，呈断崖状峻急的凹陷边界者多为未分化型，内部有非癌黏膜岛的病变，应怀疑是未分化型。

2. 病变大小、切除范围的诊断　内镜由于镜头的曲面变形，原则上不能准确测量病变大小。测量病变大小的方法包括使用一定大小的橡皮圆盘放在病变近旁或者中心来测量的圆盘法；使用双镜头应用三角测量原理测量病变大小的立体内镜等。除上述以外，X 线下双重造影法也可测量病变大小。

如果癌水平方向的浸润范围不能明确，则无法提供依据来判断内镜切除还是外科切除。ESD 对大范围的病变也可完整地一次切除。并且随着时代的变迁，常规内镜下界限不清的早期胃癌也越来越多，对该类病变癌浸润范围的判定也需要全周性地施行。

癌浸润范围的诊断一般是使用常规内镜联合色素内镜来进行。常规内镜观察时要注目于背景黏膜的血管透视像，根据血管的中断或消失去判断，或者散布靛胭脂后根据胃小区的凹凸与肿瘤的凹凸的差异去判断。常规色素内镜下全周性断定困难的早期胃癌约有 20% 左右。这种情况下放大内镜的观察非常有用。

不过，即便使用放大内镜也无法全周性界限诊断的早期胃癌有 4%。尤其组织学上含有未分化型癌成分的早期胃癌，尽管使用常规内镜观察，联合色素内镜，放大内镜观察也大多无法全周性地断定境界。因此，未分化型癌原则上需要进行详细观察，对周围断定为非癌黏膜处取多处活检（4 点活检），通过确认活检材料中不含有癌细胞来判断切除范围。

3. 浸润深度诊断 使用常规色素内镜或超声内镜进行。常规色素内镜下，癌块如果浸润到黏膜下层，则胃壁的伸展性不良等间接表现可判断浸润深度。操作中可见，内镜送气使胃壁充分伸展后，局限在黏膜内的病变，与周围黏膜同样伸展；而黏膜下层深部浸润处，变硬而不伸展，呈台状上举，同时伴有皱襞集中。如果这两种表现为阳性，可以判定病变伸展不良，从而可诊断为黏膜下层深部浸润癌。超声内镜检查时，将胃内充满脱气水，使用超声探头，或者超声内镜专用机通过观察包括肿瘤在内的胃壁的断层像，判断黏膜下层有无癌块的存在的直接诊断的方法，是胃癌浸润深度诊断的有力的辅助诊断方法。

（二）其他术前检查

施行 ER 时需要使用解痉剂。使用前必须询问患者有无青光眼、心脏病、前列腺肥大、糖尿病等病史。确认抗凝固药物和抗血小板药物的停药时间也很重要。考虑到发生穿孔时的对策，还应确认有无腹部手术病史。并且还需考虑治疗时静脉麻醉药的使用或者因并发症的发生需要外科紧急手术等情况，术前胸部 X 线片、心电图、血液生化学检查、凝固功能检查、血型等检查都应施行。

五、内镜治疗的实际应用

（一）内镜黏膜切除术

1. 胃病变的 EMR 如上所述，目前早期胃癌、食管癌的内镜治疗以内镜黏膜下剥离术（endoscopic submucosal dissection，ESD）为主。但是，ESD 操作中可能遇到需要 EMR 技术，或者不得不改变切除方法应用 EMR 进行分块切除的情况。因此施行 ESD 治疗的医师应当首先掌握好 EMR 的技术。

EMR 最早是一种诊断方法，被称为黏膜活检术（strip biopsy），始于 20 世纪 80 年代初期，后逐渐成为早期胃癌的标准治疗手段。以后，又出现了先端安装透明帽的 EMR–C 法（endoscopic mucosal resection using a cap–fitted panendoscopy）以及应用于食管静脉瘤的 EMR–L 法（endoscopic mucosal resectiona ligation）。

胃病变的 EMR 适应证仅限于绝对适应证性病变，即 2cm 以下肉眼评估为黏膜癌的分化型，不问肉眼形态，但限于不伴有溃疡的病变。但应尽量限于小病变。

胃增生性息肉中，伴有出血、贫血的病变或者怀疑有癌变的病变也可成为适应证。

对于不需要 ESD，但是 EMR 有可能不易完成一次性切除的病变，可以施行 EMR–MS 法（EMR–margination&snaring method）。

2. 关于十二指肠病变的 EMR 如下所述。

（1）适应证：由于十二指肠肿瘤性疾病的发生率低，该类疾病 EMR 适应证未明确确定。目前有十二指肠癌、腺瘤、类癌等，黏膜内癌作为 EMR 的适应证。临床上，局限于黏膜内或黏膜下层的十二指肠癌，内镜下活检钳钳取的组织病理诊断多作为腺瘤。因此，对诊断为腺瘤的病变，施行 EMR 以完全活检是合理的。但由于解剖学上的特殊性，在十二指肠实施 EMR，比在胃和大肠实施的难度明显增加，故能够确实切除的病变面积比其他部位要小。因此，在临床，十二指肠病变实施 EMR 的适应证应限于 1cm 以下的腺瘤和黏膜内癌。

关于类癌，有报告肿瘤直径 10mm 以下，浸润深度黏膜下层以内的病变的 EMR 治疗取得了良好的临床效果。但是切除标本的组织学检查中有半数以上出现断端阳性。因此，该标准还需要进一步探讨。

（2）并发症：

①穿孔：在十二指肠，固有肌层菲薄，内镜治疗中即便轻度的肌层损伤或者前端透明帽导致的过度牵拉都易于造成穿孔。

另外，由于 Brunner 腺的存在，黏膜下层的局部注射不像胃或者食管那样充分隆起。一旦出现穿孔，如导致胆汁以及胰液流入腹腔内，或者腹膜后腔则会加重病情。因此，出现穿孔后应马上用金属夹闭合。

如果不能闭合应马上考虑外科处置。

②出血：可以使用金属夹或者止血钳止血。因肌层薄，过度的通电可能成为穿孔的原因。为防止过度通电，通常是用金属夹止血。但是金属夹也有造成肌层撕裂的危险。因此，十二指肠的 EMR 时尤其需要注意。

（二）内镜黏膜下剥离术

1. ESD 的基本步骤　如下所述。

（1）观察：确认病变范围。

（2）标记：病变周围大致 5mm 外周做标记。病变口侧或肛侧作双重标记以确定病变方向。

（3）局部注射：向病变下（黏膜下层）注射生理盐水或者透明质酸钠液。

（4）切开：在标记的外缘黏膜上做 1 ~ 2mm 大小的切口，并根据需要适当扩展。

（5）剥离：进行黏膜下层的剥离。适当止血，以及追加局部注射。

（6）回收病变：切除结束后，将病变回收。对切除面进行止血处置。如果有露出的血管使用止血钳止血。

ESD 中使用的各种工具的特征请参照专业书籍。

2. 并发症及其处理　ESD 与 EMR 比较有一定的优势，但也有一些劣势。首先技术较为复杂，需要较长时间的训练。另外术中并发症发生率也高。因此，需要进行包括并发症的知识及其对策在内的内镜技术的训练。“预测可能发生的突发情况”，并对此做好充分准备非常重要。

（1）穿孔：一般术中穿孔率在 1% ~ 5%。

胃体上部的病变，直径超过 3cm 以上的病变，伴有溃疡瘢痕的病变等难度大的病变穿孔率高。

穿孔发生时，使用金属夹闭合后，插入胃管持续减压，抗生素以及 PPI 或者 H_2 受体拮抗剂的静脉滴注等处置，一般可以保守治疗。穿孔大多术后第 2 天即可愈合。

如有腹膜刺激征，需要马上与外科联系，判断有无外科手术的指针。

迟发性穿孔的发生率在 0.1% 以下。但是保守治疗难以奏效，原则上需要开腹手术。预防对策：

①出血会造成视野不良，因此应尽可能在切离前发现血管并施以凝固以防出血，有出血时要迅速止血。

②运刀时切开剥离线要与预想的胃壁曲面尽量平行。

（2）出血：

①术中出血：A. 术中出血必然发生。B. 静脉性出血或者细小动脉出血可以用高频电刀止血。粗大一些的动脉性出血需要使用止血钳、Coagulaspar、电热活检钳等处置。C. 金属夹有可能妨害以后的处置，应极力避免。但是高频凝固法无法止血时，可考虑使用。D. 止血困难的大量出血会带来生命危险，需要输血或者紧急手术，并注意血液反流误吸到气管内。

②术后出血：术后出血的发生率在 5% 左右。A. 有报道治疗后 2 周出现术后出血的情况（除抗血栓药服用者的特殊情况以外）。B. 切除后溃疡面的血管使用止血钳、Coagulaspar，电热活检钳、氩离子血浆凝固治疗、金属夹等凝固处理，可以降低术后出血的频度。C. 溃疡面的过度烧灼可能造成迟发性穿孔，要注意不要过度烧灼。D. 使用 PPI 比 H_2 受体拮抗剂的术后出血较少。其他的并发症有吸入性肺炎、肺栓塞、发热等。还有报道腹部间隔综合征（compartment syndrome）或空气栓塞导致死亡的事故。

ESD 治疗中出现危及生命的情况虽然极少，但还是应该在术前对患者说明有需要外科手术甚至死亡的风险。

六、根治度的评价

根治度的评价大致分为：根治性切除、扩大适应证的根治切除和非根治性切除。术前无法百分之百准确判断病变的浸润深度（癌的深度）以及有无脉管侵袭（淋巴管或者静脉内癌细胞的浸润）。关于根治度的评价，临床工作中需要详细的病理组织学分析。因此术前要考虑到 ESD 后被判定为非治愈切除（即淋巴结转移可能性高的病变），需要外科手术的情况。因此，ESD 时能将病变一次性完整切除是非常理想的情况。从这个意义上内镜治疗由“为诊断而切”，上升到“为根治而切”的阶段，取得了飞跃性进步。但是依然未超出“巨大活检（jumbo biopsy）”的范畴。

七、ESD 术后的治疗方案和随访

（一）ESD 术后的治疗方案

以日本胃癌学会编制的“胃癌治疗指南 2010 年 10 月修订（第 3 版）”为基准（图 12–2）。

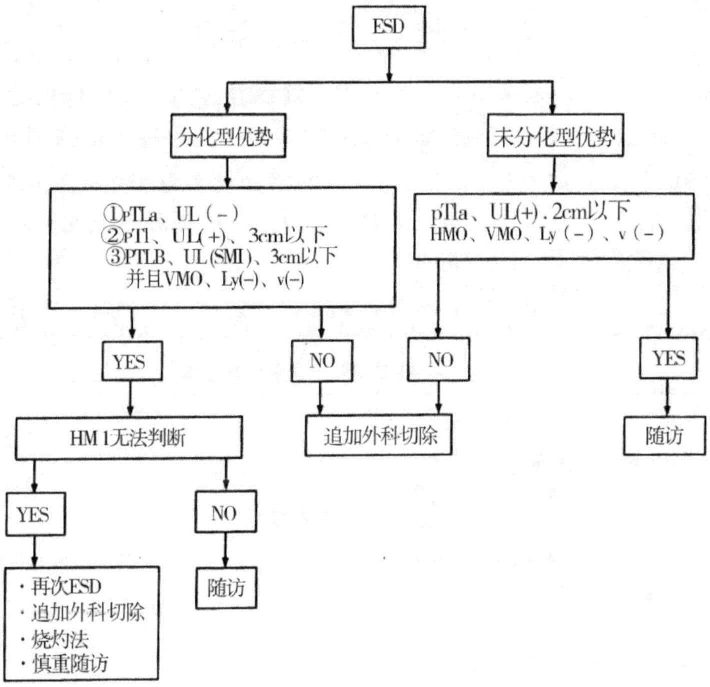

图 12–2　ESD 后随访

（二）ESD 后随访

（1）根治性切除术后应进行幽门螺杆菌检测，阳性患者考虑除菌治疗。每年施行 1 次随访内镜检查，以发现异时性、多发性病变。

（2）扩大适应证的根治性切除术后，也应进行检查有无幽门螺杆菌感染，阳性患者考虑除菌治疗。随访中，术后 1 年施行 1 次随访内镜检查，术后 3 ~ 5 年每年施行 1 次腹部超声检查、CT 检查等以观察有无转移。

（3）非根治性切除术后需要区分必须要追加外科手术 [尤其垂直断端阳性和（或）脉管侵袭阳性者] 和不一定必须要追加外科手术的两种不同情况。后者可制定个体化方案，根据各个设施的方针如采取再次 ESD, 追加外科手术，烧灼法，严密随访等。尽可能让患者到外科就诊，征求意见。

第七节　食管胃静脉曲张出血的内镜下治疗

食管胃静脉曲张出血是肝硬化门静脉高压症的严重并发症，病死率高，伴有肝功能损害者首次出血的死亡率高达 50% 以上，再出血发生率约为 80%。消化内镜不仅在食管胃静脉曲张出血的诊断中有重要价值，也是止血和预防再出血的主要方法。随着内镜技术和内镜器械的不断进步，经内镜套扎、硬化、栓塞治疗已取得了满意的疗效，内镜干预极大改善了食管胃静脉曲张出血患者的预后。日本门静脉高压研究会制订的食管静脉曲张分类方法如下：①静脉曲张基色分为白色 Cw、蓝色 Cb。②红色征将静脉表面扩张的小静脉或微毛细血管扩张，分为樱桃红斑、红色条痕征、血囊肿征。根据分布的范围和数量记录为–、+、++。③静脉曲张形态细小直行静脉（F1）；曲张静脉扩张扭曲，不超过食管腔 1/3（F2）；超过食管腔 1/3（F3）。④部位根据曲张静脉自下而上纵向范围，位于食管下 1/3（Li）；至气管分叉（Lm）；

超过气管分叉（Ls）。美国肝脏病学会于 2007 年发布了食管静脉曲张及出血临床诊疗指南，其中将食管静脉曲张分为大、小两级，或者以半定量形态学判断。以直径 5mm 为界限：>5mm 为大静脉曲张。当以半定量形态学判断将静脉曲张分为三级：小、中、大（小静脉曲张略高于食管黏膜表面，中度静脉曲张占据 <1/3 食管腔，大静脉曲张占据 >1/3 食管腔）。

胃食管静脉曲张（gastroesophageal varices，GOV）是食管静脉曲张的延伸，分为两个类型。GOV1 最常见，沿胃小弯延伸，被认为是食管静脉曲张的延伸，两者治疗相似。GOV2 沿胃底延伸，一般较长而弯曲。孤立性胃静脉曲张（isolated gastric varices，IGV）不伴有食管静脉曲张，同样被分为两个类型，IGV1 通常在胃底弯曲成团，IGV2 可位于胃体、胃窦和幽门周围。IGV1 的存在需排除脾静脉血栓。中华医学会消化内镜分会食管胃静脉曲张学组于 2009 年制订了消化道静脉曲张及出血的内镜诊断和治疗规范试行方案，明确了食管胃静脉曲张的记录方法，参照 3 个因素进行：①曲张静脉位置（location，L）；②曲张静脉直径（diameter，D）；③危险因素（risk factor，Rf）。见表 12-5。

表 12-5　食管胃静脉曲张记录方法

项目表示方法
位置（L）Le：曲张静脉位于食管
Le_s：曲张静脉位于食管上段
Le_m：曲张静脉位于食管中段
Le_i：曲张静脉位于食管下段
Lg：曲张静脉位于胃
Lg_f：曲张静脉位于胃底
Lg_b：曲张静脉位于胃体
Lg_a：曲张静脉位于胃窦
Le，g：食管曲张静脉与胃曲张静脉完全相通
Le，Lg：食管曲张静脉与胃曲张静脉各自独立
Le，g，Lg: 一支以上胃曲张静脉与食管曲张静脉完全相通，但还有胃孤立曲张静脉存在
直径（D）D_0：无曲张静脉
$D_{0.3}$：曲张静脉≤ 0.3cm
$D_{1.0}$：曲张静脉最大直径 >0.3 ~ 1.0cm
$D_{1.5}$：曲张静脉最大直径 >1.0 ~ 1.5cm
$D_{2.0}$：曲张静脉最大直径 >1.5 ~ 2.0cm
$D_{3.0}$：曲张静脉最大直径 >2.0 ~ 3.0cm
$D_{4.0}$：曲张静脉最大直径 >3.0 ~ 4.0cm
曲张静脉最大直径 >4.0cm，按 D+ 直径数字方法表示
危险因素（Rf) Rf_0：RC-，未见糜烂、血检及活动出血
Rf_1：RC+ 或 HVPC>12mmHg，未见糜烂、血栓及活动出血
Rf_2：可见糜烂、血栓、活动出血，或镜下见到新鲜血液，并能排除非静脉曲张出血因素
注：RC：红色征；HVPC：肝静脉压力梯度

根据内镜所见，将食管静脉曲张分为三级，见表 12-6。

表 12-6　食管静脉曲张的内镜分级

分级曲张静脉形态及直径红色征 (RC)
轻度（GⅠ）曲张静脉呈直线型，$D_{0.3}$ 无
中度（GⅡ）曲张静脉直径 $D_{0.3}$ 有
曲张静脉呈蛇形迂曲隆起，$D_{1.0}$ 无
重度（GⅢ）曲张静脉 $D_{1.0}$ 有曲张静脉呈串珠状、有或无
结节状或瘤状，$D_{1.5}$ 及以上

一、内镜下食管静脉曲张结扎术

内镜下食管静脉曲张结扎术（endoscopic variceal band ligation，EVL）始于20世纪80年代。通过小的弹性橡胶圈结扎曲张静脉，使曲张静脉血流中断，形成血栓，达到止血和减少再出血的目的。该技术由最初单环套扎器每次只能结扎一点，需反复多次进镜治疗到现在采用多环套扎器，一次最多可完成10个环的连续结扎，大大提高了治疗效率。动物实验表明，内镜下结扎部位肌层完整，黏膜及黏膜下层有局部坏死，结扎1～4天内有急性炎症反应、肉芽组织增生及坏死脱落，形成浅溃疡并逐步被瘢痕组织代替，血管消失。临床显示曲张静脉结扎治疗部位均发生浅溃疡，12～16天可见溃疡愈合，经结扎1～2次后曲张静脉变细或消失。与硬化治疗相比，结扎治疗不良反应更少，不良反应发生率低，而两者急诊止血率相当，因此成为急性静脉曲张出血治疗首选。

（一）适应证

（1）急性食管静脉曲张破裂出血。

（2）食管静脉曲张二级预防。

（3）存在出血危险倾向的中重度食管静脉曲张的一级预防。

（4）外科术后静脉曲张再发。

（二）禁忌证

（1）有上消化道内镜检查禁忌证者。

（2）出血性休克未得到纠正者。

（3）肝性脑病≥2级。

（4）严重的肝、肾功能障碍，大量腹腔积液，重度黄疸。

（5）曲张静脉直径 >2cm。

（6）胃静脉直径 >2cm。

（7）乳胶过敏。

（8）环咽部或食管狭窄、穿孔。

（9）曲张静脉细小者。

（三）器械准备及术前准备

1. 器械准备　可选择工作通道为2.8mm的普通胃镜或3.7min的治疗胃镜；连续结扎装置主要有COOK多环套扎器（4、6、10环）及Boslon7连环结扎器。

2. 术前准备　同普通胃镜检查。获得患者知情同意后，常规备血，备三腔二囊管，建立两条以上静脉通路。为减轻患者紧张并减少食管、胃蠕动，术前15～30分钟可给予地西泮5～10mg、阿托品0.5mg（山莨菪碱10mg）肌内注射。急性活动性出血患者为避免治疗中误吸，亦可在气管插管全身麻醉下进行。

（四）操作方法

结扎器安装完毕后，选择好靶静脉，自食管胃结合部开始，螺旋形向口侧食管进行结扎。将内镜前端靠近静脉负压吸引，当视野全部变成红色时，顺时针转动手柄180° 或听到“咔嗒”一声后，表明橡皮圈已弹出并结扎在该静脉上。每根静脉根据需要可结扎多个套扎圈，两个环之间间隔1.5cm左右。发现出血点或血栓头时应该在其下方进行结扎，避免直接正对出血点及血栓头进行结扎；发现交通支可以在交通支上加固结扎。如有需要可重新安装第二套结扎器再次进行。

（五）并发症

（1）食管狭窄反复治疗后瘢痕形成可导致食管狭窄，操作时应避免结扎点在同一水平面上。

（2）大出血多由于结扎时吸引不充分或由于进食过早导致结扎环过早脱落。

（3）发热多由局部无菌性炎症引起，一般不超过38.5℃，持续不超过3天。如长期发热应警惕其他感染。

（4）胸骨后疼痛和吞咽不适持续2～3天，可自行缓解，一般不需特殊处理。

（六）术后处理

（1）禁食 24 小时后进流食，一周后进半流食，逐渐过渡。

（2）酌情应用降门静脉压药物如生长抑素或奥曲肽，并发胃食管反流者可应用质子泵抑制剂。

（3）急性静脉曲张出血治疗后可给予喹诺酮类或头孢菌素以预防再出血及感染。

（七）疗程及随访

首次治疗后 10 ~ 14 天可进行第二次结扎，直至曲张静脉消失或基本消失。疗程结束后曲张静脉未达到根除或溃疡未完全愈合者，应在 1 ~ 3 个月内进行随访内镜复查；达到根除的患者应在 6 ~ 12 个月进行检查，而后根据静脉曲张具体情况进行治疗；静脉曲张基本消失的患者需要继续治疗直至根除。经内镜治疗的患者应终生随访及治疗。

二、内镜下食管静脉曲张硬化术

内镜下食管静脉曲张硬化术（endoscopic variceal sclerosis，EVS）是在内镜直视下通过内镜注射针将硬化剂直接注入曲张静脉内或静脉旁的黏膜下，达到止血的治疗方法。硬化剂注射入静脉内首先破坏血管内皮，形成化学性炎症，曲张静脉内形成血栓，2 周后肉芽组织逐渐取代血栓，4 周后发生纤维化，静脉管壁增厚，血管闭塞。以上病理变化的时间与静脉曲张大小、血流速度、硬化剂用量及注射方式相关。静脉旁注射则使静脉周围黏膜凝固坏死后形成纤维化，增强静脉的覆盖层，从而防止曲张静脉破裂出血。

（一）适应证

同 EVL，结扎术中并发大出血，如再结扎治疗失败应立即进行硬化治疗。

（二）禁忌证

（1）有上消化道内镜检查禁忌证者。

（2）出血性休克未得到纠正者。

（3）肝性脑病≥ 2 级。

（4）严重的肝、肾功能障碍，大量腹腔积液，重度黄疸。

（5）二度以上胃底静脉曲张。

（6）长期使用三腔二囊管压迫造成广泛溃疡及坏死，EVS 疗效不满意。

（三）器械准备及术前准备

器械准备：内镜以大孔道或双孔道胃镜为佳，便于出血时吸引和止血。注射针选用 23G 专用针，过粗及过长的针头易造成注射过量、过深，形成深大溃疡，大出血和穿孔或晚期食管狭窄等并发症的出现。常用的硬化剂包括 1% 聚桂醇、5% 鱼肝油酸钠等。术前准备同结扎治疗术。

（四）操作方法

常用注射方法有三种：血管内注射，血管旁注射，血管内、血管旁联合注射。一般以血管内注射为主，每次 1 ~ 4 个注射点，初次每支血管注射 10mL 左右，一次总量不超过 40mL，之后根据血管的具体情况减少剂量。单次终止治疗指征即内镜下来见活动性出血。较大血管则采用联合注射法，即在食管腔充气良好情况下，穿刺进入曲张静脉旁黏膜下，以出现灰白色黏膜隆起为准，一般每点注射 1 ~ 2mL，同样方法注射曲张静脉的另一侧。最后再行曲张静脉内注射。

（五）并发症

（1）食管狭窄发生率为 3%，见于长期反复治疗后，血管旁注射法较易发生，系食管壁过深坏死的结果。

（2）出血穿刺点渗血大多通过镜身压迫或局部药物喷洒可止血。迟发出血多由硬化不完全或局部黏膜糜烂溃疡所致，可再行硬化或热凝、止血夹处理。也可使用组织黏合剂栓塞静脉，因气囊压迫可使穿孔危险增大，应尽量减少使用。

（3）穿孔发生率约 <1%，小穿孔通常经保守治疗多可愈合，大穿孔死亡率高达 75% ~ 100%。大多由于注射针粗大且过深，导致肌层坏死而穿孔。

（4）发热多由局部无菌性炎症引起，一般不超过 38.5℃，持续不超过 3 天。如长期发热应警惕其他感染。

（5）胸骨后疼痛和吞咽不适持续 2 ～ 3 天，可自行缓解，一般不需特殊处理。

（6）纵隔炎、异位栓塞食管中上段静脉曲张与纵隔内静脉交通存在，大量硬化剂注射易引发成人呼吸窘迫综合征等。

（六）术后处理

同 EVL，卧床休息 1 ～ 2 天，避免剧烈活动。给予口服黏膜保护剂。

（七）疗程及随访

EVS 治疗需连续多次进行，一般每周一次，直到静脉曲张根除或基本消失。曲张静脉根除后 4 周进行第一次复查，此后 1 ～ 2 年内每 3 个月内镜随访一次，随后 6 ～ 12 个月随访一次。3 年后终生内镜随访，每年一次。只要有可见的曲张静脉即行 EVS 直至曲张静脉消失。

三、胃静脉曲张栓塞术

胃底静脉曲张出血较食管静脉曲张出血更为危险，硬化及结扎治疗效果不佳。应用组织黏合剂栓塞治疗术成为内镜治疗首选。组织黏合剂即氰基丙烯酸酯，是一种快速固化的水溶性制剂，接触血液会在几秒钟发生聚合反应，硬化并堵住出血的曲张静脉。组织黏合剂不能为人体吸收，固化后的黏合剂在血管最薄弱处穿破血管，排入胃腔（排胶），最终使血管塌陷、闭塞、消失。

（一）适应证

（1）择期治疗食管以外的消化道静脉曲张。

（2）急诊治疗所有消化道静脉曲张出血，对食管应小剂量使用。

（二）禁忌证

同一般内镜检查的禁忌证。

（三）器械准备及术前准备

器械准备：内镜选择同硬化剂治疗。工作钳道内要预充碘化油，以防钳道堵塞。选用 23C 注射针。组织黏合剂为 α－氰基丙烯酸正丁酯或异丁酯。其余术前准备同 EVL。

（四）操作方法

为防止组织黏合剂（histoacryl）在注射针芯内发生固化，应用时通常采用两种方法：

1. 稀释法　以组织黏合剂为例，将组织黏合剂与碘化油按 1mL∶1mL 比例稀释，抽入 2mL 注射器备用；如为国产 α－氰基丙烯酸正辛酯（D-TH 液）则采用原液，不用稀释。

2. 三明治夹心法　以生理盐水 1mL、组织黏合剂 0.5mL、生理盐水 0.5mL 抽入 2mL 注射器中备用。操作前注意患者及医护人员眼部保护，防止意外溅入眼内造成损害。

操作时选择曲张静脉破裂处周围 1cm 或静脉最隆起处为注射点，将备好的黏合剂快速强力推入曲张静脉，快速更换注射器，推入 2mL 碘油以确保针芯内组织黏合剂完全注入曲张静脉内，可见活动性出血立即停止，如无效可选择再次注射。注射后迅速拔针，并推注生理盐水冲刷掉针管内残余的黏合剂。注意注射针前端远离镜面，确保镜面不被粘住。20 秒内避免吸引防止漏出的黏合剂阻塞工作通道。如无法进行操作需立即更换内镜。

（五）并发症

（1）异位栓塞偶有门静脉、肠系膜静脉、肺静脉栓塞。术前可行门静脉血管成像评估胃肾、脾肾血管分流。单次注射黏合剂不宜超过 1mL。

（2）近期排胶出血应保证曲张静脉栓塞完全，有条件可行超声内镜辅助判断。

（3）局部黏膜坏死。

（六）术后处理

同硬化剂治疗。

（七）疗程及随访

一个月后复查胃镜，观察排胶情况及静脉曲张消失情况。根除后随访同结扎治疗。

第八节　非静脉曲张性上消化道出血的内镜诊治

非静脉曲张性上消化道出血（non-variceal upper gastrointestinal bleeding，NVUGIB）系指屈氏韧带以上消化道非静脉曲张性疾患引起的出血，包括胰管或胆管的出血和胃空肠吻合术后吻合口附近疾患引起的出血，主要临床表现为呕血或（和）黑便或便血，可伴有头晕、面色苍白、心率增快、血压降低等周围循环衰竭征象，严重者甚至休克死亡。

非静脉曲张性上消化道出血是消化内科及普通内科的常见病、多发病，消化性溃疡、上消化道肿瘤、应激性溃疡、急慢性上消化道黏膜炎症是最为常见的原因，其中消化性溃疡所致出血占 40% ~ 60%。服用非甾体消炎药、阿司匹林或其他抗血小板聚集药物也是引起上消化道出血的重要病因。少见的病因有贲门黏膜撕裂综合征（Mallory-Weiss syndrome）、上消化道血管畸形、Dieulafoy 病、胃黏膜脱垂或套叠、急性胃扩张或扭转、理化和放射损伤、壶腹周围肿瘤、胰腺肿瘤、胆管结石、胆管肿瘤等。某些全身性疾病，如感染、肝肾功能障碍、凝血机制障碍、结缔组织病等。

一、紧急消化道内镜检查

发生出血后 24 小时内实施内镜检查，兼有诊断和治疗的作用，是目前消化道出血最常用的诊治手段。可以直接观察到活动性出血灶的情况，并立即实施内镜下止血措施，拖延时间可能导致诊断阳性率大大降低，或使本来能够在内镜下治疗的病变变成需要外科手术治疗；怀疑小肠出血时，或患者病情稳定，并发症发生预期较低时，一般不作紧急内镜检查，但小肠出血可以在术中作小肠内镜检查，以便寻找出血部位和原因，指引手术目标；怀疑大肠出血时，可不作肠道准备直接进行结肠镜检查，在检查过程中不断冲洗肠腔，常可使视野变清晰。

急诊内镜检查应注意以下几点：①尽快补充有效血容量，尽快纠正休克，使患者能耐受内镜检查；②准备好多种内镜止血器械，一旦需要随时可用；③内镜医生应该具有娴熟的操作技术和丰富的诊治经验，尽可能在短时间内达到目的；④若病情危重和（或）出血量大则必须明确出血原因，可选择在手术室进行，必要时进行术中内镜检查；⑤必要时置入胃管并用盐水冲洗消化道，也可适当转动患者体位，尽量暴露积血下面的黏膜，尽量冲洗黏附在黏膜表面的血液，血凝块黏附在病变表面时，可在血凝块周围黏膜注射适量硬化剂或止血剂，有时可暂时止血；⑥重视内镜治疗后的综合治疗与护理，是提高疗效和减少死亡率的有效措施。

二、内镜治疗

在进行内镜治疗前，我们必须对患者做治疗前的处置，包括建立静脉通道、开始液体复苏、必要的鼻胃管置入、内镜治疗前 PPI 的应用等，还要对患者进行 Rockall 评估，以便较全面掌握患者的情况。

（一）喷洒止血剂

1. 5% ~ 100%Monsell 液（碱式硫酸铁溶液）　每次喷洒 3 ~ 5mL，可使局部胃壁痉挛，出血灶周围血管收缩，并有促使血液凝固的作用，从而达到止血目的，该方法目前已很少使用。

2. 8% 的去甲肾上腺素盐水　每次喷洒 20 ~ 40mL，可收缩局部毛细血管而止血。

3. 凝血酶制剂　凝血酶可促进生理凝血过程，使血管断端处的血管腔内血栓形成嵌顿，阻止血液外流。宜在临床应用前新鲜配制。一般将 2 000 ~ 10 000U 凝血酶溶于 10mL 等渗盐水中作局部喷洒，对渗血性出血疗效好，对动脉性出血疗效较差。

4. 医用生物胶　是一种从生物组织中提取的多种可凝性蛋白质，含有纤维蛋白原、凝血酶、第Ⅷ因子、钙离子等。各成分均匀混合后，形成一层乳白色凝胶，能有效地制止组织创面渗血和小静脉性出血，封闭缺损组织，促进组织创伤愈合。

（二）内镜下药物注射

常用的有硬化剂和血管收缩剂，可单独应用或两者合用。硬化剂有无水乙醇、高渗盐水、5% 鱼肝油酸钠、1% 乙氧硬化醇等。血管收缩剂为肾上腺素高渗盐水混合溶液，对于内镜下能够观察到的活动性出血病变均可使用，对消化性溃疡出血、息肉电凝切除后残基渗血、贲门黏膜撕裂症效果明显。国外最新的荟萃分析认为，镜下注射疗法应该与其他镜下疗法相结合，效果才令人满意。具体使用方法如下：

1. 肾上腺素溶液 使用 1 ： 10 000 肾上腺素盐水溶液，于出血点周围的四个象限以上进行注射，然后于出血血管处注射，注射总量 4 ~ 16mL。肾上腺素能使血管痉挛和血小板凝集，注射后可使局部血管收缩，周围组织肿胀压迫血管，起暂时止血作用。有文献报道，这一方法可在 95% 患者中达到初次止血，但再出血率为 15% ~ 20%。

2. 无水乙醇 无水乙醇可使组织脱水固定，使血管收缩、血管壁变性坏死、血栓形成而止血。应用时要注意注射的深度及用量，一般在出血的血管周围 2mm 处注射 3 ~ 4 个点，每点注入无水乙醇 0.1 ~ 0.2mL，深度不超过 3mm，须缓慢注入，至局部组织发白即可。

3. 乙氧硬化醇 乙氧硬化醇是目前应用最为普遍的硬化剂，常用 1% 浓度，注射方法同无水乙醇局部注射。

4. 肾上腺素和高渗盐水混合溶液 高渗盐水可使注射处组织水肿，血管壁纤维变性，血管腔内血栓形成，与肾上腺素的缩血管作用结合，止血有效率可达 93.9%，对黏膜渗血效果最好。常用配方为 10% 氯化钠溶液 20mL、生理盐水 40mL、肾上腺素 3mg 混合而成，适用于裸露血管及其周围黏膜下注射，每个点 2mL，共 3 ~ 4 个点，总量在 10mL 以下。

（三）热凝固

通过局部加热，使出血血管封闭或使其闭合。该方法对小动脉出血比较有效，而对中等和大动脉出血的疗效不太满意。

1. 高频电凝止血 电凝止血必须确定出血的血管，决不能盲目操作。因此，要求病灶周围干净，电凝止血前先用冰盐水冲洗管腔。具体操作方法是用凝固电流在出血灶周围电凝，电凝输出功率为 45 ~ 65W 使黏膜下层或肌层的血管凝缩，最后电凝出血血管，使局部创面变白，电凝次数视病变范围及血管大小而定。有报道，对于 Dieulafoy 病，一般 15 ~ 20 次，每次电凝时间为 2 秒，止血率一般为 88% ~ 94%，若同时合并应用注射止血剂，止血效果高于单个止血方法。应用电凝止血时，应注意电极头容易使组织炭化，并与炭化组织发生粘连，撕拉后可发生再出血，还易产生电火花，在治疗时要经常向腔内注水以避免粘连。

2. 氩离子血浆凝固法（APC） 俗称氩气刀。氩气是一种性能稳定、无毒无味、对人体无害的惰性气体，它在高频高压作用下，被电离成氩离子，这些氩离子可以将电极输出的凝血电流持续传递到出血创面，由于电极和创面之间充满氩离子，凝血作用是以电弧的形式大量传递到创面，产生很好的止血效果。与单纯高频电凝相比，氩气刀的凝血电弧数量成倍增加，对于点状出血或大面积出血均适用，可以说是适于胃窦血管异常增生（gastric antral vascular ectasia，GAVE）的内镜下治疗方法。

（四）激光止血

可供止血的激光有氩激光（argon laser）及石榴石激光（Nd: YAG）两种。止血原理是由于光凝作用，使照射局部组织蛋白质凝固，小血管内血栓形成，止血成功率在 80% ~ 90%。在激光治疗时，组织也易于炭化，同时产生大量烟雾及刺激性气味，治疗时需不断吸除烟雾。另外，激光是以光导纤维作为导出介质，易折断、漏光而烧伤周围黏膜。激光治疗出血的并发症不常见，有报道个别发生穿孔、气腹以及照射后形成溃疡，导致迟发性大出血等。

（五）微波止血

微波是一种波长在 1.0mm ~ 1.0m 的电磁波，微波是以生物组织本身作为热源的内都加热，组织中的水分子随微波频率振动而高速转动，互相摩擦产生热量，组织从里到外瞬间凝固，其温度较低，损伤部位边界清楚，同时加热部位均匀，止血效果极佳，且无炭化现象，不产生烟雾及气味，安全性极好。一般采用单极或双极探头接触手术创面，输出电流 30 ~ 40mA，多点凝固，每点作用时间 4 ~ 6 秒，直至局部有凝固膜形成。

（六）射频止血

射频是一种高频电流，频率范围为200 ~ 750kHz，以正弦波释放热量，可使细胞内外水分蒸发、干燥、固缩，使蛋白质变性，造成组织凝固性坏死而迅速达到治疗目的。患者消化道腔内积血较多者，应反复冲洗，充分暴露出血部位。将射频电极头直接置于出血部位黏膜表面，功率30 ~ 35W，每次放电时间2 ~ 6秒，直至出血部位黏膜表面发白或呈棕黄色，观察5分钟，以确认病变局部无渗血。此法优点是：止血迅速，电极头不易使组织炭化，不与组织粘连，操作简便快捷，安全性较高，蛋白质变性后电极头处热量迅速衰减，可避免灼烧过深导致穿孔，术中不产生电火花、烟雾、刺激性气味，对肌肉和神经无刺激和兴奋作用，在放电时患者无明显不适，导线在工作时不发热，不会损伤内镜。

（七）钛合金金属夹止血

内镜直视下放置金属钛夹，将出血的血管钳夹而达到止血目的，伤口愈合后金属夹会自行脱落，随粪便排出体外。该法安全、简便、有效。治疗胃、十二指肠、吻合口溃疡、内镜治疗后小血管性出血等均具有良好的效果，其中对小动脉性出血效果最好。但是，有时因病灶位置关系，钛夹可能无法垂直接触病灶，可导致治疗失败。在急诊情况下进行钛夹治疗，内镜医生需有熟练的操作技术，争取在短时间内完成；危重患者应在手术室中于麻醉状态下进行急症内镜治疗，一旦钛夹治疗失败，可立即实施外科手术治疗。

此外还有缝合止血法、冷冰止血法和超声探头给药法等，临床上相对较少应用。

三、内镜治疗后处理

上述内镜下治疗方法在出血凶猛的情况下，可采用多种方法联合应用，以提高止血效果。经内镜治疗前后要给予补充血容量、抑酸及止血药物治疗，密切监测血压、心率和尿量，注意识别再出血和继续出血非常重要。一般认为，在内镜检查伴或不伴内镜治疗4 ~ 6小时后血流动力学稳定的患者可以饮水和进食流质清淡食物，不需要延长禁食时间。如果患者有活动性出血或再出血表现，如新鲜的黑便或呕血、血压下降、心率上升或中心静脉压下降，应考虑重复内镜检查。但如果内镜治疗后仍然不能止血的非静脉曲张性消化道出血患者，建议急诊手术治疗。内镜止血治疗成功的患者出院后，后续的序贯治疗也是不容忽视的重要环节。

第九节　经皮内镜下胃造瘘术及经皮内镜下小肠造瘘术

胃造瘘术即在胃体前壁与前腹壁之间建立通往体外的通道来解决患者的营养摄入及维持胃肠道功能问题的技术。行胃造瘘术的方式有很多种，如外科胃造瘘手术、经皮内镜胃造瘘术、放射影像学引导下胃造瘘术、超声引导下胃造瘘术、磁共振引导下胃造瘘术。其中经皮内镜胃造瘘术具有创伤小、痛苦小、疗效佳、并发症少和轻、费用低等优点。本章重点阐述经皮内镜胃造瘘术的内容。

一、经皮内镜下胃造瘘术

经皮内镜下胃造瘘术（percutaneous endoscopic gastrostomy，PEG）是通过应用内镜（如胃镜、超细鼻胃镜等）辅助下放置造瘘管进行肠内营养或进行胃肠减压。该技术最早在1980年就有文献报道，由于该技术无须行手术及全身麻醉、造瘘管能留置超过6个月以上、出院后患者可在家里继续行肠内营养改善患者生活质量、护理相对简单等显著优点，目前已成为胃造瘘术的首选方法。PEG的主要应用在因进食困难，但需要长期肠道摄入营养的患者。该技术更符合人体生理状态，与鼻饲比较更令患者感到舒适及防止鼻咽部食管黏膜的糜烂等；另外相对全静脉内营养费用低。PEG与外科手术造瘘比较有操作时间短、手术创伤极小、术后并发症少、术后开始肠内营养时间早的优势。

（一）PEG适应证

PEG适应证广泛，适用各种不同病因导致吞咽进食障碍，但胃肠功能存在，需要长期提供胃肠内营养支持的患者，包括：①恶性病变所致吞咽困难（如食管癌、头颈部恶性肿瘤、肺癌致食管狭窄、恶性肿瘤脑转移致神经源性吞咽困难等）及良性病变所致吞咽困难（如放疗后致食管狭窄、脑血管意外等神经系统疾病后遗症、重症肌无力等神经肌肉疾病、外伤及脑部术后意识障碍、神经性厌食及神经性呕吐等所致的吞咽困难等）导致营养不良，这类患者胃肠道功能正常，能长期行胃肠道内营养支持治疗；②恶性疾病的胃肠减压（如弥漫性腹膜转移癌、胃幽门流出通道的恶性梗阻、肠道恶性肿瘤梗阻等）及良性疾病的胃肠减压（如胃轻瘫、弥漫性肠动力紊乱等）。

（二）PEG 禁忌证

1. 绝对禁忌证　咽部或食管梗阻内镜无法通过、凝血功能障碍、一般内镜检查的禁忌证。

2. 相对禁忌证　心肺功能不全、恶性肿瘤腹壁转移、腹部开放性外伤、腹部疝囊缺损、肥胖、腹部手术后（如胃次全切除术后等）、腹膜透析、巨大食管裂孔疝、腹腔内病变（如肝脏肿大、脾脏肿大、中到重度腹腔积液、门静脉高压所致胃静脉曲张等）、全身性疾病（如近期发生心肌梗死、血流动力学不稳定、影响凝血功能的血液系统疾病、败血症等）。

（三）操作器械

（1）电子胃镜或电子鼻胃镜，活检钳、圈套器等内镜附件。

（2）胃造瘘术包，按胃造瘘管内垫形态分为：蘑菇头式、水囊式或叶片式。

（四）术前准备

（1）询问口服抗凝血药物情况；抽血检验血常规及凝血功能；心肺功能检查；行腹部影像学检查了解腹腔内脏器及腹腔积液情况和血管异常情况。

（2）术前禁食 8 小时。

（3）术前可选择行镇痛 / 镇静麻醉，如患者耐受性好也可不予麻醉。

（4）常规咽喉部喷洒或口服局部麻醉药麻醉。

（5）进行脉搏、末梢血氧及血压监测。

（五）PEG 的方式及操作方法

PEG 主要分为四种基本方式：拖出（pull）法、推入法（push）法、引导（introducer）法和直接（direct）法。

1. 拖出法拖出（pull）法　是最常用经典的置管方法，术前对口腔、牙齿及咽部进行清洁，置管前后常规应用主要针对革兰阳性菌的抗生素预防感染（如头孢唑林等）。

（1）患者体位：在胃镜进镜时常采用左侧卧位，常规进入到十二指肠降段或水平段，排除幽门及十二指肠腔道梗阻并排除拟穿刺胃前壁部位溃疡、静脉曲张、肿物及活动出血灶等。胃镜退入胃腔后改体位为仰卧位，抬高床头 15° 来减少误吸发生，操作过程中及时通过吸引装置清除口咽部分泌物，对于血氧偏低患者及时予以吸氧。

（2）选择造瘘穿刺点：在正常解剖情况下造瘘穿刺点定位于左锁骨中线与剑突至脐上 1/3 处的区域，即在前正中线旁左侧肋缘下 2 ~ 3 指距离处（即 3 ~ 5cm 处），Billroth Ⅱ术后患者则选择近左侧肋缘处，也可先用细针穿刺试验来确认穿刺安全通道。常规胃镜操作进入胃腔后充分注气使胃腔充盈起来，确保胃前壁紧密贴近腹壁，同时也可使肝左叶上移及横结肠下移来避免误伤胃周脏器，此时关闭室内灯光，用手遮挡拟穿刺部位光线，将胃镜头端垂直对准预穿刺点（胃体前壁中下部区域）可以透过腹壁看到胃镜头端的灯光，部分腹壁不透光病例通过指压胃前壁胃镜观察胃壁活动度来选择穿刺点。

（3）穿刺：选好拟穿刺点后，进行局部消毒，戴无菌手套铺洞巾，1% 利多卡因逐层对腹壁至胃壁进行局部麻醉，麻醉针头可穿透胃壁进入胃腔了解拟穿刺安全通道位置，退出麻醉针后在拟穿刺点做约 0.5cm 的皮肤切口。用一只手示指及拇指固定拟穿刺点皮肤，另一只手持套管针在穿刺点垂直腹壁穿刺进入胃腔，胃镜在胃腔内持续注气并实时监视穿刺针穿透胃壁，防止穿刺针误伤胃后壁（图 12-3）。

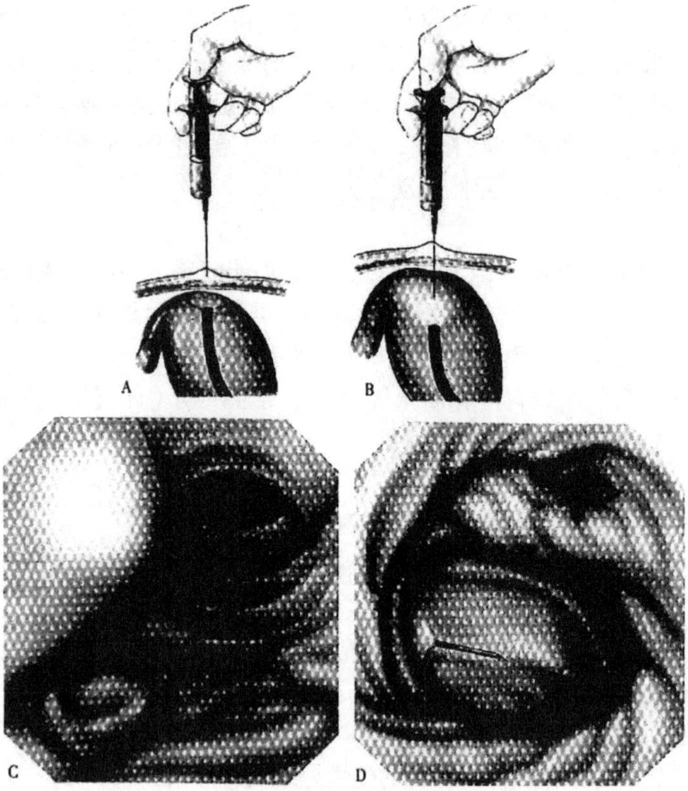

图 12-3　鞘套针穿刺胃壁

（4）置入造瘘管：确认套管针进入胃腔后，退出针芯，通过套管置入导丝进入胃腔，此时为防止胃腔内气体通过套管漏气影响胃镜视野可用手指稍封堵套管外口。经胃镜活检孔道置入能抓取导丝的附件（如活检钳、圈套器等），抓紧导丝后把导丝退到胃镜镜头前再把导丝连同胃镜一同退出患者口腔外。在确认导丝与造瘘管连接好牢固后，通过牵拉腹壁侧导丝引导胃造瘘管通过口咽及食管进入胃腔，再次插入胃镜进入胃腔了解胃造瘘管情况，保证胃造瘘管的蘑菇头端或叶片与胃壁紧密接触后，剪除造瘘管末端，接上“Y”形接头，通过造瘘管向胃腔内注入生理盐水胃镜直视下确认造瘘管通畅后退出胃镜，并局部消毒造瘘管附近皮肤后使造瘘管固定盘与腹壁保持恰当的紧张度后固定造瘘管。固定盘与腹壁紧张度如果过松可能会导致术后瘘口周围腹壁血管出血或腹腔感染，如果过紧可能导致腹壁皮肤或胃黏膜坏死，一般建议在胃造瘘管外固定盘和腹壁间留约 0.5cm 的间隙即可（图 12-4）。

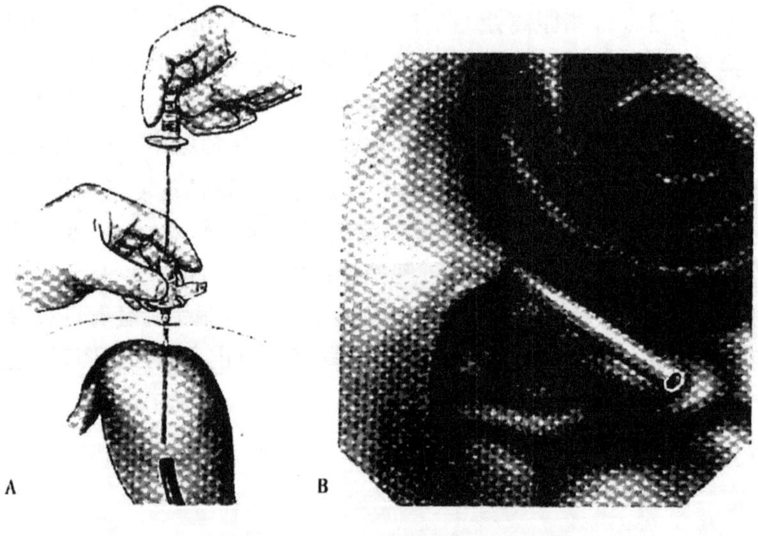

图 12-4　在腹壁与胃前壁间留置鞘套图像

（5）造瘘后处理：24 小时内禁食，之后开始通过造瘘管逐步增加管饲进食量，每次管饲前后给予温开水冲洗造瘘管确保导管通畅，管饲时至管饲后 60 分钟使患者半卧位或抬高床头来减少胃食管反流误吸的发生。每天消毒并更换敷料一次至瘘管形成。

2. 推入法　推入（push）法运用的胃造瘘管类似拖出法，其主要不同是推入法造瘘管有个坚硬的锥形头端，且导丝能从中通过。推入法步骤（图 12-5）：患者术前准备和穿刺点的选择同拖出法，确定穿刺点后常规消毒铺巾并做皮肤小切开。然后在胃镜直视下刺入带套管穿刺针，退出穿刺针针芯后把一根较韧的导丝通过穿刺针的套管进入胃腔，在胃镜活检孔道进入圈套器套住导丝，然后退出胃镜把导丝带出患者的口腔外。把导丝在口腔外与造瘘管的锥形端对接后，然后把长度较长的造瘘管沿导丝推着通过口咽部及食管进入胃腔并从腹壁穿出，当导丝从造瘘管头端穿出时可抓住导丝并绷紧导丝来帮助更好地推动造瘘管，一旦造瘘管从腹壁穿出，即可抓住造瘘管锥形端的管壁把整根造瘘管拖入胃腔内。再次插入胃镜确认造瘘管头端内垫盘与胃壁适度贴紧，抽出导丝后用固定盘固定胃造瘘管。推入法与拖出法主要不同是前者先是沿着导丝把造瘘管推入胃腔并穿出腹壁再在腹壁外拖出剩余的造瘘管，而后者一直是通过在腹壁外的导丝把造瘘管拖入胃腔并拖出腹壁。

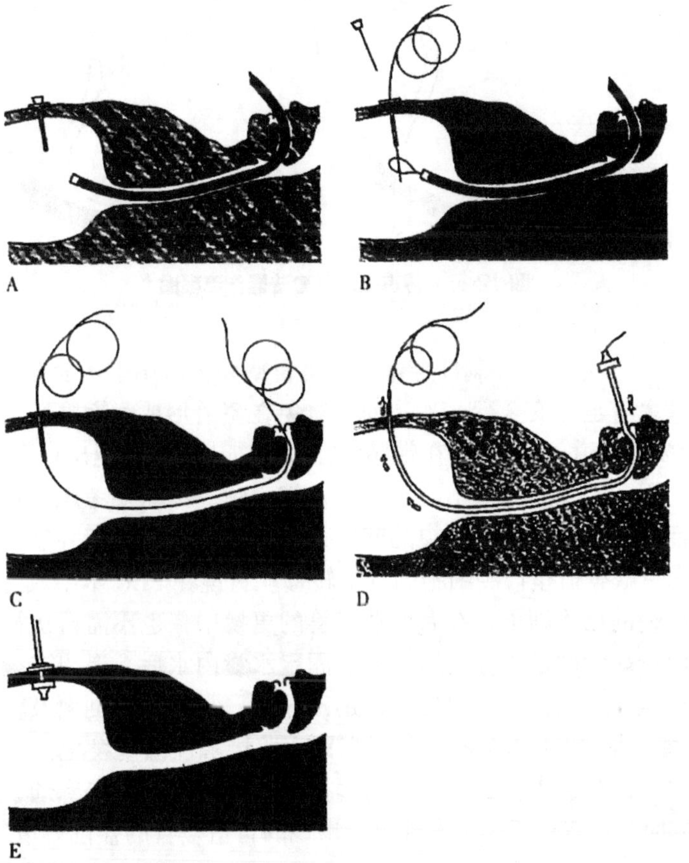

图 12-5　胃造瘘术推入法操作流程图

3. 引导法　引导（introducer）法也是目前常用的 PEG 技术。

引导法操作步骤（图 12-6）：术前患者可选择镇痛 / 镇静麻醉，患者取平卧位，常规胃镜检查进入胃腔。确定穿刺点，方法同拖出法，常规消毒皮肤，铺洞巾，1% 利多卡因局部浸润麻醉。穿刺前通过麻醉针头进入胃腔所需长度来评估穿刺通路所需的长度，把鲋田式胃壁固定器的把持片调到所需刻度，用示指、中指和拇指固定住把持片于拟穿刺点上下两边各约 1cm 处分别垂直腹壁刺入胃腔，胃镜直视下确认固定器针已进入胃腔后，通过旋转固定器蓝色针管上的圈套中心到黄色针头的下方，拔出固定器上黄色针管的针芯，将缝线插入针道内，缝线继续通过黄色针道进入圈套内并留出可拖出体外并可打结的长度，将蓝色管芯针上提至有抵抗感将缝线套住，拔出固定器把缝线从蓝色针管带出体外，此时可见穿刺部位两条缝线均诱导至体外，缝线在腹壁外打结固定腹壁及胃壁。在两处缝线间的拟穿刺点做一小切口（约5mm），将有可剥除鞘套的“T”形PS穿刺针垂直刺入胃腔，此时可嘱助手提拉缝线展平腹壁帮助垂直穿刺，胃镜监视下见鞘套通过胃前壁，拔出穿刺针，留置可剥除鞘套，用手指暂时封堵住鞘套外口防止胃腔通过鞘套漏气，然后把水囊式造瘘管通过鞘套插入胃腔，由水囊注水口注入标示量的注水用水，胃镜直视观察水囊充盈，剥除鞘套，牵拉造瘘管贴住胃壁，通过造瘘管注水确保管道通畅，退出胃镜。调整胃造瘘管外固定盘和腹壁间留约0.5cm的间隙即可。术后24小时开始管饲，1周左右拆除缝线，每天清洁瘘口周围皮肤及更换辅料至窦道形成。

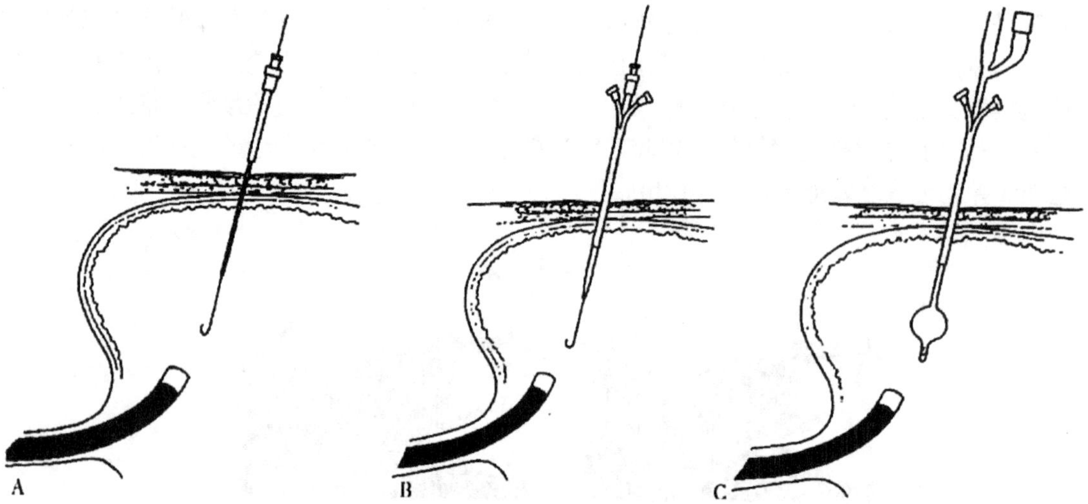

图12-6　胃造瘘术引导法操作流程图

4. 引导法与拖出法比较　带鞘管穿刺针穿刺前已将胃壁和腹壁用手术缝合丝线固定，穿刺针更易安全进针，且在有腹腔积液患者也可安全行PEG；尚可避免在窦道形成时期腹壁与胃壁分离引起腹腔漏及腹腔感染的可能；不易形成长窦道。造瘘管是在带鞘管穿刺针进入胃腔内退出针芯直接从鞘管进入胃腔的，不需要经口咽及食管腔，因此采用引导法不同于拖出及推入法，不需要考虑造瘘管通过口咽部及食管时可能会由于腔道的狭窄而不能通过及损伤黏膜的问题，尤其合适于头颈部肿瘤致口咽狭窄或食管上段肿瘤致食管狭窄的患者，尚可减少造瘘口癌细胞的种植转移。胃镜在PEG术中仅起到监测及充气的作用，因此引导法只需要一次内镜的插入即可；在后期造瘘管的更换中，也不需再次插入胃镜进行监视或帮助拉出造瘘管，只需要在原造瘘管内进入导丝后，吸尽固定水囊内水后，退出造瘘管，再沿着导丝更换插入新的造瘘管，按水囊标识注入适量的注射用水，退出导丝，常规清洁创面及辅料覆盖瘘口皮肤。水囊造瘘管胃内水囊呈扁平型，末端突出 <4mm，能减少胃后壁接触性溃疡发生。但是，由于引导法胃腔内固定造瘘管的水囊需要每周进行换水，因而对于家属护理来说会相对比较麻烦，需要对家属进行造瘘管维护知识的宣教；另一方面，也有利于提早发现可能出现的胃造瘘管的移位等情况。见表12-7。

表12-7　pull/push和introducer术式的比较表

术式	introducer法	pull/push法
造瘘管进入胃腔方式	经皮	经口
术中内镜插入次数	1次	2次
胃壁腹壁固定	有	无
腹腔积液患者	适用	相对禁忌
口咽部菌感染创面	无	有
肿瘤种植危险	无	有

5. 直接法　直接（direct）法 PEG 应用的主要目的是降低口咽部细菌感染造瘘口及口咽食管部恶性肿瘤的转移种植。拖入法造瘘管经过口咽部及食管进入胃腔，所以口咽部细菌感染造瘘口和口咽食管恶性肿瘤转移种植发生风险增加，虽然抗生素能预防部分口咽部细菌造瘘口的感染，但恶性肿瘤的转移种植不易防止，为了避免上述并发症发生的方法即造瘘管不通过口咽部及食管，因此可选择应用直接法。直接法操作步骤：选取穿刺点的方法同拖入法，利用观察腹壁外胃镜头端灯光的透光情况避开腹壁血管网和胃镜直视胃前壁下应用手指压迫腹壁见到指端范围局限的胃壁受压来确定穿刺点，并以穿刺点为圆心在皮肤上标记出一直径约为 2cm 的圆形穿刺区域。用 23G 针注射 1% 利多卡因在穿刺点及圆周 B 点处进行从腹壁皮肤到胃壁黏膜层的全层局部麻醉，局部麻醉时胃腔持续充气。接着用固定器在所标圆圈 B 点处应用缝线把腹壁和胃前壁贴紧固定。提起缝线来避免穿刺针损伤胃后壁后，在圆心处的穿刺点进行穿刺，穿刺针进入胃腔后，导丝通过穿刺针管道进入胃腔。然后把 27Fr 扩张器沿导丝通过胃壁，扩张造瘘口至直径约 9mm，在扩张时缝线保持提起。扩张后退出扩张器，在保持提着缝线下把造瘘管沿着导丝送入胃腔。若发生造瘘口出血，可以把造瘘管往上提并用纱布按压。

二、经皮内镜下小肠造瘘术

经皮内镜下小肠造瘘术（percutaneous endoscopic jejunostomy，PEJ）是在 PEG 的基础上，通过胃造瘘管置入小肠营养管，属于间接空肠造瘘。PEJ 具有胃肠减压及肠道营养的功能，并可减少胃食管反流致误吸的发生。PEJ 的适应证主要为有 PEG 适应证基础上存在严重的胃食管反流或胃动力障碍的患者。操作方法：完成常规 PEG 术后，经腹壁胃造瘘管开口置入导丝进入胃腔内，在胃镜辅助下用附件（异物钳等）把软导丝头端抓住后拉到胃镜头端，随胃镜送过幽门口置入屈氏韧带远端的空肠，操作过程中胃镜尽可能深插入小肠，还可应用把持附件重复夹持靠近胃镜头端导丝→往小肠腔深部送一段距离后→松开导丝再次夹持靠近胃镜头端导丝往小肠送的方法使导丝尽可能深插；助手同时在体外同步送导丝，导丝不宜输送过快，以防在胃腔内盘圈。导丝置入满意的深度后退出胃镜到胃腔内，在胃镜直视下将小肠造瘘管沿导丝缓慢送入小肠后抽出导丝；也可同时行 X 线透视检查确认导丝位置，然后在导丝引导下置入空肠营养管并确认空肠营养管位置后退出导丝，尚可通过小肠造瘘管注入造影剂来确认小肠造瘘管位于空肠上段和是否通畅，体外固定小肠造瘘管。还可以在胃造瘘管直接置入一条小肠造瘘管后应用异物钳在胃镜直视下直接把小肠营养管送过幽门口进入小肠，或应用重复夹持靠近胃镜头端造瘘管壁→往小肠腔深部送一段距离后→松开异物钳再次夹持靠近胃镜头端造瘘管壁往小肠送的方法把小肠造瘘管尽量往小肠深部送。术后需要区分小肠造瘘管末端“Y”形管的标示，有 PEG 胃肠减压管和 PEJ 营养输注管。一般于术后第 2 天即可行营养液输注。

三、内镜下直接空肠造瘘术

预防性使用抗生素，给予咪唑安定和芬太尼或哌替啶做镇静麻醉。应用肠镜进行操作。常规消毒铺巾。先用肠镜检查到穿刺部位小肠排除阻止妨碍操作的病变。当肠镜通过屈氏韧带，并通过倾斜位 X 线透视确认内镜到皮肤的距离。合适的造瘘管穿刺位置由腹壁位置、皮肤到小肠腔的距离和穿刺通路上没有肠襻阻隔来确定。要避免在肋下区域穿刺。静脉注射胰高血糖素减少小肠蠕动。应用圈套器通过肠镜活检孔道进入空肠腔并打开圈套器，在 X 线透视指导下确定从皮肤到圈套器的合适穿刺通路。在皮肤做标记，局部麻醉后做皮肤小切开。用 18G 穿刺针在 X 线透视选择安全通路从皮肤向穿刺进入小肠腔，当肠镜见到穿刺针后，立刻把导丝通过穿刺针进入圈套器圈内，注意圈套器回缩时避免套到肠黏膜。可以先用圈套器套住穿刺针，在导丝进入肠腔后，再松开圈套器来套住导丝，然后收紧圈套器退出肠镜把导丝拖出患者口腔外，同时由助手帮助推送导丝进入穿刺针。扩张皮肤切开口有利于造瘘管通过。当导丝拖出患者口腔外，退出穿刺针，在导丝引导下把造瘘管从造瘘口拖出，通常造瘘管内垫和皮肤间的距离为 3 ~ 6cm。固定造瘘管。

四、其他方式胃造瘘术

（一）胃镜腹腔镜联合胃造瘘术

胃镜腹腔镜联合胃造瘘术主要用于有肥胖、腹部手术史及胸腔胃等各种原因致腹壁穿刺点定位不良的患者。腹腔镜监视下可以见到胃镜头端光源从胃壁透出的光线，这样可以很好地确定胃壁穿刺点。在拟穿刺部分皮肤浸润局部麻醉后做约 0.5cm 小切口，然后在腹腔镜监视下刺入套管针进入腹腔再穿刺入胃腔。其余操作步骤同前述三种基本胃造瘘方式之一。

（二）超声内镜辅助下胃造瘘术

超声内镜辅助下胃造瘘术主要用于由于各种原因致腹壁穿刺点定位不良的患者，如腹部肥胖等。应用超声内镜可以通过光镜直视胃壁及超声波检查胃壁及腹壁和两者间腹腔的情况来确定安全的穿刺通路，常规消毒铺巾后做皮肤小切口，穿刺针刺入胃腔后其余操作步骤同前述三种基本胃造瘘方式之一。此方法可有效避免损伤穿刺点周围脏器。

（三）超细鼻胃镜辅助 PEG

超细鼻胃镜辅助 PEG 也可分为四种基本方式：拖出（pull）法、推入（push）法、引导（introducer）法和直接（direct）法。超细鼻胃镜辅助的优点有：由于超细鼻胃镜先端外径最粗处只有 5.1mm，减轻内镜插入对患者的刺激，患者会感到更舒适、耐受性好，无须镇痛/镇静，更适合口咽狭窄或张口困难的患者。另外，因为需要做 PEC 的患者大多营养不良，或是罹患心肺疾病的老年人，对他们实施镇痛/镇静有一定风险，从这一角度来说，超细鼻胃镜辅助胃造瘘比普通胃镜更为安全。早在 2000 年就有报道应用超细鼻胃镜辅助推入法进行胃造瘘术。在国外也有人将拖出法用于超细鼻胃腔辅助胃造瘘，操作流程与普通胃镜辅助拖入法相似，但由于采用超细鼻胃镜辅助 PEC 的患者的造瘘管需从鼻腔通过及往往存在口咽部或食管上段明显狭窄，因此造瘘管的蘑菇头需要质地较软且可塑性强的材料和较小的形态。

我们重点推荐超细鼻胃镜辅助引导法。此法适应证较常规 PEG 广，除常规 PEC 适应证外还包括各种病因致张口困难、口咽部或食管狭窄等致普通胃镜不能通过狭窄处的患者。

操作方法：先用 2% 麻黄碱收缩鼻腔鼻甲，再用 1% 丁卡因表面麻醉鼻黏膜，咽部麻醉同普通胃镜检查。患者平卧于胃镜检查床，上身及头部抬高 15°，监测血压、脉搏和血氧饱和度并保持气道通畅。胃镜注气使胃腔充分膨胀，关闭室内灯光观察腹壁透光，并指压腹壁观察胃壁受压情况以判断拟造瘘部位。在患者营养状况尚好腹壁不透光的情况下，可仅根据腹壁指压情况来确定造瘘部位，注意指压适合穿刺点时整片胃壁受压移动面积较小。造瘘前，常规消毒、铺巾，用 1% 利多卡因进行局部腹壁全层麻醉，并进一步垂直进针穿透腹壁观察有无针内气泡。在用套管穿刺针进行腹壁一胃壁穿刺前，先在拟胃造瘘的穿刺点上、下各 1.0 ~ 2.0cm 处用鲋田式胃壁固定器将胃壁和腹壁用 0 或 2 号手术缝合丝线进行固定。接着，用带鞘套的穿刺针进行穿刺，待鞘套进入胃腔后退出穿刺针，从鞘套内插入 15Fr 胃造瘘管。将胃造瘘管球囊注入 3mL 注射用水后，剥除外鞘套。在鼻胃镜监视下牵拉造瘘管球囊紧密接触胃壁后。腹壁局部消毒并固定胃造瘘导管。胃造瘘术前、后均使用抗生素预防感染，造瘘术 24 小时后进行管饲，术后 1 周拆除胃壁固定缝线。

超细鼻胃镜辅助引导法较拖出法的优势：拖出法采用的是一种带有可通过鼻腔的蘑菇头的造瘘管，这种造瘘管经过鼻腔时会给患者带来一些不适，且由于蘑菇头可以通过鼻腔这种狭小通道，其在胃内固定造瘘管的作用也相应削弱，易使造瘘管从窦道向腹壁外滑脱。引导法采用的是注水球囊固定，可根据造瘘口及窦道的大小选择不同孔径的造瘘管，因而可有效地避免这种不良后果。

五、PEG 的并发症及处理

PEG 并发症发生率很低，多发生在老年人和并发症多的患者，尤其是曾有严重感染或吸入性肺炎的患者更易出现并发症。大多为轻微并发症，发生率约 13%，如瘘口周围炎及渗漏、PEG 管移位或阻塞。总体样本显示，约 8% 患者发生较严重并发症，有心力衰竭、误吸、胃肠出血、腹腔感染，死亡率为 1% ~ 2%。PEG 并发症包括：①上消化道内镜检查并发症：心肺（包括镇痛/镇静）并发症、误吸、出血、穿孔等；

②PEG 术操作并发症：气腹（门静脉和肠系膜静脉积气）、结肠 / 小肠损伤、胃－结肠－皮肤瘘、肝 / 脾损伤、腹腔或后腹腔出血、腹壁出血；③PEC 术后（PEC 管使用及伤口）并发症：瘘口周围疼痛、瘘口周围炎 / 脓肿 / 漏、PEG 造瘘部位疝、胃肠出血和溃疡、胃输入道梗阻、胃轻瘫、胃肠扭转、PEG 管移位或阻塞、造瘘口肿瘤种植、PEG 管置入后腹泻、管饲后的误吸等。

（一）气腹

气腹为穿刺过程中，胃腔内气体进入腹腔，目前发生率约为 20%。气腹多可以逐渐自行吸收，如出现腹腔感染则需进行抗感染治疗甚至外科干预。穿刺过程中保持穿刺针垂直腹壁进针或应用引导法固定腹壁及胃壁可避免气腹发生。

（二）结肠 / 小肠损伤

结肠损伤可发生在横结肠但少见，通过细心的穿刺点叩诊可以避免该并发症，也可通过 X 线透视来预防。有人建议在局部浸润麻醉到胃壁后，注射器以负压缓慢退针，如突然有粪水或多量气体进入注射器则提示穿刺通路可能通过结肠管腔。小肠损伤更少见，因为小肠通常被大网膜保护，如患者曾行腹腔手术则可能使得肠管与腹壁粘连导致小肠损伤。如发生肠内容物漏入腹腔可导致腹腔感染，需应用抗生素甚至外科干预。

（三）瘘口周围皮肤的感染

瘘口周围皮肤感染为最常见并发症，可在 PEG 术前应用预防性抗生素治疗来减少此并发症发生，但目前应用抗生素的种类尚无统一意见。预防性用药建议应用针对革兰阳性菌的抗生素，由于瘘口皮肤感染细菌也可能主要来源于消化道，此时建议应用头孢三代针对革兰阴性菌的抗生素，瘘口周围皮肤感染常在抗生素应用后短期恢复。此外，预防瘘口皮肤感染还需定期清洁瘘口周围皮肤及更换敷料。

（四）瘘口渗漏

瘘口渗漏是因为瘘口大于 PEG 管直径，输注的营养液沿 PEG 管周漏出，亦称为外漏，通过更换直径更大的 PEG 管来解决。PEG 管移位脱落时，当瘘管已形成，即沿原瘘口把 PEG 管复位，如系 PEG 管破损或阻塞即给予换管。需要注意的是当 PEG 管移位复位不恰当时可能使瘘管进入腹腔，导致内漏发生腹腔感染，为一种严重的并发症，可能需外科干预。

（五）误吸

误吸发生率最高达 35%，是导致死亡的最常见原因。通过清洁口咽部食管胃内残留分泌物、管饲时保持半卧位及控制并逐渐增加营养液管饲量能预防误吸发生，尚可酌情应用促胃肠动力药物。如误吸引起吸入性肺炎，应予胸部 X 线片检查，进行有效的气道护理及抗感染治疗。

（六）出血

腹壁出血常见，为操作时损伤腹壁血管所致，通常通过按压造瘘口区即可止血，如难以止血则需外科在出血区域缝扎几针。胃出血发生可能与 PEG 时穿刺点选在偏胃大弯侧有关，胃大弯侧浆膜血管网丰富，此时通过保持造瘘管内垫片和外固定盘合适紧张度来预防出血，酌情使用制酸药及止血药。也有报道 PEG 损伤大血管导致腹腔大量出血甚至腹膜后出血，通过外科干预达到止血的病例，但通过术前正确的评估通常可避免大出血发生。

（七）胃结肠瘘

胃结肠瘘是由于穿刺时刺透横结肠脾曲和胃壁或术后造瘘管压迫过紧致部分横结肠坏死，胃腔与横结肠腔相通，小瘘口在拔出造瘘管后能自愈，如瘘口过大，可能需要外科干预。因为胃结肠瘘发生时临床症状多轻微，如发热及不全结肠梗阻，如未及时发现，更换造瘘管时进入结肠造成注入营养液时发生腹泻及脱水。

（八）包埋综合征

如内垫片牵拉过紧可能导致此并发症的发生，即胃黏膜缺血坏死。内垫片从胃腔内嵌入胃壁或腹壁内，发生率为 1.5% ~ 1.9%，此时可在局部麻醉下皮肤做一小切口取出。为预防包埋综合征发生，建议在 PEG 管外固定盘和腹壁间留约 0.5cm 的间隙。

（九）胃造瘘口处的肿瘤转移

应用拖出法和推入法可能会有口咽部及食管恶性肿瘤的转移种植的风险，引导法和直接法则可有效降低该并发症的风险。

六、PEG 术后处理

PEG 术后处理包括：①术后当天患者可行静脉营养，恰当应用抗生素。② 24 小时后经造瘘管进行营养素输注，输注方法可根据患者需要选择持续性滴入法或分次集中推入法进行管饲，营养液配方根据患者疾病状态、每日需要的能量及耐受程度来配制。每次进行营养液输注前后用温开水或生理盐水冲洗造瘘管来防止管道堵塞；每次管饲前可回抽胃内残留营养液来评估胃动力情况，如回抽量 >100mL，考虑患者可能不耐受目前输注量，因此需进行促胃肠动力治疗及调整输注量；另外输注营养液的温度适宜（一般为 38 ~ 40℃）可减少患者不适反应。③进行管饲时尽量使患者坐位或半卧位，管饲结束后保持该体位 60 分钟。④注意观察术后并发症的发生，定期清洁造瘘口周围皮肤，更换纱块预防瘘口周围感染，术后第 1 周每日至少清洁造瘘口并更换敷料 1 次。清洁造瘘口时可转动瘘管 180° 有利于窦道形成；窦道形成造瘘口干燥无渗出可酌情进行造瘘口局部消毒更换敷料。⑤水囊法需要定期更换水囊内水。⑥更换造瘘管时间，如造瘘管脱落，需及时插回瘘管，并来医院就诊。⑦当患者可以通过口咽部自行进食时，可拔除胃造瘘管，但至少要求在窦道形成后方能拔除。拔除后用敷料覆盖造瘘外口，瘘口多可短期内自行封闭；水囊内垫的造瘘管可直接通过把水囊内水抽吸完后直接拔除，蘑菇头和分叶状内垫片的造瘘管则需先在胃镜直视下用圈套器套紧造瘘管内垫片后，在体外把造瘘管剪断，退出胃镜的同时把造瘘管经食管口咽部拖出。

第十节　早期大肠病变的内镜治疗

大肠癌是常见的恶性肿瘤，在欧美国家，大肠癌在恶性肿瘤死亡率中是第二位，在我国是第三位。早发现、早诊断和早治疗是成功治疗大肠癌的关键所在。随着内镜诊疗技术的发展，越来越多的早期大肠病变如大肠癌癌前病变及早期癌被发现，并在内镜下通过微创治疗而达到治愈的目的，从而明显降低了结直肠癌的发病率及死亡率。早期大肠病变主要指大肠癌癌前病变（如腺瘤性息肉等）及早期癌（肿瘤局限于黏膜层和黏膜下层，不论有无淋巴结转移），也包括较小类癌等黏膜下肿物。目前有关早期大肠病变的内镜治疗方法主要包括息肉切除术、内镜黏膜切除术和内镜黏膜下剥离术（图 12–7）。

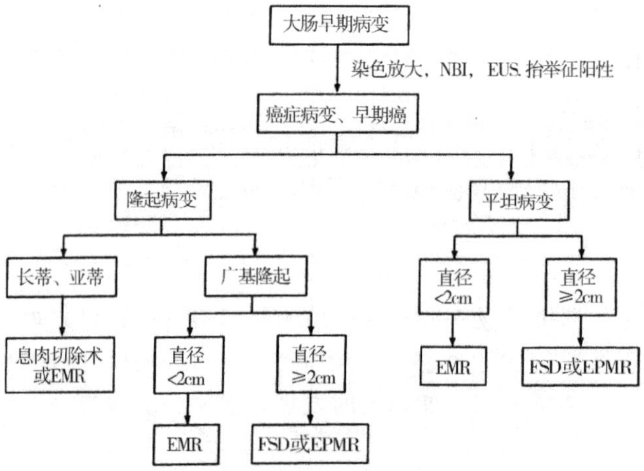

图 12–7　大肠癌前病变及早期癌内镜下治疗模式

一、息肉切除术

息肉切除术是根据高频电流作用于人体产生热效应的原理，使组织凝固、坏死，从而达到切除息肉的目的。高频电流无神经效应，对心肌和其他神经肌肉均无影响。高频电发生器可产生电凝、电切和凝切混合三种电流模式，切除息肉时选择何种电流需根据息肉形态、操作者习惯等确定。

（一）适应证

1. 有蒂息肉　一般息肉大小无限制，但应小于圈套器的直径。

2. 无蒂息肉　单纯高频电切除，直径应 <20mm。

3. 多发息肉　有蒂或无蒂，散在分布，数目较少。

（二）禁忌证

（1）大肠镜检查禁忌者。

（2）有蒂息肉，体积较大无法圈套或所处位置内镜接触困难不易切除。

（3）直径 >20mm 的广基息肉。

（4）多发息肉，密集分布，如家族性腺瘤性息肉病。

（5）凝血功能障碍，正在服用抗凝剂。

（6）息肉癌变（浸润深度超过黏膜下层浅层）。

（三）术前准备

（1）了解患者一般情况及全身各脏器功能，尤其是凝血功能，询问有无服用抗凝药物，如阿司匹林、波立维、华法林等。

（2）肠道准备。

（3）签署知情同意书，向患者及家属说明切除息肉的必要性及术中可能发生的并发症。

（4）准备术中所用治疗器械，如高频电发生器、圈套器、热活检钳、尼龙圈和金属夹、息肉回收器等，调整好电流强度及模式。

（5）一般不需特殊给予镇静及解痉药物，必要时可给予山莨菪碱、地西泮等解痉、镇静，或静脉麻醉。

（四）操作方法

1. 定位　首先，尽可能采用单人结肠镜的轴保持短缩操作，使内镜处于易控制状态，从而容易将息肉定位到最合适的部位；其次，尽可能把息肉置于活检孔出口部位；此外，尽可能使息肉全貌暴露于治疗视野，如为有蒂息肉，尽可能使蒂部清晰可见（如通过改变患者体位，利用重力尽可能看清病变的蒂部）。

2. 切除　<5mm 广基息肉可直接圈套切除或热活检钳电凝摘除。有蒂息肉，可直接圈套电切，操作时圈套器应尽量靠近头端圈套电切。为避免切除残基出血，可将切除残基用钛夹夹闭，对于细长蒂息肉，也可先于蒂部钛夹夹闭，再行圈套切除；如蒂较粗，可用尼龙绳结扎蒂部后，在其上方行圈套切除。对于 10mm 以上广基息肉，建议行黏膜切除术切除。

3. 切除息肉回　收较小息肉可直接通过吸引法将其吸入息肉回收装置，较大息肉可通过异物钳或网篮等抓取后与内镜一起退出体外收回。

（五）并发症的预防和处理

1. 出血　出血是息肉切除术最常见的并发症，根据发生时间可分为即刻出血、早期出血和迟发性出血。即刻出血即在术中或息肉切除后残基出血，早期出血即息肉切除 24 小时内发生的出血，迟发性出血即指息肉切除 24 小时后发生的出血，多见于术后 3 ～ 7 天。出血原因多为术中圈套收紧过快而发生机械切割或电流选择不当以及尼龙绳结扎过松或过紧等，部分为患者本身原因，如患有高血压、动脉硬化或凝血功能异常患者在焦痂脱落时易引发迟发性出血。出血后的止血措施主要采用钛夹夹闭和尼龙绳结扎来止血。

2. 穿孔　相对少见。多为圈套器电切时距离肠壁太近或切除时圈套器收缩过慢，切割时间长而导致全层肠壁被灼伤。发生穿孔后可在内镜下用钛夹或尼龙绳闭合穿孔，如内镜下闭合条件差需经外科手术修补。

3. 浆膜炎　多为息肉切除时灼伤过深所致。大多数患者无临床症状，部分患者可出现术后腹痛、局部反跳痛，甚至肌紧张，但腹部 X 线平片无膈下游离气体。一般不需要手术，但需对症处理，数天后多能自愈。

二、内镜黏膜切除术

内镜黏膜切除术（endoscopic mucosal resection，EMR）是由息肉切除术和内镜黏膜下注射术结合发展而来的一项内镜治疗技术。1973 年，Deyhle 首次将该技术用于切除结肠无蒂息肉。1984 年日本多田正宏将黏膜切除术用于治疗早期胃癌，并命名为剥脱活检术，后来逐渐被推广用于治疗黏膜病变。随着内镜技术的发展，黏膜切除术也逐渐被改进，出现透明帽法、套扎器法及分片黏膜切除法等内镜下治疗黏膜病变的黏膜切除术。

（一）适应证

（1）广基隆起型息肉和扁平息肉，<20mm。

（2）<20mm 的侧向发育型肿瘤。

（3）黏膜内或黏膜下层浅层（SMI）癌，<20mm。

（4）直径 >20mm 的侧向发育型肿瘤可行内镜黏膜分片切除术（endoscopic piecemeal mucosal resection，EPMR）切除。

（5）直径 <10mm 并尚未累及固有肌层的类癌。

（二）禁忌证

浸润至或超出黏膜下层第二层（SM2）的结直肠癌；抬举征阴性的病变；术后吻合口周围病变。

（三）术前准备

同息肉切除术。另外需常规对病变进行染色放大，根据腺管开口分型判断病变浸润深度，也可行超声内镜检查，明确病变的深度，有无淋巴结转移。

（四）注射液选择

目前较常用的黏膜下注射液有以下几种类型，见表 12-8。

表 12-8　常用黏膜下注射液

注射液	持续时间	优点	缺点
生理盐水	+	廉价，易获得	弥散快，持续时间短，需反射注射
高渗盐水	+ +	廉价，易获得	组织损伤，注射区局部炎症
高渗葡萄糖			
透明质酸	+ + +	持续时间长	
甘油果糖	+ + +	对组织没有损伤，价格相对便宜，容易尚无相关报道	获取，易于保存
羟丙基甲基纤维素	+ + +	价格相对便宜	组织损伤，注射区局部炎症
蛋白素	+ +	易注射，易获取	价格贵
纤维蛋白素	+ + +	易注射，维持时间长	价格贵，不易获取

（五）操作方法

1. 注射方法　在注射液内适量加入亚甲蓝或靛胭脂等有色溶液，以便更好地观察病变及判断切除深度。注射时，注射针倾斜刺入黏膜下层，注射液体量根据病变大小决定，注射后能将病变完全隆起则可，必要时，可补充注射。注射一般选择从病变的对侧端开始，以免近侧端注射后影响对侧端的观察和判断，使对侧端注射抬举不易。注射后病变完全隆起，称为抬举征阳性，如注射后病变抬举不明显，需考虑以下几种可能：①注射针刺入固有肌层或穿透肠壁，此种情况经缓慢回撤注射针并继续注射，病变可隆起；②病灶侵及黏膜下层以下组织，无法隆起，称为抬举征阴性。

2. 切除技术　如下所述。

（1）标准黏膜切除术：即用圈套器直接将注射隆起的病变圈套切除。

（2）透明帽辅助黏膜切除术（EMR-Cap，EMR-C）：尤其适用于直肠小的 SMT（<10mm），如类癌。

（3）结扎式黏膜切除术（EMR-ligation，EMR-L）：用类似于食管静脉曲张套扎器将肿物从根部结扎，圈套器从结扎圈底部切除病变，适用于黏膜病变和类癌等小的黏膜下肿物。也可用尼龙绳替代。

（4）分片黏膜切除术（EPMR）：对于较大的平坦型病变，如直径 >20mm 的侧向发育型肿瘤，可通过分次黏膜切除术将肿物切除。但该术式易导致病变组织残留，不易术后评判是否完整切除。

3. 切除标本回收及固定　切除标本用五抓钳或透明帽吸引取出回收。将其摊平，用不锈钢针适宜固定在泡沫板上，然后浸泡在 20% 的甲醛溶液中固定。

（六）并发症的处理

1. 出血　是其最常见并发症，其发生率约为 6%，多发生在术中及术后 24 小时内。可通过 APC 或热活检钳电凝止血。如为动脉出血，则不建议用 APC 止血治疗。可用热活检钳电凝止血或钛夹夹闭出血血管。

2. 穿孔　黏膜切除术穿孔发生率较低，且穿孔较小，即使穿孔多数在内镜下用钛夹可以夹闭，辅以抗感染、禁食等保守治疗都可成功。如内科保守治疗无效，可行外科腹腔镜下修补术。

3. 术后狭窄　切除病变范围较大，愈合后瘢痕形成可出现肠腔狭窄。

（七）术后随访

EMR 治疗术后随访主要在于发现残留病变和新发生病变。尤其对于早期癌患者行黏膜分片切除术后，需密切随访。一般在术后 2 ~ 3 个月、6 个月、12 个月分别进行随访，以便早期发现复发病变并给予早期内镜下治疗。

三、内镜黏膜下剥离术

内镜黏膜下剥离术（endoscopic submucosal dissection，ESD）是指通过利用各种剥离电刀对直径 >20mm 的黏膜及黏膜下层浅层病变从黏膜下层一次性完整剥离的内镜微创技术。该技术的主要优点在于可实现较大病变的整块切除，并能通过病理诊断明确病变的性质及分期。

（一）适应证

（1）直径 >2cm 的黏膜内癌及黏膜下浅层癌（其形态包括侧向发育型和广基隆起型及凹陷型）。

（2）黏膜下肿瘤，超声内镜明确肿物来源于黏膜肌层或黏膜下层。

（3）直径 <2cm 并尚未累及固有肌层的类癌。

（4）EMR 术后残留或复发病变。

（二）禁忌证

（1）患有严重心肺疾病、血液病、凝血功能障碍及服用抗凝药的患者，

（2）病变浸润深度超过黏膜下层浅层（SM1）。

（三）术前准备

（1）了解患者一般情况及全身各脏器功能，尤其是凝血功能，询问有无服用抗凝药物，如阿司匹林、波立维、华法林等。

（2）充分肠道准备。

（3）签署知情同意书，向患者及家属说明黏膜剥离的必要性及术中可能发生的并发症。

（4）准备术中所用治疗器械，如高频电发生器、各种剥离刀（如 Dual 刀、IT 刀、Hook 刀、Flush 刀、海博刀等，根据术者个人使用情况选择）、注射针、止血钳、金属夹等。内镜前端安装透明帽，最好选择连接 CO_2 气泵，连接副送水装置，调整好电流强度及模式。

（5）准备黏膜下注射液（多选甘油果糖和透明质酸钠，也可二者合用）、黏膜染色剂。

（6）一般选择清醒镇静则可，必要时给予全身静脉麻醉。

（7）常规对病变进行染色放大，根据腺管开口分型判断病变浸润深度，也可行超声内镜检查，明确病变的深度，有无淋巴结转移。

（四）操作方法（图 12-8）

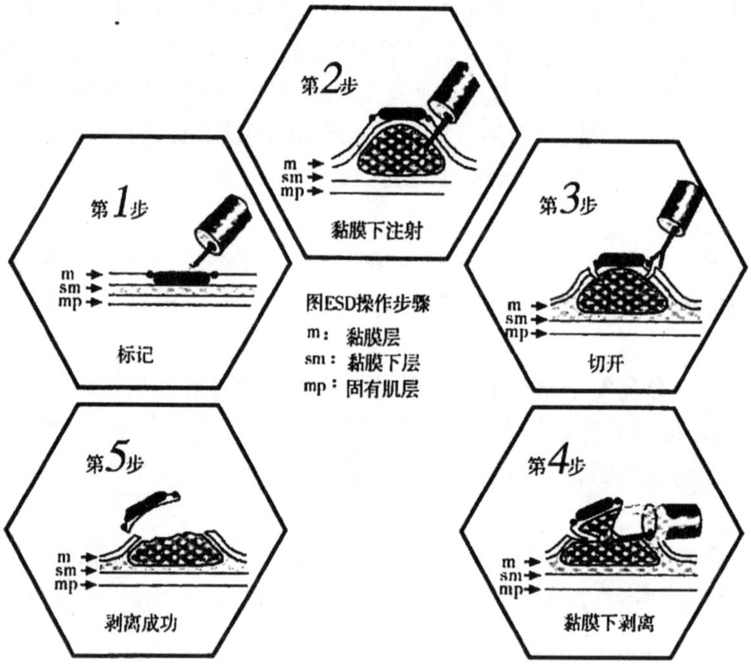

图 12-8　内镜黏膜下剥离术操作方法

（1）大肠病变边界清晰，一般不需要切开前标记，但对于与周围正常黏膜色泽几乎一样的 LST-NG，建议标记。

（2）黏膜下注射，注射顺序从口侧向肛侧。

（3）切开黏膜层，从病变口侧开始。对于大肠 ESD，在剥离前不一定要全周切开，可部分注射后就开始剥离，分步交替进行。

（4）在剥离前对切开黏膜层后露出的黏膜下层进行修整，给予一定程度的深切并切透黏膜下层，以利于后续完整剥离。

（5）剥离过程中如有出血，可通过止血钳或剥离刀给予电凝止血。

（6）剥离过程中，可通过患者体位变换利用重力作用以及使用透明帽推开黏膜下层组织，以便更好地显示剥离视野，使 ESD 更安全而顺利进行。

（7）对于直肠下段及肛管病变，可通过反转镜身操作。病变在直肠，从口侧向肛侧开始切开剥离，如病变在肛管，则从肛侧先开始处理。

（五）并发症的预防及处理

1. 出血　是 ESD 中最常见并发症。

（1）出血预防：①术前停用抗凝药物治疗一周。②在术中发现小血管后，可通过凝固电流模式将小血管所在部位切开；如遇粗的血管，不要轻易切开，预先用热止血钳凝固血管后再切开。③在肿瘤完整剥离后，对剥离后创面上所见血管进行预防性止血处理。

（2）出血处理：一旦发生出血，经送水冲洗出血灶，明确出血部位，小的血管可直接通过剥离刀电凝止血，较大血管则需通过热活检钳电凝止血，必要时在不影响进一步剥离情况下也可以使用钛夹夹闭。

2. 穿孔　大肠 ESD 穿孔发生率高于胃，术中发生率约 1.4% ~ 100%，迟发型穿孔发生率达 0.3%。

（1）穿孔主要原因：大肠壁薄，管腔窄，内镜操控性差；肠道内气体注入过多导致肠道内高压，使肠壁更薄；止血时电凝时间长或热止血钳压迫肠壁。

（2）穿孔处理方法：尽快吸引肠内液体，变换体位使肠液不漏出至腹腔内；尽量采用 CO_2 注气，以防大量空气进入腹腔无法吸收而加重气腹。较小穿孔可直接使用钛夹缝合，如穿孔较大可使用双通道内镜，